现代中西医结合
肛肠瘘治疗学

名誉主编　杨向东　任东林　俞宝典

主　　编　陈少明　于永铎　陈　鹏

　　　　　李进安　陈　侃　胡建文

天津出版传媒集团

天津科学技术出版社

图书在版编目（CIP）数据

现代中西医结合肛肠瘘治疗学 / 陈少明等主编.—
天津 ：天津科学技术出版社，2021.5
　　ISBN 978-7-5576-8947-6

　　Ⅰ.①现… Ⅱ.①陈… Ⅲ.①肛瘘－中西医结合疗法
②肠疾病－瘘－中西医结合疗法 Ⅳ.①R657.1

　　中国版本图书馆 CIP 数据核字（2021）第 062497 号

现代中西医结合肛肠瘘治疗学
XIANDAI ZHONGXIYI JIEHE GANGCHANGLOU ZHILIAOXUE
责任编辑：张　跃

出　　　版： 天津出版传媒集团

天津科学技术出版社

地　　　址：天津市西康路 35 号
邮　　　编：300051
电　　　话：（022）23332399
网　　　址：www.tjkjcbs.com.cn
发　　　行：新华书店经销
印　　　刷：廊坊市国彩印刷有限公司

开本 889×1194　1/16　印张 26　字数 966 790
2021 年 5 月第 1 版第 1 次印刷
定价：480.00 元

内容简介

　　本书论述了国内外肛肠瘘中西医结合研究在基础和临床上的新成果、新技术，并结合作者科研、教学、临床的经验和成果，突出临床诊断、治疗和应用技术。对常见的一些肛肠瘘疾病，和消化道相通的邻近器官的瘘病：直肠阴道瘘、直肠膀胱瘘、克罗恩氏病和肠瘘、直肠膀胱阴道瘘、直肠子宫瘘、结直肠吻合口瘘、主动脉肠道瘘等，从病因、病理、诊断与鉴别诊断、手术、治疗等方面进行了系统性的论述。复杂性肛肠瘘一直是世界公认的肛肠外科难题，其病因、病理复杂，在诊断、治疗方面均有一定的难度。近年来，中国传统医学与现代科学技术结合，采用彩超、CT、核磁断层扫描技术、肌电图、排粪造影等检查技术，结合手术方法改进如挂线技术、内口修补、脱管、皮瓣移植、挂线引流等方法。术中注意肛门括约肌的保护，在维持肛门节制功能，减少复发和术后并发症方面取得了长足的进展；对解决高位复杂性肛瘘、肠瘘手术后遗症、肛门功能受损和肛门形态破坏等问题进行研究；同时对肛肠学科新技术 EPH 微创手术、胶囊内窥镜检查技术、痔疮负压数码检查技术、排粪造影技术等进行推广。

编委会名单

名誉主编　杨向东　任东林　俞宝典

主　　编　陈少明　于永铎　陈　鹏　李进安　陈　侃　胡建文

执行主编　张振勇　邹振明　童卫东　高记华　曹　波　李春雨

常务副主编　林爱珍　于庆环　程先能　黄东平　宁永球　王永多

副 主 编　李宇栋　张书富　陈　蔚　金　纯　高恒清　陈富军　孟怀聪
　　　　　刘春贵　郑锦忠　曹云桂　连少雄　张民宝　潘　凯　李　波

编　　委（按参编先后排序）

张雅明	陈跃来	刘　华	曹　雷	李　镇	姚瑜洁	林　晖	王　燕
程克文	汪应霞	胡志海	贺　平	韩　江	柯　玮	陈小进	刘春玲
郭修田	胡响当	席作武	赵红军	王　刚	蒲丽红	陈彦琪	郑　训
贠宏伟	赵福东	胡慧菁	胡　菲	刘卫东	涂文勇	王翔宇	汪庆明
肖振华	王　童	周　瑛	徐建文	王　翊	范学顺	郑丽华	何朝刚
杨海波	张相安	陈自力	杜海吾	潘　姣	宋　旭	郑晓怡	王　恒
王树军	康合堂	康彦肃	蔺兵虎	张育葵	王华明	刘晶晶	罗湛滨
闫如好	周　扬	王永兵	韩　佳	段　然	彭　杰	王　威	王晓强
郑浙彬	郑　娇	陶晓兰	魏　峰	宁宇峰	周钰杰	李天露	曾义波
王　燕	徐子鹏	崔凤东	贺向东	时小慧	马良科	马克军	邓　娟
昝朝元	刘昌林	王辉辉	钟盛兰	罗天白	徐德峰	李　蓉	朱　敏
陈　文	崔　明	严济明	李　胜	王吉侯	朱智宇	叶　玲	张虹玺
谢旭东	叶萌源	刘　斌	曹晨曦	邱胜民	时笑笑	廖明瑜	邓泽潭
朱　哲	李胜林	于俊兰	邵彦辉	胡汉平	潘东阳	郭　阳	潘朝阁
黎海龙	伍桂友	张　冲	李炼松	王璐琳	吕　丽	吕俊玲	林中超
顾培德	张　珂	谢晓艳	邓　娟	董跃辉	胡之华	戴玲颖	陈姗姗

学术秘书　王　童　包德惠　侯秀霞　胡金枝

编委单位

陈少明（上海理工大学附属市东医院）

俞宝典（上海中医药大学）

杨向东（成都肛肠专科医院）

任东林（中山大学附属第六医院）

于永铎（辽宁中医药大学附属医院）

陈　鹏（湖南中医药大学附属垫江中医院）

李进安（重庆大学附属三峡医院）

陈　侃（河南省许昌市人民医院）

胡建文（深圳市宝安区中医院）

张振勇（云南省第一人民医院）

邹振明（大庆振明肛肠医院）

童卫东（陆军特色医学中心）

高记华（河北省中医院）

林爱珍（湖北省中医院）

于庆环（上海市浦东新区迎博医院）

曹　波（贵州中医药大学第一附属医院）

李春雨（中国医科大学附属第四医院）

程先能（重庆市中医院）

黄东平（上海市普陀区人民医院）

宁永球（浙江永球医院）

王永多（重庆三峡中心医院）

李宇栋（首都医科大学附属北京中医医院）

张书富（上海市杨浦区中医医院）

金　纯（浙江省温州医学院附属第二医院）

高恒清（四川省自贡市中医医院）

陈富军（四川大学华西医院龙泉医院）

曹云桂（上海市嘉定区妇幼保健院）

陈　蔚（上海理工大学附属市东医院）

孟怀聪（云南省曲靖市师宗县人民医院）

郑锦忠（辽宁锦州市第二医院）

刘春贵（云南省楚雄州中医医院）

连少雄（黄冈市中医医院）

张民宝（江西永丰邦尔医院）

潘　凯（河南省尉氏曙光医院）

李　波（浙医健杭州医院）

贺　平（成都肛肠专科医院）

刘仍海（北京中医药大学东方医院）

范学顺（北京中日友好医院）

郑丽华（北京中日友好医院）

汪庆明（上海中医药大学附属曙光医院）

刘卫东（上海国际医学中心）

涂文勇（上海交通大学附属第九人民医院）

张雅明（上海中医药大学附属曙光医院）

王翔宇（复旦大学附属中山医院）

陈跃来（上海中医药大学）

杨海波（上海市普陀区中心医院）

郭修田（上海市中医院）

周　瑛（上海理工大学附属市东医院）

徐建文（上海理工大学附属市东医院）

肖振华（上海理工大学附属市东医院）

王　翊（上海理工大学附属市东医院）

朱　敏（上海理工大学附属市东医院）

王　童（上海理工大学附属市东医院）

王　恒（上海市杨浦区中医医院）

王永兵（上海市浦东新区人民医院）

王　燕（上海市浦东新区人民医院）

程克文（复旦大学附属华山医院宝山分院）

韩　江（上海市浦东新区周浦医院）

林　晖（上海天山中医院）

曹　雷（上海大华医院）

姚瑜洁（上海大华医院）

胡志海（上海杨思医院）

钟盛兰（上海市第四人民医院）

邓　娟（上海市嘉定区妇幼保健院）

邵彦辉（上海众仁生物医药科技）

徐子鹏（吉林长春鹏程胃肠医院）

蔺兵虎（湖北襄阳市第一人民医院）

张育葵（湖北襄阳市中医医院）

王华明（湖北襄州江湾医院）

席作武（河南省中医医院）

周　扬（齐齐哈尔医学院第二附属医院）

潘　姣（辽宁锦州市第二医院）

魏　峰（辽宁朝阳市第二人民医院）

郑　训（安徽省宿州市泗县万家肛肠）

蒲丽红（黄石蒲公英医院）

刘春玲（洛龙宝石花医院）

郑晓怡（福建省龙岩人民医院）

贺向东（西安市肛肠病医院）

汪应霞（湖北省公安县第二人民医院）

谢晓艳（云南省腾冲市中医医院）

序

复杂性肛管直肠瘘一直是世界公认的肛肠外科难题。其病因、病理复杂，在诊断、治疗方面均有一定的难度。近年来，中国传统医学与现代科学技术相结合，采用彩超、CT、核磁共振断层扫描技术、肌电图、排粪造影技术进行检查，并结合多种手术方法进行治疗（包括虚实挂线技术、内口修补、脱管、皮瓣移植、切缝等）。术中注意肛门括约肌的保护，在维持肛门节制功能，减少复发和术后并发症方面取得了长足的进展，在解决高位复杂性肛瘘手术后遗症、减少肛门功能受损和肛门形态破坏等方面也有一定进步。但是，目前的治疗方法依然存在疗程长、复发、多次手术的问题。由此，一些专家学者提出一种姑息方法——"带瘘生存"的问题，也值得探讨。

值得欣慰的是，陈少明教授带领他的肛肠学术团队，在临床实践中应用影像技术创新。经过不懈努力，找到了复杂性肛瘘发生机理的病理图像（关于肛瘘内口和肛瘘深度关系、马蹄形肛瘘内口与病理解剖的关系），为肛瘘的诊断和治疗奠定了基础。他在临床中对肛肠瘘的诊断治疗积累了丰富的经验。

《现代中西医结合肛肠瘘治疗学》既吸收了传统医学之精华，又融合了现代医学之新理念。中西医结合，内容丰富，涵盖肛肠瘘常见疾病和疑难疾病，突出了临床应用的实用性。充分展现了国内外肛肠疾病诊疗的特色，并论述了自己的临床体会、创新思想及方法。不仅能够指导年轻医生尽快掌握肛肠瘘常见疾病的诊治，而且对临床医师诊治疑难疾病有所启迪。相信本书对消化科、外科、妇产科等相关学科医师都有一定参考价值。祝愿该书的出版不仅能推动学科的发展，而且能为更多病人解除病痛，故欣然作序向同仁推荐。

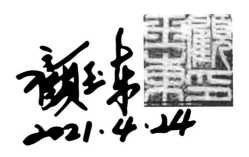

　　肛肠瘘是肛肠良性病中占第二大发病率的疾病，中医称"痔久治不瘥变瘘"，对瘘病防治有很高的指导意义。复杂性肛瘘一直是世界公认的肛肠外科难题，其病因和病机复杂，在诊断和治疗方面均有一定的难度。近年来中国传统医学与现代科学技术结合，术中注意肛门括约肌的保护，在维持肛门节制功能，减少复发和术后并发症方面取得了长足的进展，在解决高位复杂性肛瘘术后后遗症、减少肛门功能受损和肛门形态破坏等方面有了进步。但是，存在疗程长、手术后复发、多次手术等诸多问题。一些专家学者提出"带瘘生存"的姑息方法值得探讨。一些类别的肛瘘的病因不明确，为制订治疗方案和手术方案带来难题，比如 Crohn 病致肛瘘的治疗方法就存在一些值得探讨和重新评价的问题。要从真正意义上减少复发，保护肛门括约肌，保持肛门形态和功能的完整性，我们就有必要更深入地研究肛瘘的病因、病理、检查方法和手术方式，从病理解剖方面更进一步深入地研究，并结合现代科学技术，才能更有效地改进手术方法。

　　经过不懈的努力，我们对肛瘘的发生机理从实验影像学角度有了清晰的认识，这归功于临床医师、放射医师的密切合作及相关技术的创新，使我们找到了复杂性肛瘘病理演变、发生机制的密码（关于肛瘘内口和肛瘘深度的关系，马蹄形肛瘘与病理解剖的关系），这是极其珍贵的，为复杂性肛瘘疾病的正确诊断、治疗奠定了坚实的基础。

　　本书详细论述了肛肠瘘、肛肠和相关器官之间瘘的诊断治疗技术，图文并茂，是在校医学生、研究生、青年医生、在职临床医生更新知识、继续教育的好教材和参考资料。对相关的消化科、外科、妇产科医师都有一定参考价值。医学技术是传承性、实践性、验证性强的一门技术，是众多学者、临床医生、科学家成果的积累，所以，集思广益，博采众长，才能给读者提供更有价值的参考资料。因此，我们都应当感谢那些在本学科中做出成果贡献的人，我们更应该感谢书中所涉及的相关专家、学者，在此向他们表示崇高的敬意。由于时间仓促和水平限制，书中难免存在不足之处，恳请读者不吝指正，以便我们再版时加以更正和完善。

　　最后，我要说肛肠瘘和其他任何疾病一样，存在未解的奥秘与探索的空间，希望同仁一起探讨争鸣，共同提高！

2020 年 12 月　于上海

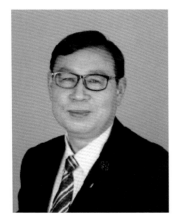

　　陈少明，男，中国民盟党员，上海理工大学附属市东医院中医科主任、主任医师、研究生导师，全国中医肛肠学科名专家，全国中医先进名医工作室—陈少明名医工作室；兼任中华中医药学会肛肠分会第六届青委会副会长、中国中医药研究促进会肛肠分会副秘书长、青委会副主任、中医药高等教育学会临床教育研究会肛肠分会副秘书长、解放军卫生音像出版社专家、中华便秘医学会常务理事、中国民族医药学会肛肠分会常务理事，《中国营养保健》杂志副主编、《中国当代医药杂志》编委、上海中医药学会肛肠分会理事兼秘书长、上海市社会医疗机构协会消化分会外科专业委员会副主任委员、上海市浦东新区中医药协会肛肠专业委员会首任会长、杨浦区中医药协会常务理事。

　　擅长大肠肛门疾病的中西医结合诊治，对痔瘘、大肠肿瘤的研究颇有建树。完成各类肛肠手术 16000 余例，其中主刀 PPH 微创手术 2000 余例，完成 EPH 微创手术 3000 余例，EPH 微创技术全国推广医院 100 余家，惠及病人 20 余万次。首创痔疮负压数码无痛检查诊断技术；发明 EPH（东方 PPH）手术；发明弹力药线能自行脱管；发明痔根断注射液治疗痔核自行脱落；研制排粪造影装置、胃肠传输实验标志物等多种检查技术已经在临床应用推广；首次提出"肛裂病因新概念—嵌塞学说"被国际《结直肠病学》杂志发表；首次提出"贫血痔"新病名被收录多部专著中。取得科技成果 16 项；国家专利 11 项；国内唯一取得"红外线药丸（胶囊）照相机小肠（口腔、直肠、阴道、五官）检查仪"专利和痔疮负压数码检查仪专利（专利号：CN 201120045468.4；CN 00230160·1；CN 02246526·X）。1989 年因学术成果突出受到原国家卫生部部长崔月犁的接见。2005 年他的肛肠特色疗法被上海市精神文明建设委员会录入新版的《上海市民手册》。

　　荣获上海市首届、第二届医务职工科技成果创新能手、第二届上海市职工十大科技英才；获上海市第二十届优秀发明二等奖、中华中医药科学技术奖、上海市中西医结合科技奖，第 51 届尤里卡世界发明博览会金奖、世界传统医学杰出贡献奖、中国第二批便秘研究英才奖。共获得国内外学术机构和政府科技成果奖励 20 余项。主编著作、教材共 20 余部，其中中华医学会视听教材 3 部，撰写发表论文 100 余篇。主持、主讲国家继续教育项目 30 余项，成果和事迹入录《知名中青年中医药师名录》、《现代名医大典》、《中国当代名医名药大典》、《中国专家人才库》、《世纪之光·世纪基础卷》。

致　谢

　　本书的编著得到国内外著名学者及专家的鼓励与支持，给本书提供了不少新的信息，帮助很大，特此致谢。

上海华山医院	顾玉东　院士
天津医科大学	吴咸中　院士
上海长海医院	李兆申　院士
中华医学会外科学分会原结直肠肛门学组组长、中山大学副校长	汪建平　教授
中华中医药学会原肛肠分会会长	田振国　教授
中华中医药学会原肛肠分会副会长	韩　宝　教授
中国疾病预防控制中心寄生虫病预防控制所	陈晓红　研究员
海南省卫生健康委员会	李文秀　主任
上海市卫生健康委员会	张怀琼　教授
上海市卫生健康委员会医学科技教育处	张　勘　教授
上海中医药大学	徐建光　教授
第二军医大学	张东铭　教授
中国中医科学院	胡伯虎　教授
上海中医药大学附属龙华医院	陆金根　教授
上海中医药大学附属曙光医院	杨　巍　教授
上海市中医药大学	俞宝典　教授
上海中医药大学	房　敏　教授
山东中医药大学	黄乃健　教授
澳大利亚中医药学会	郑建华　教授
英国	Mr Lee Edwards
奥地利	Dr.Steffen Arnold MD
国际交流医科大学校长	班迪思　博士
国际中医药联盟主席	吴冯润钰　博士
美国旧金山中医师联合总会	马雪　会长
美国旧金山医学会董事局	李颖　主席

陈少明

2021 年 4 月于上海

目 录

第三篇　肛肠瘘疾病的诊疗技术

第四篇　肛肠疾病的诊疗特色技术

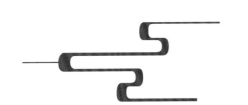

第一篇

肓肠学科的发展

GANGCHANG XUEKE DE FAZHAN

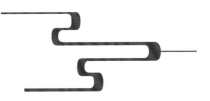

传统医学历史悠久，在我国广大劳动人民长期与疾病做斗争的实践中积累了丰富的经验。中医肛肠病学就是其中的重要组成部分，而《现代中西医肛肠瘘治疗学》是《中医肛肠病学》的一个分支，中医肛肠病学的发展历史也是肛管肠瘘治疗学的历史。故此我们在此就中医有关肛肠的解剖、生理和肛肠疾病的病因病机、辨证、治疗等方面的发展历史做一回顾。

当代是一个高速的信息时代，中国肛肠病学的发展进入了一个快车道阶段，其发展速度之快、成果之多令人惊叹！这一阶段在中国肛肠病学发展史中是极其重要的里程碑。现将其发展史划分为四个阶段（表1-1）：①萌芽阶段；②幼苗阶段；③生长阶段；④发展时期等进行分述。

表 1-1　中国大肠肛门学发展史大事记

年代	史据	主要进展
公元前 770—前 221	《山海经》《庄子》《韩非子》等	在世界上最早提出了痔、瘘等病名，后被世界医学所采用。
	《五十二病方》	最早记载了痔结扎术、切除术、肛瘘牵引切除术等。提出蛲虫命名
	《内经》	最早记述肠息肉病，肠道瘤症及大肠肛门解剖、生理等。提出肠中有蛔虫。
	《难经》	记述肛门解剖。
	《神农本草经》	提出脱肛、五痔病名。
公元 25—220	张仲景《伤寒杂病论》	发明肛门栓剂蜜煎导、灌肠术。提出肛肠病辨证施治原则。
公元 251—282	皇甫谧《针灸甲乙经》	记述针灸治疗肛肠病的方法、穴法。首载肛门与阴道、尿道合并症。
公元 610	巢元方《诸病源候论》	详载多种肛肠疾病，提出痔瘘病名，痔导引术。论述五痔名称。
公元 581—682	孙思邈《千金要方》《千金翼方》	记述痔瘘脏器疗法及通过面、舌、鼻等处粟疮、斑点诊断肠道寄生虫。
公元 752	王焘《外台秘要》	提出内外痔分类法，首载竹筒盐水灌肠术。
公元 982—992	王怀隐《太平圣惠方》	发明枯痔钉疗法，发展痔结扎术。明确痔与瘘的区分。
公元 1220	魏岘《魏氏家藏方》	详述枯痔方法及过程。记述痔科专家。
公元 1281	窦汉卿《疮疡经验全书》	进一步将痔分为二十五种。
公元 1528	薛己	提出肛肠病与局部经络气血不足有关的见解。

	《薛氏医案》	
公元 1556	《徐春甫》 《古今医统大全》	首载《永类钤方》发明的肛瘘挂线疗法。
公元 1617	陈实功 《外科正宗》	总结发展枯痔、挂线、内治、外治等疗法。
公元 1665	祁坤 《外科大成》	描述了肛管直肠癌、肛裂等病的症状。
公元 1723	《图书集成医部全录》	系统整理有关肛肠病的历代文献。
公元 1834	高文晋 《外科图说》	绘有我国设计创造的多种肛肠科精巧手术器械。
公元 1883	赵濂 《医门补要》	详述异物入肛、先天性无肛门症等手术方法。

一、萌芽阶段（大约在远古至春秋时期，公元前 746 年前）

在远古时代，人类为了生存繁衍，战胜自然恶劣环境和自身疾病就与自然界和疾病做不懈的抗争，现代医学认为肛肠病是人类在进化过程中突出显现的一类文明性、缺陷性、适应性疾病。因为人类由爬行的类人猿升化成直立行走文明的人类。爬行动物的肛垫不受压迫，进化到直立行走的人，肛垫受到各种压力和刺激，肛垫忍辱受压的代价是换来直立行走的人类文明的条件之一。这也是猪马牛羊没有痔病，人类有痔病而区别于动物的人类特征之一。根据文献考证，古代由于进化的时间短，肛肠疾病的发生率比现代更高，所以春秋以前，祖先对肛肠病的种类、证候特点、治疗方法等已有了相当的重视和实践。（陈少明）

有关肛肠疾病的记载首见于甲骨文中：甲骨文是距今 3000 余年前商代古人在占卜时镌刻于龟甲或兽骨上的卜辞。所载疾病的名称和病象约有 20 余种。其中有些病名或病象可能与大肠疾病有关。如"疾腹""腹不安""下痢""病蛊"等。"腹"是指包括大肠病在内的肠道疾病；"蛊"字在《说文解字》中释为"腹中虫也"，即是指肠道寄生虫。

春秋战国（公元前 770-前 221）时期，中国医学家就提出了"痔""瘘"的病名，后为国内外医学所采用，沿用至今。痔、瘘病名的提出，首见于《山海经》。《山海经》南山经有："南流注于海，其中有虎蛟，其状鱼身而蛇尾，其音如鸳鸯，食者不肿，

可以已痔。"同书中山经有："仓文赤尾，食者不痈，可以为瘘。"

《山海经》记载了我国上古时代社会和自然界的许多宝贵的原始资料。当代多数学者认为其原型成书于战国以前，其著书年代比《五十二病方》和《黄帝内经》都要早，已有许多有关肛肠疾病的记载。在迄今所发现的古文献中，《山海经》最早明确提出"痔""瘘"等病名。如《山海经·西山经》中记有："天帝之山，有鸟焉，其状如鹑，黑文而赤翁，名曰栎，食之已痔。"《山海经·中山经》中记有："合水多鰧鱼，食之不痈，可以已瘘。"山海经·北山经》中记载有一种名"鴖"的鸟，言"食之已腹痛，可以止瘘。"又如《山海经·中山经》云："劳水出焉……是多飞鱼，其状如鲋鱼，食之已痔漏。"《中文大辞典》云："痔漏与痔瘘同。"

《庄子·列御寇》有："秦王有病召医，破痈溃痤者，得车一乘，……"《淮南子》有："鸡头已瘘。"从这些记载可见战国时，对一些常见肛门直肠病已有相当认识，这是古籍最早对肛周脓肿的记载。

1973 年长沙马王堆汉墓出土了《五十二病方》，本书抄成不晚于秦汉之际，载有"牡痔""牝痔""脉痔""血痔""朐痒"（肛门瘙痒）、"巢者"（肛管直肠瘘），这是中国医学对感染性疾病最早的、最直观、最客观、最科学、最准确的记录，巢者，窝也，如鸟巢、虫巢，祖先能仔细观察并认识到窦道、瘘管道是虫子、细菌寄生所致，又如龋齿古人称之虫牙，也是这般道理"人州出"（脱肛）等多种肛肠病及其治法，如治"牡痔……絮以小绳，剖以刀"的结扎切除法。治痔瘘"巢塞直者，杀狗，取其脬，以穿

龠，入直（直肠）中，炊（吹）之，引出，徐以刀去其巢"的牵引切除法。治"牡痔之有数窍，蜷白徒道出者方：先道（导）以滑夏挺（探针）令血出……坐以熏下窍"的肛门探查术及熏治法。治"牡痔……与地胆虫相半，和，以傅。蟠小隋（椭）石，淬醋中，以熨"的湿敷法和热熨法，都是国内外上最早记载的肛肠病治疗疗法和医疗器械。

《五十二病方》对肛肠病描写和分类详细：通览全书，"牡痔"相当于外痔、直肠腺瘤、癌，混合痔，外口突出于肛门口（缘）以外的疾病。"牝痔"相当于内痔，直肠脱出，复杂性肛瘘，肠道蛲虫病以及肛门缘以内的疾患。可以看出"牡痔""牝痔"是根据肛门病的临床形态所分的两大类，即有内、外之分的意思。"凡牡之属縻表，凡牝之属縻里，此为阴阳之数，牝牡之里（理）"（《天下至道谈》）。另外，还有"脉者"血（痔）、"人州出（脱肛）"、"巢者"、"胸痒"、"蛲白"、《足臂十一脉灸经》和《阴阳十一脉灸经》的甲本中有"产寺"的病名是根据痔的临床表现和病因而命名的，共计10个病名。

《五十二病方》对肛肠病的治疗已具备辨证施治和整体观念的特点：痔的治疗使用了辨病，辨证用药，局部和整体用药及药膳疗法相结合，用药和手术配合，还有体位疗法、物理疗法、调护、禁忌记录、疗效等。在"脉者"一题中还提出了饮食禁忌。可见当时对肛肠病的治疗已有相当丰富的实践积累和研究，对后世医学影响较大。

肛肠病因发病率高而受到格外重视：《五十二病方》在当时是一本内外妇儿杂病方书，其中痔的治疗使用了辨病，辨证用药，局部和整体用药及药膳疗法相结合，用药物和手术配合，还有体位疗法、物理疗法、调护、禁忌记录、疗效等。治疗方法灵活多样，采用了24个单方组成了16个复方。全书治疗各类疾病现存总方数的283个，肛肠病方所占比例6%，可见对肛肠病的重视程度之高。16个复方内共有10种不同的治疗方法。其中内服药方3个，外敷药方4个；烟熏法4个，蒸气熏法2个；手术法4个，烧灼疗法1个；角法（火罐）疗法1个，坐浴方1个。

《五十二病方》药方制作和器械设计比较科学：内服药做成散剂、丸剂和浆汁，外用药物有膏、粉以及药物烟熏、蒸气熏、坐浴等。还有把药物醋制后外用及煅烧后分化在食粥内进行食疗等多种方法。

《五十二病方》手术器械选用设计方面：有"滑夏梃"肛门探针（组合成扩张牵引器），"角（火罐）""小绳"（结扎线）等。

《五十二病方》对痔的病因认识和经脉相联系：从第一篇："[脉]者：取野兽肉食者五物之毛等，燔冶，合挠口，海（每）旦[先]食，取三[指大撮]三，以温酒一杯和，饮之。到幕（暮）有（又）先食饮，如前数。恒服药二十日，虽久病必口，服药时禁毋食彘肉、鲜鱼。尝[试]。"[译文]脉痔患者，用五种野生肉食动物的毛烧成炭制散剂，每日早、晚饭前用温酒一杯冲服，一次药量三个手指撮一大撮，坚持服药二十天，病史较长也有效。服药时禁忌猪肉、鲜鱼。此方经尝试。

按：从脉表示经脉这一概念，可见古医学家认为痔是经脉系统出现的疾病，和现代医学认识痔是肛门静脉曲张、淤血所形成的疾病有近似之处。从用五种动物之毛燔冶成炭(类似现在使用的血余炭)取止血之效来看，也是把出血作为痔的主要症状。

从对"脉者"（脉痔患者）的理法用药来看"脉"即"脉痔"是痔的病因命名。一是，古医家从痔出血症状（脉者的治疗从止血方面理法用药）联想到"血脉""经脉"而从生理病理方面提出的病名；二是，从《五十二病方》一书中《足臂十一脉灸经》和《阴阳十一脉灸经》甲本中"产寺"、和"痔"的记述来分析，"脉痔"即是从经脉这一基础上而命名的另一个旁证。

《五十二病方》最早记述肠道寄生虫"蛲白"。《灵枢·厥病篇》又说："肠中有虫瘕及蛟蛔。"蛟音回，与蚘、蛔音义同。《说文解字》曰："腹中长虫也。"这是对肠道寄生虫的细致描述。

应用灸法，循经治痔：足竹十一脉灸经户中在论述"足泰（太）温（脉），其病时载有唯（即臀部）痛、产寺（痔）……皆久（灸）泰（太）阳温（脉）。"《五十二病方》也有用灸法治疗肛肠病的记载[1]。

《五十二病方》是我国现已发现的最古医书。还仍保留着远古时期流传下来的若干医方。对痔的分类没有使用阴阳表示，对药物剂量尚使用三指大撮原始方法（汉代已有称量单位），这说明关于痔的医方是由远古春秋时期所流传而来。这说明对痔的烧灼法，剥离术、切割术、结扎术和古希腊医圣希波克拉底在他痔的论文中所描述的痔的灼灸、切割术为同一个时期甚或更早，比古罗马凯尔劳斯（公元前25—公元14年）在他编辑的《医学》一书中简述的肛瘘切割术和痔的结扎术及切除术[1]更早。

本书对肛肠病描述和分类详细，"牡痔""牝痔"有内、外之分的意义和现代医学相一致；对肛肠病的治疗已初步具备辨证施治和整体观念的特点。对痔的治疗使用了辨病、辨证用药，局部和整体用药及药膳疗法相结合，以及记录了手术、体位疗法、物理疗法、调护、禁忌等；药方制作和器械设计比较科学：如内服药做成散剂、丸剂和浆汁，外药剂有膏，粉等，器械有"滑夏铤""脬籥"等；对痔的病因认识和经脉相联系，但由于科学技术客观限制对肛肠疾病未能得到深入研究。肛肠病学在这一时期仍属于初始的萌芽阶段。

二、幼芽阶段（战国至五代十国）（公元前475—公元979）

在此阶段，古代医家对肛肠及其疾病的认识逐步深入，对肛肠病的病因病机以及辨证论治的基本方法有了进一步的认识，为肛肠病学科的生长、发展奠定了基础。其主要成就散见于《黄帝内经》《神农本草经》《伤寒杂病论》《千金方》《外台秘要》等古医籍中。

1.解剖方面 中国传统医学尤其在解剖学方面有过突出的贡献，关于肛肠局部解剖的认识主要见于《黄帝内经·灵枢》和《难经》。《灵枢》中提出了回肠、大肠、广肠、魄门等解剖概念，《难经》中首载了肛门一词。两部医籍都对这些脏器的位置、形态、大小等做了较为准确的记述。成书于五代末年（936—944）的《内境图》是我国最早的人体解剖图，其中绘有小肠、大肠、魄门等。这些认识为后世医家研究肛肠疾病提供了重要的依据。

《内经》对肛肠解剖有详细论述。如《灵枢·经水》云："若夫八尺之士，皮肉在此，外可度量切循而得之，其死可解剖而视之，其脏之坚脆，府之大小，谷之多少，脉之长短，血之清浊，气之多少，十二经之多血少气，与其少血多气，与其皆多血气，与其皆少血气，皆有大数。"从"皆有大数"可知，积累了很多资料。现据历史发展，将其总括如下。一、《灵枢》《难经》解剖论述对后世的影响《灵枢》和《难经》对解剖的论述相一致，如对消化道的记载摘录如下。《灵枢·肠胃》载："黄帝问于伯高曰：余愿闻六府传谷者，肠胃之小大长短，受谷之多少奈何？伯高曰：请尽言之，谷所从出入浅深远近长

短之度。一咽门重十两，广一寸半，至胃长一尺六寸。胃纡曲屈，伸之，长二尺六寸，大一尺五寸，径五寸，大容三斗五升。小肠后附脊，左环回周迭积，其注于回肠者，外附于脐，回运环十六曲，大二寸半，径八分分之少半，长三丈二尺。回肠当脐，左环回周叶积而下，回运环反十六曲，大四寸，径一寸寸之少半，长二丈一尺。广肠傅脊，以受回肠，左环叶脊，上下辟，大八寸，径二寸寸之大半，长二尺八寸。肠胃所入至所出，长六丈四寸四分，回曲环反，三十二曲也。"

《灵枢·平人绝谷》云："黄帝曰：愿闻人之不食，七日而死何也？伯高曰：……回肠大四寸，径一寸寸之少半，长二丈一尺。受谷一斗，水七升半。广肠大八寸，径二寸寸之大半，长二尺八寸，受谷九升三合八分合之一。"《难经·四十二难》云："人肠胃长短，受水谷多少，各几何……回肠大四寸，径一寸半，长二丈一尺，受谷一斗，水七升半。""广肠大八寸，径二寸半，长二尺八寸，受谷九升三合八分合之一。""大肠重二斤十二两，长二丈一尺，广四寸，径一寸半，当齐（脐）右回十二曲，盛谷一斗，水七升半。"

2.生理方面 如《灵枢·肠胃篇》记述了回肠（结肠）广肠（直肠）的长度、大小、走行。《素问·灵兰秘典论》记述了"大肠者，传道之官，变化出焉。"《素问·五脏别论》有："魄门（肛门）亦为五脏使，水谷不得久藏。"是对大肠肛门生理功能的正确认识。《内经》还对便血、泄泻、肠澼、肠覃等肛肠疾病做了论述。《黄帝内经》对肛肠的生理功能做了精辟的论述和概括。如《素问·灵兰秘典论》说："大肠者，传导之官，变化出焉。"将大肠的功能概括为"传导""变化"和"出"（即排泄）3个方面。《素问·阴阳应象大论》提到的"浊阴出下窍"是指包括肛门在内的前后二阴具有排泄糟粕的功能。此外，《黄帝内经》对肛门功能与脏腑的关系也有较明确的认识。如《素问·五脏别论》载："魄门亦为五脏使，水谷不得久藏。"《难经》中又进一步明确了肺、大肠、肛门之间的生理联系。这些理论成为后世认识大肠肛门生理的基础。

3.肛肠病概念及分类方面

（1）痔概念及其分类：《五十二病方》已经有了痔的"牡、牝"的外内两类的分类。《黄帝内经》中有关痔的记载很多，如《素问·生气通天论》中的"肠澼为痔"，东汉时期，《神农本草经》（公元2

世纪)提出"五痔"的名称,隋代巢元方编撰的《诸病源候论》是奠基阶段中记载肛肠病内容最多的医著。书中设有《痔病诸候》《痢病诸候》等篇,并在《痔病诸候》中较详细地记述了牡痔、牝痔、肠痔、脉痔、血痔和酒痔、气痔的临床特征。《外台秘要》记载,徐仁则最早将痔分为内痔和外痔。并且指出,内痔"但便即有血","出血过多,身体无复血色"。

(2)其他肛肠病的记载:《灵枢·邪气脏腑病形》记载:脾脉"涩甚为肠疝";《太素》注云:"脉涩,气少血多而寒,故冷气冲下,广肠脱出,名曰肠疲。"此处肠疲系指脱肛。《灵枢·痈疽》明确记载了肛周脓肿,如痈疽"发于尻,名曰锐疽,其状赤坚大,急治之"。《黄帝内经》最早记载了肠道肿瘤,如《灵枢·水胀》中的"瘜肉""肠覃",以及《灵枢·刺节真邪》中的"肠瘤"和"昔瘤",均系肠道肿瘤一类病名。文中还提出了鉴别肠瘤和昔瘤的要点,"以手按之柔"为"肠瘤";"以手按之坚"为"昔瘤"。《神农本草经》记载了约15种肛肠病名,其中"脱肛""瘘痔""肠泄"等病名属最早记载。在晋代就已认识到了直肠尿道或阴道瘘这种较为复杂的肛肠疾患。皇甫谧所著《针灸甲乙经》(223-282)中记载:"凡痔与阴通者死。"即指此类病证。这里所说的"死"是指无治法,说明当时医家对此病的复杂性已有足够的认识,但尚无行之有效的治法。《诸病源候论·痢病诸候》提出:"脱肛者,肛门脱出也。"阐明了脱肛的概念。该书在"蛆叫瘘候"条下记载:"蛆叫瘘者……其根在大肠,其状肿核溃漏。"是对肛瘘的描述。此外,该书还记载了"谷道生疮""谷道虫""谷道痒""谷道赤痛""大便难""大便不通"等肛肠疾患。

4.病因病机方面 《灵枢·水胀篇》有:"寒气客于肠外,与卫气相搏,气不得荣,因有所系,癖而内著,恶气乃起,瘜肉乃生。"最早提出了肠道息肉的病理病机和病名。《灵枢·刺节真邪篇》有:"寒与热相搏,久留而内著……有所结,气归之,不得反,津液久留,合而为肠溜,久者数岁乃成,以手按之柔。已有所结。气归之,津液留之,邪气中之,凝结日以易甚,连以聚居,为昔瘤,以手按之坚。"最早描述了肠道肿瘤的发生机制。《内经》还对便血、泄泻、肠澼、肠覃等肛肠疾病作了论述。最早描述了肠道肿瘤的发生机制。

(1)《黄帝内经》对肛肠病的病因病机已有较为全面而深刻的阐释。主要内容可反应为以下两个方面:

1)对邪气致病的认识:《灵枢·邪气脏腑身形》云:"大肠患者……冬日重感于寒则泄。"《灵枢·水胀》云:"寒气客于肠外,与卫气相搏,气不得荣,因有所结,癖而内著,恶气乃起,瘜肉乃生。";《素问·举痛论》中说:"热气留于小肠……则坚干不得出,故痛而闭不通矣。"《灵枢·刺节真邪》所述:"寒与热相搏,久留而内著。一有所结,气归之,不得反,津液久留,合而为肠瘤。"

2)对饮食起居所伤的认识:《黄帝内经》非常重视饮食起居因素在肛肠病发病中的作用。在《素问·生气通天论》中有一段精辟的论述:"风客淫气,精乃亡,邪伤肝也。因而饱食,筋脉横解,肠澼为痔。"提出在肝伤虚损的前提下,饮食不节与痔疾发生的内在联系,为后世所推崇。更可贵的是,此文指出了痔的病变实质是"筋脉横解",即筋膜和血脉弛缓扩张而形成,与现代医学"肛垫学说"认识基本一致。

(2)巢元方在其所著《诸病源候论》书中以病证为"候",其中有关肛肠病病因病机的主要观点,可概括为以下几个方面:

1)强调"劳伤"的致病作用:巢元方对肛肠病病因的认识,较前人最显著的特点是强调"劳伤"的致病作用。如在"诸痔候"中所说"诸痔皆由伤风、房室不慎、醉饱合阴阳,致劳扰血气而经脉流溢,渗漏肠间,冲发下部"所成。此外,"劳伤经脉"致发"大便血";"冒触劳动"致"血利",均为劳伤导致肛肠病的论述。

2)提出"冷热不调"的致病因素:巢元方认为"冷热不调"是引起大便异常的常见致病因素。如"滞利候"中说:"滞利,由冷热不调,大肠虚,冷热气客于肠间。"再如"大便不通候"中说:"三焦五脏不调和,冷热之气结于肠胃,津液竭燥,大肠奎涩,故大便不通。"

3)对脓肿及肛瘘的病因病机有了较为准确的认识:巢元方正确地提出了瘘是由脓肿日久不愈演变而成。如"久痈候"中所述:"寒气客于经络,血涩不通,壅结成痈。发痈之后,热毒未尽,重有风冷乘之,冷搏于肿,蕴结不消,故经久一蓬一发,久则变成瘘也。"

4)对脱肛病因的认识更为全面:巢元方提出气虚下陷或腹压过高是脱肛的主要病因。如"脱肛候"

中说:"大肠虚冷,其气下冲者,肛门反出。亦有因产用力努堰,气冲其肛,亦令反出也。"在论述小儿脱肛时指出:"多因利久大肠虚冷、兼用辘气、故肛门脱出。"

5.诊断治疗方面

(1)《黄帝内经》中有关肛肠病脉诊的论述:《灵枢·邪气脏腑身形》中记载了多种脉象在肛肠病诊断中的意义,如肺脉"微缓为瘘瘘";"微涩为鼠瘘";脾脉"涩甚为肠疝;肾脉"微涩为不月沉痔"。这是根据五脏脉的不同来诊断肛肠病的方法。

(2)《伤寒杂病论》有关肛肠病辨证原则的记载:约成书于东汉末年的《伤寒杂病论》(200—210)是我国第一部理法方药兼备的医著。该书为中医辨证施治体系的形成奠定了基础,也具体体现了肛肠病的辨证论治原则。

1)提出辨远近血原则:仲景通过对下血证候的辨析,将下血分为"远血"和"近血"两类。"下血,先便后血,此远血也,黄土汤主之";"下血,先血后便,此近血也,赤小豆当归散主之。"提出了通过病证辨别病性、病位的一般原则。

2)提出辨寒热原则:仲景在《金匮要略·五脏风寒积聚病脉旺并治》提出了辨肛肠病寒热的要点。认为水粪杂下的"鹜塘"属"大肠有寒";排出"肠垢"多属"大肠有热";"下重便血"属"小肠有寒";痔为"小肠有热"。

(3)《备急千金要方》(652)对肛肠病的辨证论治:是一部代表唐初医学水平的临床全书。书中设有肛肠病专篇,如卷18《大肠府》、卷23《痔漏》。在《大肠府·肛门论》中提出"热则通之,寒则补之"的治疗原则。如"脏伤热"则"大行不通"而便秘,或肛门"肿缩入生疮"。治疗以清泄通润为主;"脏伤寒"则"大行洞泄,肛门凸出",治疗以温补固托为主。在《痔漏·五痔》中系统论述了痔的分类、证候及主药,将辨病、辨证与论治有机地联系起来。

(4)药物治疗:《神农本草经》对药物治疗肛肠病的发展做出了很大贡献。该书所收集整理的汉以前有效药物365种,主治范围涉及到肛肠疾患的就有50种之多。其中可治"痔"的有黄芪、槐实、文蛤、猬皮、露蜂房等21种;可治"瘘"的有薇衔、牡蛎、地胆。"痔""瘘"同治的有黄芪、雄黄等4种;治"肠僻""泄利"的有禹余粮、黄连、龙骨等13种;治"下血"的有五色石脂、猬皮等6种;治

"息肉"的有鳖甲、石灰、马陆3种;治"脱肛"的有活蝙1种。《备急千金要方》记录了治疗五痔的首选主药,如鳖甲、媚皮、蜂房、蛇蜕等,是药物治疗肛肠病的总结。

(5)手术疗法:现存文献记载痔瘘方面的手术记载较少。这一时期有关手术疗法的成就主要见于《三国志》和《诸病源候论》。陈寿(233—297)所著《三国志·华佗传》记载:"若病结积在内,针药所不能及,当需割者,便饮其麻沸散,须臾便如醉死,无所知,因破取。病若在肠中,便断肠渝洗,缝腹膏摩,四五日镆,不痛,人亦不自痞,一月之间,即平复矣。"可见华佗应用手术方法治疗肠道疾病的技术,已达到较高的水平。《诸病源候论》中有手术治疗肠道损伤的详细记载:"金疮肠断"手术续接的方法,认为"肠两头见者,可速续之"。对有"腹姗"(网膜)脱出者,先用丝线结扎血管,然后截除。对伤口有污染或异物者,提出必须给予清洗等处理,否则极易导致"疮永不合"或"纵合常令疼痛"。缝合时"当次阴阳,上下顺逆,急缓相望,阴者附阳,阳者附阴……"这种肠缝合方法与现代所采用的缝合法极为相似。巢元方提出了"连续断肠","勿令气泄","即推内之"的治疗原则,还记述了"金疮肠断"重证的预后,"若腹痛短气不得饮食者,大肠一日半死,小肠三日死"。在肠道手术后护理方面,巢氏主张"作米粥饮之",否则有致"肠痛决漏"的危险。这些记载充分说明了当时外科肠道手术已具有实践经验。

6.肛门栓剂和灌肠术 《伤寒论》最早记载了肛门栓剂和灌肠术,提出对津伤便秘者"不可攻之","宜蜜煎导而通之,苦土瓜根及大猪胆汁,皆可为导"。蜜煎类似现代所用的栓剂。书中还详细记述了蜜煎导和大猪胆汁的配制和用法,尤其是所记载的用大猪胆汁"以灌谷道内",提示当时已产生了灌肠的治法。此后晋代葛洪(261—341)在其所著的《肘后备急方》中详述了灌肠术的应用。该书中记载:"治大便不通,土瓜采根捣汁,筒吹入肛中,取通。"可见当时已出现了古老的灌肠器具。在唐朝《外台秘要》又有更为具体的盐水灌肠治疗便秘的记载:"以水三升,盐三合,使沸,适寒温,以竹筒灌下部立通也。"

7.针灸气功应用于肛肠病 针灸疗法治疗肛肠病的最早记载见于《黄帝内经》。如《灵枢·邪气脏腑病形》提出:"大肠合入于巨虚上廉","大肠患者,

肠中切痛，而鸣灌灌，冬日重感于寒即泄，当脐而痛，不能久立，与胃同候，取巨虚上廉。"《灵枢·四时气》说："腹中常鸣……邪在大肠，刺育之原、巨虚上廉、三里。"这种针刺足三里等治疗大肠病的方法应用至今。《灵枢·厥病》记载："病注下血，取曲泉。"曲泉系足厥阴肝经穴，肝失藏血而致下血者，针刺曲泉有效。晋代皇甫谧所著的《针灸甲乙经》专列出"足太阳脉动发下部痔脱肛"，论述针灸疗法治疗肛肠病的最早文献。该篇较详细地叙述了运用攒竹、会阴、商丘等治疗痔的穴位。在唐朝《备急千金要方》中《痔漏·五痔》记载有灸法治痔 2 条，治疗"脱肛"中有灸法 3 条；这一时期用气功防治肛肠病方面也有实践。隋朝《诸病源候论》中介绍了 12 种肛肠病证的 30 多式气功疗法。如"踞坐，合两膝，张两足，不息两遍，治五痔"等。其中有些功法至今仍应用。

三、生长阶段（宋代至民国）（960—1949）

在此生长阶段，中国肛肠病学科逐渐成长为一个成熟的学科。诞生了专科医师和专科著作，归纳完善了以风湿燥热邪气、情志、饮食、劳倦所伤为主的病因学说体系；突出肛肠外科疾病手术为主的结扎、挂线、枯脱治疗特点和兼顾辩证用药的肛肠病治法体系。继承前人经验，通过实践完善理论，突破与创新，反映在以下方面：

（一）专科独立、专著出现

肛肠专科的出现最晚是在宋代。如以《普济方》中有关临安（今杭州）痔科专家曹五为宋高宗治痔的记载为依据，则其年代不晚于公元 1163 年。800 多年前已经有了中医肛肠科。此后，类似记载在明朝《古今医统》（1556）和《外科大成》（1665）中均可见到。如《古今医统》中的"浙衢鲁秋泉专门痔漏"，《外科大成》中的"专科赵真子"等都是对明代痔瘘专科医生的记载。清朝有"马氏痔瘘科"的记载，并有著作留传。民国时期有文献记载的著名肛肠病专科医生有周伯纯、黄济川、钟辅臣等。

据考证，早在宋代就已有肛肠学科专著刊出，如定斋居士的《五痔方》、滑寿的《痔瘘篇》、王伯学的《痔瘘论》等。清同治 12 年（1873），肛肠专著《马氏痔瘘科七十二种》问世，至今仍有珍本在世。

专科医生的出现及专科著作的不断出版，推动了中医肛肠科迅猛发展。（图 1-1）

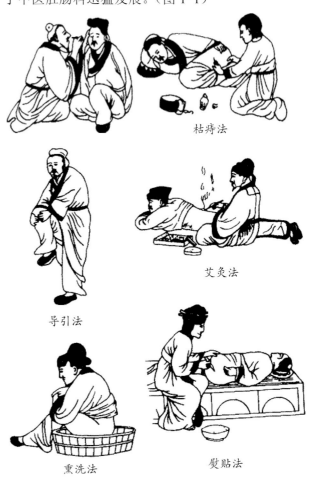

枯痔法

艾灸法

导引法

熏洗法

熨贴法

图 1-1 古代治痔法

（二）肛肠病病因观的确立

尤其是金元时期，文献中有关肛肠病病因病机的论述十分丰富，中医对肛肠病病因病机认识的基本观点都在此期间确立下来。著名的金元四大家为中医学的发展做出了很大贡献，也使中医肛肠病病因观更趋完善。刘完素（1120—1200）在其所著《河间六书》中提出了对后人影响较大的"风湿邪热"致病说，并且强调热邪为患在其中的关键作用。张从正（1156—1228）认为伤于"湿热"蕴而下注是引起肛肠病的主要机制。李东垣（1180—1251）在《兰室秘藏》中提出湿热风燥四气相合而为病，并阐释了其致病机理。朱丹溪（1281—1358）强调内因在肛肠病发病中的重要性，认为"脏腑本虚"是肛肠病发病的基础。如《丹溪心法·痔疮》说："因脏腑本虚，外伤风湿，内蕴热毒，醉饱交接，多欲自栽，以致气血下坠，结聚肛门缩滞不散而冲突为痔也。"其中除内因外，还提到了外感、饮食所伤、房室劳伤、情志所伤等多种致病因素，较全面地对肛肠病病因作了概括。

明清时代的医家在金元四大家所创立的肛肠病病因观的基础上，不断有所丰富和完善。陈实功在《外科正宗》（1617）中提出"夫痔者乃素积湿热"等观点。《疮疡经验全书》（1569）最早认识到肛肠病的遗传因素。该书云："人生素不能饮酒亦患痔者，脏虚故也。亦有父子相传者，母血父精而成。"是中医对肛肠病因认识的丰富与完善。

（三）肛肠病治疗体系的形成

丰富了临床实践和理论，形成特色的治疗体系。

1.枯脱疗法 枯脱法包括枯痔法和脱管法。《太平圣惠方·治痔肛边生鼠乳诸方》（992）中最早记载了将砒霜溶于黄蜡中，捻为条子，纳于"痔瘘疮窍"之中的枯痔钉疗法。南宋魏舰著《魏氏家藏方》（1227）记载了枯痔时在痔核周围先涂膏剂以保护健康组织，进一步完善了枯痔疗法。《普济方》中记载，宋代宋高宗患痔疾、朝中黄院子推荐临安痔科医生曹五为宋高宗医治获效，即是采用的枯痔药物－取痔千金方。说明当时枯痔疗法的运用已相当成熟。明代《古今医统》（1556）详述了涂敷枯痔散的方法。明确指出枯痔法的适应证为内痔，"若治内痔，则用敷药"；治疗过程是先"用药翻肛"，再"以药日敷，黄水既干，内痔焦黑，七八日间黑肉脱去，以药生肌，肠收如旧。"《外科正宗》（1631）中的《痔疮论》记载了枯痔散和三品一条枪的配方和用法。对枯痔散应用的全过程，如术前准备、操作方法、术后换药都做了详细论述。清代《外科大成》卷2记述："有漏者插以药丁。"并详述了"退管锭子"的配制方法、使用方法及注意事项。明代的《外科十三方》中有用三品一条枪插入瘘道脱管的记载，并记述了用卤砂、红砒为主要药物配制的药线脱管的方法。

2.结扎疗法 《太平圣惠方》该书详细记载："用蜘蛛丝缠系痔鼠乳头，不觉自落。"到明清时，结扎疗法的应用已普遍推广。《外科正宗》、《外科大成》书中有结扎法的记载。《外科十三方》"先施以翻肛药物使痔头翻出"，再行结扎的方法，扩大了结扎疗法的适应范围。《疡科选粹·痔疮》（1628）提出结扎疗法治疗外痔，如书中写道："治外痔者，以药线系之，侯痔焦黑药下，再用……药膏纳于窍中，永不复发。"

3.挂线疗法 《古今医统》中引用了现已遗失的元代著名医书《永类钤方》（1331）对挂线疗法的记载最为详尽。书中指出挂线疗法的适应证是："成漏穿肠，申臀中，有鹅管，年久深远者"；药线制作方法："用芫根煮线"；操作方法："上用草探一孔，引线系肠外，坠铅锤悬，取速效"；"药线日下，肠肌随长，僻处既补，水逐线流，未穿疮孔，鹅管内消"；"线落日期，在疮远近，或旬日半月，不出二旬"。《外科大成》对复杂性肛瘘提出分次挂线的治疗原则，载："凡用挂线，孔多者只治一孔，隔几日再治一孔。"清代《医门补要》（1883）载："用细铜针穿药线，右手持针插入瘘管内，左手执粗骨针插入肛门内，钓出针头与药线，打一抽箍结，逐渐抽紧，加纽扣系药线稍坠之，七日管豁开，掺生肌药，一月收口。"对挂线疗法所用的器械和方法均进行了改进。

4.手术疗法 明清时期创新，有关手术治疗先天性锁肛的记载颇多。明代《古今医统》中记录："小儿初生无谷道者，必须及早用力刺之，切开肠孔，后用棉卷指以香油浸透擦之，使其不合缝，四旁用生肌散擦之自愈。"详述了锁肛的手术及换药方法，并提出应"及早"手术的原则。

《证治准绳·幼科》（1602）对手术器具及手术深度进行了创新："肛门内合，当以物透而通之，金簪为上，玉簪次之，须刺入二寸许，以苏合香丸纳孔中，粪出为快。"

《简明医彀》（1629）指出本病"罕有"，预后不良，"旬日后必不救"，手术应耐心细致，切开肠孔位置"要对孔亲"，恰到好处。

《医宗金鉴，幼科心法要诀》（1742）提出："小儿初生，肛门内合"，大便不通，并非皆为肛门闭锁，亦有因"热毒太甚，塑结肛门"所致者。"如肛门塑结者，急服黑白散，外用苏合香丸，作枣核状纳入孔中，取其香能开窍，又能润泽，大便一下庶可望生；如脂膜遮瞒，无隙可通者，先以金玉簪透之，刺破脂膜，再以苏合香丸照前法导之，庶可挽回于万一耳！"

至晚清时期，肛门闭锁的手术方法又有了较大的改进，如《医门补要·肛门皮包》提出应用剪刀进行手术，并指出术中应"以药速止其血"，使此类手术更加精细和完善。高文晋在其所著《外科图说》（1834）中绘制有许多可用于肛肠手术的器械，如弯刀、钩刀、柳叶刀、笔刀、探肛筒、过肛针、小烙铁、方头剪、尖头剪等。其中器械设计合理，至今仍有沿用。在当时肛肠手术广泛采用，因难度较大在外科疾病中处于领先水平。

5.药物内治法　中医中药的内治法是肛肠病治法体系中的重要组成部分。宋代以后，在继承前人经验的基础上，药物内治法又有了较大的创新。《太平圣惠方》提出了"内消"和"托里"的内治原则，并记载了大量有关治疗肛肠疾患的有效方剂，其中仅用于治五痔的方剂就有213首，再加治便血方共220首，并载有治疗肛肠病的食疗方20余方。

金元时期，随着对肛肠病病因认识的深入，对肛肠病内治法逐步成熟和完善。刘完素认为大肠病"当泻三焦火"；张从正认为治痔应以通利肠胃为法。李东垣在其《东垣十书》（1529）中提出治疗痔疾的"苦寒泻火""辛温和血润燥，疏风止痛"的治则。朱丹溪提出"痔疮专以凉血为主"，"以解热调血顺气先之"。这些原则和方法对我们现代治疗仍然有指导价值。

元代《世医得效方》（1337）和《养老寿亲新书》还收录了一些治疗肛癣、五痔等的食疗方。明代《本草纲目》（1603）共收集能治疗肛肠病的各种食疗方200余个。《外科大成》将肛周痈疽分为10类，并附有大量内治药。《医宗金鉴》中有关肛肠病的理法方药更为完善，书中将各种肛肠病的证治要点及方药编成歌诀，便于记忆咏诵。

清代陈梦雷等编著的《古今图书集成"医部全录》（1723）集前人之大成，内容丰富。书中立有专论肛肠病的《后阴门》，内容4卷，详细论述了有关肛肠病的医论、成方、单方、医案，以及针灸、导引、熏洗、熨帖、枯痔、结扎、挂线等疗法，可谓内治方药最为详尽。

四、发展时期（新中国成立后至今）

新中国成立之后，中国肛肠学科的发展进入了一个快速发展时期。古为今用，洋为中用，中西合璧，中西结合，兼收并蓄，批判吸收。改革开放，前所未有，国际交流，共同合作，当代科技，融入于我。发扬光大，成果累累，造福人类，肛肠平安。突破与更新，继承并发展，创新要完善，科学更规范。（图1-2）

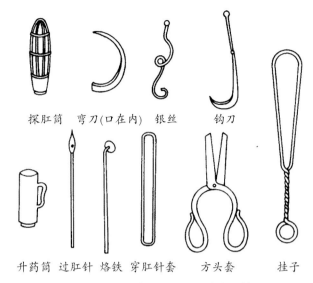

探肛筒　弯刀(口在内)　银丝　钩刀

升药筒　过肛针　烙铁　穿肛针套　方头套　挂子

图1-2　《外科图说》的痔瘘器械

（一）学术气氛活跃

在中国科学技术协会、中华中医药学会等上级学术团体的领导下、支持下，1980年7月全国肛肠学会成立了，它标志着我国肛肠学科已跨入了一个新的历史阶段，掀开新的历史篇章。

此后全国肛肠学会发展迅速，至今各省包括港澳台都成立肛肠分会，有的省还成立了市级分会。我国的肛肠学科有明显的特色：我国肛肠学会是由中医、西医、中西医结合专家组成的综合学术团体，由于他们能够团结合作，共同进取，走中西医结合的道路；国内外著名的专家学者和新的一代正在成长的专家，他们都具有献身中国肛肠事业的精神和品德。

（二）培养人才，发展专科

新中国成立后在政府的关怀和支持下，先后建立了许多专科医院和研究单位，不少医院设立了肛肠专科。

1955年卫生部举办中医痔瘘疗法学习班，推广中医疗法。

1958年在"西医学习中医"政策的推动下，许多西医开始学习并从事肛肠专业的临床和研究工作，促进了肛肠学科的发展。

1971年以来，卫生部委托中医研究院和中医学会先后在全国各地如黑龙江、内蒙古、辽宁、山西、福建、江苏、浙江、上海、吉林、河北、山东、河南、陕西、湖南等地举办多次肛肠学习班，培养了大批专业人才。

20世纪70年代开始，特别是近10余年来我国肛肠学科的专业教育有较大发展。有硕士研究生培养点，有的高等和中等医药院校设置了肛肠病学专业，不少高等医药院校开设了肛肠专业课，培养了一代新人。他们没有辜负老一辈专家的期望，奋进、创新，学有所成，在医疗、教学、科研等方面发挥了重要作用。

（三）重视科学，硕果磊磊

1953年由李雨农等组成的重庆痔瘘小组赴京汇报研究情况，引起广泛重视。

1955年中央卫生部举办了全国痔瘘学习班，以继承发掘为主，面向临床，面向基层，培养师资和人才。

1956年中国中医研究院成立于痔瘘研究小组。痔瘘疾病和防治工作被列入国家12年远景规化，并定为国家科研课题。

1963年痔瘘防治工作列入国家10年科研规划。广大肛肠病学者精神振奋，决心为继承发扬中国肛肠病学献计出力。

1964年卫生部委托中医研究院在北京召开了全国第一次痔瘘科研座谈会，初步制定了有关肛肠病的诊治标准。此后，中医痔瘘的一些研究课题被列入国家二年科研奋斗目标。

1964年黄乃健对套扎疗法进行了系统研究，对这一疗法的推广普及起到了积极的作用。

1966年卫生部在北京召开了由24个单位参加的部级痔瘘成果鉴定会，初步肯定了切开挂线疗法治疗高位复杂性肛瘘、结扎法、枯痔法治疗内痔所取得的成绩。

1971年，中央卫生部委托中国中医研究院，在沈阳举办了九省市肛肠病防治学习班，编写了《中西医结合治疗肛门直肠疾病》一书，一些疗法、新技术得到总结、肯定、推广、应用。福建省生产的枯痔钉，远销东南亚一些国家。湖北省武汉市第一医院研制的注射枯痔疗法，引起了日本、法国、朝鲜等国家的重视。随着我国的社会进步和医学发展，肛肠专业被切实得到重视，全国各地形成自己的学术队伍，开始向科学的深度、高度跃进发展。

1975年10月27日，在河北省衡水市召开了全国第一次学术经验交流会，会议收到学术论文57篇，"母痔基底硬化疗法""长效麻醉剂"问世。

1977年11月19日，在南京召开了第二次全国学术会议，会议收到论文118篇，不同类型的新疗法、激光治疗痔核等技术脱颖而出。

1977年我国部分省市对肛肠病的发病情况进行了普查，受检人数达76692人，为我国肛肠疾病的防治研究提供了珍贵资料。

1978年全国科学大会在北京召开，在这次盛会中荣获国家奖励的肛肠学科成果有"复杂性肛瘘的术式研究"（北京中医研究院）、"母痔基底硬化注射疗法及长效止痛剂的应用研究"（山西省稷山县痔瘘医院）、"新6号枯痔液治疗内痔的研究"（重庆中医药研究所）和"内痔套扎疗法的研究"（山东中医学院附院）等项。在枯痔钉、注射和结扎等疗法的研究方面，取得较大进展。

1980年，福州市人民医院经过长期的研究，阐明了枯痔钉治疗内痔的作用机制，认为无砒枯痔钉同样可以达到预期的治疗效果。新的硬化萎缩剂和以新6号枯痔液为代表的坏死枯脱剂，在痔病的治疗中发挥了重要作用。

1980年7月12日，在福州市召开了第三次全国交流会，会议收到论文358篇，会议制定了《1981～1983年科研协作计划》，而且正式成立了"中华医学会肛肠分会"，选举产生了学会领导机构，决定创办《中国肛肠病杂志》，并产生了编委会。中国中医研究院广安门医院研制成功的"消痔灵"注射液和四步注射操作疗法问世，并开始得到推广。

1982年丁泽民提出分段齿形结扎法治疗环形混合痔，提高了疗效，并有效地减少了术后并发症的发生。另外，以注射疗法治疗成人完全性直肠脱垂也取得了满意的效果。

1983年10月21日，在云南省昆明市召开了第四次全国学术交流会议，会议收到论文339篇，许多学者开始采用录像、幻灯、投影等新形式进行学术交流，其中肛门直肠解剖学方面的研究细致入微，提出了一些新观点和见解。

在全国肛肠学会领导下，决定每隔3年召开全国性学术交流会一次。

1986年在沈阳，1989年在安阳，1992年在成都，1996年在南京召开了全国肛肠学术交流会。1998年第九次全国中医肛肠学术研讨会暨第三届换届会议于在湖南省张家界市召开，通过全体理事会民主选举产生了第三届肛肠学会领导机构。

2000 年在沈阳召开的第十次全国中医肛肠学术会议及常务理事会,通过民主选举选出了常务理事共 30 名,理事 72 名。

2003 年中华中医药学会肛肠分会第十一次大肠肛门病学术研讨会暨第四届换届理事会在北京召开。

2006 年 8 月中华中医药学会肛肠分会第十二次大肠肛门病学术研讨会在吉林市召开。

2007 年 5 月中华中医药学会肛肠分会换届暨学术研讨会在沈阳隆重召开,有来自全国 32 个省、市、自治区及港、澳、台地区的 400 余名业界前辈、专家学者参加会议,盛况空前。

2008 年田振国等学者古为今用,洋为中用应用现代科学技术首次完成了中医药肛肠疾病数据库获中华中医药科学技术二等奖。

2008 年陈少明等发明负压数码动态检查诊断技术为肛肠学科的检查增添了一种新的科学的方法可供选择,可以模拟排便时态准确检查记录痔核等肛肠病理组织大小、位置及动态下的状况便于分期诊断。获得中华中医药学会科学技术奖励。

2009 年 5 月在西安召开中华中医药学会肛肠分会第十三次大肠肛门病学术研讨会;会议讨论确定了未来三年中华中医药学会肛肠分会发展规划纲要。

2013 年陈少明等发明东方 PPH 新技术。获得上海市中西医结合学会科学技术奖励。

2010 年以后肛肠学术会议更是进入高潮,中华中医药学会肛肠分会、中国中西医结合学会大肠肛门学术分会、中国中医药研究促进会会肛肠分会,中国医师协会肛肠分会(北京 2016),中国中医医师协会女医师协会肛肠分会(上海 2016),各个学会如雨后春笋般崛起,迅猛发展。中外学会会议,国际肛肠会议层出不尽。肛肠医师有了广泛交流的平台。

2017 年 4 月中国中医药研究促进会肛肠分会研究后授予市东医院为"全国(上海)外治微创技术研究应用专家协作组组长单位"和"中国(上海)肛肠病 EPH 微创技术研发推广培训"中心。

2017 年陈少明等发明东方 PPH 新技术。获得中国中医药研究促进会肛肠学会科学技术奖励。

肛肠专业快速发展并不断向新的高峰攀登,专业队伍、技术水平、新技术研发、推广、应用都进入了一个崭新的历史阶段。

随着科学研究更加深入发展,在基础理论方面,如解剖学、生理学、病因学等,均取得了较大的进展。临床研究方面,如痔、肛瘘、肛裂、直肠脱垂、炎症性肠病的研究,大肠癌根治术后肛门重建,先进的诊断技术以及先进仪器的应用等,其成绩均令人瞩目。

近年来可以认为是科学研究蓬勃发展的时期,其成就突出,硕果累累并出现一批高水平的科研成果,有的获得国际金奖为我国赢得了荣誉。

(四)创办期刊,广泛交流

新中国成立后肛肠学科的学术活动日渐活跃。

1965 年在山东、浙江、四川分别召开肛肠疾病大区协作研讨会。

1975 年全国第次肛肠学术会议在衡水召开,1977 年在南京召开厂第二次全国学术会议,

1980 年在福州召开了第三次全国学术会议,同时成立全国肛肠学会。

此后于 1983 年、1986 年、1989 年、1992 年先后召开了第四至七次全国学术会议。另外各大区、各省市及各专题研究组亦定期召开学术会议。随着学术活动广泛而深入的开展,亦进行了国际学术交流,我国专家出国讲学和外国专家来华讲学日益增多,在中国也举办了国际性学术会议,增进了我国与世界各国肛肠病学者之间的学术往来和友谊。

新中国成立后,特别是近年来出版了不少专著,至目前学术专著出版 70 余种,2010 年以后由陈少明领衔主编出版了大型专著《现代肛肠病治疗学》《东方 PPH 微创治疗学》《现代肛肠外科学》《实用肛肠病治疗学》。2019 年陈少明主编的《现代中医肛肠病治疗学》第二版第三次印刷,为顺应现代信息技术,全书新知识、新手术负载 5G 视频二维码,手机扫描后即可视听同步学习,学术气氛空前高涨,这对肛肠学科的学术交流起到了推动和促进作用。值得提出的是,作为我国肛肠学界学术交流刊物《中国肛肠病杂志》于 1980 年创刊,目前已有专科刊物 3 家,《结直肠肛门外科杂志》《中西医大肠肛门外科杂志》已发行和交流到世界多国,产生了较大影响,已成为世界肛肠学科主要刊物之一。

新中国成立之后,中国肛肠学科的发展进入了一个兴旺发达快速时期。古为今用,洋为中用,中西合璧,中西结合,兼收并蓄,批判吸收,改革开

放，前所未有，国际交流，共同合作，当代科技，融入与我。突破与更新，继承并发展，创新要完善，科学更规范。

我国肛肠学科之所以取得如此巨大的成就，是中医、西医、中西医结合三支力量团结协作，携手并进的结果，这也是我国肛肠学科的特色所在，在今后的发展中，必将为人类的健康做出更大贡献！

现在，通过对医学史的回顾，我们看到中国传统医学对世界肛肠学科的发展做出了很大贡献。我们要在继承前人成果的基础上进行发扬光大和创新结合。应用当代科学技术融入到本学科，并通过实践加以提高，就完全有可能对国内外肛肠学科发展做出更大的贡献。

（陈少明）

一、肛肠病流行病学

1.二十世纪七十年代肛肠疾病流行性病学调查　在民间有"十人九痔"之说，反映出这类病患是相当普遍的。1977 年曾在全国各省、市、自治区 29 个地区，对工矿、机关、学校、部队、服务行业、街道居民、农民、渔民等 76692 人进行了肛门直肠疾病普查。对其中取得完整资料的 57697 人，进行了分析统计，结果表明患有肛门直肠疾病的共有 33873 个人患有这类疾病（图 2-1），总发病率 59.1%，10 个人中就有近 6 人，普查结果表明：肛肠疾病的发病，以成人居多。发病与久站、久坐、少活动、便秘、腹泻、排便时间过长、饮酒、嗜好辛辣饮食等有关。

发病率女性高于男性。整个肛肠疾病中，以痔发病率为最高。不少人认为痔疮等肛肠病以男性患者为多，有"十男九痔，十女九带"的说法。其实妇女因妊娠、生育关系，其发病的机会比男性高。妊娠后随胎儿生长，腹压会不断增加，特别是妊娠后期，下腔动脉受到日益膨大的子宫压迫，直接影响到血液回流，致使痔静脉丛充血扩张，加上分娩时的用力，常会引起不同程度的会阴撕裂，加重静脉回流的障碍，从而使许多妇女妊娠分娩后发生痔、肛裂、肛乳头肥大、直肠脱垂等肛肠疾病。在封建社会，妇女多不敢在人前诉说肛肠病的痛苦，更怕进行检查，所以表面上看起来男性患者居多。其实不然，经过普查男性 34914 人中，有 18835 人患病，占 53.9%，女性 22383 人中，有 15002 人患病，占 67%。女性发病率似比男性发病率更高（图 2-2）。

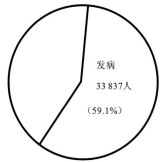

图 2-2　成人痔发病率为 59.1%

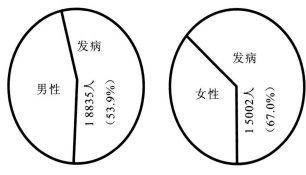

男性34914人的发病率　　女性22383人的发病率

图 2-1　男女发病率比较

2.二十一世纪二十年代肛肠疾病流行性病学调查　最新的这次"流调"是于 2012 年启动，历时两年半、覆盖全国 31 个省市自治区。研究者深入广大农村、城市家庭获取近 7 万例有效样本，以大量专业数据为我国肛肠病预防、治疗提供支撑，大力推动肛肠诊疗新发展。

调查结果显示，我国现阶段肛肠病发病率虽然已从 1975 年的 59.10% 下降到 50.10%。然而，在华中（河南、湖北、湖南）、华南（广东、广西、海南）仍居高不下，发病率均超过 58%。远高于发病率仅 43.53% 的华东（山东、江苏、安徽、浙江、福建、江西、上海）。

本次"流调"结果显示，肛肠疾病患者认知率仅有 48.1%，只有 27.48% 的患者就诊，7.71% 的患者采取了自我医疗。导致患者就诊率低的原因有认识不足、患于隐处、医疗费用昂贵及就诊不便。"流调"发现，肛肠类疾病青睐的居前五位的职业依次是司机（67.23%）、教师（56.8%）、商业/服务业员工（56.65%）、机关企事业单位管理者（54.86%）和专业技术人员（52.54%）。然而，肛肠疾病患者认知率仅有 48.1%，就诊率仅有 28%。导致患者就诊率低的原因位列前三的是认知不足、患于隐处、医疗费用昂贵及就诊不便。归根结底，这些职业都有"久站久坐"的特点。

"流调"结果显示，平时排便时间越长，患病率也越高，排便时间为 30 分钟以上者患病率达 68.52%；入厕时有看书看报看手机、吸烟、排便用力过猛或控便等不良习惯人群患病率较高。饮食结构、生活环境、工作方式等都会影响到肛肠疾病的发生。"通过本次调查，也希望公众对肛肠类疾病提高认识，早防早治"。

二、患者以成人居多

普查表明，肛肠疾病的发病随着年龄增长而增多。20 岁以下人的发病率仅为 32%。20 岁以上则不断增高，21～30 岁为 59.5%；31～40 岁为 69，9%；41～50 岁为 72.4%；51～60 岁为 74.1%；60 岁以上为 75.5%。呈阶梯形上升，反映出儿童、青年发病率低，成年人发病率高，年龄越大，患者也越多。

三、久坐、久站、活动少的人患者多

从职业来看，汽车司机、理发师、售货员、民警等发病最高，为 81.7%；次为干部，为 71.5%；工人为 70.3%；农民为 62%；军人为 32.6%；学生为 19.2%。明代《外科正宗》（1617）就提出了"因久坐而血脉不行……以致浊气瘀血流注肛门，俱能发痔"的见解。久站、久坐、长期行走，人体长期处于一种固定的姿态，会影响血流循环，盆腔内血液瘀积，使痔静脉充血曲张、隆起，则导致肛肠病发病机会增多。经常变换体位的工作者，活泼好动的青年、军人，参加多种体位劳动的农民，因其血流循环障碍少，肛肠局部不易充血，所以患病者少。

四、便秘、腹泻、排便时间长的人患者多

便秘、腹泻是肠道功能失常的反应，会直接引起大肠肛门的许多疾病，例如普查的 2669 名便秘患者中，就有 1989 人患肛肠病，发病率为 74.5%；1523 名腹泻患者中，就有 1013 人患肛肠病，发病率为 66.5%。有些人喜欢在大便时看书报，久蹲厕所而不起，这样很容易加重肛门直肠部的充血，引起痔疮直肠黏膜脱出、肛门括约肌松弛等多种肛肠疾病，实在是非常坏的习惯。此外，大便时过度用力，容易引起痔脱出、直肠脱垂等疾病，也应当加以注意。

五、饮酒过多、嗜好辛辣可能是导致发

病的诱因

辣椒、酒类等对直肠黏膜有直接刺激作用，过度饮食这类食物，大便时就会感到灼痛。虽然不一定是引起肛肠病的直接原因，但对诱发和加重肛肠病有一定的作用。从调查来看，饮酒过多，嗜好辛辣的人患肛肠病比较多。

六、在肛肠疾病中痔的发病率最高

痔的发病率占发病总人数的 87.25%。其中又以内痔最为常见，占痔的发患者数的 59.86%；外痔占 16.01%，混合痔占 24.13%，其他肛肠疾病为 12.75%。其中肛裂占 4.12%，肛乳头肥大占 2.85%；肛瘘占 1.67%；直肠脱垂占 0.58%；直肠息肉占 0.28%；肛门瘙痒占 0.17%；其他肛门直肠疾病占 3.08%（图 2-3）。

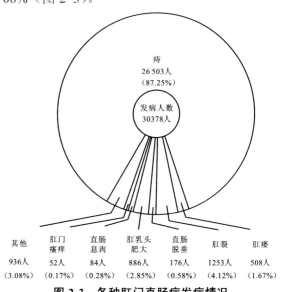

图 2-3　各种肛门直肠病发病情况

由此看来，痔是肛肠疾病中最常见的多发病。在中国大肠癌发病率男性为第六位，女性为第九位。国内外各地大肠癌的发病率不同，西欧和北美国家发病率甚高，占恶性肿瘤的第二位，平均 10 万人口中就约有 20 人患大肠癌。中国虽然发病率较低，平均 10 万人口中约有 2 人患大肠癌，也已成为常见的恶性肿瘤之一，必须引起高度警惕。

（胡伯虎、陈少明、于永铎）

附：学术研究、心得交流

中国·长沙马王堆汉墓帛书《五十二病方》痔题译释与浅论

内容提要

作者对中国长沙马王堆汉墓帛书《五十二病方》中痔题进行了系统的释译，作者认为：

1. 本书对肛肠病描述和分类详细,通览全书"牡痔"相当于外痔及肛门缘以外的疾病，"牝痔"相当于内痔和肛门缘以内的疾病。可以看出"牡痔""牝痔"是根据肛门病的临床形态所分的两大类的疾患；也可以看出"牡痔""牝痔"有内、外之分的意思和现代医学相一致。

2. 对肛门病的治疗已具备辨证施治和整体观念的特点。对痔的治疗使用了辨病，辨证用药，局部和整体用药及药膳疗法相结合，用药和手术配合，还用体位疗法，物理疗法，调护。禁忌。记录手术效果等。

3. 药方制作和器械设计比较科学。如内服药做成散剂。丸剂和浆汁。外药剂有膏，粉，药物烟熏，蒸汽熏，坐浴药，食疗等。采用了24个单方组成了16个复方，10种治疗方法。手术器械有"滑夏梃"（肛门探针）、"脬"（组合成扩张牵引器）、"角"（火罐）、"铤"（肛门探针）、"小绳"（结扎线）、"有"（熏器皿）等。

4. 对痔的病因认识和经脉相联系，一是脉者的治疗从止血方面理法用药。二是在《足臂十一脉灸经》和《阴阳十一脉灸经》甲本中提出"产寺"和"痔"的病名可以显而易见了。

5. 中国痔瘘学术源远流长，居世界之冠。书中关于痔的烧灼，剥离术，切割术，结扎术，和古希腊医圣西波克拉底在他的痔的论文中所描述的痔的灼灸，切除术为同一个时期甚或更早也较具体详细。比古罗马凯尔劳斯《医学》一书中简述的肛瘘切割术和痔的结扎及切除术更早。这充分证明了中国古代对肛肠病研究居世界之首，对痔的治疗原则和方法仍沿用至今，说明当时对肛肠病研究已有较高水平，对后世医学影响深广，它的学术思想和内容仍值得进一步研究和探索。

关键词：肛肠病、痔、瘘、《五十二病方》

1.1[原文]脉者：取野兽肉食者五物之毛等，燔治，合挠口，诲（每）旦[先]食，取三[指大撮]三，以温酒一杯和，饮之。到幕（暮）有（又）先食饮，如前数。恒服药二十日，虽久病必口，服药时禁毋食彘肉、鲜鱼、尝[试]。

[译文]脉痔患者，用五种野生肉食动物的毛烧成炭制散剂，每日早、晚饭前用温酒一杯冲服，一次药量三个手指撮一大撮，坚持服药二十天，病史较长也有效。服药时禁忌猪肉、鲜鱼。此方经偿试。

按：从脉表示经脉这一概念可见古医学家对痔是经脉系统出现的疾病和现代医学认识痔是肛门静脉曲张、淤血所形成的疾病有近似之处。从用五种动物之毛燔治成炭（类似现在使用的血余炭）取止血之效来看，也是把出血做为痔的主要症状。

1.2[原文]牡痔：有赢肉出，或如鼠乳状，末大本小，有空（孔）其中。口之，疾久（灸）热，把其本小者而（　）绝之，取内户旁祠空中黍，燔死人头皆治，以濡膏，而入之其空（孔）中。

[译文]牡痔、肛门有螺肉样或鼠乳状脱出，脱出物为体大蒂小样瘤体，表面常有糜烂，溃疡或瘘口。治疗：快速烧灼蒂部使其坏死脱落，用大米饭和燔死人头制膏外敷创面。

按语：根据本篇所述症状，类似现代的直肠腺瘤、疣，本文用黍（即用米做成的祭饭）带有迷信色彩，应加以批驳。

1.2.1[原文]一、多空（孔）者，亨（烹）肥，取其汁（渍）美黍米三斗，炊之，有（又）以（　）之，孰（熟），分以为二，以口口口，各口一分，即取（　）末、菽酱之宰（滓）半，并（舂），以傅痔空（孔），厚如韭叶，即以厚布裹，口口更温，二日而已。

[译文]牡痔有多个痔核者，烹炼肥的黑羊，用羊油脂煮（或炒）三斗好米，食用，用淘米的水煮沸，加豆酱渣滓、铜屑各半制成膏热敷在痔核表面，厚薄如韭菜叶，涂药后用厚布敷盖，药凉更换热的，两日即可。

按："多空（孔）者"可理解为多个痔核、疮口、瘘管等，本文所述为复杂性（多个痔核或瘘管的治疗，采用了饮食疗法和外敷药疗法。

1.2.2[原文]一、牡痔居旁,大者如枣,小者如枣(核)者方:以小角角之,如孰(熟)二斗米顷,而张角,以小绳,剖以刀。其中有如兔,若有坚血如,末而出者,即已。•令。

[译文]位于肛门的外痔,大的象枣样大,小的如枣核样。治疗:用小火罐拔痔核,约有煮熟两斗米的时间,火罐脱离,用细线先结扎痔核,然后用刀剥离,痔核内有象兔丝子样的血块,剥离出来即完成手术,疗效佳。

按:本文所述牡痔类似现代的血栓外痔,古代医家为了便于手术操作即采用了火罐负压把痔核吸出进行手术的方法和现代采用负压吸肛检查器的原理是一致的,对痔核的结扎,剥离和现代手术近似,这充分显示了中国古代劳动人民和自然斗争,战胜疾病的聪明才智。

1.2.3[原文]一、牡痔之居濂(廉),大如枣(核),时养( )时疼者方,先( )之:弗能( ),口龟(脑)与胆虫相半,和,以傅之,燔小隋(椭)石,淬醯中,以熨,不已,有(又)复之,如此数。•令。

[译文]位于肛门外缘侧的牡痔,象枣核大小,有时发痒,有时疼痛。治疗:能割的割破,不能割的用龟脑,地胆虫拌和成膏外敷,也可用小卵石经烧灼后蘸醋熨在痔核上,一次不愈,可进行反复熨治,疗效较好。

按:本篇所述的痔核类似现代的外痔和肛瘘,治疗所采用的灵活的辩证治疗法,对不能施行手术的复杂性肛瘘,采用了熨治疗法。

1.3[原文]牝痔之入 中寸,状类牛几三口口然,后而溃出血,不后上乡(向)者方:取弱(溺)五斗,以煮青蒿大把二,鲋鱼如手者七,冶桂六寸。干( )二果(颗),十沸,置中,(埋)中席下,为,以熏痔,药寒而休。日三熏。因(咽)敝,饮药将(浆),毋饮它,为药浆方:取茎干冶二升,取(薯)( )汁以责之,以为浆,饮之,病已而已。青蒿者,荆名曰[秋]。者,荆名曰卢茹,其叶可亨(烹)而酸,其茎有(刺)。•令。

[译文]肛门内半寸的痔核,形状如牛角样,大便时痔核脱出,擦破痔核出血,大便后痔核回纳。治疗:取尿五斗,用它煮青蒿两大把,鲫鱼如手大者七,冶桂六寸,干姜两个,煮沸后倒在罐中,放在席下,席上开一个洞来熏痔,人蹲在罐上熏痔,药水凉后停止,每日三次,如果喉中渴可饮药浆。

不要饮其他的东西。药浆制法是:用制的茜草干(二升)泡在山药汁中。疗效较好。

按:本文所述的症状,完全和现代的内痔症状一致,并描述了蒸气熏法和口服药浆的制法。

1.3.1[原文]一、牝痔有空(孔)而栾,血出者方:取女子布,燔,置器中,以熏痔,三日而止。•令。

[译文]有瘘口并弯曲的牝痔,带有出血症状的治疗方法:取女子月经布放在罐中燃烧,坐在罐口熏,熏三日即可。疗效较好。

按:本篇所述的牝痔类似复杂性肛瘘。"空(孔)"在帛书《五十二病方》"伤痉"一题意为"创口、创面"。

1.3.2[原文]一、牝痔之有数窍,蛲白徒道出者方:先道(导)以滑夏梃,令血出。穿地深尺半,柔尺,[广]三寸,[燔]口炭其中,家段(煅)骆阮少半个布炭上,[以]布周盖,坐以熏下窍,烟(灺),取肥口肉置火中,时自启窍,口口烧口节火灭(灺)口以口。日一熏,下口口而口,五六日清口口口。骆阮一名日白苦、苦浸。

[译文]牝痔,它有几个瘘口,有很多白色烧虫由瘘口而出。治疗:用润滑的揪木棒导通管道,使之有血渗出,在地上挖一深一尺半,长一尺,宽三寸的土坑,先放火燃烧着的木炭,上面放置锻制白苦少半升,用布围在口的四周,坐下熏肛门,烟灭后取一种肥肉入火中,定时起来,每日熏一次,熏五至六日,骆阮一名又叫白苦、苦浸。按:本文所述类似肛瘘并发烧虫病。"滑夏梃"的用途和现代的探针用途一样,用以探查瘘管管道使之引流通畅。

1.3.3[原文]一、痔者,以酱灌黄雌鸡,令其死,以营裹,以涂(涂)上(土),炮之,涂(涂)干,食鸡,以羽熏( )。

[译文]痔疮患者,用以酱油灌黄母鸡使其死亡,用茅草包裹,外面涂上泥烧,泥干食用,并用鸡毛熏肛门。按:本文记叙最早使用药膳治疗痔疮和注重内外治疗并用。

1.3.4[原文]一、治糜(蘼)芜本,方(防)风,乌( )桂皆等,渍以淳酒而坑之,大如黑椒( ),而吞之。始食一,不智(知)益一,口为极。有可,以领伤。恒先食食之。

[译文]牝痔的治疗,取川芎、防风、乌嘴、桂等,用酒浸泡制成黑胡椒大小的丸,口服,开始一次取一丸,不效再增加一丸。达到一定的量(显效)

为最大量。也可以治疗外伤疾病，坚持饭前服药。

按：本方中以酒制药内服，根据病情增加药量以达到药物的有效剂量。提出饭前服药，均说明古代医家在药物炮制技艺方面和对疾病辩证用药的科学性和现代医学是一致的。

1.3.5[原文]一、未有巢者，煮一斗枣，一斗膏，以分四斗汁，置殷（盘）中而居（踞）之，其虫出。

[译文]牝痔没有瘘管的治疗方法：煮一斗枣，一斗膏，制成四斗药液倒入盆中坐浴，烧虫就会跑出来。按：本方是一个治疗蛲虫的效方，目前仍有在肛门部涂油剂诱发蛲虫外出的验方，受到对疾病认识所限，古人认为瘘管是虫巢和禹齿是虫牙道理一样，都是感染性疾病，把细菌、微生物、寄生虫都看作是虫。在当时是很科学的。

1.3.6[原文]一、巢塞直（直），杀狗，取其脬，以穿，入直（直）中，炊（吹）之，引出，徐以刀[（ ）]去其巢。冶黄黔（芩）而娄（屡）傅之。人州出不可入者，以膏膏出者，而到（倒）县（悬）其人，以寒水（溅）其心腹，入矣。

[译文]瘘管深达直肠的治疗，杀狗，取狗的膀胱套在竹管上，插入肛门吹胀，将直肠患部引出，慢慢用刀剥离瘘管壁。把黄芩制成粉敷至痊愈。肛门脱出不能回纳（嵌顿）的治疗，用有药涂患部，把患者倒立起来，用凉水冲他们的腹部，脱出即可回纳。

按：本方提出用狗的膀胱做或扩张、牵拉器巧妙的引出肛瘘和患部再进行手术并提出了脱肛的病名和体位疗法。

1.4[原文]血（痔），以弱（溺）孰（熟）煮一牡鼠，以气熨。

[译文]血痔的治疗，用一雄鼠放在尿中煮沸后用蒸气熏肛门。

按：本篇把血痔单列，可以看作为痔的一种分类，即以出血的为主要症状的痔。提出了用药蒸气熏蒸局部使药物有效成份直达病所，其方法至今沿用。

1.5[原文]胸养（痒）：痔、痔者其直（直）旁小空（孔），空（孔）兑兑然出，时从其空（孔）出有白虫时从其空出，其直（直）痛，寻（ ）然类辛状。冶之以柳一艾二，凡二物。为穿地，令广深大如，燔所穿地，令之干，而置艾其中，置柳艾上、而燔其艾；而取，穿其断，令其大园寸，以复（覆）之，以土雍（ ），会毋口，烟能（泄），即被以衣，而毋益其空（孔），即令痔者居（踞），令直（直）

直（值）空（孔），令烟熏直（ ），熏直（ ），热。则举之，寒则下之；圈（倦）而休。

[译文]肛门搔痒：是痔疮的一种症状，患者肛门傍有疮口，外口小，内四大，常有蛲虫自口内出来，肛门有疼痛、瘙痒、烧灼的感觉。治疗：在地上挖一个小盆大小的坑，用火把土烤干，放进干艾（约二捧），艾上放柳（一捧），点燃，拿一只部穿孔的小盆盖好，盆的周围用土和衣服围盖不能漏气，使气只能从底部小孔排出，患者坐在盆底孔上熏患部，如果气体过热，把臀部抬高，气体温度下降，把患部放低，气体排尽为止。

按：本篇所述为肛漏，肠道蛲虫病的烟熏疗法。

[原文]一、取石大如卷（拳）二七，孰（熟）燔之，善伐米大半升，水八米，取石置中，口口孰（熟），即（ ）而已。

[译文]用如[拳]头大的卵石十四块，进行煅烧。另将精米大半升，加八倍水后置于一容器中，然后将灼热的石块逐一投入水中，至水沸米熟成粥为止，即可喝用可已胸养。

按：本文论述了"胸痒"的饮食疗法。钙能降低毛细血管的通透性，增加血管壁的致密性，使渗出减少，有消炎，消肿及抗过敏的作用等。可用于瘙痒性皮肤病。古代医家用小卵石炮制后经熬煮即把钙分离在粥内，通过食用增加对钙的吸收用于治疗肛门瘙痒和现代医学相一致，是极为科学的。

2.浅论

2.1 对肛肠病描进和分类详细

通览全书，"牡痔"相当于外痔、直肠腺瘤、癌，混合痔，外口突出于肛门口（缘）以外的疾病。"牝痔"相当于内痔，直肠脱出，复杂性肛瘘，肠道蛲虫病以及肛门缘以内的疾患。可以看出"牡痔""牝痔"是根据肛门病的临床形态所分的两大类，即有内、外之分的意思。"凡牡之属靡表，凡牝之属靡里，此为阴阳之数，牝牡之里（理）"（《天下至道谈》）。另外，还有"脉者"血（痔）、"人州出（脱肛）"、"巢者"、"胸痒"、"蛲白"、《足臂十一脉灸经》和《阴阳十一脉灸经》的甲本中有"产寺"的"（痔）"等病名是根据痔的临床表现和病因而命名的，共计10个病名。

2.2 对肛肠病的治疗已具备辨证施治和整体观念的特点。

痔的治疗使用了辨病，辨证用药，局部和整体用药及药膳疗法相结合，用药和手术配合，还有体位疗法、物理疗法、调护、禁忌记录、疗效等。治疗方法灵活多样，采用了 24 个单方组成了 16 个复方。全书治疗各类疾病现存总方数的 283 个，肛肠病方所占比例 6%，可见对肛肠病的重视程度之高。16 个复方内共有 10 钟不同的治疗方法。

其中：

内服药方 3 个	外敷药方 4 个
烟熏法 4 个	蒸气熏法 2 个
手术法 4 个	烧灼疗法 1 个
角法（火罐）疗法 1 个	坐浴方 1 个

在"脉者"一题中还提出了饮食禁忌。可见当时对肛肠病的治疗已有相当丰富的实践积累和研究，对后世医学影响较大。

2.3 药方制做和器械设计比较科学

内服药做成散剂、丸剂和浆汁，外用药物有膏、粉以及药物烟熏、蒸气熏、坐浴等。还有把药物醋制后外用及煅烧后分化在食粥内进行食疗等多种方法。

手术器械选用设计方面，有"滑夏梃"肛门探针"脬篇"（组合成扩张牵引器），"角（火罐）""有"（烟熏器皿）"小绳"（结扎线）等。

2.4 对痔的病因认识和经脉相联系

从第一篇对"脉者"（脉痔患者）的理法用药来看"脉"即"脉痔"是痔的病因命名。一是，古医家从痔出血症状（脉者的治疗从止血方面理法用药）联想到"血脉""经脉"而从生理病理方面提出的病名；二是，从《五十二病方》一书中《足臂十一脉

灸经》和《阴阳十一脉灸经》甲本中"产寺"和"痔"的记述来分析，"脉痔"即是从经脉这一基础上而命名的另一个旁证。

2.5 中国痔瘘学术源远流长，居世界之冠

《五十二病方》是我国现已发现的最古医书。本书抄成不晚于秦汉之际，还仍保留着远古时期流传下来的若干医方。《五十二病方》是用篆书撰写，在马王堆帛书中是字体较早的一种，对痔的分类没有使用阴阳表示，对药物剂量尚使用三指大撮原始方法（汉代已有称量单位），这说明关于痔的医方是由远古春秋时期所流传而来。这说明对痔的烧灼法，剥离术、切割术、结扎术和古西腊医圣希波克拉底在他痔的论文中所描述的痔的灼灸、切割术为同一个时期甚或更早，比古罗马凯尔劳斯（公元前 25—公元 14 年）在他编辑的《医学》一书中简述的肛瘘切割术和痔的结扎术及切除术更早，这充分证明了中华民族对痔瘘的研究在古代也居世界之首，对痔的一些治疗原则和方法仍沿用至今，说明当时对肛肠病研究已有较高水平，对后世医学影响深广。它的学术思想和内容仍值得进一步研究。

[1]《五十二病方》马王堆汉暮帛书整理小组、文物出版社、1979 年 11 月第一版 85-94 页.

[2]《中国大肠肛门病学》史兆岐等主编河南科技出版社 1985 年 10 月第一版 6 页北京.

[3]陈少明《五十二病方》中的肛肠疾病释疑与学术探讨，上海中医药杂志 20006.06

中国·张家山汉简《脉书》中《病候》篇的肠道肛门"病候"译释与浅论

提要：本文对张家山汉简《脉书》中的《病候》篇肠道肛门"病候"进行译释与浅论。认为：《病候》是迄今为止我国乃至世界发现的最早古代疾病证候医学专著对疾病证候描述切合实际，对疾病命名比较科学，对后世医学影响深广，值得深入探讨。

关键词：《病候》证候肠道肛门疾病

一、译释

原文：（32）（病）在肠中，小者如马屎，大者如杯，而坚，摇，为牡瘕。

译文：（32）发生在肠道内的包块，这种包块，小的象马屎块一样，大的类似杯子一样大小，包块

坚硬，可以上下活动，这种病为牡瘕。

原文：（33）（病）在肠中，痛为血瘕。

译文：（33）发生在肠中的色块〔聚散无常，时大时小〕，痛（无定处），这种疾病叫做血瘕。

原文：（36）其衷约隋，上下不通，屎瘕也。

译文：（36）中焦郁结壅滞，气机闭塞，升降失调，呕恶，不能饮食，大便秘结，排便困难，这种清称为屎瘕。

原文：（37）病在肠中，痛，左右不化，泄，为溏瘕。

译文：（37）疾病发生在肠道，出现腹疼，腹部可触及包块，各种饮食不能消化，泻下物清稀，或

为不消化的食物，这种病叫作溏瘕。

原文：（38）病在肠，左右不化，为寒中。

译文：（38）疾病发生在肠道，饮食不能消化，腹痛隐隐，见温痛减，为寒中。

原文：（39）（病）在胸，有浓血，篡、髀、尻、少腹痛，为肠辟。

译文：（39）疾病发生在肠道，泻痢物有浓血，下痢时间较久，阴精阳气二者都受到损伤，少腹肛门下坠疼痛，尾骨，大腿酸楚疼痛，里急后重，这种病叫肠辟。

原文：（40）（病）在肠，食即出，为泄。

译文：（40）疾病发生在肠道，饮食物入胃不久就泻出，泻下物为水样，或为不消化食物，这种病叫作泄泻。

原文：（41）（病在肠）左右血先出，为脉。

译文：（41）疾病发生在直肠部位，每次排便时，（痔核先脱出）即出血。这种病叫脉痔。

原文：（42）病在肠热，而渴，为寒中。

译文：（42）疾病发生在肠胃，（伴有微恶寒）发热，（泄泻清稀，院闷食少）口渴（而喜热饮），这种病叫作寒中。

原文：（51）（橐痈）其痈上下鸣，为肠

译文：（51）阴囊出现痈肿（包块），这种包块在按压上去和脱下来时伴有蛙鸣声，种疾病叫做肠疝。

原文。《52》（病）在篡，痈如枣，为牝痔。

译文：（52）疾病发生在肛门部，肿块如枣样；这种病叫牝痔。

原文：（53）（病在篡），其痈有孔，汁出。

译文：（58）疾病发生在肛门处，痈疮破溃形成孔窍，孔窍中不时流漏脓血粪水，这种病称做肛漏。

二、释注

（1）32条、33条、37条三条描述以肠病为主的三种瘕块，即牡瘕、血瘕和溏瘕。

32条描述的是痰食凝结在腹中，是因饮食生冷所致，而多为实证故称为"牡瘕"，"牡"有"阳"之意。《内经》进一步阐明其病因，《内经·百病始生》篇谓"积之始生，得寒乃生"由于饮食生冷，入于肠胃则胀，胀则肠外之计沫（痰饮）迫聚不得散，日以成积，即为食与痰互结而成腹中瘕块。

38条描述的是气滞血瘀腹中瘕块，即《内经·百病始生》篇所谓"汁沫（痰饮）与血相搏，则并血

而成朝窠囊者"。

37条描述的是饮食所伤，脾失健运，湿浊不化，凝聚成痰，院腹胀闷。肠胃气机受阻，则腹胀肠鸣，传导失司故大便时塘时泻，泻下物为不化水谷。

（2）36描述的是便秘的症候，指出的"衰约隋"这是认识到肝脾二气郁结壅滞是导致大便秘结的病理病机。后世张仲景在《伤寒论》中提出的"脾约"和"衰约隋"类同。"衰约隋"即是"脾约"原名。张氏医通，大小府门》载有"一种大便不通，腹中胀闷，求通不得，频频登厕，努力太过，虚气被挣，下注肛门，里急后重，时不可忍，气逆呕恶，渴而索水，饮食不能……"详细的记录了这种"衰约陷"的临床表现。

（3）38条、42条描述了寒中的两种症候。

38条描述的是内伤生冷瓜果，损及脾运，水谷不化，清浊不分，肠府传导失司，应出现泻下如水或为鹜塘的湿证。

42条描述的是内伤兼外感寒湿之邪侵袭肠胃，出现风寒袭表证，则见恶寒轻，发热重的兼证。

（4）39条、40条分别记述了"肠辟""泄泻"二种疾病。

39条描述的"肠辟"既为"痢疾"，《内经》有"肠辟"记载。进一步说明了《内经》成书以前众多医家的经验。

40条所描述的"泄"即"泄泻"在《内经》中进一步详细分类有"濡泄""洞泄""颂泻""注泄"等。

在39条、40条对"肠辟""泄"没有更详细的分类，但已明确的把"肠辟"以"腹痛、脓血便"为主证和"泄泻"相鉴别。

（5）51条描述的是外科病斜疝，疝内容物为肠管、水液的情况，形象地描述了因肠管内气体和内容物流动如"蛙鸣"的声响。

（6）41条、52条、58条描述了肛门直肠部痔核及其症状。

41条描述了"脉痔"在排便时有出血的症状《五十二病方》（长沙马王堆三号汉墓帛书），中有脉痔一名和此相同，但只有治疗方法没有描述症状

52条描述"牝痔"形态，但不如《五十二方》描述详细，共有四条，包括内痔脱出、出血、有瘘管、没有瘘管的，瘘管通向直肠的，虫痔（烧虫病）等情况，"牝""有"阴"之意，以内、外之分，

这里的"牝痔"应属于内痔核脱出或直肠黏膜脱出，直肠瘤脱出，蛲虫病以及肛门缘以内的疾患。

53条描述的是肛管直肠瘘有外口，有分泌物流出的临床表现。

三、浅论

（1）《脉书》是1983—1984年湖北荆州地区博物馆在江陵县张家山挖掘西汉初期古墓时发现的竹简古书，是迄今为止继1978年在长沙马王堆三号墓出土古医书以后的又一发现。据考证相当于公元前二世纪中期左右，与马王堆三号汉墓墓藏时代基本一致[1]。

（2）《病侯》篇中的一些病证病名的描述均早于现存的所有医学著作，所以要认真学习、研究、探讨。一些医学史记教材书的历史沿革应重新更正。如"肠辟""泄""瘕"等。

（3）通过译注，从《病侯》篇中对肠道肛门病的描述可以看出，我国古代医学家在公元二世纪即对肠道肛门病观察详细、认识正确、对疾病的分类命名比较科学。

例如：

1）以症状命名："泄""瘕"。

2）以病因命名："寒中""肠辟"。

3）以病理命名："脉痔""屎痔""肠辟"。

4）进行归类的："牡痔""牝痔"。

（4）《病侯》与《五十二病方》比较

《病侯》只描述疾病的证侯，没有治疗方法。

《五十二病方》偏重总结记述疾病的治疗方法，但也因辨证施治而简略描述疾病的证侯。

例如：①脉痔一条，在《病侯》篇中有"左右血先出"而在《五十二病方》中，没有描述证状，仅有"脉者：取野兽肉食五物之毛等，燔冶，合挠口，诲（每）旦[先]食……"即脉痔患者的治疗方法：用五种野生肉食动物的毛烧成炭制成散剂，每日晨饭前服……由此可见，取动物的毛制成炭（类同于"血余炭"）取止血之效，这说明脉痔出血是主症。也说明两书对"脉痔"的认识一致的，这两个"脉痔"是相同的。②《病侯》篇中对症状的描述比《五十二病方》的疾病症状描述更具体、准确。如《病侯》58条对肛瘘描述"其痈有孔、汁出比较详细。而《五十二病方》对"肛瘘"的描述仅为"有空而栾""多空（孔）者"等而分治。

（5）又一次证明祖国医学源远流长、居世界之首。

《病侯》和《五十二病方》均为公元前二世纪中期左右的传抄本，有的篇节和药方是远古时期所流传下来的。和古希腊医圣希波克拉底在痔的论文中所记述的"安全阀学说"为同一个时期甚或更早，也更正确。比古罗马凯尔劳斯（公元前25—公元14年）编辑的〈医学〉一书中简述的痔的症状和治疗早二个世纪。这充分证明祖国医学在古代位居世界之首。对后世医学影响深广，它的学术思想和内容仍值得进一步研究探讨。

（陈少明）

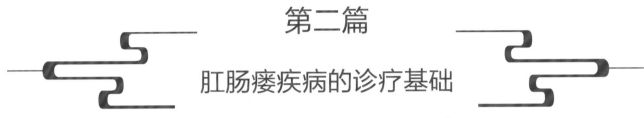

第二篇
肛肠瘘疾病的诊疗基础

GANGCHANGLOU JIBING DE ZHENLIAO JICHU

第一节　传统医学肛肠解剖与生理

一、中国传统医学的肛肠解剖生理

（一）解剖

两千多年前，中国古代医家对大肠肛门的解剖就有较详细的记载。在商周时期，就对人体做过解剖。如《灵枢·经水》曰："若夫八尺之士，皮肉在此，外可度量切循而得之，其死可解剖而视之，其脏之坚脆，腑之大小，谷之多少，脉之长短，血之清浊，气之多少；经之多血少气，与其少血多气；与其皆多血气，与其皆少血气，皆有人数。"

中国传统医学将大肠肛门列为六腑之一，与脾、胃、小肠、三焦、膀胱共为仓廪之本、为营之居处。其功能如容盛食物的器皿，能化糟粕转味而司入出，其气象天，泻而不藏，故又名曰传化之腑。大肠属于阳明经，其经脉络肺，与肺相表里。居小肠之下，上起阑门，下止魄门，包括了回肠、广肠、魄门等，为传导之官，变化出焉，主司津液，而与肺共应皮毛，是人体消化道的最下段。以消化运转食物，形成并排除粪便，吸收水分等为主要职能。

赵恩俭考证，咽门至胃（今食道）长一尺六寸，小肠（今十二指肠和空肠）长三丈三尺，回肠（今回肠和结肠大部）长二丈一尺，广肠（今乙状结肠、直肠和肛门）长二尺八寸。小肠、回肠、广肠总长五丈六尺八寸。

国外医学家斯巴德何尔梓（SPahehl）所著解剖学，食道长25cm，小肠750cm，结肠175cm，小肠与结肠总长 925cm；其与《灵枢》所载胃肠道长度比较如下：斯巴德何尔梓《解剖学》，25（食道）：925（小肠与结肠）=1:37；《灵枢》，1.6（食道）:56.8（小肠与结肠）=1:35.5。赵氏认为《灵枢》所载肠胃道长度，是3000年前殷商时期的文献，而为后世编写《内经》时所采用的。

《内经》对大肠肛门的解剖已有相当详细、精确的描述。《灵枢·肠胃篇》载："黄帝问于伯高曰：予愿闻六腑传谷者，肠胃之大小长短，受谷之多少，奈何？伯高曰：请尽言之！谷所从出入浅深远近长短之度：唇至齿长九分，口广二寸半；……咽门重十两，广一寸半。至胃长一尺六寸，胃纡曲屈，伸之，长二尺六寸，大一尺五寸，径五寸，大容三斗五升。小肠后附脊，左环回迭积，其注于回肠者，外附于脐上，回运环十六曲，大二寸半，径八分，分之少半，长三丈三尺。回肠当脐左环，回周叶积而下，回运环反十六曲，大四寸，径一寸，寸之少半，长二丈一尺。广肠傅脊，以受回肠，左环叶脊上下，辟大八寸，径二寸，寸之大半，长二尺八寸。肠胃所入至所出，长六丈四寸四分，回曲环反，三十；曲也。"《平人绝谷篇》进一步载："回肠大四寸，径一寸，寸之少半，长二丈一尺，受谷一斗，水七升半。广肠大八寸，径二寸，寸之大半，长二尺八寸，受谷九升三合八分合之一。肠胃之长，凡五丈八尺四寸，受水谷九斗；升一合，合之大半，此肠胃所受水谷之数也。"明·马前《黄帝内经素问灵枢注证发微》·（1586）说："回肠者，大肠也。……又广肠者，直肠也。"表3-1是《内经》所描述的胃肠道尺寸长短的比例与现代医学解剖的长度比例的对照。

可见《内经》食道与肠道的比例1:36与现代解剖1:37是十分接近的，并有相当精确的描述。

《难经·四十》曰："回肠大四寸，径一寸半，长二丈一尺，受谷一斗，水七升半。广肠大八寸，径二寸半，长二尺八寸，受谷九升三合八分合之一。""大肠重二斤十二两，长二丈一尺，广四寸，径一寸，当齐（脐）迭积十六曲，盛谷一斗，水七升半。""肛门重十二两，大八寸，径二寸大半，长二尺八寸，受谷九升三合八分合之一。""大肠小肠会为阑门，下极为魄门。"

表 3-1 　《内经》所描述的胃肠道尺寸长短的比例

解剖部位		长度	食道肠道比
内	咽至胃（食道）	1 尺 6 寸	
经	小肠（十二指肠、空肠）	3 丈 3 尺	
灵	回肠（回盲部至降结肠）	2 丈 1 尺	16∶568=1∶36
枢	广肠（乙状结肠、直肠）	2 尺 8 寸	
现			
代	食道	25 厘米	
解	小肠	750 厘米	25∶925=1∶37
剖	大肠	175 厘米	

晋·皇甫谧《针灸甲乙经》曰："愿闻六府传谷者，肠胃之大小长短，受谷之多少奈何？曰：谷所从出入浅深远近长短之度，……回肠当脐左环回周叶积而下，回运环反十六曲，大四寸，径一寸寸之少半，长二丈一尺。广肠附脊以受回肠，左环叶脊上下辟，大八寸，径二寸，寸之大半，长二尺八寸。"唐·孙思邈《备急千金要方》："论曰，大肠腑者，……重二斤十二两，长一丈二尺，广六寸，当脐右回叠积环反十二曲，贮水谷一斗二升。""论曰，肛门者，重十二两，长一尺二寸，广二寸二分。"元·滑寿《十四经发挥》说："大肠长二丈一尺，广四寸，当脐右回十六曲。"明·高武《针灸聚英》"胃在隔膜下小肠上。小肠在脐上，大肠当脐。""大肠重二斤十二两，长二丈一尺，广四寸，径一寸。当脐右回十六曲，盛谷一斗，水七升半。"明·李挺《医学入门》："大肠又名回肠，长二丈一尺而大四寸，受水谷一斗七升半。魄门上应阑门长；尺八寸大八寸，受谷九升三合八分（魄门者肺藏魄也，又名广肠，言广阔于大小肠也，又曰肛门，言其处似车缸形也）。"肛之重也，仅十二两，肠之重也，再加二斤，总通于肺，而心肾膀胱连络系隔（肛门亦大肠之下截也，总与肺为表里，大小肠之系自隔下与脊髓连心肾膀胱，相系脂膜筋络散布包括，然各分纹理罗络大小肠与膀胱，其细脉之中乃气血津液流走之道。）此为大小肠血液供给，血管由肠系膜包括散布，并有细小分支至肠管，营养物质经此输送大小肠。《东医宝鉴》（1611）："大肠形象，大肠一名回肠又名广肠（有误），长二丈一尺（一作二尺），回叠积十六曲，盛谷二斗（应为一斗），水七升半（难经）。肠胃自所入至所出长六丈四寸四分，回曲环反三十

二曲也，凡肠胃合受水谷八斗七升六合八分合之一（难经）。""大肠部位，大肠后附脊，以受小肠滓秽，当脐右回叠积一匕下辟，大肠下口连于肛门（入门）。天枢；穴大肠之募也，在脐旁各三寸，在背大肠俞在脊第十；椎下两旁此大肠部位也（铜人）。""大小肠连系，大小肠之系，自脐下与脊髓连心肾膀胱，相系脂膜筋络散布包括，然各分纹理罗络大小肠与膀胱，其细脉之中乃气血津液流走之道也（入门）。""肛门重数，灵枢曰肛门重十二两，大八寸径；寸大半，长二尺八寸，受谷九升三合八分合之一。""肛门别名，肛门者大肠之下截也，一曰广肠言其广阔于大小肠也，又曰魄门，言大肠为肺之腑，肺藏魄故曰魄门也，肛者言其处似车缸形也（入门）。"明·李中梓《医宗必读》（1637 年）："大肠传道之官，变化出焉。回肠当脐右回十六曲，大四寸，径一寸寸之少半，长二丈一尺，受谷一斗水七升。广肠傅脊以受回肠，乃出滓秽之路，大八寸，径二寸之大半，长二尺八寸，受谷九升三合八分合之一。是经多气多血，难经曰，大肠二斤十二两。回肠者，以其回叠也，广肠即回肠之更大者，直肠又广肠之末节也，下连肛门，是为谷道后阴，一名魄门，总皆大肠也。"肛门一词首见于《难经》，言此处似车缸，故名。西晋·王叔和《脉经》和明·虞传《医学正传》等写作庄（音工），为下部病也，俗作肛。肛肠一词首见于北宋·王怀隐《太平圣惠方》，距今约一千年，可为世界肛肠一词最早应用者。直肠一词，可能为《难经》注解者杨玄操提出，如是则出自唐代，明、清时期已广泛应用。

《备急千金要方》云："论曰，大肠腑者……重二斤十二两，长一丈二尺，广六寸，当脐右回叠积

还反十二曲，贮水谷一斗二升。""论曰，肛门者……重十二两，长一尺二寸，广二寸二分。"

中国解剖学史上最值得称道的是宋代所取得的突出成就，其中以吴简的《欧希范五脏图》和杨介的《存真环中图》为代表，宋代庆历年间，杜杞镇压欧希范等人起义，命宜州推官吴简率医生画工进行尸体解剖，画成《欧希范五脏图》（图 3-1），图中对大小肠之关系和阑门之功能做了较详细地描述（图 3-2）。之后泗州名医杨介绘制的《存真环中图》，纠正了前人的一些错误，使其图谱达到了更高的水平。

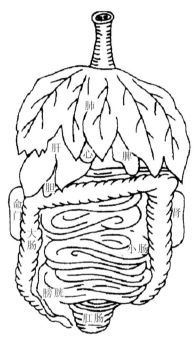

图 3-1　欧希范五脏图

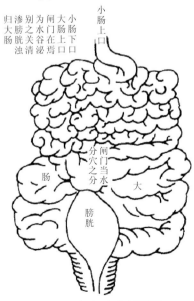

图 3-2　阑门水谷泌别图

据《郡斋读书志》记载："崇宁间，泗州刑贼于市，郡守李夷行遣医并画工往，亲决膜，摘膏肓，曲折图之，尽得纤悉，介校以古书，无少异者，比《欧希范五脏图》过之远矣，实有益于医家也。"杨介手中可能有烟萝子《内境图》，并以此为蓝本，参照刑场解剖发现，加以改进增益。此后，南宋·朱肱的《内外境图》、元·孙焕的《华佗内照图》等皆以《内境图》为蓝本而有所发展。

祝亚平考证，于五代末年（936—944）成书的烟萝子《内境图》是我国现存最早的解剖图谱。过去国内外学者普遍认为中国解剖学史宋代以前有说无图。祝亚平发现，《正统道藏》中所收载的烟萝子《内境图》，不仅年代较早，而且内容较后世解剖图更为原始。烟萝子是否进行过人体解剖无从得知，但五代战乱频繁，烟萝子有可能观察到破腹的尸体。从图中内容来看，烟萝子主要是根据《内经》的脏腑学说和道家的"内景学说"来绘制的。图中大部分脏器如小肠、大肠、魄门等位置与实体解剖大致吻合，这在当时历史条件下是十分难能可贵的。烟萝子第一个将中国古代医道两家关于人体内脏的认识用图谱的形式表达出来，开创了后世绘制解剖图谱之先河。

祝亚平考证，烟萝子《内境图》比《欧希范五脏图》（1043）早 100 余年，比杨介《存真环中图》（1113）早 170 多年，因而它是我国最早的解剖图，并且对后世产生过重大的影响，奠定了后世解剖图谱的基础。13 世纪前西方罕有解剖人体之事，中世纪阿拉伯医学中的解剖图完全摹抄自中国，意大利"解剖学复兴者"蒙代尼（Mundimis）的《解剖学》迟至 1316 年才问世，所以烟萝子的《内境图》也可能是世界上现存最早的解剖图。

（二）生理

中国传统医学认为，人是一个有机的整体，整体统一性的形成，是以五脏为中心，通过经络"内属于脏腑，外络于肢节"的作用而实现的。大肠肛门是机体的重要组成部分，在生理上不但有其独自的功能特点，而且与五脏等器官的功能活动也有密切的关系。大肠上连阑门，与小肠相接，下极为肛门。大肠具有传泄排泄水谷糟粕等作用，肛门具有调节和控制排便的功能。故《素问·灵兰秘典论》说："大肠者，传导之官，变化出焉。"

（1）大肠以通为用　大肠属六腑之一以通为用，

《素问·五脏别论》云："夫胃、大肠、小肠、三焦、膀胱，此五者，天气之所生也，其气象天，故泻而不藏。此受五脏浊气，名曰传化之府，此不能久留，输泻者也。"大肠传导排泄糟粕的功能活动，主要体现在以通为用，以降为顺这一生理特性上。从形态上来看，大肠为一管状结构，内腔较小肠大而广，回运环曲亦少。这一解剖结构决定了大肠承担排泄功能的特点。如由于某种病理原因导致大肠管状结构形态改变，就会产生传导障碍。《疡医大全》谓："经曰：大肠者传导之官，变化出焉，上受胃家之糟粕，下输于广肠，旧谷出而新谷可进，故字从肉从易又畅也，通畅水谷之道也。"这一精辟的论述，从六腑的动态观角度，说明了大肠传导变化，以通为用的生理特性。

大肠以通为用，以降为顺的这一生理特性，对维持人体饮食物的消化吸收和水液代谢起到了重要作用。故《灵枢·平人绝谷》云："平人则不然，胃满则肠虚，肠满则胃虚，更虚更满，故气得上下，五脏安定，血脉和利，精神乃居，故神者，水谷之精气也。"大肠传导功能的实现，还有赖于气血的推动和濡养，只有气血旺盛，血脉调和，大肠才能传导有序，排泄正常。其传导，主要靠肺气之下达，才能承小肠之传物，故在生理上与肺、小肠的关系更为密切。肺气宜降，肺气不降大肠易滞。《医经精义》说："大肠之所以能传导者，以其为肺之府，肺气下达，故能传导。"肺的生理功能正常，肺气充足大肠传导能顺利进行。若肺气虚弱或宣降失常，可导致大肠传导功能失常。承小肠下传之物，如不受则逆。大肠传导功能失常，可影响小肠之传导，亦可影响胃之功能，可使胃实肠虚、肠实胃虚的生理现象不能实现。

（2）"变化出焉"是小肠泌别清浊的继续大肠变化靠小肠余气，太过则实，不及则虚。大肠的变化功能与小肠密切相关，是小肠泌别清浊功能的延续。小肠通过泌别清浊，清者上输于脾，浊者下输至大肠，其中还有部分未被小肠吸收利用的水液和精微物质，则要靠大肠的"变化"作用来完成，即将浊中之清重新吸收，浊中之浊由魄门排出。大肠主津，靠肺肾气化。《灵枢·经脉》云："大肠……是主津液所生患者。"张景岳注："大肠与肺为表里，肺主气而津液由于气化，故凡大肠之泄或秘，皆津液所生之病。"《脾胃论》说："大肠主津，小肠主液，大肠小肠受胃之营气乃能行津液于上焦。"大肠参与

津液之代谢，并分泌产生某些物质，有的可润滑肠管，帮助排便。如此功能正常，则大肠濡润，粪便成形，排出较易。有的参与机体的其他生理活动。由于小肠与大肠相连，生理上有相互联系，病理上则可相互影响，如大肠传导功能失常，不能承受小肠的下传之物，则可出现腹痛呕吐等梗阻不通之症；反之，小肠泌别清浊功能失常，使水谷停滞，清浊不分，混杂而下，超越了大肠变化功能的承受能力，同样会发生腹泻。因大肠的变化功能还要依赖小肠泌别清浊的余气来完成。

（3）大肠运动和肛门启闭有序正常生理状态下，成人排便比较定时而有规律，这主要取决于大肠的传导变化，同时还需要肛门的正常的启闭。在非排便的情况下，肛门处于密闭状态，一是防止外界异物的侵入，二是控制大肠内容物的外溢。通常，这种舒缩启闭是因生理的需要而有节律的，根据子午流注原理及时辰与脏腑的配属关系，大肠的功能在一昼夜当中有两个生理功能旺盛时期，一是卯时，因十二经脉流注次序从寅时手太阴肺经开始，流注到手阳明大肠经属卯时（早晨），此时，大肠气血充盈，有助于排便。另外，申酉（日入）与肺大肠金气相配，此时出现大肠生理功能的第二个旺盛时期，在这两个旺盛时期，大肠的传导功能最强，魄门随之开启而排便。

王业皇曾做过调查，发现晨起及早饭后排便者占 75%，午后及晚饭后排便者占 12.82%，根据大肠肛门的这一生理节律现象，以生物钟的规律指导患者择时排便，对防止便秘有一定意义。

（4）五脏对大肠功能的影响《素问·五脏别论》云："魄门亦为五脏使，水谷不得久藏。"人体脏腑之间在功能上即有明确分工，又有密切联系，即能相互促进，又能相互制约，从而保持着机体内外环境的统一，维持着人体的正常生命活动。大肠之所有功能，均与其他脏腑相关。此处就五脏对大肠功能之影响而深论之。

二、国外传统医学肛肠解剖生理

公元前 1700 年的古埃及文献中也有肛门疾病的记载。影响较大的是希腊的医圣希波克拉底（Hippocrates）（公元前 460—前 375 年）。他最先提出以出血为依据的痔的病名（Haern. orrh. oiden 义为血球），写有一篇关于痔的论文，提出提出的痔是人体生理器官的"安全阀"学说。

Stahl（1729）通过解剖学观察提出了门静脉回流受阻而导致痔静脉曲张生痔的学说。Wirinslor（1733）提出了肛门小窝的命名。1749年Morganegui依据动物无痔病，提出了痔是人类直立后发生的特有疾病的病因学说，这才动摇了古希腊希波克拉底提出的痔是人体生理器官的"安全阀"学说，使人们从近二千年的陈旧观念中解脱出来。1774年Coopez在他的《应用外科辞典》中支持Retit的观点，进一步否定了痔出血有任何好处的传统观念。

1835年英国医生Salmon在伦敦创建了圣·马克医院，院内名医辈出，对肛肠解剖、生理、病理、治疗作了大量研究工作，几乎现行的一些手术都与该院的研究有关，成了世界肛肠学科研究的一个中心。Cuersant（1847）报告了青年性直肠息肉病。Cripps（1882年）报告了家族性息肉病。Wiks与Moxon（1875）首先从细菌性疾病中分离出了溃疡性大肠炎。1878年Ciari提出了肛门小管及肛门腺的命名。

1888年Syminton提出肛管的命名。

1914年Quervain与Case首先报告了大肠憩室症。1932年Crohn报告了克隆氏病。

1934年英国Milligan与Morgan发表了《肛管外科解剖学》密切结合临床，填补了肛管应用解剖学的一些空白，把肛肠外科推向了一个新阶段。

国外医学家斯巴德何尔梓（SPahehl）所著解剖学，食道长25cm，小肠750cm，结肠175cm，小肠与结肠总长925cm。其与《灵枢》所载胃肠道长度比较如下：斯巴德何尔梓《解剖学》，25（食道）:925（小肠与结肠）=1:37；《灵枢》，1.6（食道）:56.8（小肠与结肠）=1:35.5。因种族不同的差异外基本一致。

（李进安）

第二节 现代医学肛肠解剖与生理

一、肛肠解剖

（一）肛门直肠的形态

直肠是消化管的末段，位于盆腔内。上端约在第三骶骨平面与乙状结肠相连，向下沿骶、尾骨屈曲，穿过盆底移行于肛管，终于齿线。成人直肠约12～15cm。

直肠并不笔直，它的两头狭小，中间宽阔。上端狭窄区位于直肠、乙状结肠结合部，是结肠的最狭窄部分。下端狭窄区是平时闭紧的肛管；中间膨大的部分称为直肠壶腹，是大肠最宽阔的部分。直肠壶腹的前壁向前膨出，后壁沿骶尾骨弯曲前方下行，形成了一个几乎与肛门呈直角的大弯曲，这就是直肠骶骨曲。之后，直肠绕过尾骨尖，转向后下方，在肛管处又形成一个弓向前的弯曲，叫做直肠会阴曲（图3-3）。直肠的这些弯曲在行乙状结肠镜检查时，要求方向需先指向脐部，过肛管后再改向骶骨岬，才能顺利到达直肠壶腹。

肛门位于臀部正中线与两侧坐骨结节横线的交叉点上，平时闭紧时呈椭圆形。肛缘与坐骨结节之间的范围称肛周。皮肤有明显的色素沉着和毛发。肛门缘的皮肤松弛而有皱褶，有利于排便时张开。

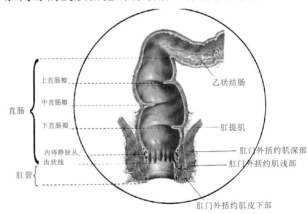

图3-3 肛门直肠的大体形态和弯曲

（二）肛管

由肛缘到直肠末的一段叫肛管。肛管皮肤特殊，上部是移行上皮，下部是鳞状上皮，表面光滑色白，没有汗腺皮脂腺和毛囊。手术中被切除过多，会形成肛管皮肤缺损，黏膜外翻和肛腺外溢。补上其他部位的皮肤都不如原来的功能良好，所以做肛门手术时要尽量保护肛管皮肤。肛管还是连接直肠与肛门的肌性通道。在发生学上处于内、外胚叶层的衔接地区，所以构造复杂。肛管壁由内向外共有五层：

29

黏膜层、黏膜下层、内括约肌、联合纵肌、外括约肌。其肌束的排列方向是：内球中纵外环，中间的联合纵肌分出许多纤维向内外穿插，将肛管的各部组织捆扎在一起，构成一个功能整体。

肛管有解剖学肛管和外科学肛管之分。解剖学肛管是指齿线至肛缘的部分。成人平均长约 2.1cm，在排便扩张时直径可达 3cm。外科学肛管是指肛缘到肛管直肠肌环平面以下（肛直线）的部分，成人平均长约 4.2cm。其上界男性与前列腺齐高，女性与会阴体齐高。周围是内、外括约肌、联合纵肌和肛提肌。闭紧时管腔呈前后位纵裂状。肛管长轴和直肠壶腹之间角度很大，90°～100°，称肛直肠角。该角距肛门上方 3.2～3.3cm，距尾骨尖 5.1～6.4cm（图 3-4）。shafik（1975）认为应把肛提肌内侧缘至齿线的一段称为直肠颈，长约 2 厘米；把齿线至肛缘段称为固有肛管（解剖肛管），把直肠与直肠颈交界处称为直肠颈内口，肛管外口称肛门。我们认为这种新分界法比较合理，既反映了解剖特点，又能指导临床（图 3-5）。

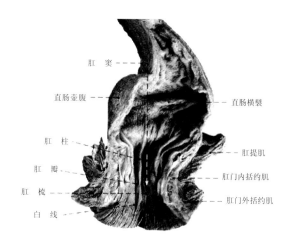

图 3-5　直肠与肛管冠状切面

（三）齿状线

肛管皮肤与直肠黏膜相结合处，可见到一条锯齿状的线，叫做齿状线或梳状线。齿线是胚胎期原始直肠的内胚叶与原始肛门的外胚叶交接的地方，上下组织构造不同，85% 以上的肛门直肠病都发生在齿线附近，在临床上有重要意义（图 3-6、3-7）。

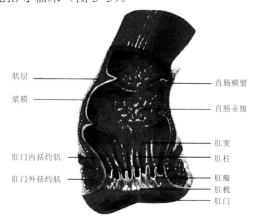

图 3-4　肛管直肠的大体形态

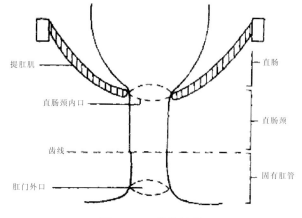

图 3-6　肛管的结构

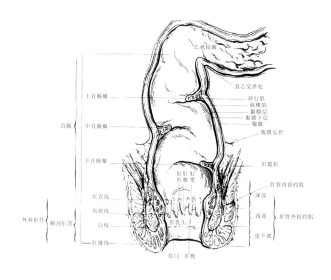

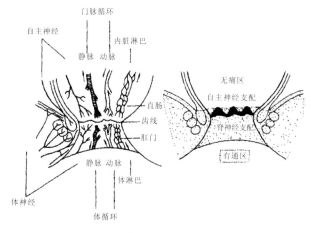

图 3-7　齿线上下的不同结构

1.上皮　齿线以上是直肠，肠腔内壁覆盖着黏膜，其上皮为单层立方或柱状的消化管黏膜上皮；齿线以下是肛门，图3-6肛管的结构（shafik图）肛管覆盖着皮肤，其上皮为移行扁平或复层扁平上皮。齿线以上的痔是内痔，以下的痔是外痔；齿线以上的息肉、肿瘤附以黏膜，多数是腺瘤，以下的肿瘤，附以皮肤，是皮肤癌等。

2.神经　齿线以上的神经是自主神经，没有明显痛觉，故内痔不痛，手术时是无痛区；齿线以下的神经是脊神经，痛觉灵敏，故外痔肛裂非常痛，手术时是有痛区，凡是疼痛的肛门病都在齿线下。

3.血管　齿线以上的血管是直肠上血管，其静脉与门静脉系统相通，齿线以下的血管是肛门血管，其静脉属下腔静脉系统。在齿线附近门静脉与体静脉相通。

4.淋巴　齿线以上部淋巴向上回流，汇入盆腔淋巴结（内脏淋巴结）齿线以下的淋巴向下回流，经大腿根部汇入腹股沟淋巴结（躯体淋巴结）。所以肿瘤转移，齿线上向腹腔，齿线下向大腿根部。

由此可见齿线是胚胎内、外胚层碰头会师的地方，所以几乎所有肛门、直肠先天性畸形如锁肛等都发生在齿线。

齿线还是排便反射的诱发区。齿线区分布着高度特化的感觉神经终末组织，当粪便由直肠到达肛管后，齿线区的神经末梢感受器受到刺激，就会反射的引起内、外括约肌舒张，肛提肌收缩，使肛管张开，粪便排出。如手术中切除齿线，就会使排便反射减弱，出现便秘。

（四）肛直线（Hercmann线）

肛直线距齿线上方约1.5cm，是直肠柱上端的连线。指诊时，手指渐次向上触及狭小管腔的上缘，即达该线的位置。此线与内括约肌上缘、联合纵肌上端以及肛直环上缘等位置基本一致。

（五）直肠柱

直肠柱或称肛柱，为肠腔内壁垂直的黏膜皱襞，有6~14个，长1~2cm，宽0.3~0.6cm；在儿童比较显著。直肠柱是肛门括约肌收缩的结果，当直肠扩张时此柱可消失。直肠柱上皮对触觉和温觉刺激的感受甚至比齿线下部肛管更敏锐。各柱的黏膜下均有独立的动脉、静脉和肌组织。直肠柱越向下越显著，尤其在左壁、右后和右前壁者最明显，柱

内静脉曲张时，常在以上三处发生原发性内痔。

（六）肛瓣

各直肠柱下端之间借半月形的黏膜皱襞相连，这些半月形的黏膜皱襞称肛瓣，有6~12个。肛瓣是比较厚的角化上皮，是原始肛膜的残迹，它没有"瓣"的功能。当大便干燥时，肛瓣可受粪便硬块的损伤而撕裂。1908年Ball曾认为肛瓣撕破是肛裂的病因，此种论点未得到广泛的支持。

（七）肛隐窝

肛隐窝或称肛窦，是位于肛柱之间肛瓣之后的小憩室，它的数目、深度和形状变化较大。Tucker将动物和人的隐窝进行比较，发现犬、猫比人的发达；人的隐窝有6~8个，呈漏斗形，上口朝向肠腔的内上方，窝底伸向外下方，深度一般0.3~0.5cm（图3-8）。比较恒定而大的隐窝通常在肛管的后壁，据callager报道，后方隐窝炎发病率为85%，前方占13%，侧方的感染以淋病、梅毒较多见。肛隐窝的功能不明，据信它有存储粘液润滑排便的作用。由于该处常易存积粪屑杂质，容易发生感染，引起隐窝炎，许多学者强调指出，隐窝炎是继发一切肛周疾患的祸根。

Shafik（1980）提出肛隐窝是胚胎遗迹，是后肠与原肛套叠形成的环状凹陷，由于直肠柱的出现，才将此凹陷分割成许多小室。在发育过程中，因前方有前列腺（男）和阴道（女）的影响，故肛管后壁的肛隐窝较前壁发育为好。据他统计：隐窝大而深的占45%，小而浅的占17%，无肛隐窝者占7%；发育完好的隐窝在小儿和婴儿较多见，隐窝浅而小和缺如者则多见于成人，因而可以推测肛隐窝随着年龄的增长有逐渐消失的趋势。他认为在发育过程中由于肛隐窝上口的闭锁，可以导致先天性肛瘘和囊肿的形成。

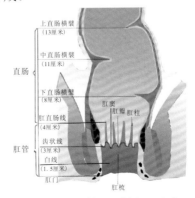

图3-8　直肠柱、肛瓣和肛隐窝

（八）肛腺

如图 3-9。

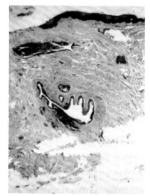

A. 正常肛腺

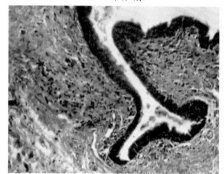

B. 肛腺导管交叉断面（感谢 ML.C）

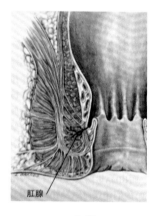

C. 肛腺

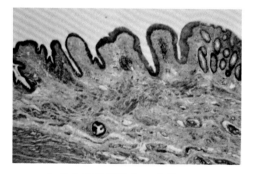

D. 肛管直肠黏膜腺体（感谢 ML.C）

图 3-9　肛腺和导管组图（A、B、C、D）

肛腺是连接在肛隐窝内下方的腺体。连接肛隐窝与肛腺的管状部分叫肛门腺导管。不是每个肛隐窝都有肛腺，一般约有半数肛隐窝有肛腺，半数没有。肛腺的形态、数目和结构分布个体差异很大，成人 4～18 个，新生儿可达 50 个。多数肛腺集中在肛管后部，5 岁以下儿童多呈不规则分布。肛腺一般仅局限于下段肛管的黏膜下，很少向上超过肛瓣平面。肛门腺导管和肛腺的走行弯曲多变，多数肛门腺开口与肛门腺导管在一条垂直线上（约为 65%），不在一条垂直线上的约为 35%，它们向外向下，可伸延入内括约肌层和联合纵肌层。一个腺体的分支伸展范围约为一平方厘米。腺管长 2～8mm，导管走向在齿线下方者占 68%，在齿线上方者占 28%，上下方均有者占 40%，呈葡萄状分支。腺体的构造介于柱状和鳞状上皮之间，细胞排列为复层，类似消化上皮。肛腺的功能是分泌多糖类粘液，润滑粪便，保护肛管。但有人认为肛腺是无分泌功能的退化组织。

自 1878 年 Chiari 发现肛门腺后，使人彻底改变了千余年来一直认为肛门感染是外伤引起肛管皮肤及直肠黏膜损伤所致的陈旧观点。但对于肛腺在临床的意义目前仍有一些分歧，多数学者主张肛腺是一切肛周疾患总的策源地，Stezner（1959）指出 95%的肛瘘均起源于肛腺感染，所以肛腺在外科上的重要性是毋庸置疑的。但是 1967 年 G·lisher 对此表示异议，他仔细检查了 22 例肛管直肠脓肿与肛隐窝（内口）及括约肌间脓肿的关系，结果仅有 5 例证实脓肿与肛隐窝相连，8 例有括约肌间脓肿。他切除 34 例肛瘘，发现由括约肌间脓肿造成的肛瘘仅有 9 例，因此他的结论是，隐窝腺感染学说对解释多数肛瘘的病因不适用；Shafik（1980）持同样观点。故一切肛周疾患均归咎于肛腺感染是不合适的。1978 年 Eisenhammer 将肛周脓肿分为两大类：一类与肛腺有关，称"隐窝腺性肌间瘘管性脓肿"，一类与肛腺无关，称"非隐窝腺性非瘘管性脓肿"，我们认为这一观点较为合理。

（九）肛乳头

一般把肛管与直肠柱相接区隆起的小圆锥体或三角形的小隆起称为肛乳头。肛乳头的表面覆盖着光滑的乳白色或淡红色皮肤，沿齿线排列。多数人没有肛乳头，有肛乳头者约为 47%，常合并有肛隐窝炎。乳头多为 2～6 个，数目、形态和大小因人而异，存在着个体差异。当肛管处有感染、损伤及长期慢性刺激，如肛裂等时，肛乳头可增生变大，脱出肛门外形成肛乳头炎或乳头肥大。有的可呈乳头瘤状，病理检查常为纤维性息肉，一般不发生恶变，电灼、结扎或切除后可根治（图3-10）。

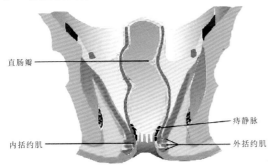

图3-10　肛乳头

（十）栉膜

1879年Dure将肛管上皮分为三部：皮肤、中间带和黏膜。中间带是皮肤和黏膜过渡区，皮薄致密，色白光滑，对照上端的肛柱和齿线颇似梳背，故被strud（1896）命名为梳状区，又称栉膜带。之后，Miles（1919）等认为栉膜带是一种病理性的纤维组织环状带，可约束肛管使之失去弹性，是形成肛裂的原因。他用切断栉膜带的方法治疗肛裂取得了良好效果。近年来，多数学者认为栉膜带实际上是不存在的，而是痉挛的内括约肌下缘，切断的是内括约肌。因此，现在的多数肛肠学教科书上已不在提栉膜带的概念。

（十一）括约肌间沟

括约肌间沟（即肛门白线）距肛缘上方约1厘米。此沟正对内括约肌下缘与外括约肌皮下部的交界处。1877年Hiltn称此沟为白线，故又称Hiltn白线，但实践证明此线并不存在，Ewillg（1954）建议在教科书和文献中将其取消。1965年日本人三枝纯郎提出白线的存在与种族有关，白种人清楚易认，而有色人种（黄、黑皮肤）则不存在。Witehead手术的环形切线一般以白线为标志，因此线不能确定，故切线的位置或高或低常引起不良后果，所以取消白线而代以"括约肌间沟"的命名比较合理。

括约肌间沟是一个重要临床标志，用手指抵压肛管内壁逐渐向下，可在后外侧摸出此沟，沟的上缘即内括约肌下缘，沟的下缘即外括约肌皮下部的上缘；皮下部多呈前后位的椭圆形，故其前后部不

易触知。沟的宽度为0.6～1.2cm。外括约肌皮下部与内括约肌之间的间隙很小，有来自联合纵肌的终末纤维在此呈放射状附着于肌间沟附近的皮肤，故该处皮肤较固定，有支持肛管防止直肠黏膜脱垂的作用。如果这种支持结构被破坏可能导致脱肛。此外，在麻醉时，特别是在腰麻的情况下，括约肌松弛；内括约肌下降，外括约肌皮下部向外上方移位，此时括约肌间沟消失；来自联合纵肌的肛门支持结构同时弛缓，结果直肠黏膜、齿线和齿线下的皮肤出现下移情况；在骶管麻醉下，这种现象最明显，最易引起脱垂。

（十二）直肠瓣

直肠瓣是直肠壶腹内呈半月形的黏膜横皱襞，1830年Hustn首次提出，故此瓣又称Hustn瓣。直肠瓣是由黏膜、环肌和纵肌层共同构成，纵肌发育良好者，于肠壁的表面，约当直肠瓣处可出现显著的凹沟。直肠瓣的数目多少不定（可出现2～5条不等），一般多为3条。直肠瓣向肠腔内突入，高1～2厘米，或者很小而不清楚。直肠瓣最上方的一个接近于直-乙结合部，位于直肠的左壁或右壁上，距肛门约11.1厘米。偶尔该瓣可环绕肠腔一周，在这种情况下，肠腔可程度不同的被缩窄。中间的一个又叫Khlrausch瓣，是三个瓣中最大的，也是位置最恒定的一个，它内部的环肌层特别发达，位于直肠壶腹稍上方的前右侧壁，距肛门约9.6cm。相当于腹膜反折的平面。因此，通过乙状结肠镜检查确定肿瘤与腹膜腔的位置关系时，常以此瓣为标志。最下方的一个，位于中瓣的稍下方，位置最不恒定，一般多位于直肠的左侧壁，距肛门约7.7厘米处。当直肠充盈时，该瓣常可消失，而排空时则较显著。直肠检查时可用手指触知，易误认为新生物。直肠瓣的功能尚未肯定，可能有使粪便回旋下行和使粪块得到支持的作用。在直肠镜检查时，正常的直肠瓣边缘锐利，当黏膜水肿时边缘即变钝，溃疡时粗糙不平，因长期炎症而有疤痕形成时即呈萎缩状。了解直肠瓣的数目和位置及距肛门的距离，便于作乙状结肠镜检时避免损伤此瓣；从瓣的改变，也可以初步判断直肠黏膜炎症的程度。

（十三）肛门内括约肌

内括约肌是直肠环肌延续到肛管部增厚变宽而成。属平滑肌，受自主神经支配。上起肛直环平面，

下至括约肌间沟，包绕肛管上 2/3 部，高（2.32±0.65）cm，厚（0.54±0.38）cm。肌束呈椭圆形，乳白色，连续重叠排列如覆瓦状。上部纤维斜向内下，中部呈水平，下部稍斜向上，在最肥厚的下端形成一条环状游离缘，指诊括约肌间沟可明显触及此缘（图 3-11）。在齿线以下 1.0～1.5cm 处。在慢性便秘、高龄和慢性肛裂等情况下，肛门内括约肌往往较肥厚。肛门内括约肌内无神经节细胞，在内括约肌的近端神经元突触的数量逐渐减少，至远端已基本消失。肛门内括约肌受自主神经系统的交感神经和副交感神经双重支配。其交感神经来自腹下神经，交感神经兴奋后释放去甲肾上腺素递质，通过去甲肾上腺素能的 a 受体，直接作用于平滑肌细胞，可以使内括约肌收缩。支配肛门内括约肌的副交感神经来自于盆神经（S1-2），其末梢纤维与壁内神经丛（肌间神经丛和黏膜下神经丛）的突触后神经元联系，副交感神经具有明显的抑制作用，使内括约肌松弛。

在正常情况下，肛门内括约肌呈持续性收缩状态，产生和维持着肛管静息压。据报告，肛管静息压的 50%～75% 是由内括约肌持续性收缩所维持，在交感神经作用被阻断后，肛门内括约肌仍保持约 50% 的正常基础张力，表明其张力的维持有肌源性和神经源性双重作用。随着近年来研究的不断深入，人们发现肛门内括约肌张力的异常与许多肛管、直肠疾病的发生密切相关。例如，特发性大便失禁患者肛门内括约肌反射性抑制的阈值明显降低，内括约肌静息张力降低，肛管最大静息压低于正常，肌电图研究亦显示静息状态下内括约肌自发性舒张刺激的发放频率比正常人少，而处于活动时舒张刺激发放频率高于正常，且延续时间长。此外，超微结构观察也显示特发性大便失禁患者的肛门内括约肌呈纤维样和萎缩样改变，可见肛门内括约肌的功能和形态改变是发病的重要原因。肛门内括约肌过度痉挛收缩与痔、肛裂等发病也有密切关系。肛门内括约肌具有消化道环肌层的固有特性，容易发生痉挛，尤其是位于肛管下的消化道末端，对于一些刺激（例如，药物灌肠、肛隐窝炎、痔，以及直肠炎等）较为敏感，容易引起内括约肌的痉挛。如果痉挛持续性存在，将会使肛门内括约肌组织结构发生改变而导致永久性挛缩，加重一些肛管、直肠疾病的病情和病理变化。Nthmann 等对慢性肛裂患

者的肛门内、外括约肌压力进行了观察，发现慢性肛裂患者内括约肌压力明显高于正常人，而外括约肌压力与正常人相比无显著性差异，因而通过扩肛或肛门内括约肌部分切断手术，可以减轻肛门内括约肌的过度痉挛，是治疗慢性肛裂的重要措施之一。

肛门内括约肌的松弛反射是正常排便活动的一个重要组成部分，也是反映肛门内括约肌功能的重要指标，临床上常用直肠内括约肌反射来描述这一功能变化的情况。直肠内括约肌反射是指直肠或直肠乙状结肠扩张时所立刻引起的肛门内括约肌松弛的反应，多数学者认为该反射是一种受脊髓调节的局部反射，迅速而又间歇地扩张直肠，可以延长肛门内括约肌松弛时间；若直肠持续扩张，开始时可以引起内括约肌松弛，随后将逐渐恢复其静止张力。

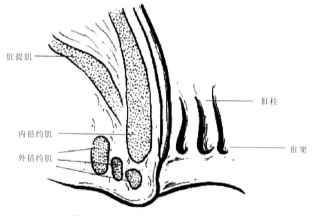

图 3-11　内括约肌和括约肌间沟

（十四）肛门黏膜下肌

肛门黏膜下肌位于肛管黏膜与内括约肌之间，是一种含有大量弹性纤维的平滑肌组织，其中纤维成分占 62%，肌组织占 38%。1853 年由 Treitz 首先报道，故又称 Treitz 肌。关于该肌的来源问题：FinLaweS（1940）认为是直肠黏膜肌层的延续。Parks（1956）等认为，除黏膜肌层外还融汇了部分内括约肌纤维，以及穿过内括约肌而来的部分联合纵肌纤维。从发生上看，shafik（1980）认为黏膜下肌是肛直窦闭合而成的胚胎剩件，他命名为肛直带。该肌层厚 0.2～0.53cm，长 0.3～0.8cm，其下界不超过栉膜下缘，通常齿线附近发育最佳。黏膜下肌的分布形式大约有以下 4 种：

（1）纤维肌组织呈网状缠绕痔静脉丛，构成静脉的支持架。

（2）绕内括约肌下缘或穿其最下部肌束与联合纵肌再次连合。

（3）部分来自联合纵肌的纤维穿内括约肌直接附着于齿线以下的栉膜区皮肤。

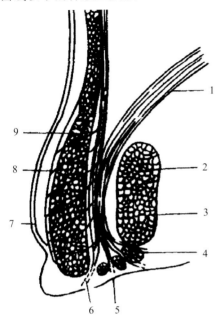

1.肛提肌　2.3.4.外括约肌　5.6.联合纵肌终支

7.黏膜肌层　8.黏膜下肌　9.内括约肌

图 3-12　黏膜肌层与黏膜下肌的关系

（4）终末部纤维沿内括约肌和外括约肌皮下部的内侧下行，附着于肛周皮下；或穿入内括约肌下部肌束间；或穿入外括约肌皮下部的肌束间，形成网状，附着于肛周皮肤（图 3-12）。其作用是将肛管皮肤固定于内括约肌上，故 Parks（1995）称此种纤维为"黏膜悬韧带"。悬韧带将栉膜下层分隔为上下两部：上部为黏膜下间隙，内含内痔丛；下部为肛周间隙，内含外痔丛。两部之间由韧带牵引形成一环形的痔间沟，位于白线与齿线之间。故有人主张内、外痔应以痔间沟分界较为合理。黏膜下肌是肛管的重要支持组织，它有使排便结束后肛黏膜回缩的作用。此种作用在有些动物表现很明显，如马排粪时肛管黏膜几乎全部脱垂，排粪后可全部缩回。临床上，在脱垂性内痔中可发现肛管黏膜下肌有肥大或断裂现象。因此 Treitz 提出：肛管支持组织的变性，将会引起部分黏膜及黏膜下组织下移而成痔，这就是成痔的黏膜滑动学说；1982 年 Gemsenjage：在 100 例痔切除时施行 TreitZ 肌保存手术，获得较好疗效。在这些学说的影响下，越来越多的学者术中应尽量保存肛管黏膜下肌，并设计了一些新的术式，可以说是痔认识和治疗上的一大进步。

（十五）肛垫

肛垫，是指齿线上方宽约 1.5cm 的直肠柱区。该区呈环状增厚，借丫形沟分割为右前右后及左侧三块。1975 年年轻的 Thmsn 在他的硕士论文中首次提出"肛垫"的概念，并认为"它是人体解剖的正常结构"。"正常肛垫的病理性肥大即谓痔"。他的论断受到 Alexander-Williams（1982）、Bernstein（1983），以及 Melzier（1984）等一些著名学者的支持，1983 年在德国科伦堡举行的第 9 届国际痔科专题研讨会上获得一致确认，国外新近出版的肛肠病学专著中已广泛采纳痔的新定义。他的研究给痔的本质和治疗产生了深远影响。早在 19 世纪，法国解剖学家 Bemard 就注意到直肠柱区呈海绵状结构。从 20 世纪 60 年代起德国学者（Stelzner、Staubesand、Thulesins 等）对该区的组织学成分进行了详尽的观察。研究结果表明，肛垫并非直肠黏膜下层的一般性增厚，它包含有与直肠不同的黏膜上皮血管，以及纤维肌性组织。肛垫黏膜呈紫红色，向上与直肠接壤处则变为粉红色。黏膜上皮为单层柱状上皮与复层鳞状上皮之间的移行上皮，细胞为柱状、立方状或低立方状。从胚胎学上看，在孕期 7 周时（即人胚 35mm 阶段），肛膜破裂，齿线与直肠黏膜结合处出现鳞状上皮与柱状上皮的重叠区，此区逐渐扩展至成人约 15mm 宽，即肛垫区上皮。近代应用光学和电子显微镜观察结果表明，该区上皮的超微结构与泄殖腔上皮近似，因而证实了肛垫黏膜上皮代表了内、外胚层的分界，即肛膜的附着处，也是肛管与直肠的衔接地带。肛垫上皮内感觉神经末梢器极为丰富，这些神经是肛门反射中重要感受装置，并对直肠内容物的性质有精细的辨别能力。肛垫区感受器的面积虽小，但对大便临近肛门时能起到警报作用，故具有某种保护功能。肛垫黏膜下所包含的静脉丛和相应的动脉终末支之间存在着普遍的直接吻合，吻合部称为"窦状静脉"。此种丰富的血管形成丝球体样的结构，是肛垫独特的血管模式。

根据 Miles 的传统观点，直肠上动脉的三个主支：右前右后及左支分布于肛垫，因而原发性内痔好发于动脉分支的相应部位。

但是，据近代研究资料证实，肛垫的动脉来自直肠下动脉和肛门动脉；直肠上动脉不参加。肛垫的三分叶（右前右后及左侧）排列模式与直肠上动脉的分支无关。Miles 用直肠上动脉的分支类型来解释内痔的好发部位，缺乏解剖学支持。1976 年宫崎治男通过动脉造影观察肛垫区内微血管分布密度，发现肛垫血管来自 6 个方向汇集于此，全周分布均等，没有偏倚，未发现右前右后及左侧三处的血管较别处特别密集现象，因而否认痔核的好发部位与血管的配布有关。肛垫黏膜下静脉丛（内痔丛）呈囊状膨大，各膨大部以横支相连，其旁支穿出直肠壁与外膜下静脉丛相连。内痔静脉丛是直肠静脉丛的一部分，它与直肠内门静脉与体循环静脉之间有着广泛交通。正常情况下，门静脉血可经痔间交通静脉与痔生殖静脉分流至体循环，在排便时直肠收缩，此种分流现象更加显著。通过痔丛造影发现，痔生殖静脉有静脉瓣的作用，只允许痔静脉丛的血液流向前列腺静脉丛或阴道静脉丛（体循环），而体循环血液则不能流向门静脉系，因而门静脉高压与痔无直接联系。以往专著中普遍记载的门静脉高压与痔的发病密切相关的假说，现在已被否定。传统的由于痔静脉丛瘀血、曲张而成痔的概念，已被抛弃。

1962 年 Stelzner 等在连续组织切片中发现肛垫黏膜下层有动静脉吻合。1963 年 staubesand 用 X 线造影法，1975 年 Thmsn 用乳胶注射法，均相继证实了这种特殊血管的存在，称为"窦状静脉"。

动静脉吻合是指小动脉和小静脉间的直接吻合管，血液可不经毛细血管从动脉流向静脉，此类血管可直行或呈球状或迂曲状。管壁构造很特殊：内皮细胞直接与变形的平滑肌细胞相接，外膜内有丰富神经纤维。正常情况下，肛垫内动静脉吻合的开放或闭合是交替进行的，每分钟开放 8～12 次，也有开放数天或关闭数天的。由于吻合管能自由开放，因而对肛垫区的温度与血量调节具有重大作用。由于动脉血直接流入静脉，可使肛垫静脉丛的静脉血动脉化，甚至静脉出现节律性搏动。Thulesins、Gjres 等对痔血的血气分析及温度传导性的试验研究，均有力地证实了肛垫内此类吻合管的存在，并对痔血为何呈鲜红色（动脉血）给予了明确的解答。肛垫正常功能的维持，主要依赖于动静脉吻合管对肛垫血流量的正常调节，Treitz 肌对肛垫位置的固定。动静脉吻合是肛垫良好的血量节调器，肛垫供血量的多少和它的功能状态及内、外环境的刺激有密切关系。正常情况下，肛垫吻合管的血流量占直肠总血量的 20%，甚至可达 50%。小儿因性激素水平高，吻合管发育不良，直到青春期才发育完全，故小儿很少出现肛垫肥大。妊娠期雌激素水平升高，吻合

管变粗，血流量增加，故孕妇痔的发生率很高。一些病理因素导致微量元素（锌）和碱性磷酸酶缺乏，以及某些神经体液因素，使动静脉吻合发生调节障碍，则肛垫将出现充血性肥大。若内括约肌张力过高，静脉回流受阻，充血现象加重（图 3-13）反复的慢性充血导致 Parks 韧带伸长和肥厚，并随即伴有 Treitz 肌断裂。若肛垫失去肌层的支持，即可发生间歇性脱垂，继而发生持续性脱垂即成痔。

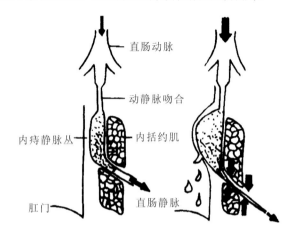

图 3-13 内括约肌张力与肛垫充血性肥大（痔）的关系

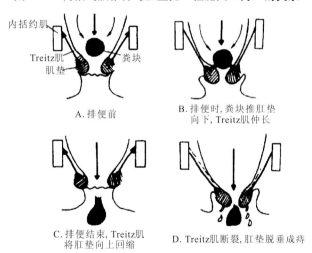

图 3-14 Treitz 肌的功能及异常

Treitz 肌是肛垫的网络和支持结构，它有使排便结束后肛垫向上回缩的作用。如果 Treitz 肌断裂，支持组织松弛，肛垫即可出现回缩障碍，从原来固定于内括约肌的位置下移（图 3-14）。促使肛垫下移的因素很多，除先天性 Treitz 肌发育不良的遗传因素外，如便秘、久泻久痢、排便习惯不良及括约肌动力失常等，均可增大下推肛垫的垂直压力，使 Treitz 肌过度伸展、断裂，导致肛垫下移。必须指出的是，年龄因素不可忽视。20 世纪 60 年代已经阐明，肛细胞组织的纤维和细胞随年

龄增长而逐渐退变，这是因为成胶质酶因年龄而变化，影响成胶质合成，并使自然成胶质退化之故。1984年Hass等指出，Treitz肌退变始于18～20岁，随年龄增长而加重，变得扭曲、松弛、自然断裂、肛垫下移，痔的发生率随之增加。正常Treitz肌网络静脉丛对肛垫体积有约束作用，当其松弛后，静脉扩张，体积变大，用力排便时更易被挤出，导致血液疲滞、血凝块形成，或黏膜肿胀糜烂并伴出血，即出现痔的症状。综上所述，肛垫具有特殊的黏膜上皮，丰富的动静脉吻合，大量的Treitz肌纤维，是人体正常的解剖实体。它的主要功能是协助括约肌关闭肛门。

（十六）肛直套叠与肛直窦

直肠和肛管在发生上来源不同，前者来自后肠，后者来自原肛；但二者在如何衔接问题上教科书中很少论述。1954年Last曾发现：作为后肠和原肛分界标志的齿线位置，可高达肛直环或低至肛白线的平面。stephens（1963）从2例50mm和65mm人工胚中发现内括约肌下端不在柱状上皮与鳞状上皮移行线之下，而是位于其上方。据他推测，随着人胚的发育，属后肠的内括约肌将向下迁移，而属原肛的鳞状上皮则有向上迁移的趋势。1980年shafik通过肛管齿线区的组织学观察，进一步提出了肛直套叠学说，并对某些肛门疾患的病因病理做了新的探讨。"肛直套叠"是指肛管形成过程。在胚胎发育期，原肛凹向上套入后肠的下端；在套叠处形成2个环状间隙，外侧为肛直窦，内侧为肛旁隙。以后肛直窦闭合，肛管壁外移并与直肠壁融合，结果肛旁隙消失，肛管腔变宽，肛管形成。若生后肛旁隙继续保留，将会导致先天性肛管狭窄（图3-15）。

肛直窦若继续保留或部分闭合，则在肛管黏膜下可形成一种管状残留物，即所谓"肛腺"。有时肛直窦完全闭合后，尚可遗留一些纤维上皮组织-肛直带或散在残留上皮。据统计，生后仍有肛直窦者占62%（其中窦大而深者45%，小而浅者17%）；无肛直窦者占7%；有肛直带者21%，有残留上皮者10%。其中窦大而深者多见于小儿；小而浅者和有肛直带或肛直窦缺如者常见于成人。由此可见，肛直窦在生后仍有随年龄增长而由下向上逐渐闭锁和消失的趋势。

肛直窦及其残留物与某些肛门疾患关系密切。上带和残留上皮这些胚胎剩件对病菌的易感性较

强；它们犹如埋在肛壁黏膜下的"死骨"，一旦感染常易滞留，故肛门直肠周围炎症在临床上呈迁延性并多数形成瘘管。发育良好的肛直带，有时可在肛壁黏膜下形成坚硬的纤维环，影响排便时肛管自由扩张，粪块易擦伤上皮，引起局部肛直带反复感染，这就是慢性肛裂的起因。在肛直套叠过程中，由于前方有前列腺（男）或阴道（女）的影响，致使肛直窦及其残留物在后壁较前壁发育为佳，故肛管后壁肛门病的发病率一般比前壁高。此外，根据肛直窦的发育和异常，对某些原发性肛门疾患的病因可得到合理的解释，如肛门瘙痒症可能与肛直窦的残留上皮代谢产物或反复感染刺激有关。先天性肛瘘和肛管囊肿的病因，可能是由于肛直窦上口早期封闭之故。肛管腺癌的来源，过去说法不一，有的认为来自肌间隙，有的主张来自移行上皮或腺状分泌腺；目前看来极大可能来自肛直窦的残留上皮。

肛直套叠学说在解释某些迄今原因不明的肛门疾患的病因病理上有一定参考价值。

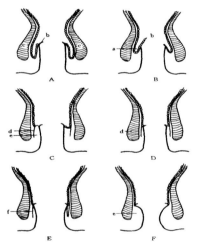

A.窦大而深（发育完好）45%；B.窦小而浅（部分消失）17%；C.肛直窦消失，残留肛直带21%；D.肛旁隙消失，肛直带紧贴肛管壁；E.肛直窦完全消失及其残留上皮10%；F.肛旁隙未消失，导致肛管狭窄。a.肛直窦；b.肛瓣；c.内括约肌；d.肛直带；e.肛旁隙；f.残留上皮

图3-15　肛直窦的发育和异常

（十七）盆底

人类进化成直立动物后，盆底就成为重要的结构。它的主要功能是支撑所有的盆腔器官。健康人盆底结构受损，可导致直肠脱垂、排便与排尿困难和膨出。近年来，盆底的重要性受到广泛的重视，从解剖、生理、病理到临床的内、外科治疗，开始了一个以盆底进行整体性研究的新趋势，盆底在肛肠疾病中的作用，将引起更广泛注意。盆底有两种概念：在解剖学上，盆底即指盆膈，盆膈以下封闭骨盆下口的全部软组织称会阴。盆膈是由肛提肌、尾骨肌及其筋膜构成的漏斗形肌板，其前部有盆膈

裂孔，由会阴部的尿生殖膈将其封闭。尿生殖膈是由会阴深横肌及其筋膜构成的三角形肌板。从临床观点来看，盆底包括的范围较广，即自盆腔腹膜以下至会阴皮肤的全部肌肉筋膜层，由上而下依次为：腹膜、盆内筋膜、盆膈、尿生殖膈、肛门外括约肌和尿生殖肌群浅层。在盆底诸层中以盆膈和尿生殖膈最为重要。盆膈组成盆底的后大部，有直肠末端穿过；尿生殖膈组成盆底的前小部，在女性有尿道和阴道穿过。故盆底可分为前、后两部，即尿生殖部和直肠部。盆底执行着双重功能，既承托盆、腹腔脏器，又协调排便的制动。如果盆底结构或功能异常，可形成盆底松弛或失弛缓综合征、会阴下降综合征等，出现大便失禁、直肠前膨出、直肠内套叠、直肠脱垂以及出口梗阻型便秘等症。

1.会阴肌

（1）后会阴肌-肛门外括约肌传统概念将肛门外括约肌分为皮下部、浅部和深部三层组织，实际上三者之间的绝对分界线并不是非常清楚（图3-16）。

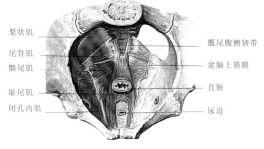

图3-16　肛门括约肌及其附着组织

皮下部：宽0.3～0.7cm，厚0.3～1.0cm，肌束环绕肛门呈圆形，位于皮下，触摸肛门周围皮肤时往往可以触及。皮下部肌束稍向外侧排列，与内括约肌在同一垂直平面构成肛管的下端，皮下部的上缘与肛门内括约肌下缘相邻，两者之间有联合纵肌纤维构成肌间隔穿行至肛管皮下。在皮下部前方，有部分肌纤维交叉与外括约肌浅部肌束相延续，过去的传统观念认为切断皮下部不会引起肛门失禁，但近年来有人认为女性肛门外括约肌皮下部在肛门前方和后方处与浅部无联系，如在前方切断此层可能发生肛门关闭功能减弱。

浅部：宽0.8～1.5cm，厚0.5～1.5cm，位于皮下部外侧稍上方，肌束呈梭状环形包绕肛管中部，为肛门外括约肌中收缩能力最强的部分，其后部肌束附着于尾骨后外侧面，构成肛尾韧带的重要部分。

深部：宽0.4～1.0cm，厚0.5～1.0cm，环绕内括约肌和直肠纵肌层的外面，肌束呈圆形。深部后方肌束的上缘与耻骨直肠肌后部密切连接，其前方游离，有部分纤维交叉向外延伸与会阴深横肌连续，止于坐骨结节。深部的大部分肌束与耻骨尾骨肌联合构成肛管直肠肌环的前部。

传统的外科学和解剖学观念认为，肛门外括约肌皮下部和深部前后方无附着点，只有浅部的后方附着于尾骨。近年来的研究逐步显示外括约肌各部的附着点非常广泛。按照括约肌肌力作用方向可以分为后方附着点：肛尾韧带、尾骨尖两侧、肛门尾骨沟处皮肤；前方附着点：会阴中心肛门和阴囊皮肤、尿道球中隔、球海绵体肌；侧方附着点：会阴浅横肌两侧坐骨结节。肛门括约肌在排便节制中的重要作用与其附着点的完整保存有密切关系。外括约肌是受脊神经支配的随意肌，排便时可随便意舒张，排便后可人为收缩，使残便排净。当直肠内蓄存一定量粪便产生便意后，如果无排便条件，外括约肌在大脑皮层控制下，可随意地抑制排便，加强收缩，阻止粪便排出，并使直肠产生逆蠕动，将粪便推回乙状结肠，便意消失。若外括约肌受损或松弛时，这种随意自控作用就会减弱，全部切断外括约肌会引起排便不完全性失禁，失去对稀便和气体的控制；切断外括约肌皮下部和浅部，一般不会严重影响排便的自控作用。

如果切断外括约肌的后部会造成肛门向前方移位并丧失括约功能，故在肛瘘或肛旁脓肿等手术中应避免后正中切口，避免肛尾韧带损伤。

埃及学者Shafik根据肌束方向、附着点和神经支配的不同，将肛门外括约肌分为尖顶襻、中间襻和基底襻三个"U"形的肌襻，各襻均有其独立的附着点、肌束方向、神经支配和筋膜鞘（图3-17）。

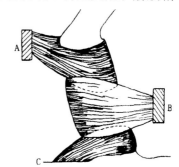

图3-17　肛门外括约肌三肌撑系统
A 尖顶襻；B 中间襻；C 基底襻

尖顶襻：为肛门外括约肌深部和耻骨直肠肌融合而成，呈"U"形环绕直肠颈上部的后面和两侧，向前上方内侧走行，附着于耻骨联合。尖顶襻的向下延长沿直肠颈和固有肛管形成联合纵肌的一部分。神经支配为痔下神经。中间襻：为肛门外括约肌浅部，环绕直肠颈的下部和固有肛管的上部，然后再汇集一起附着于尾骨尖，由第4骶神经的会阴支支配。基底襻：为肛门外括约肌的皮下部，该襻的下部内侧肌束呈圆形围绕肛门，肌束向前附着于近中线的肛门周围皮肤。支配神经为痔下神经。

（2）前会阴肌

1）球海绵体肌位于肛门前方，包围尿道球。女性的球海绵体肌亦名阴道括约肌，起于会阴中心，其一部分肌纤维为肛门外括约肌的直接连续，沿阴道两侧前进，环绕阴道口，覆盖前庭大腺、前庭球及阴蒂海绵体表面，抵止于阴蒂海绵体白膜及其周围的纤维组织。

2）坐骨海绵体肌成对，起于坐骨结节内面，向前内侧走行，最后肌部抵止于阴茎海绵体下面及外侧面的白膜，女性此肌比较小，覆盖阴蒂脚的表面。

3）会阴浅横肌成对，有时一侧或双侧缺如。位于会阴皮下，起于坐骨结节，向内横行止于会阴中心。此肌发育与外括约肌关系密切，有时该肌是外括约肌的直接连续；有部分纤维可超过正中线与对侧的会阴浅横肌、球海绵体肌相连续。女性该肌多缺如。

4）会阴深横肌成对，居会阴浅横肌的深部。起自耻骨支外侧目，肌纤维向内行与对侧来的同名肌在中线交织，附着于会阴中心部。女性会阴深横肌较薄弱，个体差异显著。

2.盆膈肌

（1）肛提肌（图3-18）：过去一般认为肛提肌由耻骨直肠肌、耻骨尾骨肌和髂骨尾骨肌三部分组成，是附着于骨盆内壁的成对薄片状肌群。每片肌肉左右各一，两侧在肛管处联合成一个漏斗状盆底，承载着腹、盆腔的器官。近年来，有人提出肛提肌主要由髂尾肌和耻尾肌两部分组成，耻骨直肠肌与肛提肌在形态上有一定差别当区别另论。耻尾肌又可分为提肌板和肛门悬带二部。

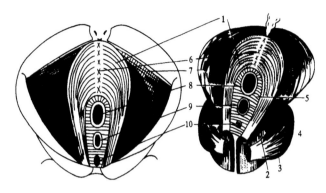

图 3-18　提肌板和肛门悬带

1.提肌板；2.肛门悬带；3.肛尾缝；4.提肌脚；5.裂隙韧带；6.耻骨直肠肌；7.髂尾肌；8.直肠颈；9.阴道；10.尿道

（2）耻骨直肠肌：耻骨直肠肌是肛门括约肌群中最重要的组成部分，对维持肛门自控起关键作用。肛提肌的耻尾部主要起自耻骨体的脊面和肛提肌腿弓的前部。而耻骨直肠肌则位于耻尾肌内侧部的下面，联合纵肌的外侧（图3-19）。其起点是耻骨联合下支背面及其邻近筋膜，向后下方行，绕过阴道或前列腺的外侧，于肛管直肠连接处的后方，左右肌连合成"U"形，像一条坚强的吊带将肛管直肠连接部向前牵引形成肛直角，对肛门起强有力支持固定作用。耻骨直肠肌在形态、功能和神经支配方面，均与肛提肌有显著差别（表3-2）。

表 3-2　耻骨直肠肌与肛提肌的区别

	提肛肌	耻骨直肠肌
肛尾缝	有	无
肌肉形状	水平位、薄板状	垂直位，扁带状
神经支配	S4 会阴支	痔下神经
功能	开大直肠颈	关闭直肠颈

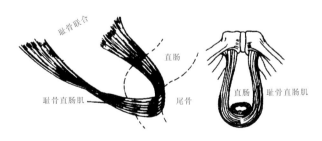

图 3-19　耻骨直肠肌的形态和作用

耻骨直肠肌的作用有两个方面：一方面它提托支持着肛管直肠，使肛管直肠固定于一定位置和角度，对粪便下降起着机械屏障作用。另一方面它收缩可将肛管向外向上提拉，使肛管张开（图3-20）粪便排出；它舒张可使肛管闭紧，暂时使粪便蓄存，从而随意控制排便。耻骨直肠肌受损后，可使肛管直肠的成角形态变直，发生排便失禁和直肠脱垂。所以手术中不能切断耻骨直肠肌。一旦切断就会形成完全性排便失禁，失去对干、稀便和排气的控制，使肛管向后移位，出现肛门畸形，并发肛腺外溢、黏膜脱出和直肠脱垂等严重后遗症。

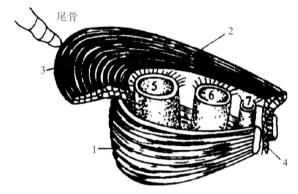

图3-20 耻骨直肠肌的位置
1.耻骨直肠肌；2.耻尾肌内侧部；3.肛尾缝；4.联合纵肌；
5.直肠；6.阴道；7.尿道

（3）尾骨肌起自坐骨棘的内面，向后止于髂骨下部和尾骨前面的外侧缘。尾骨肌与髂棘韧带呈表里关系，其发育情况及抵止极不恒定，有的发育较好，有的较差，甚至以少量肌纤维混入髂棘韧带内。尾骨肌构成盆膈后部，作用是承托盆内脏，固定髂尾骨。

3.括约肌复合体

（1）肛直肠肌环（简称肛直环） 是指肛管与直肠连接处括约肌群的总称。耻骨直肠肌在此处，其纤维与耻骨尾骨肌和外括约肌深部相融合，并与盆膈上、下筋膜和直肠纵肌层的纤维相交织；深肌纤维与内括约肌，浅肌纤维与外括约肌，交错掺混，形成一个具有多种成分的强有力的纤维肌肉环。环的前部与后部相比：前部较薄弱、短窄，其位置较后部低0.7～0.8cm；后部肌束粗大，直接与外括约肌深部接触，有移动性，容易触知。指检时，手指由括约肌间沟沿内括约肌向上移动，至肛管上端突然向后触到一清楚的边缘，即为此环的正常位置。在此平面以上手指稍向后即可钩住这个肌环。如令被检查者作收缩肛门动作，则手指钩住肌环的感觉更为明显。该环向肛管两侧延伸而逐渐变为不明显，

至前壁则触之有松软感（图3-21）。

肛直环后部的宽度和厚度分别为：成人1.71cm±0.27cm，1.17cm±0.25cm，小儿0.82cm±0.29cm，0.71cm±0.13cm。成人肛直环的上界约高出肛直线平面0.87cm±0.22cm，距肛缘2.95cm±0.78cm。一界一般距齿线上方1.02cm±0.49cm，距肛缘1.95cm±0.69cm。肛直环对维持肛门自制起重要作用。传统的观念认为，手术中如完全切断肛直环，必将引起肛门失禁；故手术时应注意保护此环。若手术中必须切断肛直环，可有两种选择。最好的途径是循肛管后正中线，正对尾骨，沿肛尾韧带纵行切开。这是因为肛门外括约肌的浅部、深部及耻骨直肠肌都有一部分肌纤维附着于肛尾韧带，耻骨直肠肌的部分纤维还与耻骨尾骨肌相交错，因此循肛尾韧带纵行切开肛直环时，切断的肌纤维还与肛尾韧带相连接，不至于大幅度地回缩，术后可恢复肛直环的完整性，不会造成严重肛管闭合不全，可以减少术后发生排便失禁的可能性。假如术中必须在其他部位切断肛直环，应在需要切断的部位垂直切断肌纤维，而且最好分期部分切断，这样可以避免损伤过多的肌纤维。不可一次切断全部肌纤维，否则将造成严重的肛门失禁。对妇女，不可在前正中线切断肛直环，以免造成会阴结构薄弱。

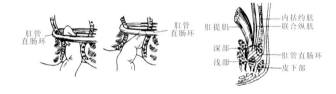

图3-21 肛管直肠环

（2）联合纵肌：直肠穿过盆膈时，其纵肌层与肛提肌、耻骨直肠肌及其筋膜汇合，走行于内、外括约肌之间，包绕肛管，形成一个平滑肌、横纹肌与筋膜纤维混合的筒状纤维肌性复合体，即联合纵肌，又称联合纵肌鞘。在齿线平面以上，鞘内是以平滑肌和横纹肌为主；由齿线向下这两种肌纤维逐渐减少；至内括约肌下缘平面以下，除少量纤维仍为平滑肌外，绝大部分为结缔组织纤维所代替，形成中央腱。中央腱位于纵肌鞘的下端与外括约肌皮下部之间的环行间隙内，分出许多小的纤维隔，向内止于肛管皮肤，向外进入坐骨直肠窝，向下穿过外括约肌皮下部，止于肛周皮肤。联合纵肌鞘的肌肉成分，根据起源不同可分内侧、中间和外侧3层（图3-22）。

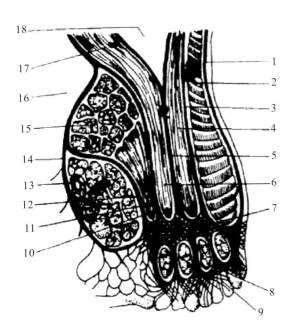

图 3-22 联合纵肌和肛周间隙

1.黏膜下间隙；2.内括约肌；3.5.10.12.括约肌间隙；4.纵肌内层；6.纵肌中间层（肛门悬带）；7.中央间隙和中央腱；8.外括约肌皮下部；9.皮下间隙和皱皮肌；11.纵肌外层；13.外括约肌浅部；14.肛外侧隔；15.外括约肌深部；16.坐骨直肠间隙；17.提肌板；18.骨盆直肠间隙。

联合纵肌鞘的纤维成分，主要来自盆膈上、下筋膜与直肠固有筋膜。这些筋膜纤维向下延伸，穿插分隔各肌层，形成以下 6 个环状筋膜隔。

1）肛门内侧隔即肛管黏膜下层，是直肠黏膜下组织的直接延续。

2）肛门外侧隔位于外括约肌的外侧面，为肛提肌下面筋膜的直接延续。

3）括约肌间内侧隔为直肠纵肌和环肌之间筋膜层的延续部分，位于内括约肌与内侧纵肌之间。

4）括约肌间外侧隔位于联合纵肌的外侧面，是肛门外侧隔向内侧的延伸部分，最初穿行于外括约肌深浅层之间，以后沿外括约肌浅部与外侧纵肌之间下降。

5）纵肌内侧隔是直肠固有筋膜的直接延续，沿内侧和中间纵肌之间下降。

6）纵肌外侧隔为肛提肌下面筋膜的直接延续，其上部在中间纵肌与外括约肌深部之间；下部在中间纵肌与外侧纵肌之间。

联合纵肌的肌束下降后分为三束：一束向外，行于外括约肌皮下部与浅部之间，形成间隔将坐骨直肠窝分成了深浅两部；一束向内，行于外括约肌皮下部与内括约肌下缘之间，形成肛门肌间隔，止

于括约肌间沟处的皮肤。在内括约肌的内侧皮下形成了肛门黏膜下肌；另一束向下，穿外括约肌皮下部，止于肛周皮肤，形成了肛门皱皮肌（图 3-23）。

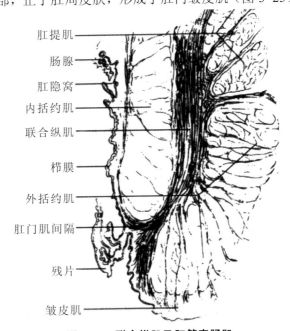

图 3-23 联合纵肌及肛管直肠肌

联合纵肌在临床上有重要意义：①固定肛管：由于联合纵肌分布在内、外括约肌之间，把内、外括约肌、耻骨直肠肌和肛提肌联合箍紧在一起，并将其向上外方牵拉，所以就成了肛管固定的重要肌束（图 3-24）如联合纵肌松弛或断裂，就会引起肛管外翻和黏膜脱垂。所以有人将联合纵肌称为肛管的"骨架"。②协调排便：联合纵肌把内、外括约肌和肛提肌连接在一起，形成排便的控制肌群。这里联合纵肌有着协调排便的重要作用，虽然它本身对排便自控作用较小，但内、外括约肌的排便反射动作，都是依赖联合纵肌完成的，所以联合纵肌在排便过程中起着统一动作，协调各部的作用。可以说是肛门肌群的枢纽。③疏导作用：联合纵肌分隔各肌间后在肌间形成了间隙和隔膜，这本身有利于肌群的收缩和舒张运动，但却给肛周感染提供了蔓延的途径。

联合纵肌之间共有 4 个括约肌间隙。最内侧隙借穿内括约肌的纤维与黏膜下间隙交通；最外侧隙借外括约肌中间襻内经过的纤维与坐骨直肠间隙交通。内层与中间层之间的间隙向上与骨盆直肠间隙直接交通；外层与中间层之间的间隙向外上方与坐骨直肠间隙的上部交通。所有括约肌间间隙向下均汇总于中央间隙。括约肌间间隙是感染沿直肠和固有肛管蔓延的主要途径。

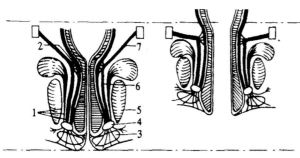

A. 未排便时　　　B. 排便时

图 3-24　联合纵肌的作用

1. 裂隙韧带；2. 联合纵肌；3. 肛门悬带；

4. 提肌板；5. 外括约肌；6. 耻骨直肠肌；7. 肛提肌

联合纵肌下端与外括约肌基底襻之间为中央间隙，内含中央腱。由此间隙向外通坐骨直肠间隙，向内通黏膜下间隙，向下通皮下间隙，向上通括约肌间间隙，由此进而可达骨盆直肠间隙。中央间隙与肛周感染关系极为密切。所有肛周脓肿和肛瘘，最初均起源于中央间隙的感染；先在间隙内形成"中央脓肿"，脓液继沿中央腱各纤维隔蔓延各处，形成不同部位的脓肿和肛瘘。中央间隙感染多数由于硬便擦伤肛管黏膜所致。因此处黏膜与中央腱相连，较坚硬乏弹性。黏膜深面是内括约肌下缘与外括约肌基底襻之间的间隙，缺乏肌肉支持，故最易外伤感染而累及中央间隙。感染可短期局限于该间隙内，如不及时处理，即可向四周扩散。

4. 会阴肌复合体包括会阴体、Minor 三角和肛尾韧带

（1）会阴体（会阴中心腱）是纤维性中隔：男性位于肛管与尿道球之间，女性位于肛管与阴道之间。长约 1.25cm，呈楔状，其尖向上，底向盆底，深 3~4cm。胚胎期，该处是由两侧肛结节融合的地点，并由此将泄殖腔括约肌分为肛门部和尿生殖部。所以会阴体是来自各个方向的筋膜肌肉相互交织的结合点，也是肛门外括约肌与尿生殖肌群附着于此的固定点。会阴体有加固盆底的作用，在女性此处撕裂伤可引起外括约肌收缩力降低。分离肛提肌破坏了筋膜反折部，容易发生直肠膨出、膀胱病以及脱垂。会阴体作为到达前列腺直肠间隙的手术入路具有重要临床意义。在肛瘘或前列腺手术时，破坏了会阴体将引起肛门直肠的严重变形。

（2）Minor 三角外括约肌：浅部呈梭形，其上下面由呈环形的皮下部和深部夹着，因而在浅部附着于尾骨部分形成三角形间隙，即 Minor（或 Btick）三角（图 3-25）该处在肛门后壁正中，适与括约肌

间沟相对应。由于此三角区的存在，致使肛门后方不如前方保护严密，肛门过度扩张时后方易于裂伤。尤其是肛管后壁为隐窝炎的好发部位，持续性的炎症造成组织脆弱，易为硬便擦伤，形成肛门溃疡。溃疡底部伸向三角区的凹窝内，伴有粪便杂质的驻留，外括约肌皮下部收缩可阻止其引流，以致经久不愈而成慢性炎症。此外，肛门后方由外括约肌和肛提肌双重固定于骶尾骨，较前方缺乏移动性；加之耻骨直肠肌牵引肛管上部向前，外括约肌拉肛门向后，致使直肠下部和肛管的长轴形成突向前的角度，肛管后壁凸向肠腔，因此排便时后壁受到的碰击和摩擦力较大，易发生创伤。肛门后壁上的肛隐窝因损伤而致隐窝炎的机会也较多，因而肛周脓肿和肛瘘的原发部位 80% 发生于肛管后壁。

（3）肛尾韧带：肛尾韧带为尾骨尖与肛门之间的纤维性结缔组织索，从种系发生上看，它是低等动物的尾巴，含有下列成分：①外括约肌深部有少量纤维，但不恒定；②外括约肌浅部止于尾骨的肌束；③后三角间隙浅层的蜂窝组织；④会阴浅筋膜和皮肤；⑤有时外括约肌皮下部有少量纤维参加。

肛尾韧带对保持直肠与肛管间的正常角度十分重要，手术切断肛尾韧带处理不当时，会造成肛门向前移位，影响正常排便。

肛尾韧带有时与尾骨体相混淆。尾骨体或称 Luschka 腺，很小，直径约 3mm，位于尾骨尖的下方，可能是胚胎剩件，与骶中动脉的终末分支、嗜铬神经以及尾肠有关。在解剖学上或临床上无重要意义。在极少见的情况下，尾骨体与此区的先天性肿瘤的病因有关。

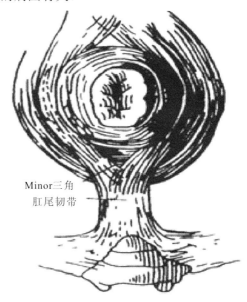

Minor三角
肛尾韧带

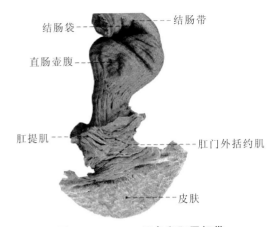

结肠袋
结肠带
直肠壶腹
肛提肌
肛门外括约肌
皮肤

图 3-25　Minor 三角和肛尾韧带

5.肛提肌筋膜　肛提肌筋膜是肛提肌裂孔内的结缔组织，它包围盆腔器官，维持尿道膀胱阴道、子宫和直肠在盆腔内的相互位置。它由两个部分组成：腹叶，一般称为盆内筋膜；阴道叶或盆外筋膜。此两层筋膜包围盆腔内器官，并在外侧会合。提肌直接支持近端阴道和膀胱底，而提肌筋膜则主要在盆腔内支持尿道和膀胱颈。提肌筋膜在有些部位加厚，成为韧带。

近年来大量研究和临床证明：这些由结缔组织构成的筋膜和韧带对支持盆底内器官、维持正常功能至关重要，如肛提肌裂隙韧带，维系着肛管的闭合和开放，过度伸展或断裂，可引起直肠脱垂；肛尾韧带断裂，可致肛门移位与失禁；黏膜悬韧带，即 Parks 韧带，对支持肛垫有重要作用，是将肛管皮肤黏膜固定于内括约肌上的组织，断裂或松弛后会破坏固定，使肛垫下移，形成痔。

（十八）肛管直肠周围间隙

人体的组织之间总是存在着一些间隔空隙，这些间隙保障着组织的运动和伸缩。肛管直肠周围同样存在着一些间隙，保障着肛管直肠的正常活动，特别是排便运动。（图 3-26、3-27）

肛管直肠间隙可分为肛提肌上间隙和肛提肌下间隙两类。

1.肛提肌上间隙

（1）骨盆直肠间隙位于上部直肠与骨盆之间的左右两侧。下为肛提肌，上为腹膜，前面是膀胱、前列腺或阴道，后面是直肠侧韧带。其顶部和内侧是软组织，由于该间隙位置高，处于自主神经支配区，痛觉反应不敏感，所以感染化脓后，常不易被发现。多数学者认为骨盆直肠间隙与坐骨直肠间隙相交通，前者感染可通过后者蔓延至肛周皮肤。

Shafik（1976）不同意此说法。他指出，上述间隙间无直接交通，骨盆直肠间隙感染只能通过内侧纵肌和中间纵肌之间的括约肌间间隙至肛周皮肤。来自骨盆直肠间隙的脓液沿括约肌间间隙先至中央间隙。再从中央间隙至坐骨直肠间隙。

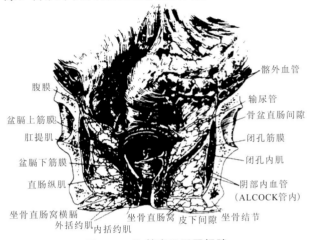

髂外血管
腹膜
输尿管
盆膈上筋膜
骨盆直肠间隙
肛提肌
闭孔筋膜
盆膈下筋膜
闭孔内肌
直肠纵肌
阴部内血管
（ALCOCK管内）
坐骨直肠窝横膈
外括约肌
内括约肌
坐骨直肠窝　皮下间隙　坐骨结节

图 3-26　肛管直肠周围间隙

（2）直肠后间隙又称：髂前间隙。位于上部直肠与髂骨前筋膜之间，下为肛提肌，上为腹膜反折。间隙内含髂神经丛，交感神经支及髂中与痔中血管等。

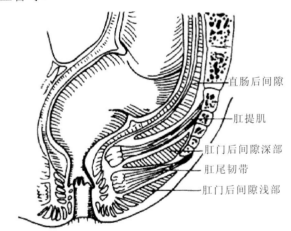

直肠后间隙
肛提肌
肛门后间隙深部
肛尾韧带
肛门后间隙浅部

图 3-27　肛管直肠前后间隙

（3）直肠膀胱间隙位于直肠与前列腺、膀胱或阴道之间。上界为腹膜，下界为肛提肌。

（4）黏膜下间隙位于肛管黏膜与内括约肌之间，向上与直肠黏膜下层相连，间隙内有黏膜下肌、内痔静脉丛及痔上动脉终末支等，与内痔发生有关。感染后可形成黏膜下脓肿。

2.肛提肌下间隙　共有 8 组（图 3-28）。

（1）坐骨直肠间隙在肛管两侧，左右各一，其上面为肛提肌，内侧为肛管壁，外侧为闭孔内肌及其筋膜。间隙内有脂肪组织和痔下血管神经通过，其容量为 50 毫升左右，如积脓过多而致窝内张力过高时，脓液可穿破肛提肌，进入骨盆直肠间隙内；因为肛提肌上下两个窝内的脓肿较大；而连通的瘘管一般较细，就形成所谓"哑铃形"脓肿。坐骨直肠间隙与皮下间隙直接交通，还可沿中央腿的纤维隔与中央间隙相通，通过纵肌外侧隔或括约肌间外侧隔或外括约肌浅部肌束间纤维与括约肌间间隙交通。此间隙还可向前延伸至尿生殖膈以上，向后内侧经。

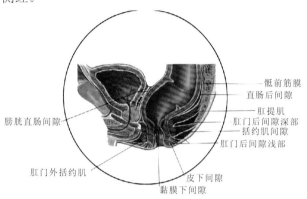

图 3-28　肛管前后深间隙

（2）肛管后浅间隙位于肛尾韧带的浅面，常是肛裂引起皮下脓肿所在的位置，一般不会蔓延至坐骨直肠间隙与肛管后深间隙。

（3）肛管后深间隙即 Cburtney 氏间隙，位于肛尾韧带的深面，与两侧坐骨直肠间隙相通，为左右坐骨直肠窝脓肿相互蔓延提供了有利通道，可形成严重的"后蹄铁形瘘管"。

（4）肛管前浅间隙位于会阴体的浅面，与肛管后浅间隙相同，一般感染仅局限于邻近的皮下组织。

（5）肛管前深间隙位于会阴体的深面，较肛管后深间隙为小，虽与两侧坐骨直肠窝相通，但在临床上"前蹄铁形瘘管"远较后方少见。此间隙感染还可向肠筋膜延伸。

（6）皮下间隙位于外括约肌皮下部与肛周皮肤之间，内侧邻肛缘内面，外侧为坐骨直肠窝。间隙内有皱皮肌、外痔静脉丛和脂肪组织。皮下间隙借中央腿的纤维隔向上与中央间隙相通，向内与黏膜下间隙分隔，向外与坐骨直肠间隙直接连续。Milligan-Morgan 曾提出皮下间隙与坐骨直肠间隙不交通，Shafik 表示反对。

（7）中央间隙是 Shafik 最近提出的一个重要间隙，位于联合纵肌下端与外括约肌皮下部之间，环绕肛管下部一周。间隙内有联合纵肌的中央腿。中央间隙借中央腿的纤维隔直接或间接地与其他间

隙交通。向外通坐骨直肠间隙，向内通黏膜下间隙，向下通皮下间隙，向上通括约肌间间隙并经此间隙与骨盆直肠间隙交通。中央间隙与肛周感染关系极为密切；间隙内脓液可沿上述途径蔓延至其他间隙；反之，来自其他间隙的脓液在未流向皮肤和肛管之前均先汇总于中央间隙（图 3-29）。

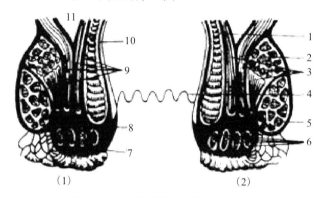

图 3-29　中央间隙与括约肌间间隙

（8）括约肌间间隙也是 shafik 首次提出的间隙，位于联合纵肌的内、外括约肌之间。内侧纵肌与中间纵肌之间的间隙向上与骨盆直肠间隙直接交通，是骨盆直肠间隙感染蔓延的主要途径。外侧纵肌与中间纵肌之间的间隙向外上方与坐骨直肠间隙的上部交通。所有括约肌间间隙向下均汇总于中央间隙。括约肌间间隙是感染沿肛管扩散的重要途径。骨盆直肠脓肿向下沿此间隙可至肛周皮肤，而中央脓肿或皮下脓肿也可经此途径向上蔓延至骨盆直肠间隙，因此括约肌间间隙构成高位肛瘘的躯干部。

二、结肠

（一）结肠的形态

结肠由回盲瓣起止于直肠。分盲肠、升结肠、肝曲、横结肠、脾曲、降结肠及乙状结肠。长 120～200cm。横结肠及乙状结肠有肠系膜，活动范围较大，其他部分比较固定。结肠比小肠短而粗，其长度不超过小肠的 1/4。盲肠直径 6cm，向远则逐渐变小，乙状结肠末端直径是 2.5cm。结肠空虚收缩时，其直径只能通过拇指，如有梗阻可极度扩张。结肠特点：有 3 条由纵肌形成的结肠带，在结肠表面，距离相等，宽 6mm。结肠带比结肠短 1/6，因此使结肠形成一列袋状突起，叫做结肠袋，并由 3 条结肠带将结肠袋分成 3 行，在结肠外面结肠带的两侧有肠脂肪垂，该脂肪垂在乙状结肠较多并有蒂（图 3-30）。

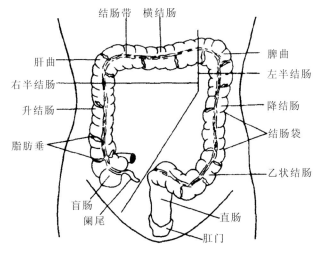

图 3-30　大肠的形态

1.盲肠　位于右髂凹,腹股沟韧带外侧的上方,长约 6cm,宽 7cm,是结肠壁最薄、位置最表浅的部分。在盲肠与升结肠连接处有回盲瓣,其顶端内侧有阑尾。有腹膜包绕,约 5%其后方无腹膜,系膜短小,活动受限;有的系膜较长,可充分活动。后方有髂肌腰肌股神经及髂外血管。有时因发育不全,盲肠可在肝下右肾前方,也有可能向下到盆腔。

2.升结肠　在盲肠与肝曲之间,由盲肠向上,到肝右叶下面,下端与髂脊相平,上端在右第十肋横过腋中线上与横结肠相连。长 12.5～20cm。前面及两侧有腹膜遮盖,使升结肠固定于腹后壁及腹侧壁,约 1/4 的人有升结肠系膜,成为活动的升结肠,可引起盲肠停滞。有的因向下牵引肠系膜上血管蒂可将十二指肠压迫在腰椎体上,造成十二指肠横部梗阻。前方有小肠及大网膜和腹前壁;后方由上向下有右肾腰背筋膜,内侧有十二指肠降部、右输尿管,手术分离困难。

3.横结肠　长 40～50cm,自结肠肝曲开始,横行于腹腔中部,在脾下方变成锐角,形成脾曲,向下移行于降结肠。横结肠全部被腹膜包绕,形成了较宽的横结肠系膜。由于该系膜在肝曲,脾曲逐渐变短,中间较长,使横结肠呈弓状下垂。

横结肠上方有胃结肠韧带连于胃大弯,下方续连大网膜,开腹后易辨认。结肠脾曲是大肠中除直肠外最为固定的部分,因此在纤维结肠镜检查时,通过较困难。

4.降结肠　是由脾曲到乙状结肠的一段结肠,长 25～30cm,由横结肠起点向下向内,横过左肾,然后垂直向下到髂脊与乙状结肠相连。前面及两侧有腹膜遮盖,偶有降结肠系膜。后方有股神经、精索或卵巢血管腰方肌及髂外血管,内侧有左输尿管,前方有小肠。

5.乙状结肠　位于盆腔内,起于降结肠下端,向下在第三髂椎前方,正中线左侧,止于直肠上端。其上段叫髂结肠,在左髂凹内,常无系膜,比较固定,在髂肌前面向下,平髂前上棘转向内,与腹股沟韧带平行,到盆缘与下段盆结肠相连。盆结肠即乙状结肠的下段,在髂结肠与直肠之间。乙状结肠肠曲弯曲,长度变化很大,短的 10～13cm,长的 90cm,一般是 25～40cm。平常在盆腔左半,如长而活动的可到右髂部。因长而活动容易外置,也容易扭转。肠脂肪垂多而明显,腹膜包绕全部乙状结肠,并形成乙状结肠系膜,系膜在肠中部较长,向两端逐渐变短而消失。因此,乙状结肠两端在与降结肠及直肠连接处固定。中部活动范围较大。乙状结肠系膜呈扇形,根部斜行附着于盆腔,有升降部,升部由左腰大肌内缘横过左侧输尿管及左髂外动脉,向上向内至正中线,然后在髂骨前方垂直向下,成为降部,止于第三髂椎前面。乙状结肠前方与膀胱或子宫之间有小肠、后有髂骨,左侧输尿管由其后经过,手术时应避免损伤。

6.直肠乙状结肠连接处　乙状结肠纵肌成 3 条肌带,直肠纵肌则均匀分布于肠壁。但由 3 条肌带变成平均分布,是经过一段肠曲逐渐改变的,无确切分界线。因乙状结肠远端 2～3cm 一段的解剖学与直肠有密切关系,临床上叫做直肠乙状结肠连接处。此处有 6 种解剖学特点:①肠腔直径变小;②连接处下方的肠曲不完全有腹膜包绕;③肠系膜消失;④纵肌带成为连续的肌层;⑤无肠脂肪垂;⑥皱褶黏膜变成平滑黏膜。此处在临床上很重要,是癌、溃疡性大肠炎和息肉病的好发部位。患者垂头仰卧手术时,乙状结肠由骨盆移向上方,直肠乙状结肠曲消失,不能分清直肠与乙状结肠的界限。确定肿瘤部位,常以髂骨作为标志,即将乙状结肠由盆腔牵出,牵紧直肠。如肿瘤在髂骨下方,即是直肠肿瘤;如在骶骨之上,即是乙状结肠肿瘤。

(二)结肠及肛管直肠的组织构成

1.结肠的壁由四层构成　即黏膜、黏膜下层、肌层和外膜(浆膜或纤维膜)(图 3-31)。

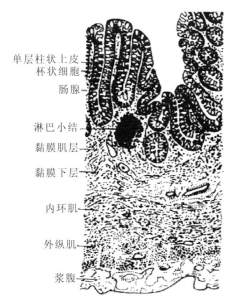

图 3-31　结肠的微细结构

（1）黏膜：由上皮、固有层和黏膜肌层等三层构成。黏膜表面平坦，无环状皱襞和绒毛，但尽有很多肠腺的开口。黏膜上皮为单层柱状上皮，由柱状吸收细胞、杯状细胞和少量内分泌细胞构成。固有层为结缔组织，内含丰富的血管、淋巴管和一些淋巴小结。固有层内还有大量肠腺。大肠的肠腺密集而深长，长度可达 0.5mm，腺上皮在柱状细胞间夹有大量的杯状细胞，一般无潘尼细胞，嗜银细胞也较少。肠腺底部尚有一些未分化细胞，这些细胞不断的增生分化，形成新生细胞，当上皮受损后，由再生的新细胞修复完整。黏膜肌层为一薄层连续的平滑肌，把黏膜固有层与黏膜下层分隔开。

（2）黏膜下层：为疏松结缔组织，其中有许多较粗的血管和淋巴管，还有黏膜下神经丛（Meissner 神经丛）。

（3）肌层：由大量平滑肌构成。依肌纤维走行的主要方向分为内环肌和外纵肌。结肠的外纵肌形成 3 条结肠带，带间只有薄层纵行肌。内环肌与外纵肌之间有肌间神经丛（Auerbach 神经丛）。

（4）浆膜：即腹膜脏层，由疏松结缔组织及外表面的间皮构成，结缔组织内有丰富的血管淋巴管和脂肪细胞。

2.肛管直肠　直肠与结肠一致亦由黏膜层、黏膜下层、肌层和外膜组成。

（1）黏膜层：由上皮、固有层和黏膜肌层三层构成。

黏膜上皮为单层柱状细胞，之间夹有大量杯状细胞。内含丰富肠腺，肠腺多数是直的管状腺，开口于肠黏膜，能分泌肠液，保护肠壁，润滑粪便。黏膜层中有两薄层平滑肌，内层呈环行，外层呈纵行，叫做黏膜肌。

（2）黏膜下层：是黏膜层之下的一层疏松结缔组织，该层含有大量脂肪细胞、血管、淋巴和神经丛。

（3）肌层由两层组成，内层是整齐的环形平滑肌，外层是纵行的平滑肌。肌层可通过节律性蠕动，推动粪便排出。

（4）外膜层上部的前面与两侧是浆膜，其余部分为纤维膜。

肛管有自己特殊的组织构造：①肛管的上皮在齿线上方是复层柱状上皮，在下方则是复层扁平上皮，有"移行"的特点；②肛门腺的走行比直肠腺弯曲多变；③肛管下的肌层是直肠环形肌增厚而成的内括约肌。

直肠纵肌则与肛提肌结合在一起形成联合纵肌，分布在肛管周围。

三、大肠的血管、淋巴及神经

（一）血管

1.结肠血管

（1）动脉结肠血管主要来自肠系膜上、下动脉。简言之，右半结肠动脉来自肠系膜上动脉，左半结肠动脉来自肠系膜下动脉（图 3-32）。

1）肠系膜上动脉起自腹主动脉前壁，约在第一腰椎平面，位于腹腔动脉起点以下 1.0～1.5cm 处。该动脉在胰腺后面经十二指肠下部前面穿出，随即进入小肠系膜。其主要分支有：

中结肠动脉在胰腺下缘起自肠系膜上动脉右缘，在胃后进入横结肠系膜内，分为 2 支：右支在肝曲附近多与右结肠动脉的升支吻合，分布于横结肠右半部（或 1/3）；左支多与左结肠动脉的升支吻合，分布于横结肠左半部（或 2/3）。由于中结肠动脉主干多数由中线右侧进入横结肠系膜，故手术中切开横结肠系膜时，宜在中线的左侧进行。

中结肠动脉多数为 1 支（占 72.3%），也可出现 2～3 支（占 24.9%），有时尚可阙如（占 2.8%）。副中结肠动脉一般比较细小，多起于肠系膜上动脉的左侧壁，偏左进入横结肠系膜，行于系膜的左侧半。有的副中结肠动脉尚可起始于肠系膜下动脉的左结肠动脉。因此，手术时应注意副中结肠动脉的存在和位置，以免误伤（图3-33）。

右结肠动脉在中结肠动脉起点的下方 1～3cm 处起于肠系膜上动脉（占 40%）；有时二者可合起一支（占 30%）；有时右结肠动脉与回结肠动脉共支起始（占 12%）；该动脉缺如者占 18%。右结肠动脉经腹后壁腹膜的深面横行向右，至升结肠附近分为升支和降支，分别与中结肠动脉右支和回结肠动脉的结肠支吻合，并沿途分支至升结肠。右结肠动脉多为 1 支，占 62.4%；2 支者较少，占 13.7%；阙如者占 23.9%。

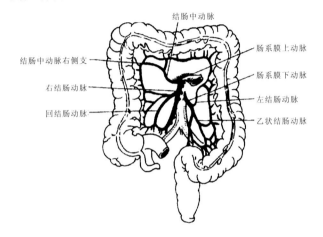

图 3-32　结肠血管分布

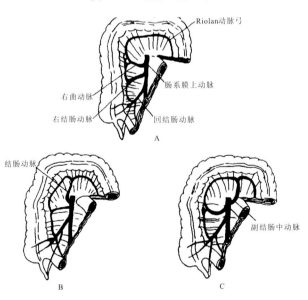

A. 右曲动脉；B. 横结肠动脉；C. 副结肠中动脉

图 3-33　结肠中动脉及其变异

回结肠动脉在右结肠动脉起点的下方，或者共干起自肠系膜上动脉，经腹膜后向右下方斜行，至盲肠附近先分为上、下 2 干，由此 2 干再发出：A. 结肠支，多为上干的延续，转向上，与右结肠动脉的降支吻合，主要营养升结肠；B. 盲肠支，起自

回结肠动脉分歧部或上干，分为前、后 2 支，分布于盲肠。

2）肠系膜下动脉约在腹主动脉分叉处以上至少 4cm，距骶岬上方 10cm 处，发自腹主动脉前壁，有时有变异（图3-34）。动脉起始处常被十二指肠上部掩盖，所以直肠切除时，如在腹主动脉处高位结扎该动脉，须将十二指肠稍向上向右移动。动脉的走行呈弓状斜向左下方，跨越左髂总动脉，移行为直肠上动脉。其分支有如下。

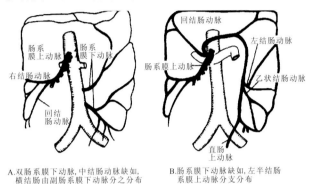

A. 双肠系膜下动脉，中结肠动脉缺如，横结肠由副肠系膜下动脉分之分布　B. 肠系膜下动脉缺如，左半结肠系膜上动脉分支分布

图 3-34　肠系膜下动脉的变异

左结肠动脉起点距肠系膜下动脉根部为 2.5～3.5cm。该动脉经腹膜的后方向左向上走向脾曲，主干分升降 2 支。升支进入横结肠系膜与中结肠动脉吻合，降支下行进入乙状结肠系膜与乙状结肠动脉吻合，沿途分支，分布于降结肠和脾曲。左结肠动脉多数为 1 支（占 94.95%），有时有 2 支。

乙状结肠动脉数目不等，2～6 支，一般分为第一、二、三乙状结肠动脉；其起点也不一致，有的可自肠系膜下动脉先分出 1 个主支，再分成 2～4 个小支。或者几个小支均直接发自肠系膜下动脉。乙状结肠动脉经腹膜深面斜向左下方，进入乙状结肠系膜内，各分出升支和降支，互相吻合成动脉弓，分支分布于乙状结肠。最下 1 支乙状结肠动脉与直肠上动脉之间缺乏边缘动脉。两动脉之间称 sudeck 点，若在此点以下结扎直肠上动脉，将引起直肠上部坏死。边缘动脉是指各结肠动脉的结肠支在结肠系膜缘吻合的动脉弓而言，肠系膜上、下动脉的血流借边缘动脉相互交通。从边缘动脉至肠管的终末支称直动脉。直动脉有长支和短支两种（图3-35）。长支，在系膜缘（或系膜带）处，或在长支的起点附近又分为前、后 2 支，沿结肠的前后面，经浆膜与肌层之间，至系膜缘的对侧缘，分布于对侧系膜面的 1/3 肠管。最后，前、后 2 支在独立带与网膜带之间构成极不充分的血管吻合，这是结肠血液供应的一个重要特点。短支，起于边缘动脉或长支，一般2～3支，在系膜缘立即穿入肠壁，供应系膜面的2/3肠管。短支和长支共同营养结肠壁的系膜部分，故此部肠壁血液供应相当丰富。而肠壁的其余部分仅由长支营养，血管是贫乏的，故在结肠壁作纵行切口时，宜在独立带与网膜带之间进行。有人报道，损伤1长支可使肠管坏死约2.5cm，因此结肠切除时为了保留足够的直动脉，边缘动脉应在肠管断端远1cm处结扎。

（2）静脉　结肠壁内静脉丛汇集成小静脉，在肠系膜缘合成较长静脉，与结肠动脉并行，成为与结肠动脉相应的静脉。伴随右半结肠动脉的有结肠中静脉，结肠右静脉和回结肠静脉。这些静脉合成肠系膜上静脉，入门静脉。左半结肠静脉经过乙状结肠静脉和结肠左静脉，入肠系膜下静脉，在肠系膜下动脉外侧向上，到十二指肠空肠曲外侧转向右，经过胰腺右方，入脾静脉，最后入门静脉。

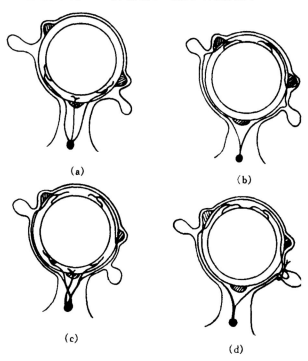

（a）短支；（b）长支；（c）长、短支；（d）不可用力牵引肠脂肪垂，避免、误扎长支

图3-35　直动脉的分布

2.肛门直肠部血管

（1）动脉　肛门直肠部的血管丰富。动脉供应主要来自直肠上动脉、直肠下动脉、骶中动脉和肛门动脉4支（图3-36）。

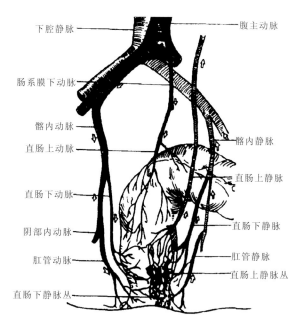

图3-36　直肠肛管血液供应

1）直肠上动脉（痔上动脉）　直肠上动脉是肠系膜下动脉的延续，在第三髂骨水平面上分为左右两支，沿直肠两侧下降，穿过直肠肌层到黏膜下层，形成痔上动脉，其毛细血管丛与直肠下动脉、肛门动脉（痔下、中动脉）吻合。直肠上动脉的终末支（痔上动脉）约在肛管直肠线上方5cm处，又分支为右主支和左主支。右主支又分前后二支，至痔区的右前和右后；左主支则直接至痔区左外侧，所以痔区右前右后和左侧（截石位3点、7点、11点）常可触及搏动的动脉（图3-37），是痔多发部位，也是痔术后大出血部位。

2）直肠下动脉（痔中动脉）　为髂内动脉前干的一个分支，在腹膜下向前、内行，经直肠侧韧带达直肠下段的前壁。主要分布于直肠肌肉，其终末支与痔上、下动脉均有吻合。

直肠下动脉的起源和分布变异很大，有时缺如或多达2～3支。该血管一般很小，断裂后不致引起严重出血，但有10%的病例其出血也可能很多，故手术时也应予以结扎。

3）肛门动脉（痔下动脉）　通过阴部内动脉间接起自髂内动脉，经过坐骨直肠窝时分为数支，主要分布到肛提肌，内、外括约肌和肛管，也分布至下部直肠。肛门动脉与痔中、上动脉与对侧的血管虽也有吻合支，但一般很细小，不致引起大出血。

4）骶中动脉　起自腹主动脉分歧部上方约1cm处的动脉后壁，沿第四、五腰椎和骶尾骨前面下降，行于腹主动脉、左髂总静脉滑氏前神经、痔上血管和直肠的后面，其某些终末分支可沿肛提肌的肛尾缝下降至肛管和直肠。骶中动脉在外科上的意义是，切除直肠时将直肠由髂骨前面下拉，并与尾骨分离时，切断此动脉有时会引起止血困难。

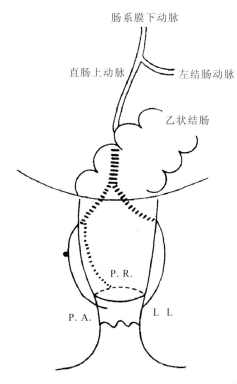

P.A：右前支；R.P：右后支；L.L：左外支

图 3-37 直肠上动脉的分支

（2）静脉肛门直肠的静脉分布状态和动脉相同，但这些静脉都来自两个静脉丛，即痔上静脉丛和痔下静脉丛，且分别汇入门静脉与下腔静脉。

1）痔内丛（痔上丛）位于肛管齿线以上的黏膜下层内。静脉丛在直肠柱内呈囊状膨大，各膨大并以横支相连，在肛管的右前、右后、左外三个区域静脉丛较显著，是原发内痔的好发部位。静脉丛汇合成 5～6 支集合静脉垂直向上，约行 8cm 的距离，穿出直肠壁形成痔上静脉（直肠上静脉），经肠系膜下静脉入门静脉。这些静脉无静脉瓣，穿过肌层时易受压迫（尤其排便时更为明显），这是形成内痔的因素之一。门静脉高压患者因痔上静脉回流受阻，静脉丛易怒张膨大形成痔。

2）痔外丛（痔下丛）位于齿线下方的皮下，由肛管内壁静脉、肛周静脉、直肠壁外静脉汇集而成，沿外括约肌外缘连成一个边缘静脉干。痔外丛在直肠柱的下端（有人主张在括约肌间沟附近）与痔内丛吻合。吻合的横支形成静脉环称痔环。肛管下部的静脉可稍越齿线以上与痔环连接，向下入肛门静脉。当肝硬化而有门静脉高压时，这些吻合支即为门—腔静脉侧支循环的通路。肛门直肠恶性肿瘤或感染的播散，亦按上述静脉分布的情况而有一定的规律。

日本学者通过对肛管微细血管的组织学研究，发现直肠上动脉的终末分支与痔内丛的静脉连接方式，不是通过毛细血管网，而是以动静脉直接吻合的方式相连通，称这种静脉为"洞状静脉"（图 3-38）。洞状静脉管壁肌层发育不良，胶质纤维较多，血管壁弹性弱，容易淤血。洞状静脉的淤血是产生内痔的解剖学基础。长期用力排便，可以促使洞状静脉压力增高，致洞状静脉扩张而发生内痔。

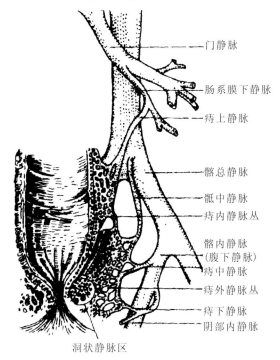

洞状静脉区

图 3-38 洞状静脉

1980 年 Henrich 提出在齿线以上的黏膜下层有"直肠海绵体"。它是由大量血管、平滑肌、弹力纤维和结缔组织所组成。当括约肌收缩时，它像一个环状气垫一样协助密闭肛管内腔。所以直肠海绵体也是肛门自制器官的重要组成部分。他认为直肠海绵体组织的增生和肥大，即可形成痔。但是海绵体的血管不是静脉而是扩大的动脉，除肛门指诊时可以在 3、7、11 点钟处摸到动脉搏动外，最有力的证据是：取痔的血液作气体分析证明是动脉血，用动脉造影术也可显示痔丛的位置。Henrich 还指出：直肠海绵体像性器官的勃起组织一样，直到青春期以后才能得到充分发育，因此儿童即使肛旁皱襞水肿性肿大，也不会发生痔。

49

（二）淋巴

1.结肠淋巴组织（图 3-39） 淋巴组织在各部结肠的分布多少不同，盲部最多，乙状结肠次之，肝曲和脾曲较少，降结肠最少。分壁内丛、中间丛和壁外丛。

（1）壁内丛与直肠相似，包括结肠黏膜、黏膜下层、肌间和腹膜下淋巴网。由小淋巴管互相交通，并与其上方和下方的淋巴网相连。其上下交通不如围绕肠壁交通丰富，因此肿瘤围绕肠壁环形蔓延上下纵行者较多，容易造成肠梗阻。

（2）中间丛即是连接壁内丛与壁外丛的淋巴管。

（3）壁外丛包括结肠壁外的淋巴管和淋巴结，这些淋巴结有 4 种：①结肠上淋巴结，在肠壁浆膜下方或在肠脂肪垂内，沿结肠带较多，特别在乙状结肠显著；②结肠旁淋巴结，在结肠系膜内，沿边缘动脉的末梢动脉分布；③中间淋巴结，在结肠动脉弓与肠系膜上下动脉的主要分支之间；④主淋巴结，在由主动脉起点的肠系膜上下动脉周围。

（4）结肠各部淋巴流向：结肠淋巴引流方向有一定顺序，常由壁内丛至壁外丛到结肠上淋巴结，再到结肠旁淋巴结，然后经各结肠动脉附近的中间淋巴结至中央淋巴结。结肠各部淋巴管通常沿其结肠血管分别汇入有关的中间淋巴结。如升结肠淋巴经其旁淋巴结注入回结肠及右结肠淋巴结。升结肠上部淋巴可经其旁淋巴结注入中结肠淋巴结。横结肠淋巴经其旁淋巴结亦注入中结肠淋巴结，但近肝曲者可注入右结肠淋巴结，近脾曲者则可注入左结肠淋巴结。降结肠和乙状结肠的淋巴经其旁淋巴结分别注入左结肠与乙状结肠淋巴结。概括起来讲，即右半结肠（升结肠和肝曲以及横结肠右侧部）的淋巴管，大部伴随肠系膜上动脉的分支，终于肠系膜上淋巴结；左半结肠（横结肠左侧部及脾曲以下结肠）的淋巴管，主要终于肠系膜下淋巴结或腰淋巴结，它们最终到达主动脉周围淋巴结，所以大肠的淋巴可分为肠系膜上、下淋巴系和主动脉周围淋巴系。

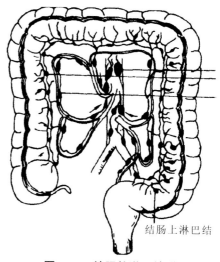

结肠上淋巴结

图 3-39 结肠的淋巴结群

1）肠系膜上淋巴系（图 3-40） 回盲部淋巴管沿回结肠动脉的回肠支和结肠支注入 2 支分歧部的淋巴结，其输出管沿回结肠动脉注入回结肠动脉根部的回结肠淋巴结。升结肠和横结肠右半的淋巴管沿右结肠和中结肠动脉注入该动脉根部淋巴结，其输出管入肠系膜上静脉右侧缘的淋巴结，有些淋巴管横越肠系膜上静脉至肠系膜上动脉前面的淋巴结。

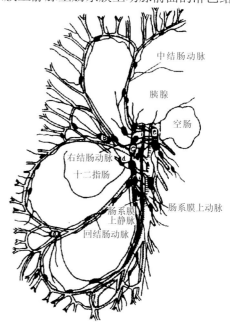

中结肠动脉

胰腺

空肠

右结肠动脉

十二指肠

肠系膜上动脉

肠系膜上静脉

回结肠动脉

图 3-40 右半结肠淋巴系

总之，右半结肠的淋巴大部分注入右结肠和中结肠淋巴结，继而注入肠系膜上静脉右缘的主淋巴结。

2）肠系膜下淋巴系（图 3-41）：左半结肠的淋巴经肠系膜下淋巴结终于主动脉周围淋巴结，来自上、下、左、右 4 个方向的淋巴管汇集于此。

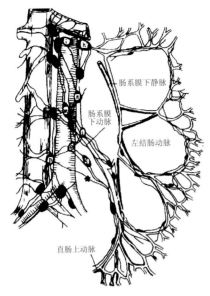

图 3-41　左半结肠淋巴系

右侧和上方来的淋巴管入主动脉前淋巴结，继而至主动脉和下腔静脉间淋巴结的最上部淋巴结。

左侧来的淋巴管向上行至主动脉左侧的主动脉外侧淋巴结。

下方来的淋巴管至肠系膜下淋巴结，有些淋巴管中途向右侧横行至主动脉前淋巴结与右侧主动脉、下腔静脉间淋巴结、左侧最下部的主动脉外侧淋巴结相联系。这些由下方来的淋巴管是直肠上淋巴结的输出管，它们横越上腹下丛的前面而至肠系膜下动脉起始部下方的主动脉前淋巴结。

上方优位型淋巴结是主动脉、下腔静脉间最上部淋巴结群。

下方优位型淋巴结是主动脉、下腔静脉间的最下部淋巴结群。淋巴廓清术须注意上述问题。降结肠淋巴入上方优位型淋巴结，直肠淋巴入下方优位型淋巴结，乙状结肠淋巴入中间型淋巴结。

3）主动脉周围淋巴系：肠系膜上淋巴系最终汇入主动脉与左、右肾动脉（左肾静脉）之间呈四角形排列的淋巴结群。

肠系膜下淋巴系沿主动脉两侧由下而上行，终于左肾静脉下方的左右淋巴结。

右侧主动脉、下腔静脉间淋巴结与左侧主动脉外侧淋巴结的输出管，主要形成左、右腰淋巴干，经主动脉后通过膈肌主动脉裂孔合成胸导管。

在肠系膜下动脉起始部和主动脉分歧部之间的区域内，左、右腰内脏神经在此合成上腹下丛（骶前神经），合成的位置恰位于主动脉分歧部。若在此区内廓清主动脉周围淋巴结，极易损伤此神经而引

起性功能障碍，故须特别注意。

肛门直肠和结肠恶性肿瘤切除手术时，首先要熟习淋巴组织的分布。恶性病变初起时，可由淋巴管向上、向下及向两侧传播到远处淋巴结内。因而原发恶性肿瘤虽小，也要切除全部淋巴组织。

根据淋巴分布，肛门直肠结肠癌根治手术，应切除肿瘤和一部分正常肠管，并尽力切除所有淋巴组织。肛管和肛门周围恶性肿瘤应做腹会阴合并切除术，分期切除腹股沟淋巴结。直肠下段癌，距肛门缘 6～7cm，向两侧蔓延，应切除直肠侧韧带。直肠上段癌、乙状结肠癌和降结肠癌，应在肠系膜下动脉由主动脉起点下方结扎切断。脾曲和降结肠癌，应切除左半结肠。横结肠中部癌，应切除横结肠包括肝曲、脾曲、大网膜、胃结肠韧带。肝曲、升结肠和盲肠应切除右半结肠。

2.肛门直肠淋巴组织

（1）肛管淋巴组织有壁内丛和壁外丛。

1）壁内丛包括肛管皮内、肛管皮一直肠柱黏膜下层、内外括约肌之间和直肠纵肌间的淋巴网。向上与直肠淋巴网，向下与肛门周围淋巴网相连。

2）壁外丛分上下两组，上组包括在齿线汇集肛门梳附近淋巴管，和沿着直肠下血管及阴部内血管的淋巴管。下组在肛门梳后方，汇集肛门周围淋巴管，向前经过会阴与股内侧之间，入腹股沟浅部淋巴结，再经过髂外淋巴结或髂总淋巴结，最后入腰淋巴结。直肠下段、肛管和肛门周围皮肤之间淋巴网，紧密连接，很难分清属于哪一部分的淋巴管。肛门周围淋巴管与骶尾部淋巴管和臀部淋巴管也有广泛连接。淋巴管连接广泛时，淋巴常有逆行引流。

（2）直肠淋巴组织（图 3-42）有壁内丛、中间丛和壁外丛，3 个淋巴丛由小淋巴管互相连接。

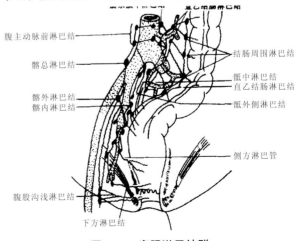

图 3-42　直肠淋巴结群

1）壁内丛包括直肠黏膜、黏膜下层和环肌与纵肌之间的淋巴网，由小淋巴管互相交通。直肠壶腹黏膜下淋巴网向上与乙状结肠黏膜下淋巴网相连，向下与肛管皮下淋巴网相连。肌间淋巴网向上与乙状结肠肌间淋巴网连接，向下与外括约肌淋巴网相连。

2）中间丛包括直肠有腹膜遮盖部分的腹膜下淋巴网和无腹膜部分的肌层与直肠周围脂肪间的淋巴窦，是将肠壁各层与壁外丛互相交通的淋巴管。

3）壁外丛是最重要的淋巴丛，包括直肠周围淋巴窦和直肠壁外的淋巴结，做成广泛的淋巴组织，分上中下3组。

上组包括沿着直肠上血管的淋巴管和淋巴结，在围绕直肠上血管的蜂窝组织内和乙状结肠系膜内，成为3组独立淋巴结。①直肠后淋巴结或结肠系膜下淋巴结，在骶骨凹内，汇集直肠上部淋巴管。这些淋巴结在直肠上动脉分叉处最显著，叫直肠主要淋巴结。②直肠乙状结肠淋巴结，在直肠上动脉与乙状结肠动脉连接处，汇集直肠上部和乙状结肠下部淋巴管。③直肠乙状结肠淋巴结，在结肠左动脉和第一乙状结肠动脉的肠系膜下动脉起点附近。汇集直肠、乙状结肠和降结肠的淋巴管，是直肠和乙状结肠恶性肿瘤转移的主要淋巴结。

过去认为齿线上部淋巴向上回流注入腹腔淋巴结，齿线下部淋巴向下注入腹股沟淋巴结。实际上齿线上下方的淋巴管是交通的，肛门癌可转移至腹股沟淋巴结、直肠旁淋巴结、髂淋巴结和主动脉旁淋巴结，因此肛门癌根治术，应考虑全面清除腹股淋巴结、盆内淋巴结直肠周围及部分结肠淋巴结(图3-43)。

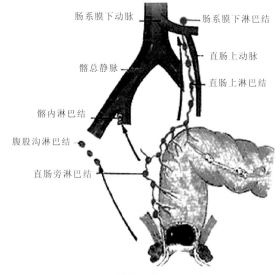

图3-43 肛管直肠的淋巴及其回流

（三）神经

1.结肠神经

（1）交感神经：结肠的交感神经主要来自肠系膜上丛和肠系膜下丛。肠系膜上丛为腹腔丛向下的连续，位于肠系膜上动脉的根部。丛的上部有肠系膜上神经节，来自脊髓第5（T5）胸节至第2（L2）腰节侧角内的交感神经节前纤维至此节交换神经元，节后纤维形成次级的神经丛，伴随肠系膜上动脉的分支分布于盲肠阑尾、升结肠和横结肠右半（即右半结肠）。肠系膜下丛位于肠系膜下动脉根部，丛内有肠系膜下神经节。来自脊髓第一至三腰节（Ll-L3）侧角的交感神经节前纤维至此交换神经元，节后纤维形成次级的神经丛，随肠系膜下动脉的分支分布于横结肠左半、降结肠、乙状结肠和直肠上部（即左半结肠）。

（2）副交感神经：右半结肠的副交感神经一般认为来自右迷走神经的腹腔支。该支参加腹腔丛和肠系膜上丛后，伴肠系膜上动脉及其分支，分布至盲肠阑尾、升结肠及横结肠右半。左半结肠的副交感神经来自脊髓第二至四骶节侧角，经骶神经出脊髓后合成盆内脏神经至下腹下丛，与交感神经相汇合。这些神经纤维除分布于直肠、膀胱等盆腔器官外，其中部分纤维向上行，经上腹下丛到肠系膜下丛，伴肠系膜下动脉及其分支，分布于结肠脾曲、降结肠乙状结肠及直肠上部。

（3）结肠传入神经：结肠的传入神经纤维混合在交感与副交感神经（迷走神经或盆内脏神经）中，其神经细胞体在脊神经节或脑神经节内。一般说，大肠的痛觉是经交感神经传导的，这种纤维的神经元在脊神经节内，并经后根入脊髓。结肠的痛觉传导纤维经胸、腰内脏神经。有人研究发现，切除右侧交感神经以后，刺激在正常时可引起疼痛的右半结肠却发生痛觉丧失，向远侧可达横结肠中部。但在横结肠左半、结肠左曲及降结肠上部仍可引起疼痛。切除左侧交感神经以后则相反，牵拉髂脊以上腹腔左侧的结肠不发生疼痛，而牵拉或电刺激右半结肠可引起疼痛，并在右下腹引起牵涉痛。在左侧交感神经切除后，降结肠以下的肠管痛觉丧失范围至肛门以上16cm处（相当于直肠与乙状结肠结合部），在此平面以下则痛觉仍存在。这是因为直肠的痛觉纤维及反射性传入纤维均经盆内脏神经（副交感神经），而不是交感神经。

2.肛门直肠神经　肛门直肠神经主要来自下腹下丛（盆丛）。下腹下丛为前后 5.00cm±0.83cm，上下 3.08cm±0.58cm 的四角形网状扁平神经丛。位于腹膜反折部以下至肛提肌之间（骨盆直肠间隙）的腹膜外组织内，居髂内动脉与直肠之间。盆丛的组成成分主要来自腹主动丛的骶前神经（交感纤维）和来自骶节 S2-S4 的盆内脏神经（副交感纤维）。交感神经来自骶前神经丛，该丛在主动脉分叉下前方，于直肠固有筋膜之外分为左右两支，各向下与骶部交感神经会合，在直肠侧韧带两旁组成骨盆神经丛。副交感神经来自骶节 S2-S4 骨盆骶神经。一般副交感神经兴奋，增强直肠蠕动，促使腺体分泌，使肛门内括约松弛，排出气体和粪便；与此相反，交感神经兴奋，抑制直肠蠕动，减少腺体分泌，使内括约肌收缩，控制排便（图 3-44）。

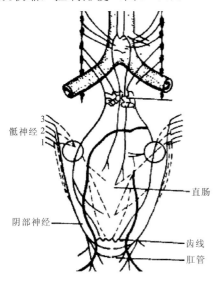

图 3-44　肛门直肠的神经分布

骶前神经还支配着排尿、阴茎勃起和射精，损伤后可引起阳痿等，所以肛门直肠部手术特别要注意避免损伤骶前神经。

胸椎、腰、骶椎外伤断裂的患者，肠管运动仍可正常进行，对机械、化学刺激仍能发生反应。这一事实说明，肠管的运动并不完全受外来神经的支配，而是主要依靠肠壁本身的感受神经来完成。动物实验也证明了这一点。

肛管的神经来源众多，肛周的皮肤内有丰富的神经末梢，对刺激如痛觉温觉触压觉等特别敏锐，这就给肛门直肠区的麻醉带来了复杂性，容易使麻醉不够完全，患者仍有痛、胀、牵拉等不适反应。肛门有内、外括约肌，这些肌肉的松弛或紧张与手术的成功与失败有密切关系。因此必须考虑到麻醉不同来源的感觉神经和支配括约肌的运动神经，才能使手术顺利进行。肛管的神经从性质上可分为内脏神经和躯体神经两类：

（1）内脏神经（自主性神经）：肛管和肛周皮肤的交感神经主要是髂前神经和交感干上的髂部神经节以及尾神经节发出的纤维，分布于肛周皮肤内的腺体和血管。交感神经的作用是抑制肠蠕动和收缩内括约肌，故髂前神经被认为是内括约肌的运动神经。

肛管的副交感神经是由直肠壁内肠肛神经丛连续而来，形成联合纵肌神经丛，分布于肛周皮肤。黏膜下神经丛与肛周皮肤的神经丛连接，分布于肛周皮内汗腺、皮脂腺和大汗腺。副交感神经的作用是增加肠蠕动，促进分泌，并开放内括约肌。

内脏感觉神经较迟钝，故肛管黏膜部临床上称为"无痛区"。

（2）躯体神经（脊神经）：肛管的躯体神经支配共有 6 个来源，其中以阴部神经发出的肛门神经为主要来源，之外尚有阴部神经发出括约肌前神经和会阴神经的肛门支，第 S2、S3、S4 骶神经后支，由 S5 与 C0 合成的肛门尾骨神经，股后皮神经的长会阴支。在这些神经中，对肛门功能起主要作用的是肛门神经（图 3-45）。

肛门神经起自阴部神经（S2-S4 后支组成），与肛门血管伴行，通过坐骨直肠窝，分布于肛提肌、外括约肌以及肛管皮肤部和肛周皮肤。关于肛门神经起点的位置，一般认为是在髂结节韧带的下方（60%）。起自髂结节韧带上方者，据国外资料记载，仅属少数。据翁嘉颖（1980）观察，中国人属此类型者有 20% 之多，其位置在"白环瑜"附近。肛门神经虽主要分布在齿线以下，但齿线上方 1.0～1.5cm 的黏膜区也有肛门神经分布，麻醉时应注意这一特点，将麻醉面提高至齿线上方。由于肛门神经与尿生殖系统神经同起自阴部神经，所以肛门手术及肛门疾病容易引起反射性排尿困难等尿生殖系统的动能紊乱。肛门神经是外括约肌的主要运动神经，损伤后会引起肛门失禁。

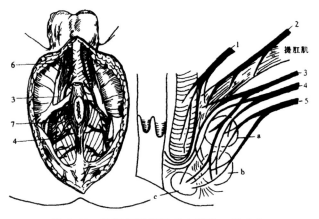

图 3-45　肛门部神经及其在括约肌的分布

1. 盆内脏神经；2. 肛提肌神经；3. 会阴神经；4. 肛门神经；

　　5. S4；6. 阴囊后神经；7. 阴部神经；

　　a. 外括约肌深部；b. 浅部；c. 皮下部

四、肛肠生理

（一）吸收与消化

大肠的主要功能之一是吸收水分和电解质，其吸收量可从测定每日由回肠进入结肠的液体量和成分，同时分析由粪中排出的量和成分进行比较计算出来。正常情况下，大肠每日约从内容物中吸收水分 1350ml，钠 200mmol 和氯 150mmol。这个数值相当于每日由回肠进入大肠的水分的 80% 和氯化钠的 90% 以上，而由粪便排出的仅含水分 100~200mmol 和少量电解质。这是就一般情况而言，实际上大肠的吸收能力比这大得多。据研究，大肠 24 小时内至少可吸收水分 2500ml，有的报告认为可以达到 5000ml。

大肠各部分的吸收能力大小不一。右结肠的吸收能力最大，其余依次为横结肠、降结肠，吸收能力逐渐减少，直肠的吸收能力已微不足道了。由于存在这种吸收能力的差别，因此临床上可观察到：回肠造瘘排出的大便成稀糊状，横结肠造瘘排出的大便即已成形，而乙状结肠造瘘排出的则为干燥大便。右半结肠切除后的患者由于水分吸收障碍，故术后常出现暂时性的腹泻，直到左半结肠吸收水分的功能代偿后才趋好转。全结肠切除后，吸收水分的功能则转移到回肠。末段 30cm 回肠在水分的吸收上起重要作用，手术时应视情况予以保留。如家族性腺瘤病患者采用"全结肠切除，回肠造瘘"或"全结肠切除，回—直肠吻合"治疗时，术中应尽可能保留此末段 30cm 的回肠。术后其水分吸收的

代偿机制为：肠管扩张，黏膜绒毛增生，运动迟缓。这种所谓的"小肠结肠化"过程，约需 18 个月才完成。

正常大肠对钠及氯离子有吸收功能，而钾和重碳酸盐则通过大肠排泄进入大肠腔内的粪流中。正常人每天从大肠吸收 55~70mmol 钠，28~34mmol 氯。直肠癌全盆腔清除时，如以乙状结肠代膀胱，术后尿液中排出的氯在乙状结肠可再吸收，故可能引起高氯性酸中毒。

大肠中细菌分解大便成分而产生的一些毒性产物，如吲哚、胺素、氨、酚、硫化氢等也可在大肠被吸收，但在肝脏可被解毒。如果肝病患者肝脏解毒功能低下，或有毒物质产生过多时，就有可能产生如肝昏迷一类的自身中毒症状。

大肠的吸收受一些病理生理因素的影响，例如溃疡性大肠炎和局限性结肠炎，结肠对水和钠的吸收能力减低；有的研究显示，此时肠黏膜还主动分泌钠和氯。由于对水盐吸收不良，排出增多，患者常发生腹泻。

一些激素和体液因素，对结肠的吸收能力也有影响。醛固酮可促进结肠吸收水、钠和排泄钾，这与醛固酮对肾小管的作用相似。原发性醛固酮增多症患者对钠的吸收增加，此时测量其直肠黏膜电位增大，此法已被用于本病的诊断和普检。血管紧张素可促进结肠对钠的吸收；脑垂体后叶释放的抗利尿激素则可抑制结肠对水和钠的吸收。这些作用可能与细胞外液量的保持和调节有关。此外，9-氟氢可的松也有促进结肠吸收钠和水的作用，至于其他肾上腺皮质激素是否也有影响，尚无定论。

大肠吸收水和电解质的机制有主动吸收和被动吸收两种。钠的吸收是个主动过程。结肠黏膜上的钠泵可以逆着浓度梯度和电位梯度把肠腔内的钠离子运到周围血液中，完成吸收过程。因此粪便中的钠浓度远低于血浆钠浓度。灌流实验证明，钠的吸收可以一直进行到灌流液的钠浓度减低到 15~25mmol 时止。氯的吸收并非单纯地继发于钠的吸收之后，以保持电中性，它还包含一个主动吸收过程和与 HCO_3^- 交换的过程。氯从肠腔吸收入血液，与此同时，HCO_3^- 则通过黏膜分泌入肠腔，以进行交换。水的吸收是个被动过程，它继发于钠和氯的吸收之后。由于钠和氯等溶质吸收的结果，在肠黏膜的两侧形成渗透梯度，使水分从肠腔透过黏膜被吸收入血。

人的正常消化功能是在胃和小肠内进行，主要是各种酶的消化作用。一般来说，结肠和直肠不产生酶，无消化作用，但有细菌消化作用。结肠内有很多细菌，厌氧杆菌占90%，此外还有链球菌，变形杆菌，葡萄球菌、乳杆菌、芽胞和酵母。也有少量原生物和螺旋体。肠细菌对产生生理需要的物质有重要作用。如食物内缺乏维生素时，在肠内可根据人体的需要调节合成维生素。这些细菌消化纤维素，合成各种维生素。如维生素K、盐酸硫胺（维生素B_1）、核黄素（维生素B_2）、生物素（维生素H）、烟酸、氰钴胺（维生素B_{12}）、叶酸、盐酸吡哆醇（维生素B_6）和消旋泛酸。因细菌作用也形成叫吲哚、粪臭素、硫化氢，使粪有臭味。如长期用抗生素，可导致维生素合成和吸收不良，引起维生素缺乏症。

（二）传输与储存

大肠是传输食物残渣至肛门，经一定时间储存后排出体外的器官，传输与储存是其基本功能。

结肠运动机能有两种，一种是肠肌自发的肌肉活动，叫肌动，由神经体液和生物生理作用管理；另一种叫蠕动，蠕动是使粪便在肠腔内向肛门推进的活动，由肠内固有神经支配，同时也受中枢神经的影响，主要运动形式分为4种：

1.袋状往返运动 结肠环肌收缩，使黏膜折叠成结肠袋，这种收缩在不同部位交替反复发生，是一种往返运动，使结肠袋里的内容物向近侧和远侧作短距离活动。这种缓慢揉搓作用，使肠内容物混合，并与肠黏膜接触，帮助吸收。

2.分节推进运动 将一个结肠袋的内容物推到一段肠内，继续移向远侧，而不返回原处，这种运动叫分节推进运动。接着远处结肠袋肌肉收缩，将肠内容物挤向远侧和近侧，但推向远侧力量较大，使粪便向远侧移动。

3.多袋推进运动 这种运动是邻近几段结肠同时收缩，将肠内容物移到远侧邻近的一段结肠内，然后移入肠内容物的一段结肠以相同形式收缩，使内容物推向前段。

4.大蠕动 蠕动是由一些向前的收缩波组成，几节肠段一致收缩，将粪便推进到远侧肠内。这种蠕动常由肝曲开始，以每分钟1～2cm的速度，将肠内容物推到左半结肠。如乙状结肠内存有粪便，可使粪便进入直肠，引起排粪反射。结肠大蠕动不是经常出现，每日有2～3次，但在进食后，由于胃结肠反射，可引起结肠集团蠕动，可产生想排粪的感觉。正常人结肠内粪便向前推进速度，每小时5cm，进食后向前推进每小时约为10cm。

进食和进食后，回肠内食糜进入盲肠，结肠内压力增高。因此，有些人进食后会因乙状结肠内压力过高，感觉腹胀和饭后腹痛。情绪紧张愤怒、体力活动、肠炎可增加肌动性，使结肠持续收缩。忧郁、恐惧、外伤、过冷或太热可减少肌动性。结肠膨胀可刺激肌动性，泻药的作用可使肠内液体积增大，刺激这种肌动性，引起排粪。

在正常情况下，大肠的储存活动，是通过"贮袋作用"和"顺应性"来完成的。

所谓"贮袋作用"，是指结肠可容纳一定量粪便，只有当体积和压力增加到某一极限时，方激发蠕动的功能。

此种功能的维持主要依赖于：①机械性因素乙状结肠外侧角和Houston瓣有阻止或延缓粪便前进速度的作用，粪便的重量可增强此角度的栏栅作用。②生理性因素直肠的运动频率和收缩波幅均较高于乙状结肠，这种反方向的压力梯度，可阻止粪便下降，对维持直肠经常处于空虚和塌陷状态是必要的，对少量稀便和气体的控制是重要的。若结肠的贮袋作用遭到破坏，则结肠内粪便不断进入直肠，而直肠内粪便又不能借逆蠕动返回结肠，势必造成直肠粪便堆聚，压力上升，排便反射及便意频频不断，而外括约肌和耻骨直肠肌收缩为时过久而不能坚持，则必然引起失禁。

实验证明，正常情况下，直肠内粪便容积大量增加时，肠腔内压下降或轻微上升，以维持肛门自制，此种特性称为直肠的顺应性。它不但使直肠在排便前能贮存相当多的粪便，而且使排便动作推迟。顺应性过低可使便次增多甚至肛门失禁；顺应性过高可造成慢性便秘。正常人的直肠顺应性为$1.53ml/kPa$（$15.6ml/cmH_2O$）$\pm0.67ml/kPa$（$6.8ml/cmH_2O$），最简单的方法可用测定直肠最大耐受量（MTV）来代表，即患者因痛要求停止操作前能注入直肠乳胶囊内的水或空气量。正常成人平均MTV为406ml（范围280～540ml）。临床证实，低位前切除术后排便异常的主要原因是顺应性降低，即贮袋作用和肠壁伸展性降低。术后临床排便状态的改善，显然是在吻合部以上肠管获得某种程度的适应性反应的结果。

（三）排便与自控

排粪是一种错综复杂而协调的动作。包括随意和不随意的活动。是一种既协调又准确的生理反射机能。

健康人直肠内通常没有粪便，随起床引起的直立反射，早餐引起的胃、结肠反射，结肠可产生强烈"集团蠕动"，将粪便送入直肠。直肠内粪便蓄积到一定量，一般 150～200ml，产生 45～50mmHg 内压时，就会激惹直肠壁内的神经感受细胞，使直肠运动亢进，直肠纵肌收缩，直肠内压进一步上升，直肠、乙状结肠、降结肠和肛门之间的弯曲角度变小或消失，直肠伸展变直，肛门括约肌舒张，粪便排出体外。一般把这种直肠受到压力刺激后可产生伸展变直，并使肛门括约肌舒张排出粪便的反射活动，称直肠肛门反射或排便反射。是不随意的反射活动。直肠壁内神经感受细胞对压力非常敏感，当受到一定阈值压力时，即可将冲动通过盆神经及腹下神经，传至腰骶部脊髓（S2-S4）的排便反射的低级中枢。此中枢一方面可直接传出冲动，通过盆神经及腹下神经到直肠壁及肛门内括约肌，使其收缩或舒张；另一方面又可将冲动上升到丘脑和大脑皮层的排便活动的高级中枢，如条件许可排粪，即发出指令到脊髓（S5），通过阴部神经，令随意肌的外肛门括约肌舒张，肛提肌向上向外收缩牵拉，使上部肛门管口张开。并同时指令膈肌下降，腹肌及大腿肌收缩，呼吸暂停使胸内压及腹内压急速上升，加强粪便排出（图 3-46）。

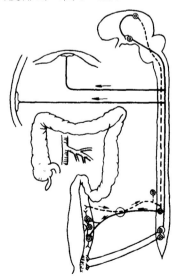

图 3-46 排便反射模式

此时，如果因没有排便环境和条件，须缓排便，

高级中枢则指令肛门外括约肌紧张性增加，乙状结肠及直肠舒张，并通过直肠的逆蠕动使粪便返回乙状结肠，使便意暂时消失，排便间隔延长。排便的这种大脑皮层随意控制作用有利于人应变环境，养成定时排便习惯。但长期任意延迟排便，忽视正常排便，又可使直肠对粪便压力刺激的正常敏感性降低，粪便留滞于直肠内而不能及时产生排便反射，这是造成习惯性便秘的最常见原因。

排便自控有两种：①储存器节制作用或结肠节制功能；②括约肌节制作用。结肠节制机能不依赖于括约肌作用。左侧结肠能蓄积一定量的粪便，如超过一定数量时，可刺激结肠，使粪便进入直肠。乙状结肠造口术的患者，如饮食调理适当，每日灌肠，可形成排粪习惯。会阴部结肠造口术在这种基础上，也能有些节制作用。括约肌节制作用即是肛门括约肌抵抗结肠蠕动向前推进力的作用。括约肌收缩力必须胜过结肠推进力量，并有节制作用，否则出现肛门失禁现象。当结肠切除后，回肠与直肠吻合，括约肌虽然完整，但因上方推进力太大，节制作用不良，也可有肛门失禁现象。

直肠与内括约肌之间、直肠与肛门外括约肌之间都有神经反射作用存在。肛门括约肌随意收缩，对结肠收缩无直接作用。外括约肌反射与大脑皮质有密切联系。脊髓损伤患者，外括约肌收缩力可以保留 40%～80%。稀粪不能节制，干粪则有便秘。排粪时肛门张开，并不是外括约肌失去紧张力的真正松弛，而是由于上方向下的推进力，使有紧张力的肌纤维扩张，同时再加以内括约肌反射机能的作用所致。如外括约肌无紧张力时，即可发生肛门失禁，因此排粪也是一种抵抗外括约肌紧张力的作用。

如保持完好的节制作用，必须保留齿线以上 4～7cm 的一段直肠。因在此区域内的本体感觉感受器，可引起内外括约肌反射机能的作用。如将这一段直肠切除，手术后可发生肛门失禁，必须等结肠节制机能形成后，肛门失禁才可好转。只保留外括约肌及其运动神经，不能保证节制作用。如切除时保留直肠远端不足时，也不能引起反射冲动使外括约肌增加紧张力。因而常在无排粪感时，粪便即自行流出。如在会阴部或直肠手术时损伤肛门神经，虽然肛门括约肌完整，可发生暂时失禁现象。肛门瘙痒症作皮下切除手术时，因失去自体感觉，可发生暂时肛门失禁，有时需经数月后方可恢复。

肛管和直肠连接形成的角度，有时比直角还小。

因此直肠内存积粪便不达到相当数量，不能压迫齿线引起排粪反射。肛提肌的耻骨直肠部常向上向前牵拉肠管上部，以增加肛管和直肠所形成的角度。如手术时在肛门后方切开过深或因其他原因改变这一角度，使直肠与肛管成一垂直管状，破坏了直肠的容器作用，可造成肛门失禁。

（四）肠腔内的细菌

肠道是人体内最大的细菌和毒素库，大肠中有400多种细菌，细菌数量大约有1012个，细菌占粪便干重的三分之一。

胎儿的胃肠道是无菌的。出生后，细菌开始移居，并在肠道中迅速繁殖，细菌的来源主要是由吞咽摄入的，污染源来自母亲。母乳喂养或是人工喂养方式的不同，可以造成肠道细菌种类的差异。如果是母乳喂养，肠道中的细菌主要是双歧乳酸杆菌，占所有细菌的90%；如果是人工喂养，肠道中的细菌则以嗜酸性乳酸杆菌、非特异性厌氧菌和肠球菌为主。所有这些细菌均从口腔摄入。

婴儿肠腔中的细菌高速繁殖，数量和种类迅速增加，一旦人体内环境发育成熟、稳定，菌群的数量和种类也就稳定下来。虽然不同的人肠道中的细菌数量有所差异，但具体到每一个人，肠道菌群的稳态可保持一生。

特定的细菌常常生活在胃肠道的特定部位，这是因为细菌生长需要复杂的微生物生态环境。细菌的数量、种类不但与肠腔中粪便的性质有关，还与粪便在肠腔中运输时间有关。胃和小肠中的常见菌是乳酸杆菌和厌氧链球菌，而大肠中的常见菌却是粪杆菌、大肠杆菌。细菌生活在特定的肠腔内，它不仅存在于肠腔的大便中，而且覆盖于肠黏膜的表面。结肠黏膜表面布满了细菌，随着黏膜细胞的更新，覆盖在黏膜表面的细菌随同肠黏膜一同脱落、进入肠腔。每克肠黏膜所含细菌的数量与每克大便中所含细菌的数量相同。肠黏膜和肠粘液是重要的污染源，所以在手术时，需要用洗必泰等擦净肠黏膜上的粘液。

结肠中的细菌有400多种，包括需氧菌和厌氧菌，其中厌氧菌占整个细菌的90%。厌氧菌主要有无芽胞杆菌属、类杆菌属和真菌属。肠道中的细菌繁殖受到细菌与细菌之间和细菌与宿主之间的相互制约。如大肠杆菌在适宜的培养条件下，每20分钟便分裂1次，而在体内大肠杆菌分裂速度则要慢得

多，每天只有1～4次。机体具有一系列措施来限制肠道中细菌的繁殖，肠蠕动将肠内容物连同细菌一起向下排送，便是一个非常重要的将菌群保持在一定范围内的防范措施。

肠道内细菌的繁殖受到细菌与细菌之间和细菌与宿主之间的互相制约。肠道内的不同菌属之间有既互相支持、又互相制约的作用，从而保持肠道内细菌的生态平衡。细菌在大肠内竞争有限的营养物质。兼性厌氧菌可以将结肠内少量氧消耗，否则结肠内的环境便不能达到使一些对氧非常敏感的专性厌氧菌得以生存、繁衍的条件，结肠内亦不能维持其庞大的菌群。相反，当肠腔pH发生改变时，一些细菌代谢产物可以抑制其他细菌的生长繁殖。如大肠杆菌属的一些细菌能分泌有杀菌作用的大肠杆菌素，其他的细菌如枯草杆菌及绿脓杆菌亦可分泌有杀菌作用的物质，厌氧菌分泌的短链脂肪酸在结肠的pH条件下亦有抑菌的作用。大肠内的细菌在肠腔外会成为严重的污染源，但结肠有一个完整的机械和免疫防御系统，能防止肠道常驻菌对肠黏膜的破坏。同时大肠粪便中的细菌对结肠的生长和功能也是必要的。所谓正常的肠道结构与功能是指在正常肠道菌群的情况下，机体与细菌共生，保持一个生态平衡系统。在正常生理情况下，肠道中的一些细菌可以利用食物残渣合成人体所必需的维生素，如硫胺素、核黄素、叶酸和维生素K，这些物质对人体有营养作用。近年来的研究表明，大肠内某些细菌可能与大肠癌的发病有关。这些细菌产生的酶，如葡萄酸苷酸酶、&-葡萄糖苷酶、硝基还原酶、偶氮还原酶、7a-脱羟酶和胆固醇脱氢酶等，可作用于大肠内某些内容物或成分，生成致癌物质，诱发大肠癌的发生。对一些地区的调查研究表明，大肠癌发病率高的人群，其大便中胆汁酸浓度高，梭状芽胞杆菌的数量亦增多。

大肠菌群生态系统的稳定对保持正常的肠道功能起着非常关键的作用，因而不能轻易地破坏大肠中的细菌稳定。

（五）肠腔内的气体

1862年德国化学家鲁格对胃肠道的气体进行了分析，指出这种气体是由氮、氢、氧、甲烷及二氧化碳5种气体组成。这以后的研究说明，人体排出的胃肠道气体—屁的臭味，是由氨、硫化氢、挥发性氨基酸、短键脂肪酸等多种带有特殊气味的气

体产生的，这些成分虽含量很少，但传播迅速，人的嗅觉对它们非常敏感，空气中有一亿分之一，即可使人遮鼻喊臭。

胃肠道气体的70%来源于随饮食和呼吸吞入的空气，30%是由细菌的分解代谢及血液中气体扩散到肠腔而产生的。一般以氮气为最多，其次为氢、甲烷、二氧化碳等。豆类、葱、蒜、白菜等中，含有能产生大量二氧化碳、氢气等的基质，所以食后会使气体含量大增。消化不良时，随着发酵可产生大量二氧化碳、氧气等，也会使人腹胀屁多。氧、氢、甲烷都是可燃气体，当肠内含量过高时，如果医生此时正在作肠腔内的电灼等手术，就会发生爆炸的意外事故。气体的作用是什么呢？主要是刺激和加强肠的蠕动，推动粪便排出，帮助完成消化排泄。其次是给肠道需氧菌提供氧气，利于它们分解食物，帮助机体消化吸收某些营养素。当气体增加到一定量时，就会刺激肠腔使其蠕动增加，感到腹胀肠鸣，促使放屁排便，排出后即可感到轻松。气体过多或肠梗阻使气体不能排出时，轻者腹胀、腹痛，重者可使膈肌升高妨碍呼吸及血液循环。手术后还可能使伤口裂开或影响愈合，这时常是"闻屁而喜"。

肠内气体正常值一般100ml左右。高空作业时，肠内气体会因压力的改变而增加，一般海拔9000m时，肠内气体的体积可增加4倍。所以人们登上高山后，常常感到腹胀屁多。肠内氧含量极少，仅占肠腔内气体的0.1%～2.3%，所以是厌氧菌及厌氧的寄生虫如蛔虫等生活的好地方。当给肠腔注入大量氧气后，可使这些寄生虫死亡，随大便排出体外，这就是临床上注氧驱蛔虫的原理。

（周　宜　刘义平　周文华　高开瑞）

（六）大肠免疫

胃肠道黏膜免疫系统是整个黏膜免疫系统的重要组成部分，大肠在这一系起着重要作用。胃肠道直接受各种口服抗原物质，如微生物抗原、食饵性抗原等的刺激，是局部免疫反应的主要场所。黏膜免疫反应不仅与全身免疫系统协调发挥着免疫保护、监督作用，是防止感染、变态反应和肿瘤的免疫屏障，而且参与许多系统性免疫应答的调节。肿瘤、炎症性肠病等也与免疫密切相关，因此近年来对肠道免疫的研究越来越引起了广泛的重视。

（七）肠道的非特异性防御功能

肠道的非特异性防御功能是指肠道黏膜的天然屏障功能、非特异的细胞因素、体液因素以及炎症反应等。肠道内表面连续完整的黏膜上皮结构和粘液是阻挡异物入侵的机械性屏障；黏膜表面分泌物和消化液中的一些天然因子具有化学性保护作用。如各种消化酶，不仅具有一定的杀菌力，且有消除营养物质中"异己"性作用；粘蛋白可使黏膜免受微生物的侵袭；胆盐可抑制肠内细菌生长过盛；溶菌酶能分解细菌胞壁成分如肤聚糖等，使细菌发生低渗性裂解、死亡；乳铁蛋白以脱铁乳蛋白形式存在时有低浓度抑菌，高浓度杀菌作用。

（八）肠道相关淋巴组织

肠道相关淋巴组织（GALT）是存在于整个消化道淋巴组织的总称。可分为四个部分：集合淋巴小结、黏膜固有层淋巴细胞、膜上皮细胞和上皮细胞内淋巴细胞。具有摄取和提呈抗原，产生抗体、免疫调节等多种功能，是肠道免疫的第一道防线。

1.集合淋巴小结　集合淋巴小结（Peyer结）含有免疫应答所必需的所有细胞，是肠腔内抗原与淋巴组织相互作用的主要部位。其中的T、B细胞最初是由脾脏迁移而来，因而Peye结在开始发育时类似原发淋巴组织。机体内通过各种途径输入抗原都不能在Peye结内检出抗体。因为抗原进黏膜，通过Peyer结内的单核巨噬细胞（M）、T及B细胞，引起初次免疫应答，既不产生免疫球蛋白，也不进入血液循环移居他处，而是发生母细胞化，再从生发中心进入肠系膜淋巴结，在肠系膜淋巴结内经进一步发育后经胸导管进入循环。Peyer结内淋巴细胞，经淋巴和血液途径在体内循环，最后又返回肠壁的过程称为淋巴细胞的再循环。具有及时识别、发现体内出现的抗原，由脾脏过滤分裂增生，再次遇到同一抗原刺激即可发生免疫应答作用。因而可以说，无论机体任何部位出现IgA合成细胞都可能来自Peye结中经抗原刺激的IgA前卫细胞。

2.黏膜固有层淋巴细胞　黏膜固有层内含有B淋巴细胞、浆细胞、T细胞、巨噬细胞、肥大细胞和嗜酸性粒细胞等。分布在富含血管和淋巴管的结缔组织内。

（1）B淋巴细胞和浆细胞：肠道产生和分泌的

免疫球蛋白（Ig）有 IgA、IgM、IgG、IgD 及 IgE5 种。其中以 B 淋巴细胞和浆细胞中产生的 IgA 为最多，可达 80%。肠道 IgA 是由 J 链联结的 IgA 双聚体（dlgA）与分泌成分（sc）组合而成，称为分泌型 IA（sIgA）。slgA 对细菌、食物抗原和肠道自身组织抗原均为较高的抗体活性，可阻止细菌向肠壁的附着和定居，防止细菌对上皮的损害；能中和感染的病菌，防止其侵入；与溶菌酶、补体协同起溶菌作用。slgA 与抗原形成的免疫复合物可以使抗原滞留于黏液层，被黏液内酶分解破坏，这种免疫复合物也可刺激黏液分泌，冲洗肠壁，阻止抗原接近上皮细胞。slgA 缺乏者肠道肿瘤的发生率达正常人的 34 倍。肠道局部炎症、抗原过多或 IgA 缺陷时，肠道内抗原入血。IgG 抗体产生增加，被运至黏膜固有层并出现于肠腔，起防御作用。IgG 如可引起补体结合反应，也可使细菌内毒素活化，引起 Arthus 反应而使炎症慢性化。IgE 抗体可协助、介导肥大细胞、嗜酸细胞消灭病原体，驱除寄生虫，同时也造成局部组织的炎症损伤。炎症性肠病、乳糜泻等，IgA、IgG、IgD 或 IgE 可呈上升趋势，反映出炎症性肠病等与免疫密切相关。

（2）T 细胞：在黏膜固有层内，20%～40% 的淋巴细胞是 T 细胞。一般认为 T 细胞并不直接参与组织损伤过程，而是通过释放细胞因子起到组织损伤的作用。

（3）巨噬细胞：各种原因导致肠黏膜受损时抗原便可穿过第一道屏障，进入肠壁内毛细血管和淋巴管，肠系膜淋巴结和肝脏则构成肠道免疫系统的第二道防线。来自肠道的小分子抗原多经门脉循环至肝脏，此时吞噬细胞发挥着重要免疫作用，如枯否（Kupffer）即星形细胞有很强的吞噬能力，门脉血中 99% 的细菌在经过肝静脉窦时被吞噬、处理，使其失去抗原性，极少部分抗原也可经提呈，而刺激机体免疫应答。部分细菌和其他有害抗原可以和 IgA、IgG、IgM 结合成免疫复合物经胆汁排出。

固有膜内的大单核巨噬细胞表面有 FcR、补体 C3 受体（C3R）等 50 余种受体，细胞内含近 80 种酶和代谢活性产物，因而具有吞噬、杀菌、抗肿瘤、抗原免疫辅佐和免疫调节等多种功能，是一类重要的免疫应答和调节细胞。不仅能非特异地吞噬、处理、滞留和清除病原体及异物，清除局部细胞残骸和其他细胞碎片，帮助组织损伤修复；而且能被淋巴因子激活，或在抗体介导下直接或通过抗体依赖

的细胞介导的细胞毒作用方式杀伤肿瘤细胞；同时，作为辅佐细胞参与一切涉及 T 细胞应答的活动过程。如对 T 细胞依赖性抗原的抗体应答、T 细胞介导的淋巴细胞溶解反应（ML）、T 细胞对丝裂原的增生反应以及抗原对 T 辅助（Th）细胞生成的诱导等。作用的实现依赖于 M3 表面 MHC 类抗原尤其 HLA-DR 抗原表达、产生和提供白细胞介素—1（IL-1）的能力，抗原提呈细胞（APC）作用是肠道 M4 的主要功能。

固有膜内的另一种巨噬细胞叫树突状细胞，有许多与 M4 相似的功能，由于表面抗原和受体的种类和密度不同，表现出较弱的吞噬、黏附能力和远远大于 M4 的 APC 能力以及在混合淋巴细胞反应（MLR）中对自身 T 细胞较强的增生辅助活性。既是 TD 抗体产生的"天然"佐剂，还能改变 B 细胞抗体产生的类型。作用的关键在于 DC 能与其靶细胞 T 细胞结成细胞簇，在细胞簇中 DC 能激发 T 细胞产生 IL-2，并使部分 T 细胞获得对 IL-2 的敏感性，由 IL-2 引起 T 细胞增殖和直接激发 T 细胞产生 B 细胞辅助因子，受外源性抗原刺激时、成簇的 DC、T 细胞可直接刺激 B 细胞产生特异性抗体。DC 也参与了某些自身免疫病和同种移植排斥反应。

（4）肥大细胞：固有层内有丰富的肥大细胞。肥大细胞内含嗜酸性颗粒，颗粒中含有肝素、5-HT 组胺、嗜酸性颗粒细胞趋化因子等，这些介质能增加血管通透性、收缩平滑肌、促进电解质分泌及炎性细胞浸润。炎症性肠病和肠道过敏性疾病的腹泻与肥大细胞释放的介质有关。

（5）嗜酸性粒细胞　固有层中嗜酸性粒细胞也较丰富，有抗肠道寄生虫感染的作用。

3.膜上皮细胞　膜上皮细胞（M 细胞）是覆盖在 Peyer 结表面的一层特殊的上皮细胞，又称微皱榴细胞。来源于隐窝的未分化细胞。其结构的典型特征是胞质内凹形成中央腔，腔内含有一至数个细胞，主要有淋巴细胞，还有淋巴母细胞、浆细胞、M4 等。这种与 HEV 相似的结构特点提示，M 细胞可能是淋巴细胞移行至肠腔和进行再循环的通道，具有摄取、选择性吸附和吞噬肠道微生物、颗粒性和大分子物质的功能。而其化学特征为：溶酶体中脂酶活性高，酸性和碱性磷酸酶活性低而又缺乏水解酶。由此决定了 M 细胞在转运大分子异物时不发生降解，有利于抗原性的保存。M 细胞通过粘附、吞噬、水泡转运向间隙释放由淋巴细胞摄取五个步

骤传递抗原。M 细胞通过其胞质突起与中央腔淋巴细胞伸出的伪足相互交叉，有的突起甚至伸入淋巴细胞内，利于抗原的刺激和信息传递。

4.上皮细胞内淋巴细胞 包括上皮内淋巴细胞 IEL 和黏膜肥大细胞。人类肠黏膜 IEL 占肠壁表面细胞总数的 1/6 占肠壁淋巴细胞总数的 1/3 以上。目前认为，IEL 就是 Pcyer 结内受抗原刺激而激活，经淋巴循环返回到黏膜层中的特殊细胞一致敏 T 细胞。主要为 CD 表型。

肠道黏膜肥大细胞至少有两种，一种与组织肥大细胞相同，即结缔组织肥大细胞（CTMC），一种为肠道特有，称黏膜肥大细胞 MMC，二者均源自骨髓衍生的前体。但 MMC 与 CTMC 不同，MMC 的增殖和分化依赖于激活的 T 细胞释放的 IL-3，而且其前体具有明显的亲黏膜特性，肥大细胞能够通过其表面 FcsR 使 IgE 聚集，MMC 的胞浆中也有 IgE 的聚积。IgE 抗体的结合可以介导肥大细胞的抗原依赖性脱颗粒，释出炎性介质，如组胺、5-HT、嗜酸细胞趋化因子（ECF-A）、白三烯（LT）、前列腺素（PGs）、血小板活化因子（PAF）等，引起速发型超敏反应。

5.自然杀伤细胞 自然杀伤（NK）细胞为大颗粒淋巴细胞（LGL）；有较广的抗肿瘤谱，抗肿瘤活性不需预先致敏，且先于 T 细胞出现，不受 MHC 限制也无记忆性。当体细胞发生转化时，由 NK 细胞首先加以对抗，对沿血行转移至他处的肿瘤细胞又可再次加以攻击。因而，NK 细胞既是肿瘤发生早期的第一道防线，对恶变的血淋巴细胞、血行转移途中的肿瘤细胞又有重要的防御效能。还能杀伤受病毒感染的细胞，对真菌感染和寄生虫也有防御能力。杀伤机制是通过其表面受体或受体样结构对靶细胞识别，并与之结合，经由靶细胞释放的酶激活，通过细胞内一系列信息传递触发 NK 细胞毒性因子（NKCF）和溶酶体样颗粒释放机制活化，启动杀伤机制，导致 NKCF 库内可溶性 NKCF 和颗粒内物质（多聚穿孔素）释放，导致靶细胞核解细胞死亡。

（九）炎症介质

炎症介质是指一类在致炎因子作用下，由局部组织或血浆产生或释放的、参与炎症反应并具有致炎作用的化学活性物质，故亦称化学介质。自 20 世纪初发现第一种炎性介质一组胺以来，迄今已有上百种。与大肠炎症相关炎症介质主要有以下几种：

1.组胺 属咪唑类化合物，在体内有广泛分布，有 3 种受体亚型，即 H1、H2、H3 受体。组胺在体内不仅参与生理过程，也参与炎症、过敏等病理反应。组胺作用于不同的受体，可产生不同甚至相反的生物学效应。一般认为组胺与 H1 受体结合后，可导致细胞内环磷酸腺苷（CAMF）增多。血管通透性增强，产生促炎作用；组胺与 H2 受体结合后，可致细胞内环磷酸腺苷（CAMP）增多，并产生一系列的抑炎效应；另外，组胺还可通过与 H2 和 H3 受体的结合，反馈性地抑制组胺释放。因此，组胺是一种重要的炎症调节介质，既有促炎作用，又有抑炎效应，但在炎症早期，主要起致炎作用。

2.5-羟色胺 5-羟色胺（5-HT）又称血清素，是吲哚类衍生物。在体内由色氢酸经羧化、脱羧后形成，主要分布在胃肠道嗜铬细胞、血小板和中枢神经系统的大脑皮质、下丘脑等部位，可被单胺氧化酶脱氨氧化而变成 5-羟吲哚乙酸，自尿中排出。抗原抗体反应及血小板损伤等原因都可导致 5-HT 释放。人类的肥大细胞中不含 5-HT，故炎症时的 5-HT 主型来源于血小板。其致炎作用与组胺基本相同，可使血管壁通透性增高，在低浓度（10-9g/ml）时即有致痛作用。

3.前列腺素 前列腺素（PGs）是致炎因子激活磷脂酶后，导致细胞膜磷脂分解，产生花生四烯酸，经环氧化酶作用途径而生成前列腺素。产生 PGs 的细胞主要有中性粒细胞、巨噬细胞、血小板淋巴细胞、嗜碱性粒细胞、肥大细胞及血管内皮细胞等。前列腺素在炎症中的作用为：舒张血管及增高微血管壁通透性，可使微动脉等前阻力血管扩张；增加局部血流量，并能使血管壁通透性增高，也可通过刺激组胺释放，产生组胺，增高血管壁通透性的作用，PGs 的这种作用持续时间较长；并有致痛、致热、趋化作用等。PGs 可直接与其他介质（如组胺、激肽、补体成分等）协同发挥致炎或促炎作用；PGs 还可通过增加细胞内。cAMP 浓度，抑制组胺和溶酶体酶的释放，抑制免疫细胞的活性等产生抑炎作用；另外，高浓度的 PGs 也是有明显的抗炎效应。一般认为，炎症时内源性 PGs 浓度低，主要起促炎作用；而外源性药理剂量 PGs 正浓度高而起抑炎作用。因此，PGs 不仅是促炎介质，还是炎症中的调整介质。

4.白三烯 白三烯（LTs）是 1979 年 Borgeat 和 Samllellson 将从兔腹腔中获得的中性粒细胞与花

生四烯酸共育后所发现的另一类花生四烯酸衍生物，首先在白细胞中发现，且化学结构中具有三个共轭烯键而被命名为白三烯。白细胞内的花生四烯酸，在脂加氧酶的作用下，首先产生5-氢过氧花生四烯酸（5-HPETE），继而转变为 5 羟花生四烯酸（5-HETE）或脱水生成 LTA，再经各种酶的催化作用产生其他类型的白三烯。根据白三烯产生的次序和化学结构的不同，目前将白三烯分为 6 种，与炎症关系最为密切的是 LTB4。近年来，发现体内除中性粒细胞、嗜酸性粒细胞、巨噬细胞、单核细胞等白细胞外，内皮细胞、血管平滑肌细胞、肥大细胞、T 淋巴细胞等也可产生 LTs。只是不同的刺激和不同的细胞产生的 LTs 类型不尽相同。如人的中性粒细胞主要产生 LTB4，而肥大细胞除产生 LTB4 外，还可产生 LTG4、LTD4 和 LTE4 等。

白三烯在炎症中的作用主要有：趋化作用——LTB 是目前发现的作用最强的趋化因子之一，不仅有化学趋化作用，使白细胞向炎症局部区域大量聚集，而且还有能增强白细胞随意运动的化学激动作用，其趋化作用为 Ca 的 10 倍，有很强的增加血管通透性的作用，其促渗出作用比组织胺至少强几百倍，这种作用不能被组胺拮抗剂或消炎痛所取消，表明此作用不是通过组胺或 PGs 的释放，但 PGE 可加强 LTs 的促渗出作用；此外 LTB4、LTG4 和 LTD4 均有收缩支气管和回肠平滑肌的作用，其中 LTD4 的收缩作用最强，维持时间也较长。

5.血小板活化因子　血小板活化因子（PAF）最初发现于嗜碱性粒细胞，能激活血小板释放组胺而命名，其化学结构为乙酰甘油醚磷脂酰胆碱（AGEPC）。有人认为 PAF 是一种独特的磷脂类炎症介质，它以甘油分子为基本骨架，连接乙酰基和磷脂酰胆碱，但与一般磷脂不同的是甘油分子上还连有烷基而不是脂肪酰基，易被磷脂酶水解。已发现除嗜碱粒细胞外，许多炎症细胞如巨噬细胞、中性粒细胞、嗜酸性粒细胞、血小板和血管内皮细胞等也能产生 PAF。肿瘤坏死因子、凝血酶、白三烯、组胺、ATP 等都是细胞合成 PAF 的刺激物。

PAF 的作用并非是单纯激活血小板，而是具有广泛的生物学效应。能增加血管通透性，其作用比组胺强 1000 倍，比缓激肽强 100 倍，比 LTB4 强 3～10 倍，是一种极强的使血管通透性增高的因子，且这种作用可通过 PAF 与血管内皮细胞的受体结合直接引起内皮细胞收缩，并不依赖于血小板和中性粒

细胞的激活，以及组胺和前列腺素等的释放；能聚集和激活血小板，使血小板释放组胺和5-HT、TXA，使中性粒细胞释放 LTB4，还能聚集中性粒细胞和淋巴细胞，使之释放溶酶体成分和淋巴因子等；此外尚有趋化和激活炎症细胞，引起继发性炎症介质的释放，激活巨噬细胞后释放溶酶体酶、氧自由基以及细胞毒性代谢产物等，进而加重炎症的发生与发展。

6.激肽　血浆激肽系统由激肽释放酶原（PK）、激肽释放酶（KK）、激肽原和激肽组成。激肽是一种具有活性作用的亚蛋白分子单位，即由少数氨基酸连接而成的小分子链状多肽。正常人体内含量甚微，血浆中含量不到 3ug/ml，但作用很强。正常情况下，激肽以无活性的激肽原形式存在。炎症时血浆或某些腺体中的 PK 所激活而转变为 KK，KK 可使激肽原转化为具有生物活性的激肽。激肽原有两种，一种是高分子量激肽原（BK），在血浆 KK 的作用下水解生成 9 肽的缓激肽（BK）；另一种是低分子量激肽原（LMW-K），在组织 KK 的作用下产生 10 肽的胰激肽（KD）而胰激肽又可在炎性渗出物中的血浆氨基肽酶作用下脱去一个氨基酸转变为缓激肽。缓激肽可被激肽酶分解而失活。

激肽，特别是缓激肽是重要的炎症介质，是已知的最强的扩血管物质和最强的致痛物。在许多炎症过程中，如各种损伤、过敏反应、类风湿性关节炎、胰腺炎等，均发现有激肽的释放相参与。激肽在炎症中的作用有：扩张小血管以微静脉最敏感，其次为毛细血管前括约肌和微动脉，其扩血管作用比组胺强，其作用机制可能是通过对血管平滑肌的直接作用，促进平滑肌松弛因子的释放，以及通过刺激细胞合成并释放 PGE 而产生；增加血管通透性皮内注射低浓度缓激肽即有此种作用；致痛作用激肽是一种作用强烈的致痛物质，低浓度就能刺激感觉神经末梢而产生疼痛，炎症时的疼痛也与激肽的增多有关，且缓激肽组胺和 PGE 三种物质具有明显的协同致痛作用；激肽对非血管平滑肌如支气管、子宫、胃肠等平滑肌具有一定的收缩作用，能刺激纤维母细胞增生和合成胶原，还能调节白细胞和组织细胞移行，参与炎症过程。

（十）细胞因子

细胞因子（CK）是一类由细胞产生的、具有调节细胞功能的高活性、多功能的蛋白质多肽分子。

不属于免疫球蛋白，也不属于激素和神经递质。它通过自分泌和旁分泌方式发挥作用，其功能是调控细胞增殖、分化、生长和代谢活动。细胞因子已经被发现数十年，近年来进展迅速，正成为免疫学、生物化学和分子生物学最活跃的领域之一。

已发现的细胞因子有数百种，一般可分为 3 大类。

（1）淋巴因子（LK）包括白细胞介素 1-15、淋巴毒素 TNF-a、免疫干扰素 IFN-ß 白细胞调节因子（LR）、NKCF 细胞毒 T 淋巴细胞（CTL）成熟因子等。

（2）单核因子（MK）主要是 ILs、TNF-a、细胞集落刺激因子（CSFs）、转化生长因子（TGFs）等。

（3）其他细胞因子，IL-7、IL-11、肥大细胞生长因子（MCGF）、血小板衍生的生长因子（PDGF）等。

这些 CK 的生物学活性复杂多样。其作用具多效性、高效性、双重性、反应迅速和环境依赖性，如与靶细胞表面受体结合而发挥丝裂原作用、免疫上调和下调、炎症介质、内源性致热抗肿瘤、诱导分化，以及诱使正常细胞恶变等作用。肠道的 CALT 中存在大多数 CK 产生和分泌的细胞，产生的 CK 参与肠道免疫防御和调节，以及局部组织的病理损害。众多的 CK 中以 IL-1、2、3、8，IFN-ß 的作用最为重要。业已证实，炎症性肠病、肿瘤、自身免疫性疾病、神经系统疾病等的发生均与细胞因子有关。

（十一）肠道免疫的调节

免疫系统包括免疫器官、免疫细胞与免疫分子。免疫器官有中枢免疫器官及周围免疫器官。中枢免疫器官是免疫细胞发生、分化、成熟的场所，在人类包括骨髓与胸腺。骨髓是免疫细胞产生的源泉，也是诱导 B 细胞分化成熟的部位，胸腺则是诱导 T 细胞分化成熟的部位。周围免疫器官包括脾脏、淋巴结及其他淋巴组织，是成熟淋巴细胞定居的部位，也是淋巴细胞接受抗原刺激后进一步分化增生、发生免疫反应的部位。免疫细胞种类繁多，有的在免疫应答中起协助、调节作用，有的直接发挥吞噬、杀伤等免疫作用。免疫细胞包括淋巴细胞单核巨噬细胞、各种抗原呈递细胞、粒细胞等。现已证明，红细胞也参与免疫的某些环节。免疫分子有抗体、补体系统各种成分及有免疫活性的细胞因子等，这些免疫分子绝大部分是免疫细胞的产物，合成后释放于细胞外及体液中，具有调节免疫细胞活性、参与免疫效应的作用。

在免疫器官、免疫细胞与免疫分子相互协调、精确地完成复杂的免疫功能。免疫系统中各组功能正常，是具备正常免疫功能的基础。任一组分异常或不足，均能导致免疫功能不全，使机体丧失抗感染的能力或形成各种类型的免疫性疾病。

免疫系统能从分子水平精确地识别自己与非己抗原，在抗原刺激下发挥特异性免疫反应；多种受体能接受激素、神经递质及免疫分子的调节，能分泌多种激素、递质样物质及免疫分子，在免疫系统与神经和内分泌系统之间发挥调节作用；具有免疫记忆功能，免疫细胞接受抗原刺激后，部分淋巴细胞分化为记忆细胞，再与同种抗原接触，即可迅速作出免疫应答，发挥免疫效应。

神经-内分泌-免疫网络是免疫系统在其功能活动中主要的基本结构，只有全面、整体、辩证地认识免疫系统，才能正确地灵活应用免疫疗法。

（李进安）

第四章　　肛肠疾病症状学

第一节　便　　血

血随排便而出或与粪便相混称为便血。一般把肉眼能看到称显性出血，需用实验室检查出来的称为隐性出血或称潜血、匿血。便血可发生在便前或便后，或单纯便血或与粪便混杂而下。中国传统医学又称为后血、下血、泻血或出血等。

便血一般见于下消化道出血，特别是结肠与直肠的出血，但偶尔可见上消化道出血。便血的颜色取决于消化道出血的部位、出血量与血液在肠道停留的时间。便血伴有皮肤、黏膜或其他器官出血现象者，多见于血液系统疾病及其他全身性疾病。如白血病、弥散性血管内凝血等。

一、病因

儿童出现便血原因，多由直肠息肉引起，血色鲜红、无痛、血与大便不混合。

成年人出现黏液状血便，并伴下腹部痛疼、便频等症状，一般多是溃疡性结肠炎引起的症状。

引起便血的疾病如下。

1.痔核或肛裂、肛瘘　血色一般为鲜红，且与粪便不相混，也不含有黏液，表现为大便后滴鲜血，尤在硬结大便时更易发生。

2.细菌性痢疾　大便常为脓血样，每次大便量不多，常伴有里急后重感；慢性期为间断性发作的黏液、脓血便。

3.阿米巴痢疾　大便多呈果酱样，或呈暗红色，量较多，常伴有脓性黏液，患者多有发热、腹胀、腹痛及里急后重表现。

4.血吸虫病　有疫水接触史，常表现为慢性腹泻，大便呈脓血样或为大便带血。

5.溃疡性结肠炎　大便一般为黏液脓血样便，重者可为血水样便。

6.肠套叠　排出黏液血便，常不含大便。

7.直肠癌。

8.结肠癌　大便变细，粪便伴有黏液脓血时应疑及结肠癌的可能。

9.直肠、结肠息肉　直肠、乙状结肠或降结肠息肉时，表现为大便外附有新鲜血液。

二、中医类证鉴别

（一）病名

《灵枢·百病始生》称谓："后血"；《伤寒论》称"圊血"；《金匮要略》称："下血"，并依下血与排便之先后，提出"远血"和"近血"的名称。张景岳指出："血在便后来者其来远，远者或在小肠，或在肾……血在便前来者其来近，近者或在广肠，或在肛门。"后世医家又以下血色之清浊，立肠风、脏毒之名。《证治要诀》云："血清色鲜红者为肠风，浊而黯者为脏毒。"《医学入门》有便血即出有力，如箭射之远者，称"血箭"。

本症应与下痢脓血相鉴别。下痢脓血者，多呈脓血杂下，并有明显的腹痛，里急后重等表现，而本症表现则为大便时血自下，而无脓样物，且无明显的腹痛及里急后重等症状。大便下血，出《素问·阴阳别论》：由湿热、积滞、结毒侵袭肠胃，或风、热客于下焦，血脉损伤所致。《三因极一病证方论》卷九："患者大便下血，或清、或浊、或鲜、或黑，或在便前，或在便后，或与泄物并下，……故曰便血。"《金匮要略》以先便后血为远血，先血后便为近血。近血有肠风、脏毒之分。后世从病因分类，分为湿热便血、积热便血、热毒下血、湿毒下血、酒积便血、中寒便血、肠澼下血、蛊注下血等。便血经久不愈者，多由脏气亏损，或久病肝失所藏，脾虚不能摄血，肾虚不能固下所致，治宜扶正，或祛邪与扶正兼顾。痢疾亦见便血。

（二）类证鉴别

胃肠湿热：大便下血，兼见唇干口燥，口渴喜冷饮，齿龈肿痛，口臭口苦，口舌生疮，大便秘结，肛门灼热，舌红苔黄，脉数有力等症。

湿热交蒸：先血后便，下血鲜红，大便不爽，肢困脘胀，纳呆，口苦，小便短赤，舌质红，苔黄腻，脉濡数。

脾胃虚寒：先便后血，或血便混杂，或下纯血，血色紫暗，或便如柏油，面色无华，神疲乏力，脘腹隐痛，纳呆，便溏，形寒肢冷，口淡而不渴，舌质淡，苔白润，脉细弱。

肝阴虚：大便下血，症兼头晕目眩，两颧红赤，五心烦热，夜寐不安，骨蒸盗汗，梦中失精，腰酸肢倦，形体消瘦，舌质红绛，脉细数。

三、鉴别

临床应结合患者的年龄、便血的性状、出血之方式、出血量及发生时间进行鉴别。

（一）患者年龄

儿童便血多为直肠息肉、肠套叠；中青年便血多为内痔、肛裂、炎症性肠病；老年便血要考虑有结、直肠癌及结肠憩室等疾病的可能。

（二）便血的性状、出血方式、颜色和量

内痔出血呈点滴状或喷射状，血色鲜红；血附于粪便表面或手纸染血，出血为鲜红色，其部位在肛门直肠或乙状结肠下部，但如出血较多，血液在肠腔内贮留，排出时可呈黑色、暗红色或有血块；血便相混则多见于上位结肠，血色多为暗红。上消化道出血一般为柏油样黑便，但当出血量多排出较快时，则呈暗红色，甚至为较鲜红的血便。黏液血便、脓血便常提示大肠有炎症，多见于溃疡性结肠炎、痢疾等，亦可见于结肠癌等。少量便血一般来源于肛门及直肠、乙状结肠疾病，如内痔、肛裂、息肉、癌肿等；大量便血多见于上消化道大出血、急性出血性坏死性结肠炎、大肠血管瘤、结肠血管扩张症以及痔术后继发性大出血等。

1.鲜血便 多为即时出血，血液流出血管外很短时间就经肛门随粪便排出，或便后直接流出。流出的血液外观类似外伤出血，颜色鲜红或紫红、暗红，时间稍久后可以凝固成血块。鲜血便常于以下疾病：

（1）痔疮：为肛肠科门诊最常见的疾病，各期内痔和混合痔均可引起大便出血，一般为粪便附有鲜血或便后滴血。外痔一般无大便出血。

（2）直肠息肉：为肛肠门诊较常见疾病，直肠低位息肉的典型症状为无痛性大便出血。排便时出血，排便结束后停止，量多少不等，一般血液不与粪便相混，或息肉位置高）数量多，也可也粪便相混。

（3）直肠脱垂：肛肠科门诊一般可见，典型症状有早期红色肿物脱出肛门外，久病后可有排便时出血。

（4）肛裂：表现为排便时肛门疼痛，便后持续一段时间。同时伴有便血，出血方式为粪便表面一侧附有血迹，不与粪便相混，部分患者便后滴血。

2.脓血便 即排出的粪便中既有脓液，也有血液，血液外观较稀薄，有时含有大量黏液。脓血便或含有黏液的血便，往往见于直肠或结肠内的肿瘤及炎症。以下是几种常见疾病：

（1）直肠癌：肛肠科门诊常见。典型症状有肛门不适、排便不尽、粪便变形、脓血便，血色较新鲜或暗红色，粪便中可有黏液，往往血液、黏液、粪便三者相混。

（2）结肠癌：肛肠科门诊较常见。发病初期患者排便习惯改变，如排便次数增多，可有腹部隐痛、腹泻或便秘，随病程延长逐渐出现大便出血，多为含有脓液或黏液的血便，血色较暗。

（3）溃疡性结肠炎：肛肠科门诊较少见。典型症状有长时间黏液便或脓血便，同时伴有左下腹痛或下腹疼痛。

3.黑便（柏油样便） 是指大便呈黑色或棕黑色，又称为柏油便，为上消化道出血最常见的症状之一。往往伴有呕血、心悸、乏力、贫血等其他症状。若出血量较少，而且速度较慢，血液在肠内停留时间较长，由于肠液的作用排出的大便即为黑色；若出血量较多，在肠内停留时间较短，则排出的血液呈暗红色；出血量特别大，而且很快排出时也可呈鲜红色。

（三）便血和时间关系

内痔、肛裂常在大便后下血；慢性非特异性结肠炎、结肠憩室、阿米巴痢疾、结肠息肉病等常呈反复、间歇性便血；中晚期结、直肠癌可为持续性少量便血。上述病变的便血一般起病较缓慢，持续时间较长。急性细菌性痢疾、出血性坏死性结肠炎、肠套叠等便血起病均较急。

（四）便血和肛瘘的关系

长期便血引起贫血，降低机体抵抗能力，溃烂的痔黏膜是细菌感染的通路，中医传统经验语录讲"痔久治不差变瘘"的理论所在。

（胡建文　陈少明）

第二节　肛门疼痛

肛门疼痛主要是指肛门内以及肛门直肠周围疼痛为主的一种症状，为多种肛门直肠疾病所共有。如肛周脓肿、肛瘘继发感染、肛裂、肛窦炎、血栓性外痔、肛旁脓肿、内痔嵌顿、外痔水肿、肛管直肠癌肛门异物损伤、肛门直肠手术后等。而其疼痛的性质、程度以及伴随症状各有所异。肛门部神经丰富，感觉敏锐，受刺激后易发生疼痛或剧烈疼痛，给患者带来较大痛苦。表现为刺痛、胀痛、灼痛、坠痛等，可发生在便时、便后或其他时间，多种肛门病均可引起。

一、常见病因

（1）饮食不调如过量食辛辣食品、饮酒等可使肛门部灼热不适。

（2）肛门损伤如肛裂、肛周皮肤皲裂均可使肛门疼痛。

（3）肛门周围炎症如肛窦炎、肛瘘继发感染、结肠炎、肛周脓肿、炎性外痔等，病变严重时可引起肛门部疼痛。

（4）肛门手术后如痔疮、肛瘘术后均有些疼痛。

中国传统医学说认为湿、热、风、燥等邪之侵袭、七情郁结、劳倦内伤等可致肛门局部气血塞滞、经络阻塞，不通则痛。

中医辨证可分虚实、寒热、气滞血淤、湿热下注等。一般而言，实热证患处灼痛，皮色焮红，拒按，按之痛剧；虚寒证患处冷痛，皮肤不红不热，喜按，按之痛减，得热痛缓；气滞多为胀痛，痛有定处或攻窜无常，喜缓怒甚；血瘀多为刺痛、痛有定处而拒按；湿热下注多为坠痛、胀痛等。

二、鉴别

（一）疼痛部位

肛裂疼痛多在肛管前后位，外痔血栓所致疼痛多在肛门一侧或两侧；阴部症候群疼痛在肛门部、前阴和骶尾部；肛管直肠癌早期多无痛，随着病情发展，瘤体增大向周围侵犯，可有肛门、前阴和骶尾部疼痛，甚者放射到腰背部或大腿内侧；神经症痛无定位。总之疼痛部位多与病灶位置及疾病性质相关联。

（二）疼痛时间

肛裂、肛窦炎、肛乳头炎、肛周皮肤皲裂等多在排便时和排便后疼痛。肛周脓肿、内痔嵌顿、血栓外痔、炎性外痔、晚期肛管直肠癌、异物损伤和术后疼痛，呈持续性；肛裂疼痛为间歇性，先轻后重；神经症痛无定时；瘢痕痛多在天气剧变时。

（三）疼痛性质

肛裂便时可有刺痛，便后为灼痛，或刀割样痛；肛周脓肿初期为灼痛，脓成时有跳痛如鸡啄；肛管直肠癌晚期为坠痛或抽掣样痛，结肠炎症等为痉挛性疼痛。

（1）灼痛者，多是皮肤切口的创伤反应，持续时间不会太长。

（2）胀痛者，多是注射硬化剂或肛门敷料填塞过多引起，多可在首次小便后或减少敷料后消失。

（3）跳痛者，多是肛门创口周围肌肉的创伤反应或是隐藏的脓肿未作适当处理，多需特别对症治疗。

（4）持续刺痛者，多见于肛门创口结扎线位于皮肤上或位于齿状线以下的肛管；或是挂线手术后；或见于错误的手术处置（如误将外痔作内痔硬化剂注射）等，需区别对待。

（四）疼痛程度

括约肌痉挛、肛门内异物损伤多为剧烈疼痛，排便时加重；严重血栓性外痔疼痛剧烈如锥刺，行走、坐蹲时更甚。

（胡建文　陈少明）

第三节　肛门坠胀

肛门坠胀是指想解大便的感觉，重者可表现为里急后重，即实质上无便可排，却反复有便意。这种情况，有时是非常典型的腹膜刺激局部症状，特别是血液在直肠窝的积聚对直肠产生的刺激。

一、病因

（一）肛肠疾病因素

肛门坠胀是肛肠科疑难病症之一，它不是一个独立疾病，而是多个系统疾病引起的一个症状。患者常感觉肛门坠胀难忍，有时放射到腰骶、臀部及大腿，可伴有里急后重、便意频繁。常常发作反复迁延，轻则数日，重则数月数年，久治难愈，严重影响了患者的生活质量。

直肠、肛窦炎症、肛瘘继发感染：炎症是引起肛门坠胀的主要原因之一。病程长短不一。表现为便意频繁，排便时坠胀加重，或放射至骶尾部导致酸痛坠胀，或粪便稀薄，或带有少量黏液血丝。在直肠指检时，若系直肠炎，则可见直肠中下段黏膜充血水肿，或有大量分泌物附着，或有溃疡、出血；若为肛窦炎，则病变的肛窦口充血，或有少量脓性分泌物溢出，按压此处有酸胀感。

直肠内脱垂：直肠内脱垂是指在排便过程中近侧直肠肠壁全层或单纯黏膜层折入远侧肠腔或肛管内，不超出肛门外缘，并在粪块排出后持续存在者。直肠内脱垂的症状以排便费时费力、肛门坠胀、便次增多、直肠排空不尽最为突出，其他常见症状有黏液血便、腹痛、腹泻、排尿异常等。这些症状似无特征性，学者从已进行排粪造影的 896 例患者中分出 3 组：单纯直肠内脱垂、单纯直肠前突、二者兼有，并对其症状进行统计学分析，得出结论：肛门坠胀的特异性最好（优势比，4.9，P＜0.001；优势比，3.6，P=0.006），其次为便次增多（优势比，3.55，P=0.04），而排便费时费力、排便不尽的特异性却很差。

肛管直肠恶性肿瘤：多在病程中、晚期出现肛门坠胀。伴有便意频繁，里急后重或有脓血便，形体消瘦，倦怠乏力。指诊于肛管或直肠内触及硬性肿物，或有压痛，指套上多有脓血，有恶臭，组织

活检可帮助诊断。有学者对 52 例直肠癌误诊原因进行分析，指出 28 例有肛门坠胀者 19 例误诊为痔，6 例误诊为慢性结肠炎，1 例误诊为细菌性菌痢，1 例误诊为肛裂，1 例误诊为下消化道出血。

肛周脓肿：起病急，且容易误诊。由于部分脓肿位置较深，病变多发生在植物神经支配的区域，疼痛常不明显，表现为坠胀、坠痛或直肠刺激症状。

（二）肛肠疾病之外因素

（1）宫外孕是妇产科中引起腹腔内出血最常见的疾病。

（2）黄体破裂导致内出血而引起肛门坠胀。

（3）子宫增大尤其是子宫后壁或宫颈部位的大肌瘤或较大的卵巢肿瘤嵌顿在直肠窝，压迫直肠产生肛门坠胀。

（4）肛门神经官能症患者，是一种自觉症状，经检查无体征发现。

在肛肠科肛门坠胀是一种非常常见的症状。医学古籍《河间六书》云："风热不散，谷气流溢，传于下部，故令肛门肿满。"一般而言，肛门坠胀患者，常常频频登厕，便后却重坠依然，故十分痛苦。有些肛门坠胀患者尚可伴有灼热感，则更为难受。

从现代医学的观点来看，肛门坠胀可由多种疾病所引起，是一种不容忽视的症状。作者曾在临床上遇见数名肛门坠胀患者，经检查证实为有急性前列腺炎症、宫外孕、中晚期直肠癌。

通常，最常见的肛门坠胀原因是肛窦炎、直肠炎等炎症性病变。

在临床上还发现，少数肛门坠胀患者系由肛门直肠神经症和粪便嵌塞所引起。因为肛门坠胀患者潜伏着患肛管直肠癌的可能性，因此，明确诊断，抓紧治疗，以免病情不断加重和恶化。

必须指出：如果内痔经注射、结扎、套扎等治疗出现肛门坠胀，那是一般性的正常反应，随着时间的推移和创面的逐渐愈合，肛门坠胀最终会自然消失。

一般来说脱出性内痔、直肠脱垂、外痔皮垂、肛乳头肥大、肛乳头状瘤以及低位直肠息肉等肛肠病无肛门坠胀的主症。

（三）中医辩证

中医辨证主要分为湿热下注、气滞血瘀、中气下陷、肛肠积滞等。

湿热下注：里急后重，泻物色黄而臭或赤白相间，肛门灼热，小便短赤，苔腻微黄，脉滑数为湿热菌痢等。

气血瘀滞：里急后重，排便无规律，有黏液血便色暗或有血块，恶臭，舌质紫暗、苔黑，脉弦或涩为气血瘀滞。

二、鉴别要点

晚期肛管直肠癌、内痔嵌顿坠胀严重，呈持续性。

菌痢、慢性结肠炎、肛窦炎之坠胀其轻重依病情轻重而有别。

肛周脓肿近肛门者或脓腔深大时有坠胀。

内痔结扎、注射后或肛门手术后创面刺激其坠胀依其病情轻重亦有不同。

B超检查、会诊结果排除急性前列腺炎、宫外孕等情况。

肛门神经官能症患者，是一种自觉症状，经检查无体征发现。

（胡建文　陈少明）

第四节　肛门潮湿（肛门湿疹）

肛门潮湿系瘘口脓水与肛门分泌物为原因而产生的系列症状，水液可由瘘口溢出，肛内排出或肛周皮肤渗出。《医宗金鉴》云："破溃而出脓血，黄水浸淫，淋历久不止者……"，《疡科选粹》云："痔疮绵延不愈……涓涓流水如甘而稀。"临床上常常引发肛门湿疹或肛周感染性疾病、肛门皮肤病、肛管直肠疾病、痔瘘术后及无明显肛门部病变的成人肛门潮湿等。

肛门湿疹是一种常见的非传染性皮肤病。病变局限于肛周皮肤，起病为红疹、红斑、糜烂、渗出继而结痂、脱屑。病程久的可出现皮肤增厚，颜色灰白或暗红，粗糙，以致皲裂、渗出、瘙痒反复发作。任何年龄均可发病。湿疹的病因和发病机制是比较复杂的。往往由多种因素发病。

一、病因

（1）脱垂性内痔严重者不仅在解便时痔团脱出，甚至咳嗽、劳累、行走时亦会脱出肛门外，由于肛门括约肌收缩、脱出痔团嵌顿、水肿、渗出液增多，导致肛门潮湿。

（2）完全性直肠脱垂常发生肛门括约肌无力，直肠全层或黏膜脱出肛门外，直肠黏膜边面液体将污染肛周皮肤、导致肛门口分泌物增多。

（3）肛管直肠周围脓肿破溃或切开引流术后形成肛瘘，由于反复破溃、流脓、炎性渗出较多，也是肛门潮湿的常见原因。

（4）肛门括约肌松弛老年人或体弱者，肛门括约肌松弛或收缩力减退，使肛门闭合不严，肠黏膜分泌肠黏液容易漏出肛门外，特别在劳累情况下，肛门潮湿更显著。

（5）肛周皮肤疾病肛周皮肤患有湿疹、疱疹、接触性皮炎、尖锐湿疣以及皮肤感染后脓肿破溃等，均可造成肛门局部分泌物增多。

（6）肛门部皮脂腺、汗腺分泌旺盛肛门部皮脂腺、汗腺分泌旺盛，特别是体型肥胖者，肛门深陷于两侧臀部之间，使肛周皮肤的汗液不能很好蒸发，造成肛门部经常潮湿。

（7）肛门部手术后遗症如肛瘘、肛裂手术切断或损伤较多的外括约肌或内括约肌、造成肛门闭合能力下降，直肠内液体易溢出肛门外。

（8）肛管直肠癌肛管直肠癌破溃、感染流脓血，肛门口一直处于潮湿状态。

二、鉴别

（一）中医辨证

脓水色黄稠厚量多臭秽为湿热毒邪蕴积。风湿热邪阻于肛周，有湿胜热胜之分，临证可根据不同情况而辨之。肛门潮湿相当于中医之肛门顽湿，祖国医学文献中亦称为"浸淫症""绣球风""风湿疡"。祖国医学对肛门湿疹很早就有记载。急性者多因风湿热客于肌肤而成。慢性者，则多为血虚风燥或脾虚所致。

1.湿热下注

（1）证候：发病急骤，肛门皮肤潮红，伴有丘疹、水泡、黄水淋漓，局部灼热瘙痒，大便秘结，小便短赤，舌质红，苔黄腻，脉弦滑或弦数。

（2）辨析：①辨证：本证多见于肛门湿疹的急性期，以发病急、局部灼热、水泡、小便短赤、舌红、苔黄腻为辨证要点。②病机：脾失健运，湿热蕴阻，下注肛门，外受风邪侵袭，充于腠理，浸淫肌肤而见诸证。

2.血虚风燥

（1）证候：肛周皮肤肥厚，伴角化皲裂，皮损表面有抓痕和血痂。病程缠绵，反复发作。心烦易怒，午后低热，夜寐不佳。舌淡苔白，脉弦细或沉细。

（2）辨析：①辨证：本证多见于肛门湿疹的亚急性型。以患部皮肤角化皲裂、抓痕，心烦寐差，脉细为辨证要点。②病机：素体阴血亏损，血虚则生风生燥，肤失所养则皮肤干燥、粗糙。血虚心神失养则见心烦、寐差、脉细。

3.脾虚湿盛

（1）证候：肛周皮肤粗糙肥厚，伴有少量渗液，味腥而粘，皮肤表面因抓搔而产生抓痕和出血点，伴有鳞屑。口渴不思饮，大便不干或便溏、腹泻。舌淡，舌体胖，舌边伴有齿痕，苔白腻脉沉缓或滑。

（2）辨析：①辨证：本证多见于慢性肛门湿疹，以皮肤肥厚、渗液、鳞屑、便溏、腹泻、舌体胖有齿痕为辨证要点。②病机：脾胃本虚，湿浊内生，湿久化热。湿性粘滞，重浊而趋下，袭于肛门腠理，

水湿蕴内而见诸皮损。湿邪困脾，脾运不健，清浊不分，则见腹泻、便溏。

4.热毒壅盛

（1）证候：肛周皮肤红肿，痛不可按。皮损扩大，流脓流水。身热恶寒，头痛乏力，舌红，苔白根部黄厚，脉弦数。

（2）辨析：①辨证：本证多为肛门湿疹急性化脓感染所致。以患部皮损流脓流水，身热头痛，脉弦数为辨证要点。②病机：湿热之邪本盛，复染外毒，毒热之邪，壅盛于内，肉腐生脓而见脓水，热毒上壅则见头痛，身热。

（二）临证

可根据脓水与分泌物的部位、量、色、质、味进行鉴别。

1.部位　分泌物由肛内排出，为直肠和肛管病变，如痔、肛窦炎等。肛周皮肤病变，局部渗液，甚或糜烂，如肛门湿疹、接触性皮炎等。肛疾、窦道排出之脓水多侵及瘘口周围皮肤。肛门潮湿者，内裤经常不洁，日久可有痒感，以夏秋季为甚。平日便后手纸擦拭不净，有时甚至以卫生纸等垫于局部。

2.量、色、质、味　脓液色黄稠厚量多，多是金黄色葡萄球菌感染。黄白相兼稠厚而臭，多是大肠杆菌感染。稀薄呈米潜水样多为结核杆菌感染或体质虚弱者。肛周皮肤病、术后创面渗液或肛内排出，分泌物稀薄色淡。

（胡建文　陈少明）

第五节　肛门瘙痒

肛门瘙痒（peritusani，PA）是一种常见的局部瘙痒症。肛门部有时有轻微发痒，如瘙痒严重，经久不愈则成为瘙痒症。它是一种常见的局限性神经机能障碍性皮肤病。一般只限于肛门周围，有的可蔓延到会阴、外阴或阴囊后方。多发生在 20～40 岁中年、老年，20 岁以下的青年较少，很少发生于儿童。男比女多见，习惯安静和不常运动的人多发生这种瘙痒症。继发性瘙痒症有明显致病原因，容易治疗；自发性或原因不明的 PA 不易治愈，也常复发，约占全部患者的 50%。肛门瘙痒症多见于中年人。部分为全身性皮肤瘙痒病的局部症状，则多见于老年人。

局限于肛门局部的瘙痒症多与肛门及直肠疾病有关或继发于肛门直肠疾病。局部炎症充血使皮肤循环增快，温度上升，臀间又是不易散热的部位，促使汗液排泄增多，湿润浸渍，引起不适和瘙痒。初发病患者常以热水烫洗或较长时间外用含有皮质类固醇激素等药涂敷，虽可一时缓解瘙痒症，日久可形成瘙痒——不良刺激——更瘙痒的恶性循环，使局部症状加重。嗜食辛辣食品也可引起肛门瘙痒，卫生习惯不良，不及时清洗肛门会阴，隔裤搔抓摩擦，可使瘙痒加剧。着装不良，穿着窄小的衣裤，或穿质地不适的内裤如某些化纤织物或厚实而粗糙者，使臀围汗液不易散发及摩擦也可诱发肛门瘙痒。

见于儿童的肛门瘙痒以蛲虫病患者居多，雌性蛲虫蠕出肛门排卵，形成机械刺激引起肛门瘙痒。

一、病因

现在医学认为：瘙痒的病因复杂多变，是由多种因素相互影响而发病。

（1）变态反应：是发病的重要因素，如病灶感染，致病的食物，药物或接触某些致敏物质。

（2）疾病因素：某些疾病如内分泌失调、营养不良、消化功能紊乱、肠寄生虫等以及肛周局部的病变如：痔、瘘、裂、肛门失禁等症状的慢性刺激均可诱发。

（3）局部直接受到碘酒、酒精、强碱等物的刺激而诱发湿疹。

（4）神经功能障碍、过度劳累、精神紧张、忧郁、失眠等可诱发本病。

肛门瘙痒症是一种常见的肛门症状，引起肛门瘙痒的原因有多种多样。肛门瘙痒时轻时重，若瘙痒时间长，久而不愈，则会成为瘙痒症。

肛门瘙痒倘若长期搔抓、迁延不愈，造成皮肤粗糙增厚，形成肛门皲裂，甚至合并感染，引起潮红肿痛。其病变亦可蔓延至会阴、阴囊、外阴，甚至双臀部皮肤，那就更加难以忍受了。所以说一旦患有肛门瘙痒，切不可用手抓，这样会使局部皮肤继发感染。

中医认为，肛门瘙痒的外因主要是感受风、湿、热邪以及虫毒侵扰等，故有"诸痒属虚、属风，热盛则痛，热微则痒"之说，内因常为血虚风燥，肝肾不足、脏腑虚弱、湿热下注等，故前人说："血虚则生风，风聚则发痒。"

1.感受外邪　风寒湿热之邪客于腠理，留滞于肌肤之间，结而不散，则发生痒疹。正如《诸病源候论》所说："邪气客于皮肤，复逢风寒相折，则起风瘙隐疹。"

2.血虚生风　脏腑素虚，气血不足，或久病气血被耗，不能充养皮肤腠理，生风化燥则发痒，或由风邪乘虚侵袭，内外合邪所致。

3.肝经湿热　下注足厥阴肝经经脉，循阴毛，绕阴器，络筋脉，若肝经湿热，可循经下注，阴滞于肛门肌肤而发瘙痒。

4.血瘀生风　由于多种原因引起脏腑功能失调，瘀血阻络，久郁皮肤，留滞不散，经络瘀阻兼外感风毒而发。

5.虫毒骚扰　《诸病源候论》说："蛲虫外，小虫之一也，形甚细小，并因脏腑虚弱而致发，甚者可痔瘘癣也。"这里所说的癣，即肛门皮肤瘙痒。虫毒骚扰是引起肛门瘙痒症的重要原因之一。

二、老年人肛门瘙痒原因分析

1.肛周皮肤局部的生理变化　老年人因皮脂腺分泌功能减退，皮肤缺少皮脂的滋润，皮肤干燥，肛门周围皮肤褶折增多，粪便、汗液及污垢容易积于其中而经常潮湿，不清洁。这容易使细菌滋生，易发生肛周皮肤黏膜交界处的慢性炎症而引起肛门瘙痒。

2.真菌感染　在气候炎热潮湿的季节，体质肥胖多汗的老年人容易发生皮肤真菌感染而引起股癣或臀癣，往往因皮损扩大波及到肛门附近而引起肛周瘙痒。主要表现为大腿部内侧或臀部出现环形或半环形或地图样、边界清楚的红斑，表面多附有一层白色磷屑。当刮下其磷屑在显微镜下检查，如发现真菌菌丝和孢子时即可确诊。

3.肛周湿疹　主要表现为肛周一圈出现丘疹、水疱，甚至糜烂渗液等皮肤损害，往往因剧烈瘙痒搔抓后而引起肛门周围皮肤增厚、苔藓化，外观大多变为灰白色。

4.神经性皮炎　发生于骶尾部或肛门附近的神经性皮炎，常常引起肛门瘙痒，主要表现为局部皮肤出现多角形的并融合在一起的丘疹，因瘙痒搔抓常使皮损增厚、苔藓化如树皮样。

5.肛裂痔瘘　老年人胃肠蠕动功能减弱，容易发生便秘，且往往因大便用力而引起肛裂。刚发生的新鲜肛裂主要表现肛门疼痛、发痒出血，陈旧的肛裂大多合并有一种特殊的痔疮——前哨痔，有痒痛感，肛瘘大多是肛门周围脓肿溃破后遗留的一个内连直肠外通肛门周围皮肤上瘘管，因瘘管中流出的脓液的刺激可引起肛门瘙痒。

6.病毒性疣　老年人患肛门尖锐湿疣或传染性软疣时也可引起肛门瘙痒。前者主要表现为肛门周围出现菜花样或鸡冠花样的疣状增生物，表现潮湿污秽并有恶臭味；后者皮肤损害的形态是圆形或半球形的疣状增生物，中央有个"肚脐"样的凹陷，其发生的部位除了肛周、阴囊外，还可波及到全身皮肤。

7.寄生虫感染　蛲虫病引起老年人肛门瘙痒者可占相当比例。夜间肛门松弛时，蛲虫常从直肠内爬出，在肛门周围产卵交配，因刺激肛周皮肤而引起肛门瘙痒，并以夜间瘙痒为特点。患疥疮时，如外阴部的皮肤损害蔓延到肛门附近也可引起肛门瘙痒。此外，患老年性滴虫性阴道炎时因白带的刺激，也能引起肛门瘙痒。

三、小儿夜间肛门瘙痒的原因

在患有肛门瘙痒的群体中，婴儿肛门瘙痒也是较常见因素之一。其中，引起婴儿肛门瘙痒的原因多半是寄生在儿童体内的蛲虫引起的，夜间蛲虫雌虫移行至肛门周围排卵引起瘙痒。家长平时应该注意婴儿的肛门口的清洁。注意：在驱虫治疗肛门瘙痒的同时，要给孩子穿整档的裤子，第二天将裤子放入开水中煮杀死早卵，坚持一个月，即可消失，注意孩子不要吃手指，注意个人卫生，阻断患者吃入这个环节。

预防和治疗婴儿肛门瘙痒症，首先要治疗好肛门部位的相关疾病。注意保持肛门的卫生、干爽，用温水清洗后，用柔软的纸巾轻轻擦干。忌用热水烫洗、肥皂反复清洗肛门，这样会洗掉肛周皮肤皮脂，破坏肛门皮肤环境，引起肛门瘙痒。内裤不要过紧、过硬，不要穿质地不适的如某些化纤织物或厚实而粗糙的内裤，这样会令汗液不易散发及摩擦诱发肛门瘙痒。

四、分类

根据病因可分为原发性瘙痒和继发性瘙痒。

1.原发性瘙痒　原发性瘙痒不伴有原发性疾病，以单纯的瘙痒为主要症状。

2.继发性瘙痒　继发性瘙痒症产生于原发性疾病及各种皮肤病，伴有明显的特异性皮肤损害和原发病变，瘙痒常是原发病变的一个症状。如肛瘘、肛门湿疹、湿疣、神经性皮炎、肛管直肠肿瘤、蛲虫等引起的肛门瘙痒均属此类。

五、鉴别

肛周湿疹与肛门瘙痒症的鉴别：湿疹常发有丘疹、红斑、渗出、糜烂，以后继发瘙痒，而后者常以发痒为主，无渗出液，搔抓破后，继发渗出、出血、糜烂。

肛门瘙痒一旦出现继发性皮损，则需根据病史与下列疾病进行鉴别。

（1）荨麻疹有特异性皮损（风团）及病程演变过程。

（2）虫咬症典型皮损为风团样丘疹，顶端有小疱，多无全身症状。

（3）药疹有明确的服药吏，有一定的潜伏期，皮损突然发生，除固定型药疹外，多对称分布。

（4）疥疮有接触传染史、好发部位及典型皮损，若能查到疥螨即可确诊。

第六节　肛门直肠狭窄

肛门直肠狭窄，指肛门、肛管或直肠损伤和发炎造成腔道缩窄，粪便排出通过困难，粪条变细，肛门直肠疼痛，腹胀等下消化道不全梗阻症状。

中医称为"大便难""谷道狭小"等。《内经》对其症状已有描述。

一、症状

1.低位狭窄　位于齿线下，约距肛门3～4cm以内，即肛门狭窄和肛管狭窄。

症状：排便困难或排便不畅，粪便形状变细或只能排出少量稀粪，排便次数多，便时和便后肛门疼痛，并有长时间肛门坠胀、里急后重、灼热、异物感。常伴有肛裂、肛门瘙痒、潮湿、皮炎、便秘、腹胀、恶心、食欲不振、低热、腹痛、乏力等。

2.中位狭窄　位于齿线上至距肛门7cm以内，即直肠下段狭窄。此症状比肛门狭窄重，病期较长，常不能早期发现。初期患者带有直肠坠胀不适，排便次数多，但不流畅，粪便伴有黏液、脓血等直肠炎症状，逐渐发展为长期的进行性便秘和排便困难，左下腹部坠胀疼痛，腹部膨胀，呈慢性期不全性阵发性肠蠕动亢进，腹痛。直肠狭窄与直肠炎并发，有里急后重，大便次数增多，黏液血便，便条变细，晚期每有假性肛门失禁症状，常有黏液、脓血、稀粪从肛门内流出，局部皮肤因刺激而上皮脱落发红糜烂，肛门时感疼痛。同时有低热、食欲不振、体重减轻、贫血等。

3.高位狭窄　位于距肛门 7～9cm 以上之直肠狭窄。指检见括约肌松弛，但肛管上方，直肠段内（距肛缘 7～9cm 以内）可发觉肠壁变硬、无弹性，结合内窥镜检查，可见三种直肠狭窄。

（1）镰状狭窄：直肠腔一部分狭窄。

（2）环状狭窄：直肠腔从四周向内缩窄，缩窄部分宽度在 2.5cm 以内。

（3）管状狭窄：直肠环形狭窄宽度超过 2.5cm，成为管状。

二、体征

1.肛门、肛管狭窄　指检可见肛门或肛管狭小，不能通过手指，或能摸到突出于肛门管坚硬环状的纤维带，肛门部带有粪便或分泌物，浅裂口等。

2.直肠狭窄　检查时可见积液，脓血，粪便从狭窄处流出，可估计狭窄的形态和性质（炎性或癌肿性）需要时行 X 线造影、细菌、阿米巴、血吸虫检查，以明确病因。

三、体格检查

（1）最重要的是进行仔细的肛门直肠指诊，对发现狭窄及确定狭窄部位范围、形状质地等有决定性意义。

（2）其他检查常用的有内窥镜检查，X 线盆腔摄片、腔内 B 超和钡剂灌肠检查等，必要时还应采取活组织进行病理检查,性病性淋巴肉芽肿试验等。

（胡建文）

第七节　肛门失禁

肛门失禁也叫排便失禁。对干的大便能随意控制，但对于稀的大便、气体失去控制能力，称为不完全性失禁或半失禁。干便和稀便都不能控制，肛门闭合不严，呈圆形张开，咳嗽、走踩下蹲睡眠时常有粪便粘液外流，污染内裤，使肛门部潮湿和瘙痒的称为完全性失禁或全失禁。中医称本症为"遗矢"或"大便滑脱"等。

一、症状

1.肛门完全失禁　完全不能随意控制排便，排粪便无次数，咳嗽、走路、下蹲、睡觉都有可能粪便或肠液流出，污染衣裤及被褥，肛门周围潮湿、糜烂、瘙痒、或肛周皮肤呈湿疹样改变。

2.肛门不完全失禁　能控制干粪，稀便不能控制。

3.肛门感觉性失禁　不流出大量粪便，而是当粪便稀时，在排便前动作稍慢或不自觉有少量粪便溢出，污染衣裤，腹泻时更为显著，常有黏液刺激皮肤。

二、病理生理分类法

根据病理生理学可将肛门失禁分为感觉性失禁和运动性失禁两大类。

1.感觉性失禁

（1）真性失禁：患者无排便感觉。

（2）部分失禁：不能感觉气体和黏液排出。

（3）溢出失禁：因粪便郁滞直肠，导致括约肌松弛。

2.运动性失禁

（1）应力性失禁：内括约肌损伤，肛门随意性括约肌群减弱，致腹内压突然增高时（如咳嗽喷嚏）迫使液体便或气体泄出。

（2）冷迫性失禁：随意性括约肌群损伤而内括约肌完整。此类患者一有便意立即排便，而应力性排便的患者在感到有便意时可坚持 40～60s，以此可资鉴别。

（3）完全性失禁：随意性和非随意性括约肌全部损伤，不论有无便意，患者均不能控制排便。

三、体征

1.肛门完全性失禁　肛门常张开呈圆形，或肛门有畸形，可见缺损，闭合不紧，直肠内排泄物由肛门流出。用手牵开臀部，见肛门松弛或完全张开看到肠腔。指诊见肛门括约肌松弛，无收缩力或仅有轻微收缩力，耻骨直肠肌松弛，肛直角或肛管直肠环不明显，无牵拉反应，咳嗽时无收缩反应。

2.肛门不完全失禁　肛门闭合不紧，括约肌收缩力减弱。

3.肛门感觉性失禁　指诊，肛管直肠环和括约肌无异常，但收缩力稍减弱。肛管无皮肤，由黏膜覆盖，或可见黏膜外翻。肛门括约功能测验，平均收缩力低于 19.95kPa（150mmHg）。神经系统损伤或肛管直肠损伤引起的失禁，肛管直肠环完整，但收缩力减弱或完全消失。损伤引起的肛门失禁，肛门部常见瘢痕。若括约肌未受损伤，但被瘢痕包绕，造成肛门功能不良，或因瘢痕挛缩固定，括约肌不能收缩，影响肛门闭合，若肛管直肠环损伤，可摸到断裂或粘连瘢痕。

四、检查

（1）肛门视诊可见皮肤瘢痕、肛门畸舷皮肤缺损、肛门部粪便污染、肛周皮疹、糜烂、溃疡等，用力时可见直肠黏膜和内痔脱出。

（2）肛门指诊是诊断失禁最简单、敏感的方法。指诊可判断失禁的状态，收缩能力，松弛程度，有无内脱外翻等，不次于复杂仪器的测定，应留心体察，积累经验。

（3）内镜检查观察肛管直肠黏膜色泽的变化，有无术后黏膜糜烂、溃疡、狭窄、肿瘤、瘘管、直肠脱垂等。

（4）肛管直肠测压可评价肛门括约肌的功能。与正常对照相比，肛门失禁患者的静息压和最大缩窄压均有下降，提示有肛门括约肌的损伤。术前、术后的对比，可判定手术的效果。

（5）肌电图描记法以小的针型电极插入肛门部，记录肛门括约肌动态的肌电活动。可了解盆底肌肉和括约肌损伤的不同部位和程度。

（6）生理盐水灌肠试验患者检查时取坐位，细导管插入直肠，以恒定的速度灌注温盐水时，记录漏液前的灌注量和最大灌注量，肛门失禁的患者两者均发生明显下降。

（7）排粪造影检查肛门失禁的患者常可见肛直肠角变钝或消失，会阴部下降，直肠脱垂等形态。

（胡建文　陈少明）

第一节　一般检查

一、肛门直肠病一般检查

（一）肛门直肠检查部位

肛门病发生的部位常用膀胱截石位（图 5-1）表示，以时钟面 12 等分标记法，将肛门分为 12 个部位，前面（会阴）称 12 点，后面（尾骶）称 6 点，左面中央称 3 点，右面中央称 9 点，其余依次类推。内痔好发于肛门齿状线上 3、7、11 点位，亦称母痔区。赘皮外痔好发于 6、12 点位。环形多见于经产妇或久蹲者。血栓外痔好发于 3、9 点位。肛裂好发于 6、12 点位。肛瘘瘘管外口发生于 3、9 点前面（会阴处），其管道多直行；发生于 3、9 点后面的（尾骶部），其管道多弯曲，其内口多在 6 点位附近。马蹄形肛瘘内口在 6 点位。

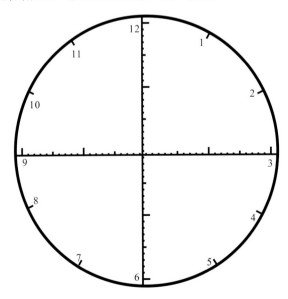

图 5-1　膀胱截石位检查-钟表记录法

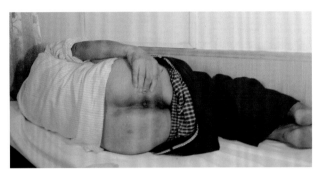

图 5-2　侧卧位

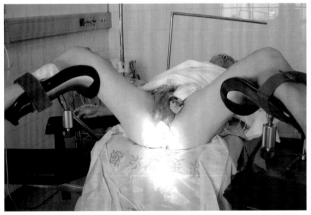

图 5-3　截石位

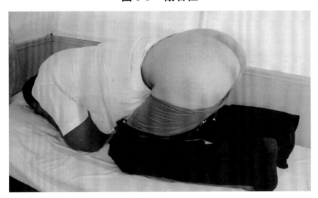

图 5-4　胸膝位

（二）肛门直肠检查的体位

检查及治疗肛门直肠疾病时，应根据患者身体情况和检查具体要求选择以下不同的体位（图 5-2、5-3、5-4）。

（三）肛门直肠检查方法

1.肛门视诊　首先应查看肛门周围有无血、脓、粪便、黏液、肿块及瘘管外口等，以便判断病变性质（图 5-5）。如肛门周围有无内痔、息肉脱出，有无外痔、瘘管外口及湿疹等。然后嘱患者像解大便一样，医生用双手的食、中指将肛门轻轻地自然向两边分开，使肛门外翻，观察有无病变，如内痔位置、数目、大小、色泽、有无出血点、有无肛裂等情况，或用陈氏痔疮负压数码检查仪（图 5-6）将内痔吸出检查。这种视诊对诊断肛裂及环状痔，有时比肛门镜检查更为确切。

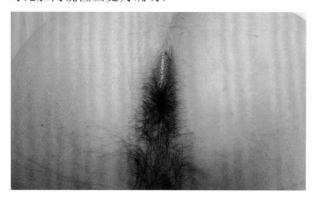

图 5-5　肛门视诊

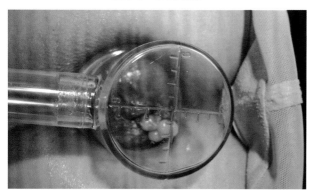

图 5-6　负压数码检查

2.肛门触诊　首先要触摸肛门周围皮肤温度，弹性是否正常。在病变情况下，如肛痈可触到肛门周围肿胀，皮肤灼热，肿块呈漫肿，并判断平坦或软陷、质地硬度以及中央是否有应指感等；如肛瘘则要注意是否可触及条索状硬结，外口距肛门长度，内口距肛缘深度等。（图 5-7、5-8）

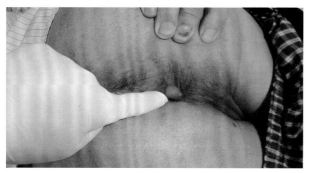

图 5-7　肛门触诊

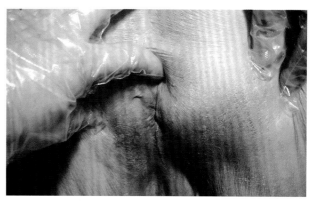

图 5-8　肛门触诊

3.直肠指诊　直肠指诊是肛门直肠疾病检查方法中最简便、最有效的方法之一。通过直肠指诊检查往往可及早发现肛门直肠的早期病变。据国内统计，有80%的直肠癌就是通过直肠指诊被发现的。因此，在临床上对初诊患者及可疑患者都应做直肠指诊检查，决不可忽视这一重要的检查方法，以免延误直肠癌肿等重要疾病的早期诊断及手术时机。（图 5-9、5-10）

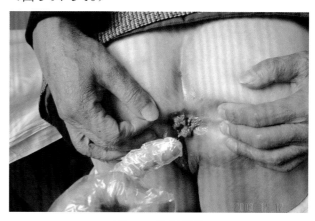

图 5-9　肛门指诊

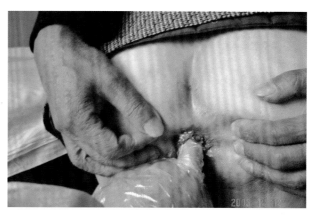

图 5-10　肛门指诊

（1）检查方法：患者取左侧卧位，嘱患者放松肛门，医生将戴有指套或手套的右手食指涂上润滑油，轻轻插入肛门，进行触诊检查。①检查肛管及直肠下端有无异常改变，如皮肤变硬、乳头肥大、硬结、狭窄、肛门括约肌收缩强弱，前方可触及膀胱、前列腺（男性）和子宫颈（女性），两侧可以触及坐骨直肠窝、骨盆侧壁，其后方可以触到骶骨和尾骨。②肛管、直肠环检查，此环由内外括约肌的上缘和耻骨直肠肌下端共同构成，围绕肛管和直肠交界处。内外括约肌呈环状，而耻骨直肠肌在后面及两侧存在。检查时在肛管后方及两侧易触到，而肛管前部不易触到。③检查肛管直肠前后壁及其周围有无触痛、搏动、肿块及狭窄，并应注意肿块大小、硬度、活动性及狭窄程度。对高位的肿块可改胸膝位为膝直立位或截石位，使肿瘤下移。

（2）常见肛管直肠病变：直肠指诊的主要表现：①直肠癌：在肠壁上可摸到高低不平的硬块，不活动，基底广泛，肠腔常狭窄，指套上染有脓血及黏液分泌物或脱落的坏死组织；②直肠息肉：可摸到质软而可推动的肿块，基底部大小不一，边缘清楚，指套上沾有血渍；③内痔：一般内痔柔软而不易摸到，但纤维化的内痔可触及硬块，如有血栓形成则可触到光滑的硬结，触痛明显；④肛瘘：可触及条索状块物，有时在齿线及齿线上方可触及小硬结（即肛瘘的内口）；⑤肛门直肠周围脓肿：肛管直肠深部脓肿，可在直肠内摸到压痛性肿块。

（3）直肠指诊注意事项：①食指应全部插入；②环形打诊；③必要时做蹲位检查（膝直立位）；④注意指套上有无血渍及血渍的颜色性质。

二、模拟排便时态无痛负压检查（痔疮负压数码动态检查诊断技术）

（一）痔疮负压数码动态检查诊断技术简介

目前用于检查痔疮的仪器主要是筒状的、双叶的、斜口的金属或硬质的塑料肛镜，这些检查不是在大便时态下的状况，故影响诊断结果，并有检查痛苦、不便于摄像记录等缺陷。目前，尚无负压镜及数码照相应用于逼真模拟痔疮动态脱出（在排大便时态）的检查仪。

本实用新型的目的是提供一种不用插入肛内，而利用负压原理逼真模拟痔疮动态脱出（在排大便时态）进行直观的视诊并应用数码相机照相技术准确记录病理状态，为临床医生和科研人员提供准确的数据、图像，方便临床和科研。

实用新型的目的是这样实现的，负压镜是一个缸型的有合适口径的透光缸体，镜体和镜底采用透光性强的光学材料制成。由负压镜口紧贴肛门，再有负压枪抽取空气，使负压镜内痔核在模拟排便时态下脱出。可以通过负压镜后屏上的坐标和12个钟点方位（医学标记膀胱截石位）来记录痔核大小、尺寸、位置、数目，可以用视诊直观的记录，还可以用适配的或特制的数码拍照摄像设备记录病历照片，进行科学的诊断、讨论、研究以及病历存档等。

（二）痔疮负压数码检查仪使用方法

1.手动检查 如图5-11～5-14。

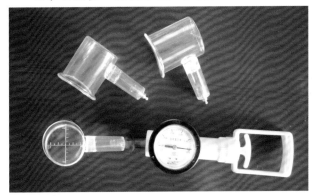

图5-11 一次性使用负压肛门镜（吸肛器）有表型

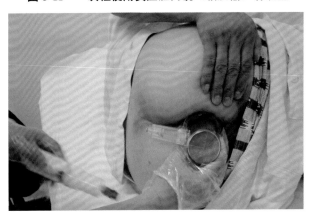

图5-12 吸肛器使用步骤1——放置肛门口

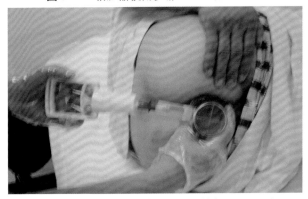

图5-13 吸肛器使用步骤2——抽气压2～3次

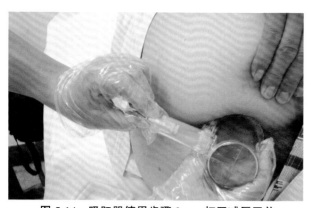

图 5-14 吸肛器使用步骤 3——打开减压开关

2.电动吸引器或中心负压使用方法 如图 5-15～5-18。

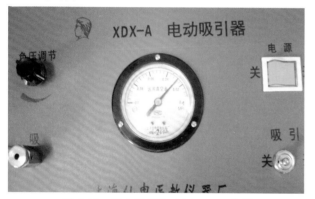

图 5-15 压力设定在 0.02～0.04 之间

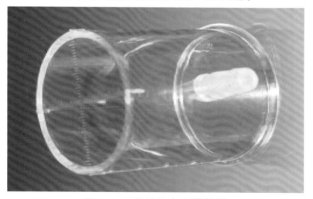

图 5-16 直接和负压管连接

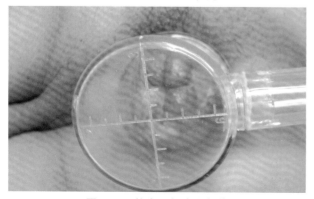

图 5-17 放在肛门中心部位

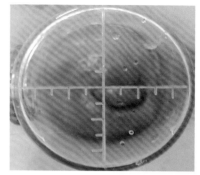

图 5-18 在设定的压力下观察记录脱出的痔核

3.痔疮负压数码检查仪拍摄的各类病历照片

（1）内痔（图 5-19）。

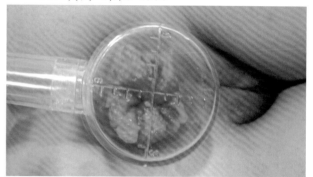

图 5-19 内痔

（2）外痔（图 5-20）。

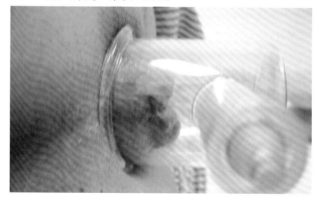

图 5-20 外痔

（3）混合痔（图 5-21）。

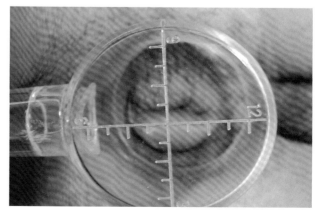

图 5-21 混合痔

（4）肛周脓肿（图5-22）。

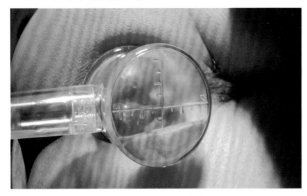

图5-22　肛周脓肿

（5）直肠腺瘤（图5-23）。

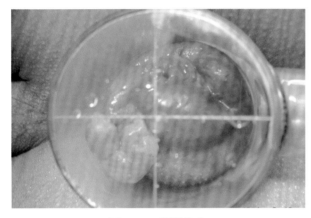

图5-23　直肠息肉

（6）直肠脱垂（图5-24）。

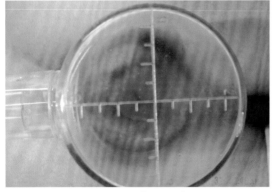

图5-24　直肠脱垂

附1：痔疮负压数码痔疮吸肛器检查的诊断标准

1.痔的定义　痔是肛垫病理性肥大、移位及肛周皮下血管丛血流瘀滞形成的团块。

2.吸肛器的检查　模拟排便时态下痔的脱出状态（动态化），科学地判断脱出和非脱出型两类痔疮以及量化脱出的痔核准确数据（量化），便于治疗方案科学的制定。对于痔疮的检查要能够判断肛垫病理

性肥大的程度（大小—量化）和移位的程度（脱出情况—动态化）以及团块的性质即肛周皮下血管丛血流瘀滞状态；吸肛器的检查恰能满足以上的要求。

3.痔的分类

（1）内痔：肛垫移位及病理性肥大。包括血管丛扩张、纤维支持结构松弛、断裂。

（2）外痔：指血管性外痔。即肛周皮下血管丛扩张，表现为隆起的软团块。

（3）混合痔：内痔和相应部位的外痔相融合。

4.痔的临床表现及内痔的分度

（1）非脱出型痔

Ⅰ度：便时带血，自觉无脱出症状经吸肛器检查无痔核脱出。肛门窥镜检查可见痔区黏膜充血、溃疡、渗血等。

（2）脱出型痔

Ⅱ度：便时带血、滴血或喷射状出血，自觉排便时痔脱出，便后可自行回纳。应用吸肛器检查见内痔核脱出，消除负压后痔核立即回纳肛内。

Ⅲ度：便时带血、滴血，伴痔脱出或久站、咳嗽、劳累、负重时内痔脱出，需用手回纳。应用吸肛器检查见内痔核脱出，消除负压后痔核不能回纳肛内。

Ⅳ度：内痔脱出，不能回纳，内痔可伴发绞窄、嵌顿。

（3）外痔：肛门不适、潮湿不洁，可伴发血栓形成及皮下血肿。

（4）混合痔：内痔和外痔的症状可同时存在。

5.痔的诊断依据　病史和肛门视诊、吸肛器检查、肛管直肠指检和肛门镜检，参照痔的分类和内痔分度做出诊断。

如稍有可疑应进一步检查，以除外结、直肠、肛管的良、恶性肿瘤及炎性疾病。

6.痔核的描述记录

吸肛器检查图标

痔核位置：

KC：1、2、3、4、5、6、

痔核数码：

纵轴数码：

横轴数码：

痔核位置：

KC：7、8、9、10、11、12

痔核数码：

纵轴数码：

横轴数码：

注意事项：

（1）负压枪拉满，行程2～3次，吸肛器内压-0.02mpa～-0.04mpa。

（2）观察无痔核脱出情况，有出血症状排除其他疾病可诊断内痔Ⅰ期；有脱出，解除负压自行还纳为内痔Ⅱ期；有脱出，解除负压不能自行需用手还纳为内痔Ⅲ期；已经脱出不能用手还纳，诊断内痔Ⅳ期。

（陈少明　郑　训）

附：肛管疾病使用中医吸肛器检查200例临床总结

陈少明

内容摘要： 负压吸肛器模拟排便时态下痔的脱出状态，科学的判断脱出和非脱出型两类痔疮以及量化脱出的痔核准确数据，便于治疗方案科学的制定。它对于痔疮的检查能够判断肛垫病理性肥大的程度（大小）和移位的程度（脱出情况）以及团块的性质即肛周皮下血管丛血流瘀滞状态。吸肛器检查的优点能够满足肛管疾病患者首诊常规的检查；它的优点集中在对痔疮的科学检查和诊断及治疗前后评价上。它的缺点集中在不能靠它单一的检查对痔疮和直肠内的病变进行鉴别诊断。

关键词： 肛管疾病；吸肛器检查器；临床总结

引言： 中医肛肠外科临床检查和诊断中使用的肛镜一般是由镜套、套芯、手柄等构成，如检查痔疮需要插入肛门直肠内才能完成，检查时对组织有创伤，给患者带来痛苦，即是如此，这样的检查，也不能反映患者的痔块真实的自然的脱出状况，时有漏诊发生，也不便于采集病理图谱和影像，不便于临床和科研。

在肛肠学科临床中，医生观察痔等肛肠疾病的脱出状况和大小、数目、位置对治疗方案的设计和手术方案的制定是非常重要的；所以，上海市卫生局、上海市医学会制定的《外科诊治常规》中专家在痔疮的检查项目中第一条中要求："诊视患者排便后应立即观察脱出的痔块，并记录其严重程度"。这一要求无疑问对诊断是非常正确的，但是，在实际中却不易操作，因为患者不能随时随地排便给医生看。

为完成和实现这个目标我们使用吸肛痔疮检查器——即专利产品痔疮负压数码检查仪，利用负压模拟排便时态，在负压数码状态下冻结病理图像便于对肛肠疾病进行检查、诊断和研究。不仅完善了目前痔的分期和分度，还发现了痔的病理新特征——"贫血痔"；使痔等肛肠疾病的诊断首次实现了动态化和数据化及电子病理存档。经上海市科学技术情报所等查新机构查新，具有国内创新性（见查新报告）。

1.特点

（1）负压吸肛痔疮检查器代替传统的肛门镜检查痔等肛管疾病能避免漏诊，简易、安全、无痛苦。准确记录痔核部位、大小、数目（实现了诊疗常规的要求），方法科学。

（2）负压数码技术使肛肠疾病实现了动态化、数据化，记录病理照片存档进行治疗前后对比研究和避免医疗纠纷。

（3）能够满足肛管疾病患者首诊常规的检查，对齿状线上下的直肠瘤、肛乳头肥大、直肠脱垂等肛肠疾病的诊断丰富和完善了目前诊疗常规的要求。

为探讨肛管部常见疾病吸肛器检查的效果、临床符合率，规范使用的方法，我们对200例肛管疾病患者进行使用中医吸肛器检查进行临床观察，现在对使用方法和使用效果进行评价。

肛管疾病十分常见且复杂，但是诊断方法需要进一步完善和规范。本文将课题组近1年内门诊随机抽样200例常见肛管疾病中医吸肛器检查进行临床观察并进行回顾性分析如下。

2.资料与方法

（1）研究对象：浦南医院肛肠科门诊的肛肠病患者200例。

1）诊断标准：参照2000年4月中华医学会外科分会肛肠学组成都会议指定的诊断标准和2006年7月，在原《痔临床诊治指南（草案）》的基础上，中华医学会外科学分会结直肠肛门外科学组、中华中医药学会肛肠病专业委员会、中国中西医结合学会结直肠肛门病专业委员会，再次就痔的病理生理以及对痔的诊疗方案进行了反复讨论，进一步修订了《痔临床诊治指南（草案）》。

2）纳入标准：经诊断符合内痔外痔的患者，其他单的发肛肠病除外，年龄 18～90 岁；性别不限。

3）排除标准：不符合上述标准者，精神病合并者，智力障碍，老年痴呆者。

（2）分组情况：按随机对照表法，将 200 例观察对象按门诊挂号顺序，单号为吸肛器法检查，双号为传统检查方法，如遇不符合条件者剔除，吸肛器检查 100 例，传统检查 100 例，至满员为止。

1）吸肛器检查组：男 87 例，女 13 例，年龄 20～29 岁 6 例；年龄 20～29 岁 12 例；年龄 30～39 岁 25 例；年龄 40～49 岁 33 例；年龄 50～59 岁 14

例；年龄 60～69 岁 7 例；年龄 70～79 岁 2 例；年龄 80～89 岁 1 例。

2）传统检查：男 85 例，女 15 例，年龄 20～29 岁 7 例；年龄 20～29 岁 12 例；年龄 30～40 岁 25 例；年龄 40～49 岁 31 例；年龄 50～59 岁 16 例；年龄 60～69 岁 6 例；年龄 70～79 岁 3 例；年龄 80～89 岁 1 例。

采用 SPSS13.0 统计软件包进行数据处理与分析，计量资料用"均属标准差（$\chi\pm s$）"方差齐者用单向方差分析 LSD 法，方差不齐用 Dunnett's T3 分析（表 5-1）。

表 5-1　200 例门诊患者一般情况比较 N（%）

组别	例数（n）	年龄（岁）	男	女
吸肛器检查组	100	50.21±9.11▲	87★	13
传统检查组（对照组）	100	52.05±10.25	85	15

注：与传统组比较，t=0.262，▲P=0.528，x^2=0.166，★P=0.684

P 值均＞0.05，无显著差异，有可比性。

（3）检查方法：①询问症状：包括共有症状和特有症状；②中医吸肛器检查：记录病变部位特征、脱出程度，脱出物大小；③使用其它检查和手术所见验证；④制定中医吸肛器检查操作常规。

1）吸肛器检查方法：首先应查看肛门周围有无血、脓、粪便、黏液、肿块及瘘管外口等，以便判断病变性质。

负压镜抽气口外接电动吸引器，吸引器负压设定为 0.03MPA，由负压镜口紧贴肛门使负压镜内痔核脱出。可以通过负压镜后屏上的方位（医学标记膀胱截石位）来记录痔核大小、尺寸、位置、数目，可以用视诊直观的记录，还可以用适配的或特制的数码相机记录病历照片。

2）传统检查方法：首先应查看肛门周围有无血、脓、粪便、黏液、肿块及瘘管外口等，以便判断病变性质。

如肛门周围有无内痔、息肉脱出，有无外痔、瘘管外口及湿疹等。然后嘱患者像解大便一样下挣，医生用双手的食、中指将肛门轻轻地自然向两边分开，使肛门外翻，观察有无病变，如内痔位置、数目、大小、色泽、有无出血点、有无肛裂等情况。如果主诉脱出而又看不到脱出者可采用下脱出者，下蹲排便体位进行观察。

3）诊断标准：

A.非脱出型痔

Ⅰ度：便时带血，自觉无脱出症状和吸肛器检查无痔核脱出。肛门窥镜检查可见痔区黏膜充血、溃疡、渗血等。

B：脱出型痔

Ⅱ度：便时带血、滴血或喷射状出血，自觉排便时痔脱出，便后可自行回纳。或者应用吸肛器检查见内痔核脱出，消除负压后痔核立即回纳肛内。

Ⅲ度：便时带血、滴血，伴痔脱出或久站、咳嗽、劳累、负重时内痔脱出，需用手回纳。或者应用吸肛器检查见内痔核脱出，消除负压后痔核不能回纳肛内。

Ⅳ度：内痔脱出，不能回纳，内痔可伴发绞窄、嵌顿。

C.外痔：肛门不适、潮湿不洁，可伴发血栓形成及皮下血肿。

D.混合痔：内痔和外痔的症状可同时存在。

E.静脉曲张型外痔：在吸肛器下见痔静脉曲张。

（4）结果和统计学处理（表 5-2）：

Ⅰ、Ⅱ期两种检查检出数的 P 值均＜0.01，有显著差异；Ⅲ两种检查检出数的 P 值均＞0.05，无显著差异。

吸肛器检查组：100 例病例中无脱出 25 例，在负压下（模拟排便时态下）脱出 77 例，其中主诉脱出 54 例，检出脱出 74 例，自行回纳 52 例（符合Ⅱ期内痔），脱出不回纳需帮助上推回纳者 22 例（符合Ⅲ期内痔）。1 例嵌顿痔，Ⅳ期内痔。肛门镜或指诊检查符合Ⅰ期内痔 24 例；外痔病例和伴外痔 23 人。

传统检查组（对照组）：100 例病例中无脱出 54

例，在下蹲体位脱出 26 例，其中主诉脱出 56 例，检出脱出 45 例，自行回纳 26 例（符合Ⅱ期内痔），脱出不自行回纳需手帮助上推回纳者 19 例（符合Ⅲ期内痔）。1 例嵌顿痔，Ⅳ期内痔。肛门镜或指诊检查符合Ⅰ期内痔 22 例；外痔病例和伴外痔 21 人。

两种检查检出脱出症状结果数的 P 值均 < 0.01，有显著差异（表 5-3）。

表 5-2   200 例检查结果比较 N（%）

内痔分期	例数	Ⅰ	Ⅱ	Ⅲ	Ⅳ
吸肛器检查组	100	25▲	52★	22╬	1
传统检查组（对照组）	100	54	26	19	1

与传统组比较，▲P=0.000，★P=0.000，╬P=0.599

表 5-3   主诉脱出和检测出脱出症状结果比较 N（%）

内痔分期	例数	主诉脱出症状	检测脱出症状
吸肛器检查组	100	54★	74★
传统检查组（对照组）	100	56	45

注：对传统组比较，▲P=0.766，★P=0.000，两组主诉脱出症状结果数的 P 值均 > 0.05，无显著差异

3.讨论   吸肛检查器是提供一种不用插入肛内，而利用负压原理逼真模拟痔疮动态脱出（在排大便时态）进行直观的视诊并应用数码相机照相技术准确记录病理状态为临床医生和科研人员提供准确的数据、图像，方便临床和科研。是对肛肠学科诊断痔疮的形态、大小有模糊数据首次规范化、数据化、量化、动化、真实化，是对肛肠学科规范诊断的一大贡献。是痔疮诊断发展的必经之路。

目前在肛肠科临床中检查痔疮使用器械主要是肛镜，它由镜套、套芯、手柄等构成，检查痔疮需要插入肛门直肠内才能完成，检查时对组织有创伤，给患者带来痛苦较大，即是如此，这样的检查，也不能反映患者的痔疮脱出时状况，也不便于量化和不便于采集病理图谱和影像，不便于临床和科研。

医生在病史中记录的痔疮大小都是凭经验主观判断大小而记录，如中医取类比象的描述，如记录为：枣大、核桃大、蚕豆大；西医记录为：1cm×2cm，2cm×3cm 等，事实上这些医生没有用尺子测量过，靠目测、估计存在误差较大、不科学。

吸肛检查器（痔疮负压数码检查仪技术）该项技术提供了一种检查痔不用插入肛内，利用负压原理逼真模拟痔疮动态脱出下（排便时态）观察痔疮的形态。利用镜（缸）底设计的数学坐标可进行直

观的比较准确的通过视诊记录数据，数据准确无误、科学。并可应用负压和数码技术"冻结"瞬间的病理图片和准确记录病理状态，为临床医生和科研人员提供准确的数据、图像，方便临床和科研。

上海市卫生局和中华医学会上海分会共同编制、制定由上海科学技术出版社出版的最新的版本《外科诊治常规》中，专家在痔疮的检查项目中要求："检查：①诊视患者排便后应立即观察脱出的痔块，并记录其严重程度。②肛门镜检查可看清痔核的部位、大小、数目等"这一要求无疑问对作出正确诊断是非常有益的，但是，在目前实际中却不易操作。因为：①客观上医生不能够实现随时随地去观察患者排便后痔疮脱出的情况；②患者也不能够随时随地让医生去观察排便后痔疮脱出的情况；③还有一个重要的却被忽视的技术问题，二期内痔患者，在排便的瞬间痔疮脱出，排便后立即回纳，医生怎样去观察？④还有一种情况，三期内痔以上情况，患者自己也有经验，脱出的痔块应该立即还纳，否则会发生嵌顿、水肿，严重的导致坏死。这一类的患者，如果为了让医生观察，在一个专科门诊量大，患者较多，需要挂号排队等待的情况下，所有患者把痔疮脱出，等待医生去观看，试想会增加患者多少痛苦，会发生意外（嵌顿坏死）情况。痔疮

轻重程度的判断不是一个简单的问题，要准确的诊断，必须有一个仪器来实现。

吸肛器（痔疮负压数码检查仪）成功地解决了这一难题。对肛肠学科诊断痔疮的形态、大小由模糊的概念，首次动态化、数据化（量化）。

4.小结　模拟排便时态下痔的脱出状态，科学的判断脱出和非脱出型两类痔疮以及量化脱出的痔核准确数据，便于治疗方案科学的制定。对于痔疮的检查要能够判断肛垫病理性肥大的程度（大小）和移位的程度（脱出情况）以及团块的性质即肛周皮下血管丛血流淤滞状态；吸肛器的检查恰能满足以上的要求。

负压吸肛器优点：①负压吸肛器代替传统的肛门镜检查痔疮简易、全面、无疼还能够避免漏诊；②准确记录痔核部位、大小、数目（实现了诊疗常规的要求）；③容易实现数码设备记录病理照片存档进行治疗前后对比和避免医疗纠纷；④能够满足肛管疾病患者首诊常规的检查。

它的优点集中在对痔疮的科学检查和诊断及治疗前后评价上。

负压吸肛器缺点：①不能够代替指诊做直肠内肿块的排查和简单的鉴别诊断。②对一例没有近期病史记录的高危直肠癌的患者必须做包括指诊、肛门镜、电子肠镜和活检病理学检查，这一条也是其他任何一种检查也必须要做的原则。

注：中医改进型吸肛器在肛肠病诊治中的临床应用为上海市中医科研基金项目（课题负责人陈少明项目编号：2005Z00035）本项目获中华中医药学会科学技术奖。

参考文献

[1]陈少明，于庆环.吸肛痔疮检查器在肛肠病诊断中的应用研究.中华胃肠外科杂志，2006，9（z1）：265.

[2]陈少明.可控的动态的（排便时态下）痔疮数字化精确诊断——中华全国十二肛肠学术会议暨中日学术交流会议论文集.2006.08127.

[3]陈少明.肛肠病使用中医吸肛器检查100例临床总结.中华中医药学刊，2007，25（z1）：208.

[4]陈少明.负压技术在肛肠病诊治中应用研究第13回日中大肠肛门病学术交流会.抄录集，200911日本福冈国际会议中心52-62.

[5]陈少明.肛管疾病100例使用负压吸肛器检查临床分析.中华中医药学刊，zk2007，5.30：49

[6]陈少明.田振国痔疮负压数码检查.肛肠病诊疗新技术图解，2008，08：42.

[7]陈少明，于庆环.负压数码动态检查诊断技术在肛肠疾病诊断中的应用价值.大肠肛门修复与重建，2008，04：683

[8]陈少明，于庆环.负压数码检查仪的应用.现代中医肛肠病诊治，2004.08：197

[9]陈少明，于庆环.肛管疾病200例使用负压吸肛器检查临床分析.陕西中医，2009，9.30：78

[10]上海市卫生局.外科诊治常规，上海：上海科技出版社，2000.0854

第二节　肛门直肠病内窥镜检查

一、肛门镜检查

肛门镜尖端涂上润滑剂，然后右手持肛门镜并用拇指顶住芯子，用左手拇指、食指将左、右臀拉开，显示肛门口，用肛门镜头部按摩肛缘，使括约肌放松；再朝脐方向缓慢插入，当通过肛管后改向骶凹进入直肠壶腹部。将芯子取出，取出后要注意芯子上有无血渍及血渍的性质。若直肠内有分泌物，可用镊子钳上棉花球擦净，然后再详细检查。查看黏膜颜色，注意有无溃疡、息肉、肿瘤及异物。将肛门镜缓缓地向外抽出，在齿线处注意内痔、肛乳头、肛隐窝或肛瘘内口等。

二、硬质乙状结肠镜检查

乙状结肠镜检查是一种简便易行的检查方法，可发现直肠指检无法摸到的位置较高的肿块，同时对可疑病变取组织活检，明确诊断。还可通过乙状结肠镜进行结肠、直肠息肉的电灼术。故乙状结肠镜检查既可用于诊断，又可作为治疗的辅助仪器，对预防及早期发现直肠和乙状结肠癌具有重要意义。（图5-25、5-26）

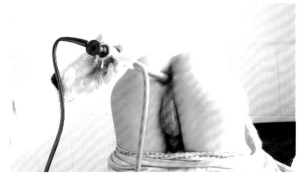

图 5-25　乙状结肠镜检查

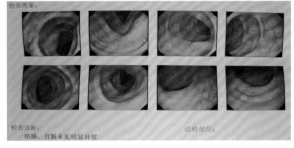

图 5-26　乙状结肠镜检查

1.适应证　凡原因不明的便血、黏液便、脓血便、慢性腹泻、粪便变形明显，或大便习惯不规则者；需要套扎电灼息肉；可疑性肿块需采取组织标本做病理检查。

2.禁忌证　直肠、乙状结肠有慢性感染，肛管有疼痛性疾病，肛门狭窄，妇女月经期，心力衰竭或体质极度衰弱，精神病及活动性疾病患者。

3.检查前的准备　检查前一天下午 3、4 点钟，用开水冲泡番泻叶 3～6g，代茶饮服。检查当天早晨用温盐水或肥皂水清洁灌肠一次，或在检查前用开塞露一只，排空肠腔内的粪便。

4.操作步骤　开始前先做肛门直肠指诊检查。患者取胸膝位，检查者右手持已涂润滑剂的镜筒及芯子，用拇指顶住镜芯，将镜管上的长度标记向上，以便了解插入深度。先将肠镜的头端朝脐孔方向缓慢插入 3～5cm 后转向骶骨方向，然后以左右旋转动作逐渐进入直肠壶腹部，取出镜芯，开亮光源，装上接目镜和橡皮球，在直视下将镜管向深部插入。当镜管插入 8cm 处可见到三个半月形直肠瓣（上下两个常在左侧，中间一个常在右侧）。当镜筒插入 15cm 处时，可见直肠变窄及较多的黏膜皱折，即直肠与乙状结肠交界处。此时肠镜较难推进，应在直视下特别小心进行检查，绝不可强行盲目插入，以免损伤肠壁发生意外。若肠镜进入盲袋或黏膜窝内，看不到肠腔，可将肠镜抽回数厘米，改变方向，显露肠腔，方可继续插入。肠镜进入乙状结肠后，必

要时可打入空气使肠腔鼓起，便于继续前进。肠镜一般可放入 25～30cm 深度，当进入乙状结肠下部时，患者常感到下腹部不适或微痛。检查完毕后再慢慢将肠镜向外退出，边退边观察，并左右上下轻轻摆动镜头，观察肠腔的全貌。检查时注意黏膜颜色、充血程度，以及有无出血点、溃疡、分泌物、息肉、结节或肿瘤等病理改变。对于可疑病变，如溃疡息肉、肿块等可做活体组织检查，用活体组织钳在溃疡或肿瘤的边缘取数块小组织送病理检查。钳取后的创面若有出血，可用棉花蘸肾上腺素或止血粉按压数分钟，也可用明胶海绵压迫止血。（图 5-27）

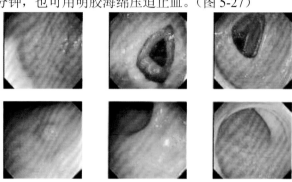

结肠息肉（距肛缘 25 厘米见一 0.5 厘米×0.7 厘米息肉）

图 5-27　纤维结肠镜检查

三、电子结肠镜检查

结肠镜检查（电子结肠镜检查一般指结肠镜检查）通过结肠镜能顺次地、清晰地观察肛管、直肠、乙状结肠、结肠、回盲部黏膜状态，而且可以进行活体的病理学和细胞学检查的过程称结肠镜检查。

（一）适应证

（1）原因未明的便血或持续粪潜血阳性者。

（2）有以下消化道症状，如慢性腹泻、长期进行性便秘、大便习惯改变，腹痛，腹胀等诊断不明确者。

（3）X 线钡剂灌肠检查疑有回肠末端及结肠病变，或病变不能确定性质者。

（4）X 线钡剂灌肠检查者阴性，但有明显肠道症状或疑有恶性变者。

（5）低位肠梗阻及腹块，不能排除结肠疾病者。

（6）不明原因的消瘦、贫血。

（7）需行结肠镜治疗者，如结肠息肉切除术、止血、乙状结肠扭转或肠套叠复位等。

（8）结肠切除术后，需要检查吻合口情况者。

（9）结肠癌术后，息肉切除术后及炎症性肠病治疗后需定期结肠镜随访者。

（10）肠道疾病手术中需结肠镜协助探查和治疗者。

（11）需行大肠疾病普查者。

（二）禁忌证

1.绝对禁忌证 严重心肺功能不全、休克、腹主动脉瘤、急性腹膜炎、肠穿孔等。

2.相对禁忌证

（1）妊娠、腹腔内广泛粘连及各种原因导致肠腔狭窄者、慢性盆腔炎、肝硬化腹水、肠系膜炎症、肠管高度异常屈曲及癌症晚期伴有腹腔内广泛转移者等，如果必须检查时，由有经验的术者小心进行。

（2）重症溃疡性结肠炎，多发性结肠憩室患者应看清肠腔进镜，勿用滑进方式推进结肠镜。

（3）曾做腹腔尤其盆腔手术、曾患腹膜炎以及有腹腔放疗史者进镜时宜缓慢、轻柔，发生剧痛则应终止检查，以防肠壁撕裂、穿孔。

（4）体弱、高龄病例，以及有严重的心脑血管疾病、对检查不能耐受者，检查时必须慎重。

（5）肛门、直肠有严重化脓性炎症或疼痛性病灶、对检查不能耐受者，检查时必须慎重。

（6）小儿及精神病或不能合作者不宜施行检查，必要时可在全麻下施行。

（7）妇女月经期一般不宜做检查。

（三）并发症

1.消化道出血。

2.肠穿孔。

3.消毒不严格导致肠道感染。

（四）检查前准备

（1）术前应充分了解病情，包括详细的病史、体格检查、生化检查和钡剂灌肠等其他影像学资料，了解有无凝血障碍及是否应用抗凝药物，了解有无药物过敏及急慢性传染病等，如怀疑此类疾病则需先进行相关实验室检查以判断有无结肠镜检查的适应证和禁忌证。如果怀疑有结肠畸形、狭窄等，通常先做钡剂灌肠检查，以了解肠腔形状。

（2）知情同意。由于结肠镜检查和治疗存在一系列并发症，因此向患者说明检查目的和可能出现的问题，征询其同意并签署知情同意书，交代注意事项及配合检查时的体位。向患者做好解释工作，解除其思想顾虑和紧张情绪，以便取得其配合，保

证检查成功。

（3）检查前 1～2 小时进低脂、细软、少渣的半流质饮食，严重便秘的患者应在检查前 3 小时给予缓泻剂或促动力药以排出结肠内潴留的大便。检查当日禁食早餐，糖尿病患者、老年人或不耐饥饿者可适当饮用含糖水及饮料。

（4）肠道准备。清洁肠道是检查成功的先决条件，结肠镜检查的成败，肠道的清洁程度是关键之一。如结肠积有粪便，影响进镜与观察病变。目前清洁肠道的方法众多，各有其特点，常用的方法有聚乙二醇（PEG）法：PEG 具有很高的分子质量，在肠道内既不被水解也不被吸收，因而在肠液内产生高渗透压，形成渗透性腹泻。将 PEG20～30g 溶入 2000～3000ml 水中，于术前 4 小时口服，直至排出液清亮为止。也可将 PEG 加入电解质液中以提高渗透压，如复方聚乙二醇电解质散由 PEG 和电解质组成，PEG 每次 2～3 袋溶于电解质溶液中，可减少饮水量至 2000ml，患者易于接受。该法清洁肠道需时短，饮水量少，对肠道刺激少，一般不引起水、电解质失衡。但是肠道内残留黄色液体较多，部分形成黄色泡沫，影响视觉效果。（传统检查前准备：手术前一天进半流质，下午 3～4 点钟用开水冲泡番泻叶 3～6g 代茶饮或临睡前服蓖麻油 30ml。手术当天早晨禁食，术前 2 小时作清洁灌肠，术前半小时给以镇静剂和抗胆碱能的药物，如肌内注射阿托品 1mg，或地西泮 5～10mg。）

（5）术前用药。肠镜检查的术前用药对保障顺利插镜。仔细观察及寻找病变、准确活检和精细的内镜下治疗均十分重要。对一些精神紧张的患者术前用药还有助于减少痛苦，更好的配合检查。

1）解痉药可抑制肠蠕动，解除痉挛，有利于插镜及寻找病变、活检及内镜下治疗。于检查前 10～15 分钟肌注山莨菪碱 20mg 或丁溴东莨菪碱 10mg，作用时间 20～30 分钟。如果术中需要稳定肠管可随时肌注或静注。对青光眼、前列腺肥大或近期发生尿潴留者忌用，可改用维生素 K3 8～16mg 肌注或硝苯地平 10mg 舌下含服代替。

2）镇静、镇痛药随着插镜技术的提高，插镜痛苦已明显减少，国内已很少应用镇痛药。仅对少数精神紧张、耐受性差或病情需要者，术前肌肉注射地西泮 10mg 或静脉推注 5～10mg。个别患者可酌情肌肉注射地西泮 5～10mg 加哌替啶 25～50mg。用镇痛药时术者应时刻警惕因疼痛阈升高，患者对

穿孔前的剧痛感觉迟钝，术者如继续进镜，就有导致穿孔或浆膜撕裂的危险，尤其是有肠管粘连或有溃疡的病例。因此，对有乙状结肠、横结肠粘连或该肠段有较深溃疡的病

3）麻醉药近年来国内外一些医院提倡无痛检查法，即在全身麻醉状态下进行结肠镜检查。通过静脉注射有镇静作用或麻醉作用的药物，使患者舒适、安静，呈浅麻醉状态，对镜检过程遗忘，达到无痛苦检查的目的。这种方法增加了患者的依从性，并方便检查医生的操作和诊断，提高了检查成功率。一般常用药物为异丙酚加芬太尼。但全麻下的结肠镜检查是在毫无反应状态下插镜，以至在肠管过度伸展状态下扔强行插入极易发生穿孔、浆膜撕裂及大出血，因此应严格掌握适应证，插镜动作要轻柔。

操作方法：患者取左侧卧位，先做直肠指诊。将涂有润滑剂的镜端插入肛内 5cm 后，开灯沿骶骨后曲观察壶腹部的肠腔。在直视下继续插入至直肠与乙状结肠交界处。如看不见肠腔则将肠镜退出一些，看到肠腔后继续观察。如遇到阻力时，绝对不能勉强进镜。直肠、乙状结肠段比较容易通过，而乙状结肠与降结肠交界部屈曲角度大，且乙状结肠活动范围广，降结肠又比较固定和弯曲，通过该段常会遇到困难，需要采取转位法——镜头向左侧弯曲，用手在腹壁上将镜头推向右后侧，呈逆时针方向旋转镜筒 180°，如肠镜进入乙状结肠后，镜头向左向下弯曲，继续进镜使镜头向左、向上进入降结肠，则为"P"形通过；如果继续进镜有阻力，则向外退镜调节角度，使镜头向上向外翘，以形成 N 形，为"N"形通过法。最困难的是通过横结肠及肝曲，只要能通过肝曲，除个别病例外几乎都能通过升结肠抵达回盲部，最后进入回肠末端。

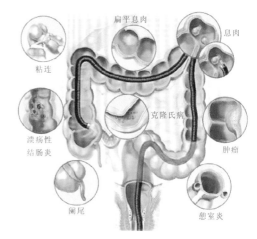

图 5-28

（五）检查后注意事项

（1）结肠镜检查过程中会不断注气以利于肠黏膜的观察，术后因空气积聚于大肠内，患者可能感到腹胀不适，一般在数小时后会渐渐消失。

（2）对于结肠镜下取活检或息肉电切除的患者，需进流质饮食，要注意大便颜色改变，观察有无腹痛、便血等症状。

（3）结肠镜检查或镜下治疗术后，出现持续性腹痛，或大便出血量多情况，应及时告知医师，必要时进一步处理。

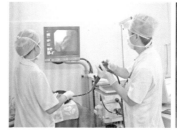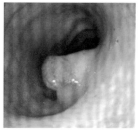

图 5-29

（陈少明　李宇栋）

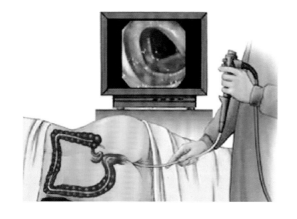

第三节　影像学检查

一、X线检查法

X线的本质：一种电磁波，具有一定的波长和频率，具有波粒二重性，X线成像利用了它与物质相互作用时发生能量转换，突出了微粒性。

X线的波长极短、能量极大，它的波长介于紫外线和γ射线之间，为0.0006～50nm，X线诊断常用的波长为0.008～0.031nm。

二、透视和摄影是最基本的方法

1.透视　透视的优点是可以从不同角度观察心、大血管的形状、搏动及其与周围结构的关系，还便于选择最适当的角度进行斜位摄影。常采取站立后前位进行观察，注意心和大血管的大小、形状、位置和搏动。然后从不同的方向观察心各个房室和大血管的相应表现以及肺部血管的改变。吞钡检查可观察食管与心、大血管的邻接关系，对确定左心房有无增大和增大的程度有重要价值。透视影像清晰度较差，时间也短促，需与摄影结合进行诊断。

2.摄影　摄影有后前位、右前斜位、左前斜位和左侧位四种。后前位是基本的位置，一般取立位，根据病情需要，再选择斜位或左侧位。后前位：患者直立，靶片距离为2m，以减少心影放大率（不超过5%），有利于心径线测量和追踪对比观察。右前斜位：患者从后前位向左旋转45°～60°，同时服钡观察食管，以确定左心房有无增大，还可观察肺动脉段突出与右心室漏斗部的增大。左前斜位：患者从后前位向左旋转约60°，有利于观察心各个房室的增大和主动脉弓的全貌。侧位：常取左侧位，可观察左心房和左心室的增大。

三、造影剂和造影设备

（1）造影剂：目前常用的造影剂为硫酸钡和60%或70%泛影葡胺，用量按体重计算，每公斤体重为1ml，超过50kg仍以50kg计算，儿童用量可略大，每公斤体重1～1.5ml。造影剂量应在允许范围内，以得到满意显影效果的最小剂量为好。如需再次注射，则两次注射的间隔时间至少应在30～40分钟以上，并透视肾和膀胱，须有大量造影剂排出后才能再次注射。总量一般不应超过每公斤体重2ml。高危患者可选用非离子型造影剂。

（2）压力注射器：为了得到满意的影像，必须在短时间内注入足量的造影剂，一般要求每秒注入15～25ml，所用的压力为（8～10）×10^5Pa。注射造影剂的速度同注射压力、注射器的阻力、心导管的管径和长度以及造影剂的粘稠度等有关。电力推动的压力注射器，装有复杂的反馈装置或计算机，造影剂的粘稠度等，监测和计算机造影剂射出的速度。

（3）快速连续摄影设备：所用的X线机需要有大的容量，能在短时间内输出大量的X线，使曝光时间缩短。目前采用三种快速连续摄影法：①双向快速摄影法；②电影摄影法；③磁带录像法。各有优缺点。快速摄影法有直接摄影和荧光摄影二种方式，直接摄影用普通大小的X线片，可显示影像的细微结构，每秒最多6张。荧光摄影以100mm片为合适，每秒可摄6张。电影摄影法，速度快，每秒可摄25～150幅图像。能见到造影过程中出现的病理现象，如细小的返流和分流。磁带录像法将荧光影像增强器上的影像记录下来，可立即并反复在电视屏幕上播放。因此，快速摄影法适用于显示心腔和血管腔形态变化，而电影摄影和磁带录像法则适于观察血液循环过程的变化。

四、分类

X线检查在肛肠外科疾病的诊断中有着广泛的应用，是临床早期发现、早期诊断和鉴别诊断某些疾病最有效的手段之一。随着X线检查和诊断经验积累、设备的不断改进和新技术的应用，X线检查在肛肠外科疾病诊断中已成为不可缺少的工具，下面列举几项最为常用的X线检查方法：

（1）排粪造影：模拟排粪过程，研究肛门、直肠、盆底在排粪时动静态变化的影像。通过对肛直角、直肠前突、直肠压迹、"搁架征"等在钡剂充盈后的表现形态，用于出口梗阻型便秘的诊断；

（2）结肠传输试验：利用不透X线的标志物，口服后，定时拍摄平片，追踪观察标志物在结肠内运行的时间、部位，判断结肠内容物运行的速度及受阻部位的一种诊断方法，用于慢传输型便秘的诊断；

（3）腹部立位平片：可以观察肠管有无胀气，腹腔内有无气液平面，明确有无肠梗阻等情况；

（4）钡灌肠：从肛门插进一个肛管、灌入钡剂，必要时再灌入少量气体，然后通过 X 线检查，检查的部位包括直肠、结肠、回盲部以及末段回肠，主要是用来诊断结肠病变的一种方法，如结肠瘤、息肉、炎症、结核、肠梗阻等病变。总之，X 线检查通过常规透视、拍片、各种体腔管首的造影等多种方法，涉及人体各部位。它既能给病变定位和定性，又能了解病变的大小、数量和范围。只要合理应用各种 X 线检查并与临床病史、体征及其他检查很好结合，就可能达到确诊目的。

（5）胸部 X 线检查：主要用于肺炎行实变、纤维化、钙化、肿块、肺不张、肺间质病变、肺气肿、空洞、支气管炎症及扩张、胸腔积液、气胸、胸膜肥厚粘连、纵隔肿瘤、心脏、血管性态、乳房肿块诊断。

（6）腹部 X 线检查：主要有腹平片、消化道造影、胆囊造影。适用于食道静脉曲张，食道裂孔疝，消化道炎症、溃疡、肿瘤、息肉、结核、肠梗阻、胆囊炎症、结石、胆道蛔虫病的诊断。

凡可疑肺部病变和肿瘤转移，或必须住院手术的患者，均要做胸部透视，必要时做胸部 X 线摄片检查。平片检查对先天性肛门闭锁、间位结肠、肠气囊肿症和胃肠道穿孔等有较大的价值；对已形成肠狭窄、指诊或乙状结肠镜都难以通过、不能判定肿瘤大小的直肠、乙状结肠肿瘤患者，可作钡剂灌肠或钡剂双重造影，以观察肿瘤凹凸不平的充盈像、病变部肠管的伸展受限、肠管壁的僵硬、不整、黏膜皱襞的破坏、消失或不规则及蠕动异常等。钡剂灌肠检查能了解肠道器质性病变，对于肠坏死、肠穿孔者禁用。钡剂双重造影，对显示大肠的细小病变，如小息肉、早期癌肿、小溃疡、溃疡性结肠炎、浸润性病变等效果良好。

（7）B 超检查：一般超声检查可以清楚观察到肛门括约肌以外的深部组织结构。如耻骨直肠肌，内外纵括约肌。肛周脓肿呈现一个低回升不均质区，有时期内可见散在的强回声光点，提示瘘管和肛门相通。瘘管呈现为管状低回声区，部分可见液性暗区。内口呈现为肛门直肠区上皮下层的低回声裂口或肛管内括约肌环状缺损。探查瘘管超声纵断面为条索状低回声，横断面呈圆形或伴有圆形低回声光团。早期的腔隙伴脓液者呈囊性，晚期者呈低回声与高回声混合存在的不均质光团，边缘模糊。内口超声表现为肛门宜肠黏膜层连续性中断，黏膜层局部有隆起或凹陷。

五、肛周脓肿、肛瘘手术要点

（1）瘘管其走形方向，如在内外括约肌间、外括约肌之外、直肠粘膜下等等

（2）内口位置：内口是肛周感染的根源，肛周脓肿及肛瘘治疗成败与内口处理密切相关。

（3）脓肿和瘘管与括约肌之间的关系。是经括约肌、还是穿括约肌，还是括约肌之外等。

以上三项在腔内 B 超当中能够显示的很清晰，能够提供瘘管走形方向、内口位置及脓肿和瘘管与括约肌之间关系，为临床医生提供一定证据，为选择手术方式提供有利循证依据。在手术时术者也心中有数。

虽然临床上在术中用美兰、探针进行探查，这是必须进行，也是术者必须熟练掌握的，但有腔内 B 超的提示，术者按照 B 超提示的瘘管或内口的走形方向和位置更容易找到内口，节省术中探查时间，更为重要的是提高准确率，提高了手术成功的机会。对复杂肛瘘显得更为重要。肛周脓肿目前都倾向于一次手术，而且成功率增高，如果有腔内 B 超的配合，一次手术的成功几率将大大增加，减少患者的痛苦。

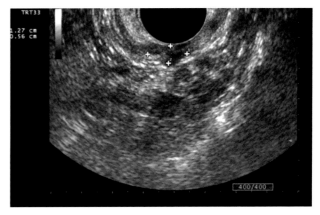

图 5-30 显示 6 点和直肠相通（无际 HXW）

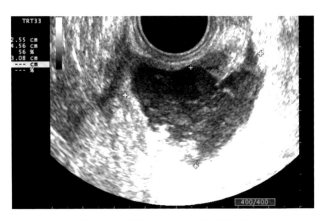

图 5-31 显示 6 点 3X3 厘米脓肿

肛管内 B 超目前在国内还没有普及，一般只有在大的肛肠专科医院或少部分大型的三甲医院才有，这样就限制了腔内 B 超的推广和发展。其实一般的彩超机也能用，线振探头和腔内探头（做阴道超声也可使用），两者相结合，效果也不错，当然需要一定经验方可。腔内 B 超有明显的优点，它相对简单、经济、尽管操作技术有一定困难，但更为便捷且宜为患者接受，不需要特殊准备，可为门诊及住院患者服务，而且明显优于直肠指诊。在肛肠专科显得越来越重要，这是必然的发展趋势。（图5-30～5-36）

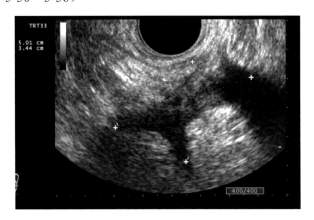

图 5-32 显示 6 点 3 厘米×4 厘米脓肿

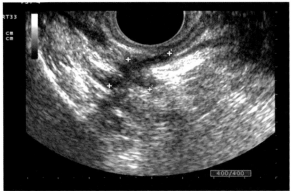

图 5-33 显示 6 点 1.5 厘米×2 厘米脓肿

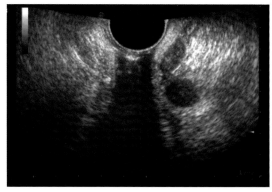

图 5-34 显示 6 点和直肠相通

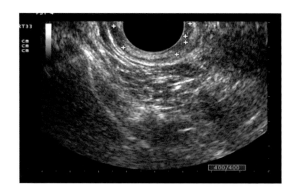

图 5-35 显示 3～5 点和 7～9 点瘘管（无际 HXW）

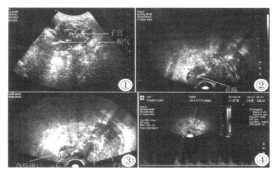

图 5-36 直肠恶性肿瘤致子宫直肠瘘

①绝经期子宫增大，子宫集气。②经直肠超声直肠壁增厚。③子宫直肠瘘。④直肠壁血流丰富，见高阻动脉频谱。

彩超检查显示（图 5-36①）：子宫大小 65mm×58mm×53mm，形态不规则，轮廓不清，内部回声极不均匀，宫腔线偏移且不规则，宫腔内、肌壁间散在串珠状强回声点。

CDFI 显示：宫体血流极丰富，测及低阻型动脉频谱。双侧附件显示不清。经直肠超声显示（图5-36④）：直肠壁明显增厚，最厚处 12mm，肠壁呈低回声，层次不清，血流丰富，测及高阻型动脉频谱。直肠内强回声与子宫强回声点经子宫后壁相连。

彩超提示：子宫占位，直肠占位，子宫直肠瘘可能。

直肠恶性肿瘤致子宫直肠瘘，直肠、乙状结肠肿瘤较小时，经腹超常显示不清而遗漏。范围较大或位置较高时可以探及：肿瘤多呈低回声，肠壁增厚，粘膜面凹凸不平，伴狭窄时，肠腔可呈不规则带状强回声，横断面呈"假肾征"声像图，容易识别。

直肠肿瘤盆腔转移并与周围粘连形成团块，直肠腔内粪石、气体及含粪渣液体杂乱分布，分辨不清，缺乏典型声像图改变，如果对子宫肠道瘘缺乏认识，在超声检查时，膀胱未充盈，会将宫内积气，并与肠道相连的增大子宫判作肠道肿瘤，将其后方不均匀不规则包块判作盆腔转移。在膀胱充盈后，方分辨出肿块与子宫的关系，考虑肿瘤浸及宫壁，子宫直肠瘘形成。

所以探查盆腔肿物时，务必膀胱适度充盈，确保图像清晰。彩色多普勒显像对肿瘤的识别具有很大的作用。宫腔积气在清宫术后、产后、宫内感染等情况下时均可见，但在无妇科情况下，若出现宫腔积气并盆腔肿物应首先考虑肠道宫腔瘘诊断。

直肠腔内超声检查可以清楚地显示肛门括约肌及直肠壁的各个层次。适用于肛管直肠肿瘤的术前分期，可以明确肿瘤浸润深度和有无淋巴结受累，也适用于对肛门失禁、复杂肛瘘、直肠肛管周围脓肿、未确诊的肛门疼痛的检查。

MRI：MRI 也就是磁共振成像，英文全称是：Magnetic Resonance Imaging。经常为人们所利用的原子核有：1H、11B、13C、17O、19F、31P。在这项技术诞生之初曾被称为核磁共振成像，到了 20 世纪 80 年代初，作为医学新技术的 NMR 成像（NMR Imaging）一词越来越为公众所熟悉。随着大磁体的安装，有人开始担心字母"N"可能会对磁共振成像的发展产生负面影响。另外，"nuclear"一词还容易使医院工作人员对磁共振室产生另一个核医学科的联想。因此，为了突出这一检查技术不产生电离辐射的优点，同时与使用放射性元素的核医学相区别，放射学家和设备制造商均同意把"核磁共振成像术"简称为"磁共振成像（MRI）"。

磁共振成像（MRI）是利用收集磁共振现象所产生的信号而重建图像的成像技术。MRI 可以使某些 CT 显示不出来的病变显影，是医学影像领域中的又一重大发展。它是 80 年代初才应用于临床的影像诊断新技术。与 CT 相比，它具有无放射线损害、无骨性伪影，能多方面、多参数成像，有高度的软组织分辨能力，不需使用造影剂即可显示血管结构等独特的优点。几乎适用于全身各系统的不同疾病，如肿瘤、炎症、创伤、退行性病变以及各种先天性

疾病的检查。对颅脑、脊椎和脊髓病的显示优于 CT。它可不用血管造影剂，即显示血管的结构，故对血管、肿块、淋巴结和血管结构之间的相互鉴别，有其独到之处。它还有高于 CT 数倍的软组织分辨能力，敏感地检出组织成份中水含量的变化，因而常比 CT 更有效和更早地发现病变。MRI 能清楚、全面地显示心腔、心肌、心包及心内其它细小结构，是诊断各种心脏病以及心功能检查的可靠方法。

在 MRI 检查时，患者要免带铁器等磁性物品，如手表、金属项链、假牙、金属钮扣、金属避孕环等，以免影响磁场的均匀性，造成图像伪影，不利病灶显示。装有心脏起搏器者，严禁作 MRI 检查。体内有弹片、银夹、金属内固定板、假关节等存留者，要慎重从事，必须检查时，应严密观察，以防检查中金属在高磁场中移动而损伤邻近大血管和重要组织。对难以配合检查的儿童或神志不清者，须适当使用镇静剂。作上腹部（肝、胰、肾、肾上腺等）MRI 检查要空腹。

MRI 可清晰地显示肛门括约肌及盆腔脏器的结构，在肛瘘的诊断及分型、直肠癌术前分期以及术后复发的鉴别诊断方面很有价值，较 CT 优越。

邱大胜等探讨 MRI 在先天性肛门直肠畸形中的诊断价值。方法搜集 2002 年 5 月至 2004 年 5 月经手术治疗的先天性肛门直肠畸形患者 24 例，术前均行 MR 检查。结果 24 例患者中 5 例肛门高位闭锁，直肠盲端均在耻骨尾骨线（PC 线）以上，其到肛门窝的距离 25mm，其中 2 例骶尾椎发育畸形、1 例合并肾脏发育畸形，2 例尿道直肠瘘，1 例膀胱直肠瘘；5 例肛门括约肌均不对称。7 例肛门中位闭锁，直肠盲端与 PC 线基本平齐，其到肛门窝的距离平均 15mm，其中 5 例合并尿道瘘，2 例合并前庭瘘。12 例低位闭锁，直肠盲端均在 PC 线以下，其到肛门窝的距离 10mm。其中 3 例会阴部瘘。19 例中低位肛门闭锁患者在 T1WI 加抑脂序列显示 10 例肛门括约肌发育良好，9 例发育稍不对称。结论 MRI 在先天性肛门直肠畸形术前诊断准确率高，并可清晰显示近来，MRI 中测得的瘘管的长度可能在患者对治疗的反应中起预示作用，但仍需对现有方法及量表进行改进和完善，从而更好评估肛瘘活动情况。

MRI 能准确地显示肛门括约肌、盆底肌、瘘道及脓肿的结构，其准确度在 76%～100%之间。同时，MRI 能辨别不成熟脓肿及肠腔炎症。T2 相抑脂序列能较好观察瘘管。增强 MRI 的 T1 相有助于区分脓液

和肉芽组织。相阵控线圈能较好观察肛提肌上瘘管及内瘘开口，但是它们应用并不广泛，且视野欠开阔。

肛管内超声：超声内镜（EUS）同样有助于肛瘘的诊断，然而其准确性受其视野狭窄影响。EUS能够清楚看见肛门括约肌复合体的细节，以其分类的准确性为86%～95%，识别内瘘的准确性为62%～94%。三维增强EUS及彩色多普勒EUS均有助于改善视野。当回顾性比较三维增强EUS与MRI作为评价手术方式的参考时，他们的一致性为81%和90%。经会阴超声发现瘘管的能力可与EUS相媲美，但前者发现深部脓肿的准确率较低。一项meta分析比较了EUS和MRI发现肛瘘能力的大小，证实两者灵敏度相近，但MRI特异度稍高。究竟选择MRI还是EUS是由肛瘘的部位、专业知识及复杂程度决定。

CT：CT，即电子计算机断层扫描，它是利用精确准直的X线束、γ射线、超声波等，与灵敏度极高的探测器一同围绕人体的某一部位作一个接一个的断面扫描，具有扫描时间快，图像清晰等特点，可用于多种疾病的检查；根据所采用的射线不同可分为：X射线CT（X-CT）、超声CT（UCT）以及γ射线CT（γ-CT）等。（图5-37）

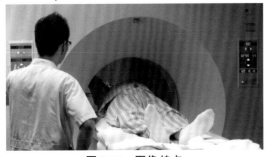

图5-37　图像特点

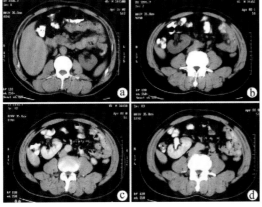

图5-38　腹部CT图像

CT图像是由一定数目由黑到白不同灰度的像素按矩阵排列所构成。这些像素反映的是相应体素的X线吸收系数。不同CT装置所得图像的像素大小及数目不同。大小可以是1.0mm×1.0mm，0.5mm×0.5mm不等；数目可以是256×256，即65536个，或512×512，即262144个不等。显然，像素越小，数目越多，构成图像越细致，即空间分辨力（spatial resolution）高。CT图像的空间分辨力不如X线图像高。（图5-38）

CT图像是以不同的灰度来表示，反映器官和组织对X线的吸收程度。因此，与X线图像所示的黑白影像一样，黑影表示低吸收区，即低密度区，如含气体多的肺部；白影表示高吸收区，即高密度区，如骨骼。但是CT与X线图像相比，CT的密度分辨力高，即有高的密度分辨力（density resolution）。因此，人体软组织的密度差别虽小，吸收系数虽多接近于水，也能形成对比而成像。这是CT的突出优点。所以，CT可以更好地显示由软组织构成的器官，如脑、脊髓、纵隔、肺、肝、胆、胰以及盆部器官等，并在良好的解剖图像背景上显示出病变的影像。

X线图像可反映正常与病变组织的密度，如高密度和低密度，但没有量的概念。CT图像不仅以不同灰度显示其密度的高低，还可用组织对X线的吸收系数说明其密度高低的程度，具有一个量的概念。实际工作中，不用吸收系数，而换算成CT值，用CT值说明密度。单位为Hu（Hounsfield unit）。

水的吸收系数为10，CT值定为0Hu，人体中密度最高的骨皮质吸收系数最高，CT值定为+1000Hu，而空气密度最低，定为-1000Hu。人体中密度不同和各种组织的CT值则居于-1000Hu到+1000Hu的2000个分度之间。

CT图像是层面图像，常用的是横断面。为了显示整个器官，需要多个连续的层面图像。通过CT设备上图像的重建程序的使用，还可重建冠状面和矢状面的层面图像，可以多角度查看器官和病变的关系。（图5-39）

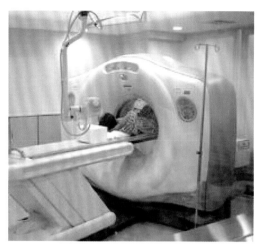

图 5-39　扫描方式

六、分平扫（plain CT scan）、造影增强扫描（contrast enhancement，CE）和造影扫描。

（一）平扫

是指不用造影增强或造影的普通扫描。一般都是先作平扫。

（二）增强扫描

用高压注射器经静脉注入水溶性有机碘剂，如 60%～76%泛影葡胺 60ml 后再行扫描的方法。血内碘浓度增高后，器官与病变内碘的浓度可产生差别，形成密度差，可能使病变显影更为清楚。方法分主要有团注法和静滴法。

（三）造影扫描

是先作器官或结构的造影，然后再行扫描的方法。例如向脑池内注入碘曲仑 8～10ml 或注入空气 4～6ml 进行脑池造影再行扫描，称之为脑池造影 CT 扫描，可清楚显示脑池及其中的小肿瘤。

X 线摄片、CT、磁共振成像可称为三驾马车，三者有机地结合，使当前影像学检查既扩大了检查范围，又提高了诊断水平。

随着工艺水平、计算机技术的发展，CT 得到了飞速的发展。多排螺旋 CT 投入实用的机型已经发展到了 320 排，同时各个厂家也在研究更先进的

平板 CT。CT 与 PET 相结合的产物 PET/CT 在临床上得到普遍运用，特别是在肿瘤的诊断上更是具有很高的应用价值。

CT 对结直肠癌的分期、有无淋巴转移以及腹外侵犯的判断有重要意义。近年来，CT 模拟结肠镜（computedtomographicvirtualcolonoscopy，CTVC）作为一种全直结肠显像的诊断技术已在临床上得到应用，可产生类似纤维结肠镜所见的三维仿真影像，对结直肠肿瘤、息肉有着重要诊断价值，其优点有检查快速、无损伤性等。

模拟肠镜是采用 CT 图像三维重建技术实现的，它可以使医生获得肠壁和官腔的三维视野。这是一项现代技术的创新，临床应用需要进一步观察。

虚拟内窥镜技术是现今计算机辅助手术的一个研究热点，计算机辅助手术的关键技术：医学图像三维可视化、人体三维体数据浏览导航技术是虚拟内窥镜技术实现的必要条件。虚拟内窥镜的技术原理是这样的，首先对患者进行 MR、CT 或超声等扫描，生成人体组织结构的序列断层扫描数据，对这些数据进行三维可视化处理后，在计算机屏幕上生成有内窥镜视觉效果的、患者组织结构序列三维可视化图像，以帮助医生对患者的病变器官进行观察，制定手术计划及引导手术进程。（图 5-40～5-44）

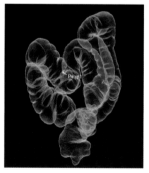
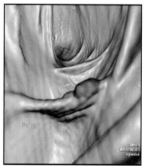

图 5-40　2-D view　　　图 5-41　3-D view

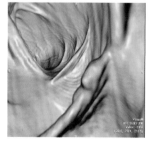
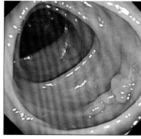

图 5-42　CTC 图像　　　图 5-43　光学结肠镜

度，可清晰地显示瘘道形态、长度、边缘及走行等立体信息，提供最直观的资料[1]。

（2）磁共振成像（MRI）：MRI 软组织分辨率高，能直接三维成像，显示肛瘘瘘管的走行及与括约肌的关系。2000 年 Morris 等[4]提出如下肛瘘的 MRI 分类标准。I 级：简单线形括约肌间瘘；II 级：括约肌间瘘伴脓肿或伴继发性瘘管；III 级：非复杂性经括约肌瘘；IV 级：经括约肌瘘伴坐骨直肠脓肿或继发性坐骨直肠瘘管；V 级：经肛提肌或肛提肌上瘘伴或不伴继发性脓肿。Buchanan 等报告 71 例复发肛瘘患者再次手术前行 MRI 检查，手术所见与 MRI 符合的 40 例术后再次复发率为 13%，而手术所见与 MRI 不符的 31 例术后再次复发率为 52%，并且术后再次复发的部位在 MRI 检查中均有提示。MRI 指导下的手术降低了 75% 的复发性肛瘘手术术后的再次复发。近年来直肠内线圈和数字减影磁共振瘘管成像等磁共振检查新技术也应用于肛瘘的检查。

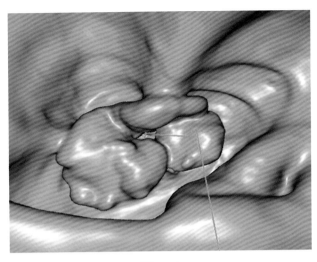

图 5-44

波兰弗罗茨瓦夫大学医学院放射学部的 Marek Sąsiadek 教授等于近日发表在《波兰放射学杂志》报道，在一例无症状的 62 岁老年男性的模拟结肠镜结果中，可以看到一枚在横结肠上 28mm 的息肉，传统结肠镜证实这是一个高分化非侵袭性腺癌。这个患者随后接受了右半结肠切除术。（图 5-45）

（3）过氧化氢增强腔内超声（HPUS）：超声能横、纵、斜三维成像，可显示肛管内外括约肌和肛提肌影像，术前能进行肛瘘的 Parks 分类。Ratto 等报告 102 例腔内超声和手术发现的符合率：内口 91.12%，原发瘘管 94.11%，继发瘘管 96.11%，伴发脓肿 100%。诊断准确率随着过氧化氢注射和三维成像的应用而提高。手术治愈 100 例，术后复发 2 例，所有患者的肛门自制功能均保留。腔内超声术前对瘘管与括约肌关系的准确评估是选择保留括约肌功能手术，避免肛门失禁的主要因素。Buchanan 等比较过氧化氢增强的三维直肠内超声与普通三维直肠内超声诊断复杂性和复发肛瘘的准确性，认为气体的存在使 32% 的原发瘘管和 46% 的继发瘘管更加明确，有助于复杂性肛瘘的诊断。West 等报告过氧化氢增强的三维直肠内超声对直肠内 MRI 的内口、原发瘘管、继发瘘管和残余脓肿的诊断符合率分别为 90%、88%、78% 和 88%，指出两者在肛瘘检查中的作用是同等充分的。

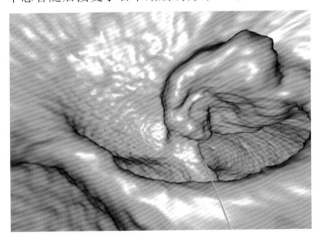

图 5-45　模拟结肠镜可以看到升结肠部位内膜面的状态

研究认为模拟结肠镜目前有着较好的灵敏度和特异性，可以应用于高危结肠癌患者的筛查。而随着技术的不断进步，这项技术有着非常广阔的前景。希望在肛瘘检查方面有突破和进展。

（1）螺旋 CT 三维重建技术：通过直接扫描获得的断层 CT 图像判断瘘道附近结构受侵犯的程

（李宇栋）

第四节　肛门直肠病理检查及其他检查

一、病理组织切片检查

活组织病理切片检查对早期可疑病变和其他良性病变的区别很有价值，取肿瘤病理组织时，应钳取肿瘤中心部位和病变与健康组织之间的部位，不宜钳取一些坏死组织或脓苔，以便判定细胞形态、结构及性质。

二、脱落细胞涂片检查

取肿瘤的分泌物作成涂片进行检查（显微镜下），直肠癌多为腺癌；肛门癌多为鳞状上皮癌，但因直肠内细菌较多，所以胞浆多被破坏，细胞边界不清，但可找到癌细胞。

三、探针检查

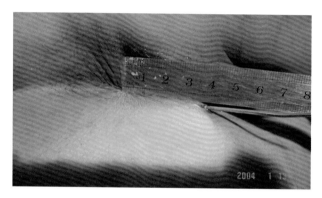

图 5-46　探针检查

这是检查肛瘘不可缺少的方法之一，借此检查可知道瘘管的深浅、行走方向。检查时动作应尽量轻柔，切忌粗暴。将探针由外口探入，并以另手的食指插入肛门，在齿线附近找到内口位置，然后使探针缓慢探入，如果内外口相通，说明瘘管已形成，手术成功率较大。如遇瘘管行经弯曲，探针不易通过，宜选用粗细硬度不同的探针或弯钩探针进行检查。若确实不易探通者，亦不可强行硬通，以免穿破管襞和肠襞，造成假道，而给患者增加不必要的痛苦。（图5-46）

四、亚甲蓝染色

主要是在不能确定肛瘘内口时，采用此项方法检查。肛管直肠内先放置纱布卷条，用注射器将2%亚甲蓝溶液由外口徐徐注入瘘管腔内，待注射完毕，以手指紧闭瘘口，并加以按揉，稍待片刻，将塞入肛门的纱布取出，观察有无染色。如

有蓝色，表示有内口；如纱布未染上蓝色，亦不能肯定没有内口，主要是瘘管弯曲度较大，又常通过括约肌各部之间，由于括约肌的收缩，使瘘管闭合，亚甲蓝溶液无法通过内口进入直肠。（图5-47）

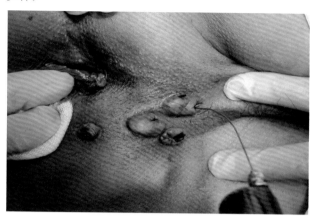

图 5-47　亚甲蓝注入

五、碘油造影

通过碘油造影的检查方法，可以知道瘘管分支迂曲、空腔大小及碘油通过内口进入肠腔的情况。用 10ml 注射器，吸入 30%～40%碘化油或 15%碘化油水溶剂，装上静脉切开针头，缓慢地由外口注入瘘管管道，当患者感到有胀痛时即可停止注入，然后进行摄片。（图5-48）

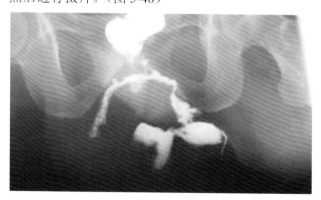

图 5-48　碘油造影摄片（典型踢铁型肛瘘）

注意事项：①粗的冲洗针头加压；②造影前三天服卢戈氏溶液10滴做碘过敏试验。

第五节　肛门直肠动力检查方法

肛门直肠动力学是近年来发展起来的新兴学科。以静力学和动力学及肌电为主的方法来研究结肠、直肠、肛管（包括盆底）的各种运动方式，从而对排便生理及有关肛肠疾病的病理生理学进行研

究，称为肛肠动力学（anorectal dynamics）。

肛肠动力性疾病主要表现为肛肠动力异常所致的便秘、腹泻、肛门失禁，并常伴随腹痛、腹胀、肛门坠胀不适等。流行病学显示患病率逐年上升，约占人群的 10%～15%。

现代医学认为，此类疾病多为先天或后天性结、直肠疾病及结、直肠外疾病所致。有功能性障碍，有肌源性或神经源性（神经递质）因素而致排泄功能异常，有排便及肛门自制功能障碍如肛门括约肌松弛或痉挛（反常收缩）等。其他还有与消化道激素（P 物质、脑啡肽等，VIP、胰泌素等）有关。

肛肠动力性疾病常见的检查方法如下。

（1）排粪造影通过向病人直肠注入造影剂，观察模拟排便时，肛管直肠部位的形态学改变。对出口梗阻性便秘类疾病有不同程度的诊断价值。

（2）钡灌肠示大肠形态、走向途径等。是否存在结肠过分扩张（直径 7cm 以上）、结肠痉挛及过分收缩。

（3）结肠运行试验通过口服不透 X 线的标志物，摄腹部平片，示标志物在大肠内运行速度。3d 后所见肠道停留标志物超过 4 粒即为异常。

（4）肛管直肠压力测定通常测定肛管直肠压力、肛管矢状容量、直肠感觉、直肠顺应性、直肠肛门抑制反射、肛管功能长度等。是一项无创性检查，对肛管直肠动力及其生理、病理生理的研究具有非常重要的意义。

（5）盆底肌电图通过记录耻骨直肠肌、肛门外括约肌静息状态、大力收缩状态时电活动的变化，来了解盆底肌肉的功能状态及神经源性大便失禁。

（6）腔内 B 超检查可显示肛管周围复杂的解剖结构，如测定肛门括约肌厚度及有无损伤。在肛肠动力学改变性疾病，特别是肛门失禁的诊断中有重要的参考价值。

本节主要介绍排粪造影和结肠运行试验。

一、排粪造影（defecography）

排粪造影是通过向病人直肠注入造影剂，对病人"排便"时肛管直肠部位进行动、静态结合观察的检查方法。它能显示肛管直肠部位的功能性及器质性病变，为临床上便秘的诊断治疗提供依据。法国自 20 世纪 60 年代起有人致力于小儿巨结肠和直肠脱垂的研究，70 年代后期才逐步应用于临床。我国于 20 世纪 80 年代中期起开展排粪造影临床服务

研究，并制定了相应的诊断标准。

排粪造影的机制：向直肠注入造影剂，观察静坐、提肛、力排、排空后直肠肛管形态及黏膜像变化，借以了解排粪过程中直肠、肛管、盆底肌肉组织等排便出口处有无功能及器质性病变。排粪造影所用的钡剂分为硫酸钡悬液和半固态的糊剂两大类。钡糊配方多采用硫酸钡粉、干淀粉和水，按一定比例搅拌后加热而成。目前已有商品化糊状造影剂及注射枪供应。根据造影剂不同，排粪造影剂分为钡液法及钡糊法。钡液法的优点是钡剂调制及灌注简便，排空后能很好地显示直肠黏膜；缺点是钡液的自然属性与粪便相差甚远，灌入直肠多流向近端，不能扩张直肠引起便意，在这种情况下用力排便显然不符合生理状态。钡糊法的缺点是钡糊调剂繁琐；非使用高压注射器具不能灌入；排空后黏膜显示不如钡液法等。但钡糊的性状与常人粪便相似，灌入直肠后可积聚于局部膨胀直肠引起便意，使排便动作自然、真实可信。故钡糊法临床上应用最为广泛。在注钡糊之前先灌入少许高浓度钡液，可以改善和增强直肠黏膜涂布。

排粪坐便器透 X 线的程度对造影成败关系极大。透光过好会使臀部软组织之空间曝光过度，不仅无法显示直肠外脱垂，还会影响肛管和尾骨的显示；透光性过差同样难以显示直肠、肛管及尾骨；两者均给测量分析带来困难。为造成臀部软组织密度相似的周围环境，国外学者多自行设计各种含水坐圈。我国于 1985 年完成了 DS-I 型排粪造影装置，不仅解决了坐桶密度问题，且具有升降、旋转功能，使用方便、灵活、卫生、桶壁装有标尺，照片上与人体放大率一致，便于测量。排粪造影多采用摄片结合磁带录像，我国目前多以摄片为主。

（一）排粪造影的检查方法

1.检查前准备

（1）检查前一日分别于午后 13 时、15 时、18 时三次，用 9～15g 的番茄叶代茶泡服，每次 500ml，以清除体内粪便。

（2）检查前 2～3 小时，再服用钡剂以显示小肠。

2.检查用造影剂 75%～100%W/V 硫酸钡悬液（含 CMC 0.25%）300～400ml。用钡糊对显示排粪生理有帮助，但不利于完整、全面诊断。

3.检查设备

（1）DS—II型装置陈少明专利（图5-49）等

（2）大于200mA机，X管焦点0.6mm×1.2mm，85～110KV，照片25cm×30cm或20cm×25cm点片，有数字X摄影（DR）装置及录像更好。

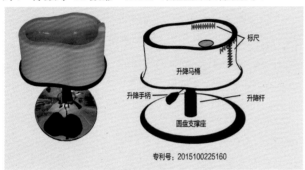

专利号：2015100225160

图5-49　DS—II型装置（陈少明专利）

测量用具：用具含角度仪、米尺、放大、缩小尺的四合一坐标式测量尺（图5-50）。

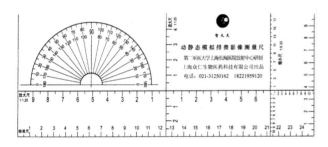

图5-50专用测量尺

（二）排粪造影的操作步骤和测量的项目

先行钡灌肠，300～400ml，拔管时要保留少许钡剂以显示肛管。待患者坐在坐桶上，调节高度使左右股骨重合，以显示耻骨联合与肛门。

分别摄取静坐、提肛（肛门紧闭上提）、力排（用力排粪肛门开大）时的直肠侧位像。

力排包括开始用力时（初排）充盈相和最大用力的黏膜相以及力排正位相。

检查中应注意照片要包括耻骨联合、骶尾骨、肛门（图5-51），并力争取得患者的充分理解配合。

1.测量的项目

（1）肛直角（ARA）

（2）肛上距（耻尾线肛上距DUAC）

（3）乙耻距和小耻距（DSPC）

（4）肛管长度（ACL）

（5）骶直间距（DSR）

（6）其他

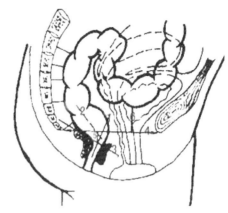

图5-51　测量项目

1：肛刮；2：直肠轴线；3：近似直肠轴线；

4：耻尾线；5：肛上距；6：乙耻距

2.排粪造影测量数据正常参考值

（1）测量项目正常参考值

肛直角：静态70～140°；力排110～180°；提肛75～80°。

肛上距＜3～4cm。

耻骨直肠肌长度：静态14～16cm；力排15～18cm；提肛12～15cm。

直肠前突＜3bm。

（2）排空造影剂

肛直角：静坐：101.9±16.4°　力排：120.2±16.7°。

肛上距：≤30mm，经产妇≤35mm。

乙（小）耻距：力排为负值。

骶直间距：≤10mm。

肛管长度：力排：男37.57±5.47mm；女34.33±4.19mm。

（3）正常综合指标（力排与静坐比较）

肛直角增大，应＞90°。

肛上距增大，但不＞30mm，经产妇不＞35mm。

肛管开大，直肠大部分或近于全排空，黏膜粗细均匀，1～2mm。

耻骨直肠肌压迹消失。

乙（小）耻距增大，但仍为负值。

（三）功能性出口梗阻的异常表现

1.异常会阴下降（descending perineum，DP）力排时：肛上距＞31mm，经产妇＞36mm，是盆底松弛的一种表现。

使用"异常会阴下降"一语，是为了有别于有力排便时的会阴下降。一般认为，力排时肛上距大于3cm称之为异常会阴下降。多数伴随有其他异常，如直肠前突、黏膜脱垂、内套叠等。以前认为异常会阴下降是关系到阴部神经是否受到损伤的重要问题。近年来有人研究认为异常会阴下降并不能预示阴部神经病变，便秘者与对照组之间无明显差异。其临床意义有待进一步探讨。

部分病人在作排粪造影时，表现为耻骨直肠肌压迹消失、肛直结合部下降、肛直角增大，但肛管细窄难开、排粪费力、动作短暂而不连续、钡流涓细，致排粪时间延长。有人认为其为内括约肌异常收缩或失弛缓所致。排粪造影对肛门部手术、会阴外伤等瘢痕形成所致便秘，在力排时可见患部狭窄、偏歪和排出困难等征象；还可判定肛括约肌成形术后患者的控便、排便功能。

2.直肠前壁黏膜脱垂（anterior mucosal prolapse，AMP）（图5-52） 增粗而松弛的直肠黏膜脱垂于肛管上端前方，使此部位呈凹陷状，而直肠肛管结合部后缘呈光滑连续。

3.直肠黏膜脱垂、直肠内套叠（internal rectal intussusception，IRI） 增粗松弛的直肠黏膜脱垂，在直肠内（绝大多数在远端）形成环状套叠。其厚度约3mm左右，如大于5mm则为全层套叠。

直肠黏膜脱垂是指增粗而松弛的直肠黏膜脱垂于肛管上部，造影时该部呈凹陷状，而直肠肛管结合部的后缘光滑连续。当增粗松弛的直肠黏膜脱垂，在直肠内形成大于3mm深的环状套叠时，即为直肠内套叠。绝大多数套叠位于直肠远端，测量时要标明套叠的深度和套叠肛门距。直肠黏膜脱垂及套叠同样可出现于无症状自愿者中，只有那些引起排钡中断和梗阻的黏膜脱垂或内套叠，才是排便梗阻的真正原因。

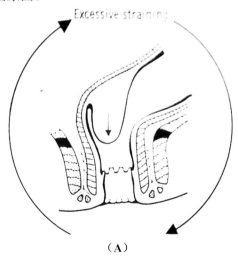

（A）

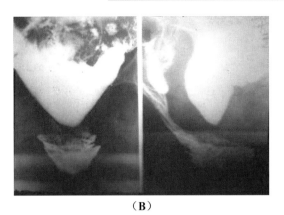

（B）

图5-52（B）直肠前壁黏膜脱垂

4.直肠外脱垂（external rectal prolapse，ERP） 完全性直肠脱垂，为脱出肛门外，可见肛门外有大小、长度不等的脱垂块陷。该块物内有时可见小肠存留。（图5-53）

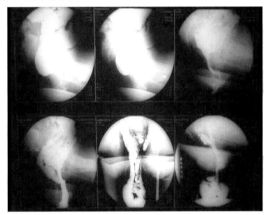

图5-53 直肠外脱垂

5.直肠前突（rectocele，RC） 又称直肠膨出。它为直肠壶腹部远端呈囊袋状突向前方（阴道），深度＞6mm者。轻者提肛时前突可消失，是女性特别是经产妇的常见病，也可见于个别男性，是盆底松弛的表现之一。（图5-54）

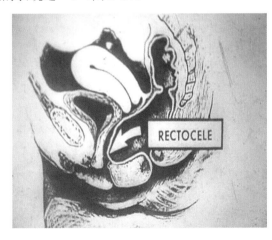

图5-54 直肠前突

6. 盆底痉挛综合征（spastic pelvic floor syndrome，SPFS） 为用力排粪时盆底肌（主要是耻骨直肠肌）持续收缩而不松弛者。肛直角不增大仍保持在90°左右或更小。且多出现耻骨直肠肌压迹。常合并其他异常，如：合并 RC 时，即出现"鹅征"（图5-55、56）。

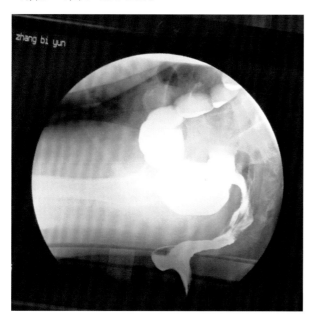

图5-55 盆底痉挛综合征

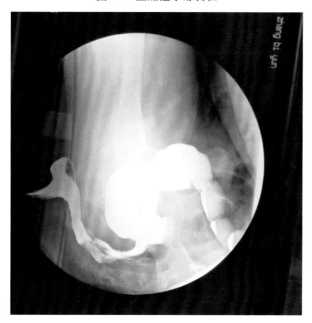

图5-56 鹅征（goose sign）：为 RC＋SPFS

鹅头——直肠前突；鹅嘴——肛管；鹅颈——痉挛的直肠远段；鹅身尾——直肠近段及乙状结肠

7. 内括约肌失弛缓症 肛管难开、少排。（图5-57）

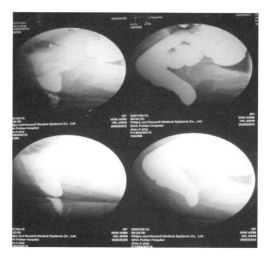

（A）内括约肌失弛缓症

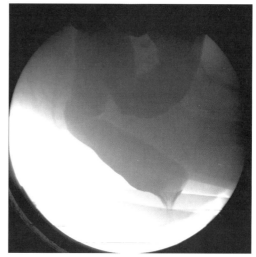

图5-57（B） 内括约肌失弛缓症

8. 耻骨直肠肌肥厚症（puborectalis muscle hypertrophy，PRMH） 是耻骨直肠肌综合征（puborectalis syndrome；PRS）的主要原因，也是出口梗阻型便秘的主要原因之一。（图5-58）

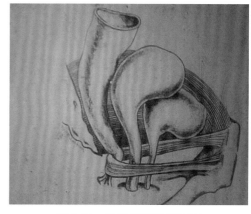

图5-58 耻骨直肠肌肥厚症

9. 内脏下垂（splanchnoptosis，SP） 盆腔脏器如，小肠、乙状结肠、子宫等的下缘，下垂在耻

尾线以下者。此时乙耻距、小耻距均为正值。这也是盆底松弛的表现。（图 5-59）

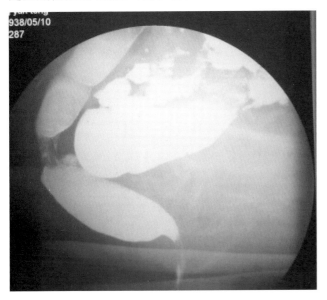

（A）

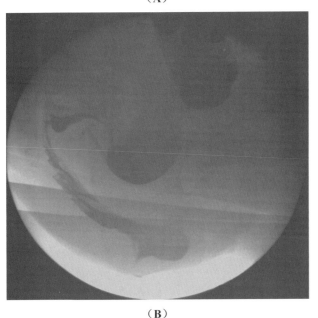

（B）

图 5-59　内脏下垂

10.盆底疝（pelvic floor hernia，PFH）　此症状名称很多，由于该疝发生于盆腔底，不管所见疝的内容如何，均可称为"盆底疝"。（图 5-60）

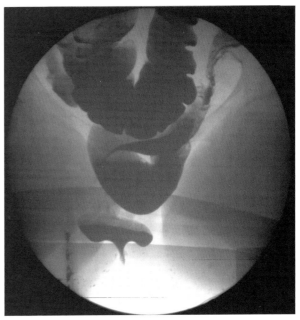

图 5-60　盆底疝

耻骨直肠肌肥厚（PRMH）排粪造影表现（图 5-61）：①肛直角小；②肛管变长；③搁架征（shelf sign）：静坐，提肛和力排时耻骨直肠肌部分均平直不变或少变呈搁板状；④不排或少排；⑤其他。

盆底疝的分度如下。

Ⅰ°：乙状结肠或乙结和小肠下缘，距肛门＜7mm。

Ⅱ°：乙状结肠或乙结和小肠下缘，位于耻尾线与坐尾线之间。

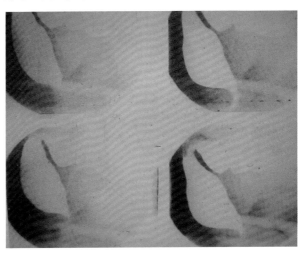

（1）

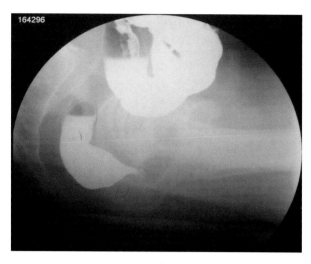

（2）

图 5-61 耻骨直肠肌肥厚（"搁架"征）

Ⅲ°：乙状结肠或乙结和小肠下缘，位于坐尾线以下。

在治疗方面，对Ⅱ°Ⅲ°患者如抬高盆底、直肠悬吊带等，都能取得满意效果。

11.骶直分离（sacrum recta separate，S-RS） 力排时，第三骶椎水平处骶直间距＞20mm，且直肠近段向前下移位，并摺屈成角。部分小肠位于骶直间，直肠亦可有左右摺屈而影响排便。（图5-62）

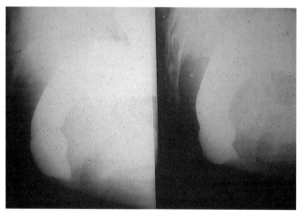

图 5-62 骶直分离

骶直分离（S-RS）常合并有其他异常。如：RC、IRI、PD、SP、PFH 等上述表现，主要是多数患者有"直肠系膜"和"盆底结构松弛"所致。如治疗得当，效果会良好。

12.孤立性直肠溃疡综合征（SRUS） 是一种慢性、非特异性良性疾病。溃疡发生于直肠前壁 IRI 和/或 AMP 的顶端，多为单发。大小数毫米至数厘米，形态不一。活检有典型的组织学改变，排粪造影往往只能显示 IRI 或 AMP、ERP，诊断主要靠内窥镜和活检。（图5-63）

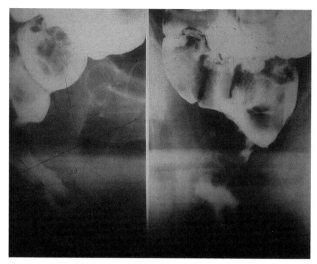

图 5-63 孤立性直肠溃疡综合征

（四）功能性出口梗阻分类

"功能性出口梗阻"的原因很复杂，大致从以下两个方面进行分类。

（1）盆底松弛综合征 AMP、IRI、ERP、RC、PD、SP、PFH、S-RS 等为多见。

（2）盆底痉挛综合征 SPFS、PRMH（少数可以两者并存）。

"功能性出口梗阻"根据"功能性出口梗阻"的两大分类，对"功能性出口梗阻"型便秘的诊断，必须达到功能、形态学和计量相结合的水平，才有利于治疗和疗效的观察。

诊断必须完整、全面，并分清主次，因为在治疗时，必须要相互兼顾，否则疗效不佳。

排粪造影的方法、操作、测量、诊断，必须要规范、准确。

方法：要显示小肠和直肠黏膜，必须服用钡剂和清洁肠道（灌肠要用含胶钡悬液）。

测量用标志：必须符合解剖生理的要求，如：以用大致代表盆底解剖位置的耻骨线为最好。

操作：要认真、仔细、到位，否则，诊断不能完整、全面，甚至会得到阴性结果。

二、肠道运输功能检查（bowel transit study）

肠道运输功能检查主要是向胃肠道中投入标志物，通过观察标志物在胃肠道中的代谢、运行和分布情况，来推测胃肠道内容物的运行速度，从而借以判断消化道的转运功能。常用的标志物主要有三种，即：①分解代谢类（如乳糖等）；②不透 X 线类。③放射性核素类（如锝 99、磺 131、铟 111 等）。分解代谢类和不透X线类标志物主要分别用于检测小肠及结肠运输功能，而核素类标志物可用于小肠及结肠运输功能检查。平时提及的肠道运输功能检查，主要指的是结肠运输功能检查。该检查中，因核素标志物检查法需特殊设备，且患者暴露于核素，应用受到一定限制。而不透X线标志物检查法，以其简单、方便、病人无痛苦、无需特殊设备、价格低廉而被广泛应用。

1.小肠运输试验

（1）机制：测定小肠运输功能的方法有多种，目前应用较多的是呼出气体氢浓度测定法。其机制为：受试者口服乳果糖后，经过小肠运输至结肠，结肠中的乳酸杆菌可分解乳果糖产生氢气，并通过血液循环自肺排出，通过测定口服乳果糖后至出现呼出气中氢浓度升高时间的长短来判断小肠运输功能。该方法简便、无创性，易为病人所接受。但影响因素较多，如胃排空异常、腹泻、肠道菌群失调及某些药物等均可影响结果的准确性，出现假阳性或假阴性。

（2）方法：检查前 1 个月内不给高纤维饮食，检查前禁食 15h。试验开始给 12g 乳果糖（溶于 120ml 水中）口服。于服乳果糖前及后 3h 内，每隔 15min 收集呼气末肺气，测量其中的氢含量。检查过程中病人取坐位，禁食、水和吸烟。用氢气色谱分析仪测定氢溶度，以兆比率（ppm，即 10^{-6}）的氢浓度的气体作为标准。当呼氢超过 20ppm 时，即认为受试者有氢呼出。在此 20ppm 的基线上连续二次呼氢超过 5ppm 时，即认为是禁食状态下呼氢的浓度指标。此时间即为口-盲运输时间。

（3）正常参考值：（48±13）min。

（4）小肠运输试验的临床意义：部分结肠慢运输型便秘病人合并有小肠运输迟缓。有人认为便秘是一个全肠道受累的问题。但是这种小肠运动缓慢空间是便秘本身的原因，还是对肠道远端（结肠）部分功能障碍的一种抑制反射的结果，尚不清楚。亦有人认为对结肠慢运输便秘功能检查，排除有无小肠运输功能障碍，否则手术效果不佳。便秘是诸多疾病伴随的症状，在便秘原因的鉴别中，小肠、结肠运输试验只是对肠道本身转运功能状态的一种重要检查方法，在临床应用中还应配合其他功能检查手段，对便秘病人进行全面评价。小肠运输试验

还可以应用于诊断小肠运动功能障碍性疾病，如假性小肠梗阻、迷走神经切断术后腹泻等。

2.结肠运输试验测定结肠运输功能的方法主要有：不透光标志物追踪法及放射性核素闪烁扫描法。前者以其简单、安全、无创性、无需特殊设备等优点，在临床上得到广泛应用。而放射性核素闪烁扫描法因需特殊设备、病人暴露于核素等因素，使应用受到一定限制。现就不透光标记物追踪法作一介绍。

（1）机制：正常成人结肠顺行推进速度约为 8cm/h，逆行推进速度约为 3cm/h，每小时净推进距离约 5cm。结肠推进速度可受诸多因素影响。例如进餐后顺行速度可提高到 14cm/h，但逆行推进速度可不变；肌注某些拟副交感药物后，净推进速度可提高到 20cm/h。而一些便秘患者，其净推进速度可慢到 1cm/h。不透光标志物追踪法就是通过口服不透 X 线的标志物，使其混合于肠内容物中，在比较接近生理的前提下，摄片观察结肠的运动情况。尽管结肠运输时间反映的是结肠壁神经肌肉的功能状态，但是一次口服 20 粒不透光标志物后，不是 20 粒同时到达盲肠，标志物在结肠内的运动不是以集团式推进。这是由于标志物由口到达盲肠的运行时间受进餐时间、食物成分、胃排空功能及小肠运输功能等因素影响。因此，该方法只能了解结肠运动总体轮廓，不能完全反映结肠各段的功能状态。为保证结果的准确可靠，标志物不能过重，应与食糜或粪便比重相似，且显示清晰、不吸收、无毒、无刺激。目前国内外已有商品化标志物供应。

（2）方法：从检查前 3d 起，停止使用一切可能影响消化道功能的药物及按一定标准给予饮食（每日含 14g 左右纤维），保持正常生活习惯不作特殊改变。因检查期间不能使用泻药，也不能灌肠，对于那些已有多日未能排便，估计难以继续坚持完成检查者，待其排便后再按要求进行准备。因黄体期肠道转运变慢，故育龄妇女作此项检查时，应避开黄体期。检查日早餐后，吞服装有 20 个不透 X 线标志物胶囊。于服标志后第 5d 和第 7d 各摄腹部平片 1 线。读片方法：从胸椎棘突至和经 5 腰椎棘突作连线，再从第 5 腰椎棘突向骨盆出口两侧作切线，将大肠分为右侧结肠区、左侧结肠区、直肠乙状结肠区 3 个区域。通过这 3 个区域来描述标志物位置。标志物影易与脊柱、髂骨重叠，须仔细寻找。

有时结肠肝、脾曲线位置较高，未能全部显示

X 线片上，应予注意。

（3）正常参考值：正常成人在口服标志物后，8h 内所有标志物即可进入右半结肠，然后标志物可储留于右半结肠达 38h，左半结肠 37h，直乙状结肠 34h。结肠运输试验的正常参考值是：口服标志物后第 5d 至少排出标志物的 80%（16 粒），第 7d 全部排出。

（4）临床意义：是目前诊断结肠无力型便秘的重要检查方法。可以区别结肠慢运输型与出口梗阻型便秘。除标志物肠道通过时间延长外，根据标志物分布特点可将便秘分为四型。①结肠慢运输型：标志物弥漫性分布于全结肠（图 5-64）。②出口梗阻型：标志物聚集在直肠乙状结肠交界处。此型较多见，常见于巨结肠、直肠感觉功能下降及盆底失弛缓综合征患者。③左侧结肠缓慢型：标志物聚集在左侧结肠及直肠乙状结肠区，可能为左结肠推进无力或继发于出口梗阻。④右侧结肠缓慢型：标志物主要聚集于右结肠，此型少见。

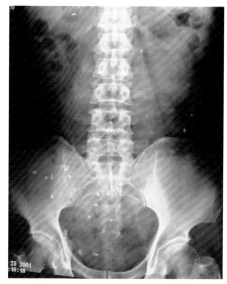

图 5-65　2004.11.25.13:46 排片

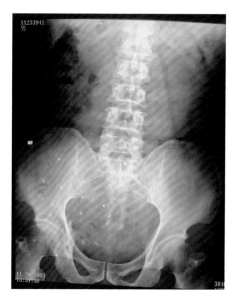

图 5-66　2004.11.26.13:31 排片

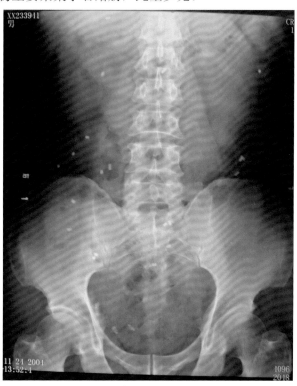

图 5-64　2004.11.21.13:52 排片

上组图结肠慢运输型便秘，第 5d 摄片可见标志物分布于右侧结肠区、左侧结肠区，第 8、9d 仍在直肠乙状结肠区内（图 5-65～68）。

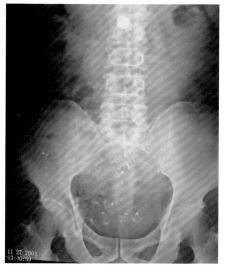

图 5-67　2004.11.27.13:40 排片

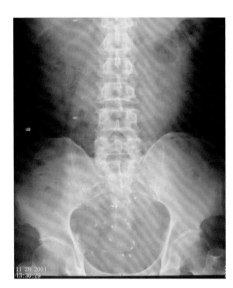

图 5-68　2004.11.28.13:30 排片

三、肛管直肠压力测定（anorectal manometry）

（一）机制

肛门内、外括约肌是构成肛管压力的解剖学基础。在静息状态下，肛管压力的约 80% 是由内括约肌张力收缩所形成，其余 20% 是外括约肌张力收缩所构成。在主动收缩肛门括约肌的情况下，肛管压力显著升高，其产生的压力主要由外括约肌收缩所形成。因此，在静息及收缩状态下测定肛管压力，可了解肛门内、外括约肌的功能状态。在测定肛管直肠压力的同时，还可测定直肠肛管抑制反射（recto anal inhibitory reflex，RAIR）、肛管高压区（high pressure zone，HPZ）长度（亦称肛管功能长度）、直肠感觉容量及最大容量、直肠顺应性（compliance，C）等多项指标。肛管直肠压力测定的仪器很多，但原理相同，均由测压导管、压力换能器、放置放大器及记录仪四部分组成。测压导管根据压力传导介质的不同,可分为充液式及充气式,目前多以小直径、充液式、多导、单气囊导管为常用。压力换能器的功能是将测得的压力信号转换为电信号。因换能器输出的电信号较小，必须通过前置放大器进行放大，并通过计算机进行数字显示及分析处理。测定技术一般采用拉出测定法（pull-through technique）。

（二）检查前准备

患者一般无需特殊准备。检查前 1～2h 嘱患者自行排便，以免直肠中有粪便而影响检查。同时，不要进行灌肠、直肠指诊、肛门镜检查，以免干扰括约肌功能及直肠黏膜而影响检查结果。检查者应事先调试好仪器，检查时一些必要的用品，如消毒手套、注射器、石蜡油、卫生纸、布垫等应放置在方便处，以便随时取用。（图 5-69）

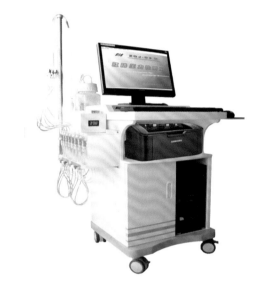

（B）多导、充液式、单气囊测压导管

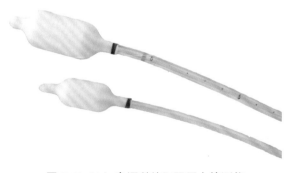

图 5-69（A）奥源科技肛肠压力检测仪

（三）检查方法

1.肛管静息压、收缩压　依据肛管高压区长度测定患者取左侧卧位，右髋关节屈曲，将带气囊的测压导管用石蜡油润滑后，轻轻分开臀缝，将导管缓慢插入肛管，使肛管测压孔进入达 6cm。采用拉出测定法，每隔 1cm 分别测定距肛缘 6～1cm 各点压力。肛管静息压为安静状态下肛管内各点压力，肛管收缩压为尽力收缩肛门时肛管内各点压力。静息状态下肛管直肠测定的各点压力中，与邻近数值相比，压力增加达 50% 以上的区域称为肛管高压区，其长度即为肛管高压区长度（图 5-70、5-71）。

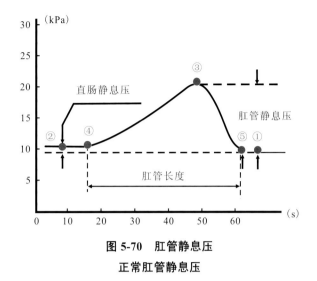

图 5-70　肛管静息压

正常肛管静息压

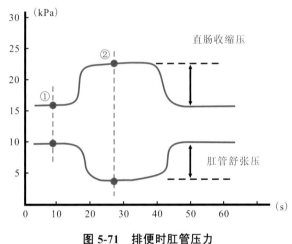

图 5-71　排便时肛管压力

2.直肠肛管抑制反射（RAIR）　向连接气囊的导管快速注入空气约 50～60ml，出现短暂的压力升高后，肛管压力明显下降，呈陡峭状，然后缓慢回升至原水平。出现上述变化即称为直肠肛管抑制反射存在（图 5-72）。

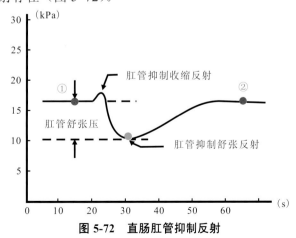

图 5-72　直肠肛管抑制反射

3.直肠感觉容量、最大容量及顺应性测定向气囊内缓慢注放生理盐水，当患者出现直肠内有异样

感觉时，注入的液体量即为直肠感觉容量（Vs），同时记录下此时直肠内压（P1）。继续向气囊内缓慢注入液体，当患者出现便意急迫，不能耐受时，注入的液体量即为直肠最大容量（Vmax），同样记录下此时的直肠内压（P2）。直肠顺应性是指在单位压力作用下直肠顺应扩张的能力。故直肠顺应性（C）可按以下公式计算：

$$C=\frac{\Delta V}{\Delta P}=\frac{V\max - Vs}{P2-P1}$$

（四）肛管直肠压力测定的正常参考值及临床意义

1.正常参考值　由于目前国际上尚缺乏统一肛管直肠测压仪器设备及方法，故不同医疗单位的参考值有所不同。同时还应根据患者具体情况综合分析，不能孤立地根据数值进行判断。肛管直肠测压各正常参考值见表 5-4。

表 5-4　肛管直肠测压正常参考值

检查指标	正常参考值
肛管静息压	6.7～9.3kPa
肛管收缩压	13.3～24.0kPa
直肠肛管抑制反射	存在
直肠顺应性	2～6mlH₂O/cm
直肠感觉容量	10～30ml
直肠最大容量	100～300ml
肛管高压区长度	2.0～3.0cm（女性），2.5～3.5cm（男性）

2.肛管直肠测压的临床意义　肛门失禁患者肛管静息压及收缩压显著下降，肛管高压区长度变短或消失；直肠肛管周围有刺激性病变，如肛裂、括约肌间脓肿等，可引起肛管静息压升高；先天性巨结肠前些天患者直肠肛管抑制反射消失，直肠脱垂者该反射可缺乏或迟钝；巨直肠患者直肠感觉容量、最大容量及顺应性显著增加；直肠炎症性疾病、放疗后的组织纤维化均可引起直肠顺应性下降。肛管直肠测压还可以对术前病情及手术前、后肛管直肠括约肌功能评价提供客观指标。如肛裂病人术前行肛管测压检查，对静息压明显升高者行内括约肌切断术，可取得较好疗效，否则效果不佳；对肛门失禁行括约肌修补或成形术患者，于手术前、后作肛

管测压检查，可观察术后肛管压力回升及高压区恢复情况，为临床上疗效判断提供客观依据。

四、盆底肌电图检查

（一）机制

盆底横纹肌在解剖、生理上均与躯体其他部位的横纹肌有所不同。其含Ⅰ型纤维（张力型纤维）较多，尤其是外括约肌与耻骨直肠肌。因其较小，故由其单根肌纤维及运动单位所产生的动作电位都比较小。这些肌肉平时总是处于持续张力收缩状态，产生一定的电活动，即使在睡眠时也是如此。排便时，肌肉松弛，电活动减少或消失。盆底肌电图就是通过记录盆底肌肉在静息、排便状态下电活动变化，来了解盆底肌肉的功能状态及神经支配情况。

肌电图仪主要包括：记录电极、前置放大器、扬声器、示波仪、刺激器等。记录电极种类较多，有表面电极、同心电极、单纤维电极、肛管置入电极等。表面电极因无法记录到深部肌肉的电活动，且易受邻近肌肉电活动影响而较少使用。同心电极通过插入欲检查肌肉部位，可准确记录肌肉的电活动情况，是目前临床上常用的检查方法。肛管置入电极难以精确记录盆底各肌肉的电活动情况，主要用于以肌电为基础的生物反馈治疗。

（二）方法

取左侧卧位。暴露臀部显出臀沟，消毒皮肤，铺无菌单。检查者手指套上指套，石蜡油润滑后，轻轻插入肛门内，另一手将同心电极由臀沟尾骨尖下方刺入皮肤，向耻骨联合上缘方向行针，用肛门内手指控制针尖的方向和位置，进针1~1.5cm可至肛门外括约肌浅层，进针1.5~2.5cm至内括约肌，进针3~3.5cm可至耻骨直肠肌。进针后休息3min，以待电活动恢复正常后，再开始检查。分别记录静息、缩肛及模拟排便时各盆底肌电活动。

（三）检查内容及临床意义

1.静息状态下肌电活动 正常盆底肌在安静时均呈低频率的连续电活动，每秒折返数18.7±9.7，电压较低，平均振幅为149.2μV±21.3μV。正锐波为一正相、尖形主峰向下的双相波，先为低波幅正相尖波，随后为一延长、振幅极小的负后电位，多不回到基线，总形状似"V"字，波形稳定。

其参数为：波幅差异大，多为低波幅（一般为50~100μV）；时限一般为4~8ms，可长达30~100ms；波形为双相波，先为正相，后为负相；频率一般为1~10次/s。正锐波只出现于失神经支配的肌肉。

2.轻度收缩时的肌电活动 轻度收缩盆底肌时，可出现分开的单个运动单位电位（motorunitpotential，MUP）。MUP所反映的是单个脊髓前角细胞所支肌纤维的综合电位，或亚运动单位的综合电位。其振幅为200~600μV，由于电极与肌纤维间的距离不等，电压相关很大。温度降低、缺氧可使电压降低；肌肉萎缩时，由于单位容积内肌纤维数量减少，电压可降低。MUP的时程约为5~7.5ms，肌肉萎缩时可缩短，年龄增加电位时程轻度增加。MUP的波形正常情况下以单相、双相、三相者多见，双相及三相者占80%左右，超过四相者称为多相电位。神经或肌肉纤维病变时，多相电位增多，可达20%以上。神经部分受损后或神经开始恢复时，神经纤维中各束纤维受损程度不同或恢复的程度不一，使同一运动单位中神经传导速度和肌纤维收缩先后不同，亦可出现多相波。

3.中度或最大收缩时的肌电活动 中度收缩盆底肌时，有多个MUP参加活动。有些部位电活动较密集，难以分出单个MUP，称之为混合相。最大收缩盆底肌时，几乎全部MUP均参加收缩，由于参加放电的MUP数量及频率增加，不同的电位相互干扰、重叠，无法分辨出单个MUP，称为干扰型。行最大用力缩肛时，如无任何MUP出现，表示外周神经完全损伤；如只能产生单个MUP或混合相，往往见于脊髓前角细胞疾患或外周神经不完全损伤。

4.模拟排便时的肌电活动 在患者直肠中置入一个带导管的乳胶球，向球中注入温水，至患者出现便意为止。嘱患者排出直肠中球囊，同时记录盆底肌电活动。正常人排便时，每秒折返数下降至9.3±6.9，电压降至51.5μV±16.7μV，或呈电静息。盆底横纹肌失弛缓症患者，模拟排便时肌电活动不但不减少，反而增加。有人认为盆底肌电图检查在诊断盆底肌失弛缓症时，其诊断价值比排粪造影更大。

五、球囊逼出试验

球囊逼出试验是对直肠排便功能的一项辅助检查，临床多用于鉴别出口处阻塞和排便失禁，对判断盆底肌、外括约肌反常收缩及直肠感觉功能下降有重要意义。

1.测定方法 将导尿管插入球囊内，用线扎紧球囊的末端，球囊外部浸水润滑，将球囊插入直肠壶腹部，注入50ml水（或空气），用夹子夹住导管、在注水的过程中，询问病人有无便意感，刚开始引起便意时，纪录注入的水量（直肠感觉阈值）。瞩患者采取蹲位和侧卧位做排便动作将球囊逼出，同时纪录排出的时间。

2.测试结果 5分钟将气囊排出为球囊逼出试验阴性，属出口功能正常；排出时间超过5分钟甚至排不出为球囊逼出试验阳性，系患者有出口阻塞疾患。其中蹲位阳性为耻骨直肠肌肥厚患者；侧位阳性主要为耻骨直肠肌肥厚、直肠前膨出、内套叠伴会阴下降综合征的患者；直肠感觉阈值正常认为46ml±8ml，凡阈值增高者应怀疑是慢传输型便秘。阈值降低者多为直肠炎患者。注：本试验容量越小，排出时间越长；容量越大，排出时间越短。容量大对直肠内排便感受器的刺激越大，排便动作越完全，因而所需时间越短。球囊逼出试验球囊内充水（或空气）以50ml为最佳，其能充分反映试验结果。

（**胡建文**）

第六节 胶囊内窥镜检查

长期以来，检查消化系统疾病如胃溃疡、肠炎等内科疾病，通常使用推进式内窥镜，给患者带来巨大的生理痛苦和心理恐惧，还可能引起交叉感染和出血等，同时小肠成了检查的"盲区"。如今，只要你吞服一粒如感冒胶囊大小的"胶囊内窥镜"，便可以知晓消化系统是否患有疾病。

其工作原理是（图5-73）：病人口服如感冒胶囊大小的智能胶囊（图5-74），借助消化道的蠕动使之在消化道内运动，同时对消化道壁进行摄像，并以信号传输给病人随身携带的图像记录仪存储，医生利用影像工作站（图5-75）来了解病人消化道的情况，从而对病情做出诊断。

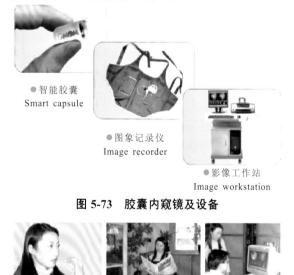

●智能胶囊
Smart capsule

●图象记录仪
Image recorder

●影像工作站
Image workstation

图5-73 胶囊内窥镜及设备

吞服胶囊 ➡ 拍摄记录 ➡ 回放观察

图5-74 胶囊内窥镜使用程序

十二指肠出血　　十二指肠镜黏膜糜烂脓肿

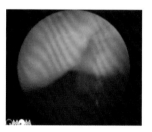
十二指肠降部出血

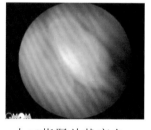
十二指肠片状充血

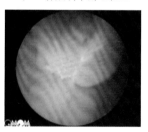
十二指肠溃疡

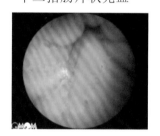
十二指肠溃疡

（A）

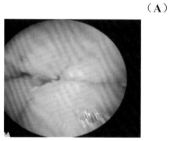
十二指肠球炎

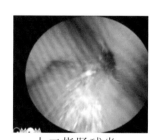
十二指肠球炎

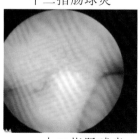
十二指肠球炎

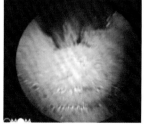
十二指肠炎

（B）

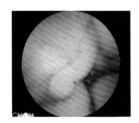

空肠上段憩室并出血　　　空肠血管畸形

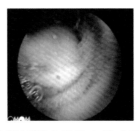

空肠黏膜节段性充血糜烂 空肠回肠交界处血管畸形

（C）

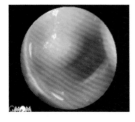

回肠上段不明原因肿物　回肠上段隆起顶端破溃出血

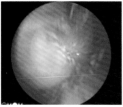

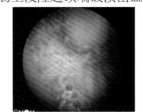

回肠下段隆起性病变　　回肠占位

（D）

图 5-75　胶囊内窥镜典型病理图谱

由于采用微机电系统技术，智能胶囊尺寸仅为 $\varphi 11 \times 25\,mm$，病人吞服非常方便，最后智能胶囊随排泄物自行排出体外。整个过程中，病人无须麻醉且行动自由，而且智能胶囊为一次性使用，有效地避免了交叉感染，从而极大地满足了人们的需要。

"胶囊内窥镜"是新型的无创无痛消化道无线检测系统，在胃溃疡、肠炎等人类常见消化系统疾病的诊治中有着广泛的应用前景。

医学实验表明，"胶囊内窥镜"填补了当今消化道检查的"盲区"，与传统的内窥镜比较，将消化道疾病的检出率从 30% 提高到 80% 以上。

在传统内的内窥镜系统中，图像采集器的供电，以及图像采集器与系统之间的通信是通过电缆来实现的。电缆的使用不仅使内窥镜的检查范围受到限制，也给患者带来痛苦。随着微电子技术的发展，目前已有了无线内窥镜系统。2001 年 5 月以色列 Given Imaging 公司最先推出 M2A 无线胶囊式内窥镜系统并用于临床，当年 8 月获美国 FDA 认证。日本、美国、韩国等也纷纷开展了这方面的研究。自此，人们能以无痛、无创、无拘束、基本无不适感的方式获得整个小肠段的清晰图像，并显著提高了小肠病变的诊断率。

2005 年 02 月 03 日，中国国家一级查新机构、上海科学技术情报所采用"（药片 or 药丸 or 红外线 or 胶囊 or 无线）and（内窥镜 or 检查仪）"的检索策略进行国内文献检索，发现我国相关专利文献 5 项，其中陈少明的红外线腔体影像检查仪专利已经授权，其余未授权，是我国首次具有自己的知识产权项目，填补该领域空白，概述如下：比较以色列同类项目，该专利设计 2～3 个摄像头可以避免单镜头 125 度视角之外漏诊；设计的红外线检查，利用对温度敏感的特性，无创的判别所检查的异常病理性质，比日本奥林巴斯设计的红外线检测技术早报道。2012 年陈少明教授在原来专利技术基础上发明设计出"红外线智能药丸内窥镜"，增加了胶囊仿生吸盘定位、活检病理组织、病区蜂针式注射治疗等功能，位居世界领先水平。

一、适应证

（1）不明原因的消化道出血，经上下消化道内镜检查无阳性发现者。

（2）其他检查提示的小肠影像学异常。

（3）各种炎症性肠病，但不含肠梗阻者及肠狭窄者。

（4）无法解释的腹痛、腹泻。

（5）小肠肿瘤（良性、恶性及类癌等）。

（6）不明原因的缺铁性贫血。

二、禁忌证

（1）经检查证实有消化道畸形、胃肠道梗阻、消化道穿孔、狭窄或瘘管者。

（2）体内植入心脏起搏器或其他电子仪器者。

（3）有严重吞咽困难者。

（4）各种急性肠炎、严重的缺血性疾病及放射性结肠炎，如细菌性病疾活动期、溃疡性结肠炎急性期,尤其暴发型者。

（5）对高分子材料过敏者。

（6）18 岁以下、70 岁以上患者以及精神病患者。

三、检查准备

（1）检查前两日吃少渣半流质食物（如粥,牛奶）,忌蔬菜,水果,油腻食物。如有长期便秘者需要提前清肠。

（2）检查前 24 小时内及检查期间,不允许抽烟。

（3）检查当日,早餐禁食。

（4）检查前 2 个小时,禁服用任何药物。

（5）待检病人,如果腹部多体毛,应将其剔除。

（6）检查当天早 4:00,喝清肠液一瓶,然后饮水 3 000~4 000ML,检查当天 1 小时禁止饮水。

（7）大便排出清水样时来医院检查。

四、适应范围

（1）不明原因的消化道出血,经上下消化道内镜检查无阳性发现者

（2）其他检查提示的小肠影像学异常

（3）各种炎症性肠病,但不含肠梗阻及肠狭窄者

（4）无法解释的腹泻、腹痛

（5）小肠肿瘤（良性、恶性及类癌等）

（6）不明原因的缺铁性贫血

（7）妊娠期不能做,体内有心脏起搏器或其他电子仪器者不宜做。

目前胶囊内窥镜检查的原理和步骤（图 5-76~5-81）:

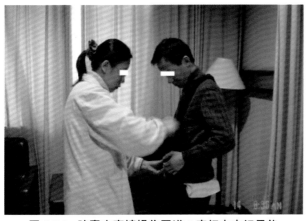

图 5-76　胶囊内窥镜操作图谱 1 穿好夹克记录仪

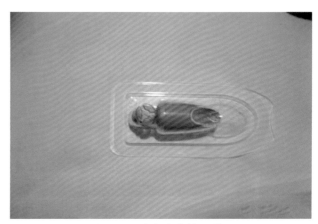

图 5-78　胶囊内窥镜图谱 3

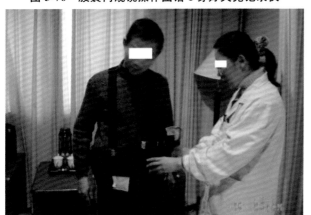

图 5-77　胶囊内窥镜操作图谱 2 穿好夹克记录仪

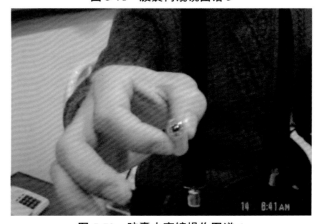

图 5-79　胶囊内窥镜操作图谱 4

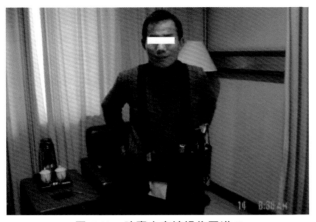

图 5-80　胶囊内窥镜操作图谱 5

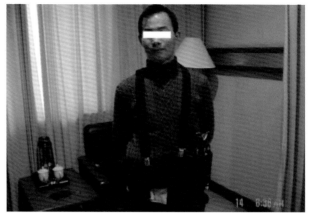

图 5-81　胶囊内窥镜操作图谱 6

（陈少明）

第六章　麻　醉

第一节　概　述

　　肛肠外科手术部位多是人体对疼痛最敏感的部位，安全有效的麻醉是手术成功的保障。麻醉医师在手术过程中负责管理麻醉，以减轻疼痛和管理至关重要的生命功能，基础监测包括呼吸、心律、心率、脉搏、血压和 SPO_2。手术后，使患者在一个舒适平稳的过程中恢复，并提供术后镇痛。

　　结直肠病的手术麻醉根据疾病的种类和患者的体征需采用不同的麻醉方法。肛门直肠手术一般采用区域麻醉为多，如：表面麻醉、局部浸润阻滞（局麻）、骶管阻滞（骶麻，包括中医腰俞麻醉），结肠手术可用全身麻醉、硬膜外麻醉等，小儿以全身麻醉为主。针刺麻醉是祖国医学的特色，针刺复合麻醉是创新的研究方向。本章主要介绍麻醉用药、麻醉病人管理、肛肠医师、中医肛肠医师可以实施麻醉及术后止痛，麻醉专业的操作请参考麻醉专著。

　　肛肠手术麻醉的特如下。

　　（1）肛肠手术涉及到各年龄段，包括新生儿和老年人。麻醉医师和手术医师应掌握小儿麻醉特点，又要有老年患者麻醉的经验和能力。社会的老龄化，提供老年人安全有效舒适的麻醉，是对麻醉医师的不断挑战。

　　（2）肛肠疾病虽较局限，但病史长。常有感染、出血、流脓、瘙痒、疼痛和排便不畅等。患者思想负担重，术前有恐惧、紧张心理。麻醉医师既要做好患者的思想工作，消除其紧张心理，也要注意患者全身状况的改善，以便提高患者麻醉的耐受性。

　　（3）肛肠手术常取特殊体位（如截石位），术中应重视患者的呼吸、循环管理。老年患者由截石位改为仰卧位时，要高度重视血流动力学变化。

　　（4）肛管和肛门周围血管、神经丰富，局部麻醉时严防局麻药注入血管内，以免发生毒性反应。同时麻醉作用消退后，括约肌挛缩，可引起剧烈疼痛，令患者坐立不安，难以忍受，故术后止痛十分重要。

　　（5）局麻、封闭或骶管麻醉等，麻醉的操作在肛门周围时，为防止感染，术前要求患者清洁局部皮肤。严格按无菌要求操作，清毒要彻底，范围要足够大。

　　（6）中医肛肠医师一般亲自操作腰俞穴阻滞还有争议，该麻醉类同于椎管内骶麻，应按当地卫生行政部门规定执行，并要注意患者的生命体征的监测。

（陈富军）

第二节　临床常用药物的药理学

一、局麻药药理

　　局麻药是指患者经局部用药后，能干扰局部神经冲动的产生和传导，在相应的神经支配区域产生可逆性暂时痛觉缺失，而能保持神志清醒及远隔脏器活动基本正常的一类药物。国内常用的局麻药有普鲁卡因、丁卡因、利多卡因、布比卡因、罗哌卡因等。

（一）局麻药的分类

　　1.按化学结构分类　局麻药分子是亲酯基团芳香基和亲水基团胺基之间通过中间链羟基首尾连接而成，依中间链不同将局麻药分为两大类，即酯链构成酯类局麻药，如普鲁卡因、丁卡因；胺链则构成酰胺类局麻药，如利多卡因、布比卡因、罗哌卡因等。中间链是局麻药分类的亚结构基础，主要决定局麻药的分解代谢方式。目前，临床常用局麻药多为酰胺类。

2.按临床作用时效分类 依局麻药作用持续时间不同可分为：①长效局麻药，有布比卡因、罗哌卡因、丁卡因、依替卡因等，作用持续时间在 4 小时以上；②中效局麻药，有利多卡因、丙胺卡因等，作用持续时间为 2～4 小时；③短效局麻药，有普鲁卡因和氯普鲁卡因等，作用持续时间在 1 小时左右。

（二）理化性质与临床麻醉特性

局麻药理化性质中较重要的脂溶性、解离度及蛋白结合率，分别决定了该种局麻药的临床麻醉效能、显效时间、阻滞作用及持续时间产生一定的影响。

1.脂溶性与阻滞效能 脂溶性是该种局麻药阻滞麻醉效能的决定因素，一般说来，麻醉效能与药物脂溶性成正比关系，即脂溶性大，较易穿透神经组织膜并发挥对神经传导的阻滞效能，则临床麻醉效能强，反之则弱。布比卡因和丁卡因脂溶性高，利多卡因居中，普鲁卡因最低，因此效能也从强到弱。布比卡因、丁卡因、利多卡因、普鲁卡因的等效浓度分别为 0.25%、0.25%、1%、2%。

2.解离常数（pKa）与显效时间 临床麻醉局麻药的解离常数（pKa）决定显效时间快慢。在 pH 为 7.4 的生理状态下，局麻药显效时间快慢与 pKa 成反比关系。因为局麻药分子需解离成具有药物活性的自由碱基，才能穿透各层组织屏障和生物膜，因此，自由碱基比例大则显效快，反之则慢。各种局麻药的 pKa 值多在 7.6～9.1，均较正常组织 pH 为高，pKa 值越大，与 pH 差值亦增大，而药理活性自由碱基比例减少，对神经阻滞作用显效时间则延长。因此普鲁卡因和丁卡因在神经阻滞时起效较利多卡因慢；普鲁卡因弥散性能较差，而利多卡因的弥散性能最好。当然其显效快慢还与用药浓度及剂量有关。

3.蛋白结合率与作用持续时间 局麻药通过与钠通道受体蛋白结合发挥其神经阻滞效应，局麻药同受体蛋白结合数量增多且紧密不易分开，使钠通道关闭时间延长，阻滞作用持续时间延长。因此蛋白结合率大的局麻药对神经阻滞作用时间较长。麻醉效能弱和作用时间短的，如普鲁卡因；麻醉效能和作用时间均中等的，如利多卡因；麻醉效能强而作用时间长的，如布比卡因和丁卡因。但是，局麻药的扩血管作用及注射部位不同对阻滞作用时间及

显效快慢也有很大的影响。

（三）局麻药的药代动力学

局麻药通过吸收、分布、生物转化及排泄等过程消除。

1.吸收 局麻药注入组织后吸收进入血液循环，决定其吸收速度及进入循环量的主要因素为：①给药途径：静脉给药吸收最快，黏膜表面麻醉的吸收速度次之而咽喉部、气管、支气管黏膜的吸收速度接近或相当于静脉注射；再其次为肋间注射；皮下或皮内注射吸收最慢。②用药剂量及浓度：血药峰值浓度与单位时间内注药剂量成正比，用药剂量大、浓度高，吸收越快，故对每种局麻药都规定了一次用药极量。③药物本身的血管扩张作用：局麻药液中加入缩血管药物如肾上腺素使血管收缩，延缓药物吸收及降低单位时间内血药浓度，在临床上可延长作用时间并减少毒性作用。

2.分布 局麻药自注射部位毛细血管吸收分布至各器官、组织，首先分布于血液灌注良好的器官，如心、脑、肺、肝和肾，然后缓慢地再分布到血液灌注较少的组织。如肌肉、脂肪和皮肤。

3.生物转化及排泄 脂类局麻药要经血浆中酶，即假性胆碱酯酶催化水解。产生芳香酸和氨基醇，属肝外代谢。如患有先天性假性胆碱酯酶减少或因肝硬化、严重贫血、恶病质及晚期妊娠致此种酶生成异常，则应减少酯类局麻药用量。酰胺类局麻药主要在肝细胞内质网中微粒体酶水解代谢，故肝功能障碍患者应减少用量。局麻药仅少量经尿和粪便排出。

（四）局麻药的不良反应

可分为局部和全身性两种类型。

1.局部不良反应 多为局麻药的化学结构或助溶剂与组织直接接触而引起，如局部坏死，临床中较为罕见。

2.全身不良反应 包括毒性反应和变态（过敏）反应。

（1）毒性反应：指机体和组织器官对一定量局麻药所产生的不良反应或损害，其中中毒反应多见，处理不当可致死。全身毒性反应以中枢神经系统和心血管系统毒性最为严重。

引起局麻药全身毒性反应的常见原因：①局麻药过量；②误注入血管内，使血液中局麻药浓度迅

速升高；③患者机体状态，如高热、恶病质、休克、老年等对局麻药耐力降低。

（2）中枢神经毒性：一般局麻药中枢神经系统毒性表现先于心脏毒性，因为中枢神经系统对局麻药作用更为敏感。临床表现及体征如下。

1）轻度毒性反应：患者有如醉汉，表现为多语、吵闹、无理智、头晕目眩、血压升高、脉压变窄等。如发现，应立即停止用药，同时吸氧、加强通气。

2）中度毒性反应：临床上常表现为患者烦躁不安，血压明显升高，但脉搏趋向缓慢，并伴有缺氧和脊髓刺激症状。此时除停药和吸氧外，应肌内或静脉注射地西泮 10～20mg。

3）重度中毒反应：表现为肌震颤发展为肌痉挛、抽搐，如不处理。可迅速导致死亡。处理关键在于尽快解除惊厥，任意选用咪唑安定 2mg，丙泊酚 50～100mg，2.5%硫喷妥钠静脉推注，必要时注射琥珀胆碱快速气管内插管维持呼吸道通畅，进行人工或机械通气，并同时维持循环稳定。如发生心跳骤停，按心肺复苏处理。

（3）心脏毒性：临床应用局麻药引起心脏毒性的剂量为中枢神经系统惊厥剂的 3 倍以上。一旦发生心脏毒性反应，可产生心脏传导系统、血管平滑肌及心肌抑制，出现心律失常、心肌收缩力减弱、心排血量减少，血压下降，甚至心脏骤停。布比卡因导致心脏毒性而引起的室性心律失常复苏困难。利多卡因可降低室性心动过速阈值而加重心脏毒性，因此不能用利多卡因纠正。抢救处理按心肺复苏处理。

（4）过敏反应：局麻药过敏反应发生率只占其不良反应的 2%，临床上常把毒性反应或药液中加入的肾上腺素所致的不良反应误认为变态反应。酯类局麻药引起变态反应远比酰胺类多见。注入少量局麻药后仅有荨麻疹等轻微反应，可静脉使用糖皮质激素和抗组胺药。如有喉头水肿、支气管痉挛、低血压等表现，立即再静脉加注肾上腺素 0.2～0.5mg。

（五）常用局麻药

1.酯类局麻药

（1）普鲁卡因：时效短，一般只维持 45～60分钟。pKa 为 8.9，在生理状态下生物解离度高，脂溶性较低，且生物活性碱基较少，故其穿透和弥散力较差：具有较强扩血管作用，注射部位吸收较快，表面麻醉效能低，故不用于表面麻醉，也很少用于较粗大神经如臂丛的阻滞。但是由于脂溶性低，毒性小，适用于局部浸润麻醉或肋间神经阻滞麻醉，常用不超过 0.5%浓度药液。肛肠短小手术中作局部浸润麻醉、封闭。需做皮肤过敏试验。

（2）丁卡因：又称地卡因，邦妥卡因，麻醉效能是普鲁卡因的 10 倍，但毒性也较普鲁卡因明显增大。起效时间 10～15 分钟，作用持续时间可达 3小时以上，是强而长效的局麻药。常用尝试为 1%～2%，一次限量为 40mg，硬膜外腔阻滞可用 0.2%～0.3%浓度，一次限量为 40～60mg，持续时间 2～3小时。因其毒性较大而起效较慢，不用于局部浸润麻醉。在临床肛肠手术的硬膜外麻醉时，多与利多卡因合用。配 0.1%丁卡因和 1.0%～1.5%利多卡因的混合液，具有起效快、时效长的优点。

2.酰胺类局麻药

（1）利多卡因：属中效酰胺类局麻药，具有起效快、弥散广、穿透性强、无明显扩张血管作用等特点，是临床应用最广泛的局麻药。pKa 为 7.9。表面麻醉用 2%～4%浓度，一次限量为 100mg，起效 5 分钟，持续 10～15 分钟，局部浸润麻醉用 0.25%～0.5%浓度，时效 120～400 分钟。神经阻滞或封闭则用 1.0%～1.5%浓度，时效为 60～120分钟。硬膜外麻醉用 1.0%～2.0%浓度，时效为 90～120 分钟。这后三种麻醉一次限量为 400mg。脊麻则用 2.0%～4.0%浓度，时效 60～90 分钟，一次限量为 40～100mg。肛肠手术多用于表面麻醉、局部浸润、封闭、骶麻（包括腰俞麻醉）和硬膜外麻醉。

（2）布比卡因：又名丁吡卡因、丁哌卡因、麦卡因或马卡因。麻醉效能和持续时间是利多卡因的 2～3 倍。pKa8.1，脂溶性高，是一种强而长效的局麻药。临床常用浓度为 0.25%～0.75%溶液，成人安全剂量为 150mg，极量为 200mg。胎儿/母血浓度比 0.30～0.44，透过胎盘量少，故对产妇应用安全，对新生儿也无明显抑制。0.25%～0.5%布比卡因溶液可用于神经阻滞；0.5%的等渗溶液可用于硬膜外腔阻滞，但对腹部手术肌松不够满意；0.75%的溶液起效时间缩短，且运动神经阻滞更趋于完善。在肛肠手术麻醉中，多用于脊麻，在硬膜外麻醉中与利多卡因合用。现也有用于局部浸润麻醉、封闭。尤其是考虑术后镇痛时。

（3）罗哌卡因：又名罗比卡因。其脂溶性和麻醉效能大于利多卡因而小于布比卡因，对运动神经和感觉神经阻滞相分离作用较布比卡因更明显，对心脏毒性较布比卡因为小，故适用于硬膜外镇痛，起效时间为2～4分钟，感觉神经阻滞可达5～8小时。0.5%～1.0%浓度溶液可用于神经阻滞和硬膜外腔阻滞，一次限量为200mg。术后镇痛泵配方中常用。

二、静脉麻醉药药理

经静脉注入体内产生麻醉的药物为静脉麻醉药。神经安定药用于镇静为主。

1.苯二氮䓬 类包括地西泮（安定）和咪达唑仑（咪唑安定）等。咪达唑仑随着制剂的不同可产生抗焦虑、镇静、催眠、顺行性遗忘、抗惊厥和中枢性肌松弛等不同的临床作用。用于神经安定为主。

咪达唑仑的中枢作用是通过占据苯二氮䓬受体，进而影响GABAA受体起作用。咪达唑仑与苯二氮䓬受体结合后，改变了GABAA受体复合物的构型，使其激活，氯离子通道开放，氯离子内流增加，细胞膜呈超极化状态。20%苯二氮䓬受体被咪达唑仑占据时，产生抗焦虑作用，30%～50%苯二氮䓬受体被占据时，出现镇静作用，60%以上受体被占据时，意识丧失。

苯二氮䓬类药能降低脑血流量和脑氧耗量，能够提高局麻药的中枢惊厥阈值。小剂量苯二氮䓬类药对血流动力学影响小，剂量增加，主要是减低全身血管阻力，使血压有所降低，如果同时给予芬太尼，血压下降更为显著，可能与交感神经张力减低有关。苯二氮䓬类药具有剂量相关的中枢性呼吸抑制作用，同时使用阿片类镇痛药的患者。给予苯二氮䓬类药后呼吸抑制更为显著。

咪达唑仑与地西泮相比，作用快，半衰期短，安全性大，常用于麻醉诱导和静脉复合麻醉。地西泮难溶于水，其有机溶液静脉注射后会引起疼痛和静脉炎。咪达唑仑可溶于水，可以减少静脉炎的并发症。

2.丙泊酚〔异丙酚） 是21世纪70年代初期合成的酚的衍生物，1983年正式用于临床，为乳白色、无臭液体。临床使用的丙泊酚是等张油-水混悬液。该混悬液的溶媒含甘油、卵磷脂、泛油、氢氧化钠和水。丙泊酚不宜与任何药物混合。丙泊酚是起效迅速的超短效静脉麻醉药，其起效时间是30秒，作用维持时间7分钟左右。它的作用时间取决于体内的再分布和肝内代谢失活。

丙泊酚能使颅内压降低，脑灌注压轻度减少，脑氧代谢率降低；能引起剂量相关的心血管和呼吸系统抑制，注药速度过快时，心血管系统的抑制特别明显。丙泊酚不会引发恶性高热。长时间输注后，不改变肝肾功能，不影响皮质醇的合成和对促肾上腺皮质激素的正常反应。不过脂肪乳剂本身能减少血小板的聚积。已有报道给予丙泊酚后产生幻想、性想象等现象。

丙泊酚可以用于麻醉诱导和维持，长时间持续给药停药后，患者很快就可以苏醒，并且清醒的质量高，很少出现恶心或呕吐，特别适用于短小手术。丙泊酚无镇痛作用，应与麻醉性镇痛药合用。也可以并用于局部麻醉或阻滞麻醉，以及在重症治疗病房中维持患者深镇静或浅麻醉状态，丙泊酚能够有效地降低咽喉部的敏感性，这样使得患者镇静时能更好地耐受气管导管。

3.硫喷妥钠 于1934年开始用于临床麻醉，至今仍在使用。静脉注射后，首先到达血管丰富的脑组织，15～30秒患者神志消失，持续15～30分钟，醒后继续睡眠1～2小时从脑组织转向其他组织，使脑组织中硫喷妥钠浓度迅速下降的结果。但是重复注射或持续输注后，药物在血浆中浓度下降的速度显著延长。因此，硫喷妥钠仅适用于麻醉诱导和短小手术。

硫喷妥钠影响多个神经递质系统，但主要是作用于GABAA受体和电压依赖性钠通道。硫喷妥钠和巴比妥受体结合后，影响GABAA受体，增加氯离子通道开放的频率和时间。增强GABA与GABAA受体的亲和力，增强GABAA受体调节的中枢神经系统抑制效应。在临床剂量范围内，硫喷妥钠减少电压非依赖性钠通道开放时间，并能抑制电压依赖性钠通道稳态开放时间，产生中枢神经系统的抑制效应。

硫喷妥钠对呼吸中枢有明显的抑制作用，其抑制的程度与剂量成比例，和注射速度有关。硫喷妥钠有抑制交感神经而兴奋副交感神经的作用，使喉头、支气管平滑肌处于敏感状态。给予硫喷妥钠后，对喉头、气管和支气管的刺激，易诱发喉痉挛或支气管痉挛。

硫喷妥钠对交感神经中枢和心肌有抑制作用，引起心搏出量减少，外周血管扩张，血压下降。血压下降的程度与注射速度和剂量密切相关，对于心功能不全和血容量不足的患者,血压下降更为急剧。

硫喷妥钠静脉注射后,很容易通过血脑屏障,使脑血管阻力增加。脑血流减少,颅内压下降,可以使脑氧耗减少,能够在一定程度上提高脑细胞对缺血缺氧的耐受力。可以缓解局麻药毒性反应。

4.氯胺酮　氯胺酮是目前唯一一个同时具有镇痛和麻醉作用的静脉麻醉药,但会产生某些不利的心理影响。它主要是非竞争性拮抗 NMDA 受体,选择性地抑制大脑联络径路、丘脑和新皮层系统,但对神经中枢的某些部位,如脑干网状结构影响轻微,激活边缘系统和海马等部位。氯胺酮的其他作用机制包括激活阿片受体;与毒蕈碱样受体相互作用,产生抗胆碱能症状(心动过速、支气管扩张等)。氯胺酮产生的麻醉状态和其他的静脉麻醉药不同,注药后,患者并非处于类似正常的睡眠状态,而是对周围环境的变化不敏感,表情淡漠,意识丧失,眼睑或张或闭,泪水增多,眼球震颤,瞳孔散大,对手术刺激有深度镇痛作用,表现出与传统全身麻醉不同的意识与感觉分离现象,因此称之为"分离麻醉"。单次静脉注射后 30～60 秒意识丧失,麻醉维持时间 10～15 分钟,定向力完全恢复需要 15～30 分钟。氯胺酮苏醒初期,患者常常出现愉快或不愉快的梦幻、恐惧、视觉紊乱、漂浮感以及情绪改变,这是氯胺酮抑制听神经核和视神经核,导致对听觉刺激和视觉刺激错误感知的结果,注射氯胺酮前给予苯二氮䓬类药物,能有效地减少氯胺酮的不良心理反应。氯胺酮在肝内被微粒体混合功能氧化酶代谢,主要是去甲基化,生成去甲氯胺酮,再进一步羟基化成为羟化去甲氯胺酮,这些代谢产物和葡萄糖醛酸结合成水溶性物质经肾排出体外。

氯胺酮麻醉时患者角膜、呛咳和吞咽反射都存在,颈不松弛,舌不后坠,一般都能保持呼吸道通畅,但患者唾液分泌显著增多,反流和误吸仍可发生,麻醉前抗胆碱能药物不能省却。静脉注射氯胺酮时,可抑制呼吸,用量过大、注药过快或与其他镇静药、麻醉性镇痛药合用时,可出现短暂的呼吸暂停。氯胺酮的交感兴奋作用以及气管平滑肌直接松弛作用,引起支气管扩张,肺顺应性能够得到改善,特别适用于呼吸道应激性较高患者的麻醉诱导和维持。氯胺酮兴奋交感神经系统,常出现心率增快,血压升高,使肺动脉压增加,同时对心肌有直接抑制作用,当患者心血管功能显著低下,内源性儿茶酚胺耗竭时,其对心肌的负性肌力作用最为显

著,可引起血压下降,甚至心跳停止。氯胺酮对血流动力学的影响与剂量没有明确的关系,重复给药对血流动力学的影响弱于首次用药,甚至会出现与首量相反的效应。因此不宜用于冠心病、高血压、肺动脉高压患者。氯胺酮可增加脑血流量,脑氧代谢率和颅内压。可使眼外肌张力增加,眼压升高。因此,颅内压增高患者、眼开放性创伤和青光眼患者,不宜应用此药。

低剂量氯胺酮有明确的镇痛效应,可作为镇痛药用于危重患者和哮喘患者,还可用于心导管、放射科检查,更换敷料和牙科操作等检查和手术。肌内注射氯胺酮还适用于烧伤患者的植皮和换药。

5.依托咪酯(乙咪酯)　它的作用起效迅速,静脉注射后,几秒钟内患者便入睡,其作用维持时间 3～5 分钟。90%注入量的依托咪酯在肝内代谢,代谢产物经肾排除。对循环系统几乎无不良影响,很少引起血压和心率的变化,心输出量和心搏出量也没有显著改变;对呼吸系统无明显抑制。乙咪酯特别适用于重症心脏病患者、重危、老年患者的麻醉诱导。但它无镇痛作用,注射后部分患者出现肌震颤。因此,麻醉诱导时,应和麻醉性镇痛药及肌松弛剂同时使用。依托咪酯引起剂量相关的可逆性抑制肾上腺皮质的碳链酶,它与细胞色素 P-450 结合后游离咪唑基团,还抑制抗坏血酸的再合成,影响皮质醇的合成,降低血中皮质醇的水平。补充维生素 C 能够使接受依托咪酯的患者皮质醇水平恢复正常。单次给予后对肾上腺皮质功能的影响没有任何临床意义。

三、吸入麻醉药药理

通过呼吸道吸入的麻醉药,并作用于中枢神经系统,产生全身麻醉的药物为吸入麻醉药。

(一)吸入麻醉药的吸收

吸入麻醉药经呼吸道进入肺泡,再通过肺泡膜进入血液循环后,到达中枢神经系统,产生全身麻醉作用。影响吸入麻醉药进入体内的因素如下。

(1)麻醉药的吸入浓度麻醉药的吸入浓度越高,进入呼吸道麻醉药的量越大,肺泡气中麻醉药的浓度也就越高,弥散到循环血流中麻醉药的量也就越多。

(2)肺泡分钟通气量增加潮气量和通气频率,使肺泡每分钟通气量增加,可将更多的麻醉药送达

肺泡，进入体内。

（3）心输出量心输出量的改变将影响肺泡的血液灌流量，心输出量增加，通过肺泡的血流增加，被血流带走进入体内的麻醉药增多。

（4）麻醉药的物理特性吸入麻醉药的物理性能，主要是它在不同组织中的溶解度，血/气分配系数和油/气分配系数，决定着吸入麻醉药摄取、分布和排除的主要因素。分配系数是麻醉药分压在两相中达到平衡时麻醉药的浓度比。血/气分配系数越低，麻醉药越容易离开血液，返回肺泡排出体外，麻醉越容易减浅，患者越容易从麻醉中苏醒。

（二）吸入麻醉药的麻醉强度

吸入麻醉药的麻醉强度与麻醉药的油/气分配系数有关。油气分布系数是在平衡状态下，药物在气体和油中分布的比例，反映药物的脂溶性。吸入麻醉药的麻醉强度以最低肺泡有效浓度表示，最低肺泡有效浓度指在101kPa（一个大气压）下吸入麻醉药与氧同时吸入，使50%患者在切皮时无体动的最低肺泡浓度，最低肺泡有效浓度越小，麻醉效能越强。吸入麻醉药的血/气分配系数、油/气分配系数和最低肺泡有效浓度。

由表6-1可见氟烷油/气分配系数最大，最低肺泡有效浓度值最小，其麻醉效能最强；氧化亚氮血/气分配系数最小，最低肺泡有效浓度值最大，它的麻醉效能最弱。

需要说明，最低肺泡有效浓度反映的是吸入麻醉药对伤害性刺激引起体动反应的阻断情况，表示吸入麻醉药的镇痛性能，现在认为是吸入麻醉药作用于脊髓，抑制伤害性刺激传导，抑制运动神经元兴奋性电流的结果。为满足手术需要，通常需要1.3倍最低肺泡有效浓度。吸入麻醉药产生的意识缺失作用。是其作用于神经中枢，增强抑制性神经递质r-氨基丁酸的效应或抑制N－甲基天门冬氨酸受体的作用。

表6-1　吸入麻醉药的理化性质

药物	分子量	油/气	血/气	代谢率（%）	MAC（%）
乙醚	74	65	12	2.1～3.6	1.9
笑气	44	1.4	0.47	0.004	105
氟烷	197	224	2.4	15～20	0.75
恩氟烷	184	98	1.9	25	1.7
异氟烷	184	98	1.4	0.2	1.15
七氟烷	200	53.4	0.65	2～3	2.0
地氟烷	168	18.7	0.42	0.02	6.0

（三）常用吸入麻醉药

1.氧化亚氮（笑气）　自1844年确定了氧化亚氮的麻醉性能并进入临床麻醉至今，始终是一种使用较广的气体麻醉药。吸入浓度大于60%，可保证术中患者无知晓。氧化亚氮镇痛效能比较弱，须与其他的麻醉药复合应用。在与其他吸入麻醉药同时使用时，可增强其他吸入麻醉药的麻醉强度，减少对其他吸入麻醉药的需要量。氧化亚氮和麻醉性镇痛药（吗啡、芬太尼等）合用时。能保证术中患者无知觉。麻醉中氧化亚氮和氧合用，可减少长时间纯氧吸入引起的吸收性肺萎陷的发生率。

短时间内使用，它是毒性最小的吸入麻醉药。

对心肌有一定的抑制作用，但并不引起心率和血压的改变，可能与氧化亚氮同时兴奋交感神经系统有关。当氧化亚氮和麻醉性镇痛药同时使用时，它对循环的抑制便可出现。氧化亚氮对呼吸道无刺激性，对肝肾功能无影响。

氧化亚氮须与氧同时使用，氧浓度应在30%以上才安全，特别是肺功能障碍的患者。由于氧化亚氮血/气分配系数低（0.47），吸入后易于弥散至含有空气的体腔（如气胸、气腹或肠腔）或可能发生气栓的气泡内，使体腔内压增加，气栓成倍地增大，对体内重要脏器带来危害。因此，张力性气胸、肠梗阻等患者，不应使用。长时间高浓度吸入氧化亚氮，可以影响红细胞生成时对维生素的利用。

在终止氧化亚氮麻醉时，如让患者立即吸入空气，体腔内和血液中的氧化亚氮将迅速进入肺泡，使肺泡内氧分压急剧下降，导致严重的低氧血症，称为"弥散性缺氧"。因此，麻醉终止时，应先停止吸入氧化亚氮并以高流量纯氧吸入数分钟，才可以避免"弥散性缺氧"的发生。

2.恩氟烷（安氟醚） 化学名是二氟乙基甲醚，结构式 HCF2OCF2CFClH，分子量 184.5，沸点为 56.5℃，为无色透明液体，性能稳定，和钠石灰接触不会分解，不燃烧，不爆炸。

恩氟烷麻醉效能较强，麻醉诱导比较迅速，苏醒较快且平稳。恩氟烷能扩张外周血管，抑制心肌。深麻醉时，血压下降，反射性心率增快，不易引起心律失常。恩氟烷能显著提高呼吸中枢对 CO_2 的反应阀值，产生明显的呼吸抑制。恩氟烷有明显的肌松作用、并能增强非去极化肌松弛药的效果。恩氟烷深麻醉时，可诱发癫痫样异常脑电活动。因此，不宜用于癫痫患者。神经外科手术时，不宜吸入过高浓度。恩氟烷体内生物转化率低，不致引起肝肾功能的改变。

3.异氟烷 异氟烷是恩氟烷的同分异构体，结构式 HCF2OCHClCF3 分子量 184.5，沸点 45.5℃，是无色透明液体，有一定刺激性气味，性能稳定，与钠石灰接触不分解，具有不燃烧、不爆炸的特性。

异氟烷麻醉性能强，麻醉后苏醒较恩氟烷快。异氟烷能明显扩张外周血管，对心肌抑制轻微，不影响心排出量。在麻醉过程中血液器官灌流最容易维持。增加异氟烷的吸入浓度（2.5%～5%），可用于术中控制性降压，心率反射性增加，但不增加心肌对儿茶酚胺的敏感性。近年来证实异氟烷、七氟烷等吸入麻醉药具有缺血预适应效应，即给予异氟烷或七氟烷后，能够缓解心肌随后出现的缺血性损害。异氟烷能够扩张支气管平滑肌，对呼吸中枢抑制较轻，还有肌松作用。体内生物转化率较低（D.296），对肝肾功能无影响。但有刺激气味，不宜用于麻醉诱导，主要用于麻醉维持，特别是心血管功能障碍患者的麻醉维持。还可以术中用于控制性降压。

4.七氟烷（七氟醚） 化学名称为氟甲基六氟异丙基醚，结构式 FCH2OCH（CF3）2，分子量 200.1，沸点 58.6℃，血/气分配系数 0.65，接近氧化亚氮，为无色透明液体，具有特殊的芳香气味，

无刺激性，可溶于乙醇和乙醚，难溶于水。在空气中无可燃性、麻醉性能较强，麻醉诱导迅速，苏醒快。七氟烷可使心肌收缩力和外周血管阻力下降，但对心血管的抑制轻微，对心率影响不大，也不增加心肌对儿茶酚胺的敏感性。对呼吸道无刺激，但有呼吸抑制作用。肌松作用较好，也能增强非去极化肌松剂的肌松作用。体内生物转化率较低（296），没有肝肾毒性作用。七氟烷在钠石灰中不稳定，70℃时遇钠石灰产生约 3% 的 5 种分解产物（氟化甲基乙烯醚），而在 40℃ 以下温度时，仅生成三氟甲基乙烯醚一种分解产物，三氟甲基乙烯醚有微弱的麻醉作用，对机体无毒性。

七氟烷适用于小儿的麻醉诱导。用作维持麻醉时，术中血流动力学易于维持平稳，且苏醒迅速，麻醉术后恶心和呕吐发生率低。

5.地氟烷（地氟醚） 化学结构式为 CHF2-O-CFH-CF3。地氟烷沸点是 23.5℃，在室温下的蒸气压接近 101kPa（1 个大气压），故与其他的吸入麻醉药不同，不能够使用标准的麻醉药挥发器，必须使用电加温的挥发器，使挥发器温度保持在 23～25℃。地氟烷的血/气分配系数（0.45）比氧化亚氮（0.47）低，在体内溶解度低。地氟烷麻醉性能较弱，对心肌收缩力无明显抑制，对心率和血压影响较轻，并不增加心肌对外源性儿茶酚胺的敏感性，但在吸入浓度迅速增加时，可兴奋交感神经系统，引起血压升高和心率增快。对呼吸有抑制作用。与非去极化肌松药之间有明确的协同作用。此药几乎全部由肺排出，对肝肾无毒性作用，但有较强的呼吸道刺激作用，不宜用于全身麻醉的诱导。地氟烷是现在临床使用的吸入麻醉药中血/气分配系数最低的，使用地氟烷维持麻醉后，患者苏醒最快，苏醒后恶心和呕吐发生率较低，因此，特别适用于短小手术和门诊手术的患者。

四、肌松弛药在麻醉中的应用

肌松弛药（以下简称肌松药）作用于运动神经末梢与骨骼肌运动终板，干扰神经肌肉之间正常冲动的传递，使骨骼肌暂时失去张力而松弛，有利于外科手术的操作。在临床用量范围内，维持通气功能正常情况下，肌松药对心肌和平滑肌无明显影响，对中枢神经系统功能无影响，对机体生理功能无明显干扰。因此，肌松药应用于临床麻醉。避免了深麻醉可能对患者带来的不良影响，开创了现代麻醉

学的新纪元，扩大了手术的范围，提高了麻醉的质量和安全性。

（一）肌松药的作用原理和分类

神经肌肉结合部包括运动神经末梢和运动终板。在生理状态下，当神经冲动传导到运动神经末梢时，引起存在于运动神经末梢中的囊泡与神经膜融合，并将囊泡中乙酰胆碱排除，乙酰胆碱离开神经末梢后与运动终板上的乙酰胆碱受体结合，使离子通道开放，钠离子内流，导致肌细胞去极化，触发肌收缩。根据肌松药对神经肌肉结合部位神经冲动干扰方式的不同，将肌松药分为去极化肌松药和非去极化肌松药。

1.去极化肌松药作用原理　去极化肌松药的分子结构与乙酰胆碱相似，它能够与运动终板胆碱能受体结合，引起运动终板去极化，使运动终板暂时丧失对乙酰胆碱的正常反应，肌肉处于松弛状态。随着药物分子逐渐与受体解离，并离开神经肌肉结合部，运动终板恢复正常的极化状态，神经肌肉的传导功能维持正常。胆碱酯酶抑制剂不仅不能够拮抗去极化肌松药产生的肌松弛，反而会增加去极化阻滞作用。现使用的琥珀胆碱（司可林）属于此类。

2.非去极化肌松药作用原理　非去极化肌松药与运动终板胆碱能受体结合后，不改变运动终板的肌肉出现松弛，在出现肌松弛以前，不产生因肌纤维成束收缩引起的肌颤搐。非去极化肌松药与乙酰胆碱竞争受体，遵循质量作用定律，给予胆碱酯酶抑制剂后，乙酰胆碱的分解减慢，有更多的乙酰胆碱分子与非去极化肌松药分子竞争受体、从而能够拮抗非去极化肌松药的阻滞作用，恢复正常的神经肌肉传导。属于此类药有泮库溴铵（潘可罗宁）、维库溴铵（万可松）、阿曲库铵（卡肌宁）、罗库溴铵（爱可松）、顺苯磺酸阿曲库铵、哌库溴铵（阿端）等。

（二）常用肌松药

1.去极化肌松药　给予此类药物后，产生肌松弛以前，常会出现短暂的肌颤搐，这是由于运动终板开始去极化，部分肌纤维成束收缩但尚未延及至整个肌肉的结果。当所有肌纤维全部去极化后，肌张力即消失，肌肉便松弛。

琥珀胆碱是起效迅速的短效肌松药，静脉注射后迅速再分布及被血浆胆碱酯酶水解，代谢产物经

尿排除。琥珀胆碱会引起应用后可使血清钾升高，高血钾患者（严重创伤、烧伤等）禁用。截瘫患者使用茛菪胆碱更易产生血清钾急剧上升，亦应禁用。琥珀胆碱可使眼内压升高，有穿透性眼损伤及青光眼的患者应禁用。琥珀胆碱引起肌颤搐可致患者术后肌痛。预先用小量非去极化肌松药（维库溴铵0.5～1mg），可以防止琥珀胆碱引起肌颤搐的发生。

临床主要用于全身麻醉和抢救患者的气管内插管，特别是气管内插管困难的患者，需要使用肌松药进行快速插管时，应该首选琥珀胆碱。气管插管时静脉注射 1～1.5mg/kg，20 秒内出现肌颤搐，30～60 秒显效，作用持续 8～10 分钟。也可使用 0.1%的溶液持续静脉滴注，2～4mg/min，维护术中肌松弛。

2.非去极化肌松药　胆碱酯酶抑制药能够拮抗非去极化肌松药的阻滞作用。

（1）泮库溴铵肌松作用强的长效肌松药，能阻断心脏毒蕈碱样受体，引起心率增快，甚至出现心动过速，能抑制去甲肾上腺素的再摄取，可引起血压升高，因此，心动过速和高血压患者慎用。泮库溴铵不引起组胺释放。部分经肝代谢，代谢产物及原型主要经肾排除，部分经胆汁排泄。临床麻醉中主要用于手术时间长或术后需要进行机械通气治疗的患者，完成气管内插管和维持术中的肌松弛。泮库溴铵首次剂量为 0.08～0.1mg/kg，2～4 分钟后可以进行气管内插管，1～1.5 小时后追加 2～4mg，吸入麻醉药能够显著地延长泮库溴铵的神经肌肉阻滞作用。手术后要拔除气管内导管的患者，必须给予胆碱酯酶抑制剂，拮抗其残留肌松作用。术中多次给予大量泮库溴铵，手术结束时，即使给予胆碱酯酶抑制剂拮抗残留的肌松作用。

（2）维库溴铵是泮库溴铵的衍生物，肌松作用强，肌松作用为泮库溴铵的1～1.5 倍，但作用时间较短，心血管系统影响小，不引起组胺释放。给药后部分经肝代谢，胆汁排出，少部分以原型从肾排除，肝肾功能严重障碍的患者，其作用时间延长。临床用于全身麻醉时气管内插管和术中维持肌肉松弛，是目前临床麻醉中使用最多的肌松弛药。静脉注射 0.07～0.1mg/kg，2～3 分钟后，完成气管内插管，45 分钟后可追加 2～4mg。手术结束时，给予胆碱酶抑制剂比较容易拮抗其残留的肌松作用。

（3）阿曲库铵为苯肼异喹啉类化合物，肌松效应为维库溴铵的 1/5～1/4，对心血管系统影响较

115

轻。静脉注射后约82%与清蛋白结合，主要经霍夫曼降解和非特异性酯酶水解。霍夫曼降解是单纯的化学反应，本品在 4℃，pH3.5 下稳定，在生理的酸碱状态和温度下，不需要生物酶参与，自发水解，成为甲基四氢罂粟碱（劳丹诺）和四价丙烯酸盐，代谢产物主要由尿和胆汁排除。能引起一定程度的组胺释放，导致皮肤发红及短暂的低血压，亦可出现支气管痉挛及类过敏反应，故不适用于哮喘患者。大剂量使用后，主要代谢产物甲基四氢罂粟碱达一定浓度时，对中枢神经系统有兴奋作用。

临床用于全身麻醉时气管内插管和维持术中肌松弛，尤其适用于肝、肾功能不全的患者。静脉注射 0.5～0.6mg/kg，2～3 分钟后完成气管内插管，35 分钟后追加 15～20mg。长时间、大剂量使用该药，手术结束拔除气管内导管前，应给予胆碱酯酶抑制剂拮抗其残留作用。

（4）哌库溴铵是季铵甾类化合物，为长效非去极化肌松药。很少有组胺释放和迷走神经阻滞作用，对心血管系统无明显的影响。静脉注射后64%以原型从尿中排除，少部分以原型从胆汁排出。在肝中经去酰化代谢，代谢产物从胆汁排除。临床上用于全身麻醉气管内插管和术中维持肌松弛。特别适用于高血压、缺血性心脏病、心动过速和心血管功能不全长时间手术的患者，以及术后需要呼吸机治疗的患者。静脉注射 0.08～0.1mg/kg，2～4 分钟后完成气管内插管，60～100 分钟后追加 2～4mg 维持肌松，手术结束拔除气管内导管前，应给予胆碱酯酶抑制剂拮抗其残留肌松作用。

（5）罗库溴铵单季铵甾类化合物，分子结构与维库溴铵相似，是目前起效较快的非去极化肌松弛药，罗库溴铵不引起组胺释放，对心率和血压无明显影响。主要经肝代谢，主要代谢产物是17羟罗库溴铵，经胆道排除，部分原型经胆道排除，经肝胆机制排除的量占注射量的76%，仅少量以原型经肾排除。临床上用于全身麻醉诱导和维持术中肌松弛。插管剂量为 0.6ml/kg，静脉注射后 50～90 秒，气管内插管，作用时间为 30～40 分钟，维持剂量为 0.1～0.15mg/kg，手术结束拔除气管内导管前，应给予胆碱酯酶抑制剂拮抗其残留的肌松作用。

（6）顺苯磺酸阿曲库铵顺阿曲库铵主要是通过在生理 pH 及体温下发生的 Hofmann 清除（化学过程）而降解为劳丹素和单季铵盐丙烯酸盐代谢物，后者通过非特异性酶水解而形成单季铵盐乙醇代谢

物。顺阿曲库铵的清除具有较强的器官依赖性。肝和肾为代谢物的主要清除途径。因为顺苯磺酸阿曲库铵注射液只在酸性溶液中稳定，所以不能与碱性溶液共用注射器或同时给药（如硫喷妥钠），不推荐乳酸林格注射液及 5%葡萄糖和林格注射液作为本品的稀释液。不良反应：有皮肤潮红或皮疹、心动过缓、低血压和支气管痉挛。对顺阿曲库铵、阿曲库铵或苯磺酸过敏及对本品中任何成分过敏者禁止使用。

顺阿曲库铵作为全麻的辅助用药或在重症监护病房（ICU）起镇静作用，它可以松弛骨骼肌，使气管插管和机械通气易于进行。

3.静脉注射给药用法

气管插管：成人插管的推荐剂量为每公斤体重 0.15mg 或遵医嘱。用丙泊酚诱导麻醉后，按此剂量给予，120 秒后即可达到良好至极佳的插管条件。高剂量可以缩短对神经肌肉阻滞作用的起效时间。用恩氟烷或异氟烷麻醉可使本品首剂的临床有效时程延长约15%。维持用药：采对以阿片类或丙泊酚麻醉的患者，给予 0.03mg/kg/hr 可以继续产生大约 20 分钟临床有效的神经肌肉阻滞作用。

对成年 ICU 患者推荐的起始输注速度为 3mg/（kg·h）[0.18mg/（kg·h）]。但不同患者对药物的需求量有广泛的个体差异，并会随时间变化而增加或减少。

重症肌无力及其他形式的神经肌肉疾病患者对非去极化阻滞剂的敏感性显著增高，起始剂量为不大于 0.02mg/kg。

（三）应用肌松药的注意事项

麻醉中应用肌松药，患者的自主呼吸将受到抑制，甚至消失。因此，在给予肌松药后，首先施行气管内插管，保持呼吸道通畅，并辅助呼吸或控制呼吸直至肌松药的作用消退，患者自主呼吸恢复到满意的程度。

呼吸囊挤压次数(频率)、呼吸囊幅度(潮气量)、周期(吸气和呼气期所占时间比例)和气道压力等都影响着患者的通气量。因此，必须测定呼吸次数、潮气量、呼气末二氧化碳浓度和脉搏氧饱和度，必要时测定动脉血 pH、PaO_2 和 $PaCO_2$，以保证给予肌松药后，患者通气和氧合正常，防止通气过度或不足。

重症肌无力、恶液质、低血钾和酸中毒患者对

非去极化肌松药敏感，应减量使用。恩氟烷、异氟烷和七氟烷等吸入麻醉药和某些抗生素（氨基糖二类、多黏菌素 B、卡那霉素、氯霉素和杆菌素等）能增强非去极化肌松药的肌松作用，使用时应注意。

五、胆碱酯酶抑制药药理

胆碱酯酶抑制药是临床常用的非去极化肌松拮抗药。手术结束时拮抗非去极化骨骼肌松弛药的残留肌松作用。还用于重症肌无力，手术后功能性肠胀气及尿潴留等。

（一）胆碱酯酶抑制药作用原理

胆碱酯酶抑制剂可逆性抑制乙酰胆碱酯酶水解乙酰胆碱。神经肌肉结合部乙酰胆碱数量增多，遵循质量作用定律，将从烟碱样胆碱能受体置换出非去极化骨骼肌松弛药，使神经肌肉传导功能恢复正常，非去极化骨骼肌松弛药的作用终止。

乙酰胆碱数量增多后，不仅作用于运动终板的烟碱样乙酰胆碱受体，同时还作用于毒蕈碱样乙酰胆碱受体，引起心动过缓、腺体分泌增加、肠蠕动增强等不良反应。因此，使用胆碱酯酶抑制剂拮抗残留肌松作用时，必须同时给予毒蕈碱样乙酰胆碱受体阻滞剂。

（二）胆碱酯酶抑制药

我国临床麻醉中使用的胆碱酯酶抑制药，仅为新斯的明，在国外还有依酚氯铵。

新斯的明（甲硫酸新斯的明）抑制胆碱酯酶分解乙酰胆碱，乙酰胆碱与非去极化肌松药竞争运动终板烟碱样受体，促进神经肌肉冲动的传递，恢复肌肉的正常收缩状态。因此，手术结束时，应给予新斯的明 0.05mg/kg 拮抗非去极化肌松药的残留作用。新斯的明对去极化肌松药无拮抗作用，反使其肌松作用增加。使用新斯的明的同时必须给予阿托品 0.025mg/kg，以阻断乙酰胆碱对毒蕈碱样受体兴奋所带来的不良反应（唾液分泌增加、肠痉挛、心动过缓，甚至心跳停搏）。

拮抗肌松残留作用：静脉注射 0.04～0.07mg/kg，同时给予阿托品 0.02～0.035mg/kg。

重症肌无力患者常用量：皮下或肌内注射 0.25～1mg/次，1～3 次/日。极量，皮下或肌内注射 1mg/次，5mg/日。

治疗手术后逼尿肌无力尿潴留：肌内或皮下注射，成人一次 0.25mg，每 4～6 小时 1 次，持续 2～3 日。

治疗手术后腹胀：成人一次量可增至 0.5mg，并定时重复给药，随时准备阿托品 0.5～1mg 静脉或肌内注射，防治心动过缓，阿托品可先用或同用。

（三）应用胆碱酯酶抑制药的注意事项

1.以下情况慎用　甲状腺功能亢进和帕金森病等。拮抗非去极化骨骼肌松弛药时须与阿托品同时使用。

2.禁忌证　过敏体质者，癫痫、心绞痛、室性心动过速、机械性肠梗阻或泌尿道梗阻及哮喘患者，心律失常、窦性心动过缓、血压下降、迷走神经张力升高者。

3.不良反应　本品可致药疹，大剂量时可引起恶心、呕吐、腹泻、流泪、流涎等，严重时可出现共济失调、惊厥、昏迷、语言不清、焦虑不安、恐惧甚至心脏停搏。

六、围手术期治疗用液体

液体治疗是麻醉手术期间维持手术患者生命体征稳定的重要措施。手术中患者需要补充正常的生理需要量以及麻醉和手术所导致的循环血容量改变和体液丢失，维持良好的组织灌注和内环境稳定，避免细胞代谢紊乱和器官功能受损。

麻醉手术期间晶体液和人工胶体液是维持术中血容量的主要液体。可使部分失血患者可不需要血制品。

（一）晶体液

围手术期的晶体液的补充，主要用乳酸钠林格注射液，因其更接近人体生理，故有称为平衡液。

乳酸钠林格氏液可以调节体液、电解质、酸碱平衡用药，主要用于预防酸中毒、失血、手术时出血、缺水症及电解质紊乱。其主要组分为：每 1000ml 中含乳酸钠 3.1g 氯化钠 6.0g 氯化钾 0.3g 氯化钙（$CaCl_2 \cdot 2H_2O$）0.2g。

1.药理毒理　人体在正常情况下血液中也有少量乳酸，主要自葡萄糖或糖原酵解生成，来自肌肉、皮肤、脑及细胞等，乳酸生成后或再被转化为糖原或丙酮酸，或进入三羧酸循环被分解为水及二氧化碳，因此乳酸钠的终末代谢产物为碳酸氢钠，可纠正代谢性酸中毒。高钾血症伴酸中毒时，乳酸钠可纠正酸中毒并使钾离子中血及细胞外液进入细胞内。降解乳酸的主要脏器为肝及肾脏，当体内乳酸代谢失常或发生障碍，疗效不佳。

2.药代动力学 乳酸钠的 pH 为 6.5～7.5，口服后很快被吸收，在 1～2 小时内经肝脏氧化，代谢转变为碳酸氢钠，但一般以静脉注射为常用，用乳酸钠替代醋酸钠作腹膜透析液的缓冲剂可减少腹膜刺激，对心机抑制和周围血管阻力影响也可有所减少。

3.用法用量 静脉滴注成人一次 500ml～1000ml，按年龄体重及症状不同可适当增减。给药速度：成人每小时 300～500ml。儿童按年龄、体重及病情计算用量。

4.不良反应 ①有低钙血症者（如尿毒症），在纠正酸中毒后易出现手足发麻、疼痛、搐搦、呼吸困难等症状，常因血氢钙离子浓度降低所致。②心率加速、胸闷、气急等肺水肿、心力衰竭表现。③血压升高。④体重增加、水肿。⑤逾量时出现碱中毒。⑥血钾浓度下降，有时出现低钾血症表现。

（二）等渗胶体溶液

等渗胶体溶液是良好的血管内扩容剂，可以迅速恢复血管内容量，同时能够维持胶体渗透压、减轻组织水肿，成为理想的血浆代用品。作为一种大颗粒混悬液电解质含量不同，生理特性存在差异；不同胶体溶液的半衰期和血管内滞留时间不同；胶体溶液的不良反应包括，影响凝血功能和肾功能；存在过敏等。随着近年来胶体溶液的换代和不断改进，这些不良反应已明显减少，新的药物也不断应用临床。介绍代表性的两种。

1.琥珀酰明胶为胶体性血浆代用品中适用于低血容量性休克，手术创伤、烧伤及感染的血容量补充，手术前后及手术间的稳定血液循环，体外循环（血液透析，人工心肺机）血液稀释，脊髓及硬膜外麻醉后的低血压的预防。

（1）用法和用量静脉滴注：快速输注时应加温液体，但不超过 37℃。

1）血液或血浆丢失不严重，或术前或术中预防性治疗，一般 1～3 小时内输注 500～1000ml。

2）低血容量休克，容量补充和维持时，可在 24 小时内输注 10～15L（但红细胞压积不应低于 25%，年龄大者不应低于 30%，同时避免血液稀释引起的凝血异常）。

3）严重急性失血致生命垂危时，可在 5～10 分钟

内加压输注 500ml，进一步输注量视缺乏程度而定。

（2）注意事项

1）以下情况慎用：水分过多、肾衰竭、有出血倾向、肺水肿、钠或钾缺乏。

2）对输液成分过敏等患者。

3）老年人应控制红细胞压积不超过 30%，并防止循环超负荷。

4）失血量超过总量 25% 时，应输全血或红细胞。

2.羟乙基淀粉 临床上使用的一种是羟乙基淀粉（130/0.4），其活性成分为聚合淀粉，平均相对分子量为 130000 道尔顿，克分子取代级 0.4。另一种是羟乙基淀粉（200/0.5），其活性成分为聚合淀粉，平均相对分子量为 200000 道尔顿，克分子取代级 0.5。羟乙基淀粉为血浆容量扩充剂，用于治疗和预防与手术、创伤、感染、烧伤有关的血容量不足或休克；减少手术中对供血的需要，节约用血，如急性等容性血液稀释（ANH）。

（1）用法和用量

1）治疗和预防血容量不足及休克（容量代替治疗），推荐剂量：静脉注射，6%注射液一日剂量不超过 33ml/kg 或 10%注射液不超过 20ml/kg，最大输注速度为每小时 20ml/kg。

2）减少手术中供血量（急性等容血液稀释－ANH）的推荐剂量：手术之前即刻开展 ANH，按 1：1 的比例，以本品替自体血液。ANH 后，血球压积应不低于 30%。6%的注射液用量如下：

一日剂量：1000～1500ml，放血量 1000～1500ml（自体血）。

输注速度：1000ml/15～30 分钟，放血速度 1000ml/15～30 分钟。

3）治疗性血液稀释的推荐剂量：目的是降低血球压积，可分为等容血液稀释（放血）和高容血液稀释（不放血），按给药剂量可分为低（250ml）、中（500ml）、高（1000ml）三种。

一日剂量：低（250ml），中（500ml），高（1000ml）。

滴注速度分别为：0.5～2 小时内 250ml；4～6 小时内 500ml；8～24 小时内 1000ml。

4）急性等容血液稀释（ANH）通常在手术之前进行一次。如果血球压积正常，可重复使用。治疗性血液稀释，建议治疗 10 天

（2）注意事项

1）慢性及严重肝病患者，严重凝血功能紊乱的

患者应慎用慎用。

2) 避免过量使用引起液体负荷过重，特别是心功能不全和严重肾功能不全的患者，液体负荷过重的危险性增加，应调整剂量。

3) 若患者有耳神经障碍时，其给药剂量与瘙痒发生率之间有相关关系，在这种病例中最好把大剂量适当减少，同时保证患者有足够的体液摄入量。

（陈　蔚）

第三节　麻醉种类和解剖生理

肛肠科手术的麻醉种类虽然以局部麻醉和椎管内麻醉为主，但也涉及到全身麻醉等。临床以成年患者多见，也要考虑到小儿麻醉。另外针刺麻醉也提供给大家探索。

一、局部麻醉的解剖生理

麻醉药使用到人体内，不产生中枢神经系统的抑制，临床表现神志清楚的麻醉，统称为局部麻醉，包括椎管内麻醉。椎管内麻醉有其独特性分开介绍。

1.局部表面麻醉　将渗透性能力强的局麻药与局部黏膜接触所产生的无痛状态，称为表面麻醉，也称黏膜麻醉。表面麻醉多用于眼、鼻腔、口腔、咽喉、气管及支气管，肛肠外科用于尿道、肛管等处的浅表手术和检查。

2.局部浸润麻醉　沿手术切口线分层注入局麻药。阻滞组织中的神经末梢，称为局部浸润麻醉。

3.肛周局部神经阻滞　将局部麻醉药注射于肛门直肠周围皮下组织及两侧坐骨直肠窝内，暂时阻断肛门神经传导，称为肛周局部麻醉，为神经阻滞范畴。

二、椎管内解剖生理

1.椎管内解剖

（1）脊柱的构成及生理弯曲脊柱是由脊椎重叠而成。正常脊柱有四个生理弯曲，即颈曲、胸曲、腰曲和骶曲、颈曲和腰曲前突，胸曲和骶曲后突。曲度大小有时受病理因素影响。处于仰卧位时，其最高点位于第3腰椎和第3颈椎，最低点位于第5胸椎和骶部。这一生理弯曲对蛛网膜下隙内局麻药液的移动有重要影响，是通过改变患者体位调节阻滞平面的重要解剖基础。

（2）脊椎的结构正常脊椎由椎体、后方的椎弓及其棘突三部分组成。相邻两个上、下椎弓切迹之间围成一个孔称椎间孔，脊神经根从此通过。位于上、下两个棘突之间的孔略呈梯形称棘间孔，当患者脊柱呈弯曲状时其间隙增大，此孔是椎管内麻醉

穿刺必经之路。颈椎和腰椎的棘突基本呈水平排列，而胸椎棘突则呈叠瓦状排列。每个椎体与后方呈半环形的椎弓共同构成椎孔，上、下所有椎孔连通在一起呈管状，即为椎管。椎管上起枕大孔，下止于骶裂孔。在骶椎部分的椎管称为骶管。

（3）韧带从外到内依次有三条韧带，即连接所有椎体棘突尖端的纵行韧带称棘上韧带，质地坚韧。连接棘突间的棘间韧带较松软；连接上、下椎弓坚韧面富有弹性的韧带是黄韧带，它覆盖椎间孔组织，致密厚实，是三层韧带中最坚韧的一层，穿刺时针尖穿过时有阻力，穿过后有落空感。

（4）脊髓脊髓容纳在椎管内并有三层膜所包裹。脊髓上端从枕大孔开始，在胚胎期充满，发育到6个月时脊髓终止于第2腰椎上缘或第1腰椎。因脊髓比椎管短，脊神经根离开脊髓后在椎管内下斜行，才能从相应的椎间孔穿出，在成人第2腰椎的蛛网膜下腔只有神经根，即马尾神经，所以在腰椎穿刺时多选择第2腰椎以下的间隙，小儿应在第3腰椎以下进行腰椎穿刺，以免损伤脊髓。

（5）脊膜与腔隙脊髓有被膜、软膜、蛛网膜和硬脊膜。软膜与蛛网膜之间形成的腔隙称蛛网膜下腔。蛛网膜与硬膜之间形成的潜在腔隙称为硬脊膜下腔，内含有少量浆性组织液，与蛛网膜下腔不相连通。硬膜与椎管内壁（即黄韧带）之间构成硬膜外腔。硬膜外腔是一环绕硬脊膜囊的潜在腔隙，内有疏松结缔组织和脂肪组织，并有极丰富且较粗的静脉丛，纵行排列在两侧，静脉丛血管壁菲薄，所以注入硬脊膜外腔的药液易被迅速吸收，穿刺或置入硬膜外导管有可能损伤静脉丛而出血。

（6）骶管骶管是硬脊膜外腔的一部分，呈长三角形，其长度成人约为47mm，从第2骶椎开始向下逐渐变小。骶管上自硬脊膜囊即第2椎水平，终止于骶裂孔。在骶管穿刺时，勿超过骶2脊椎水平，以免误入下腔。正常人骶裂孔呈"V"或"U"形，是椎管穿刺部位，内含有疏松的结缔组织、脂肪组

织及丰富的静脉丛，其容积约 25～30ml。中医腰俞穴穿刺进入此腔。

2.椎管内生理

（1）蛛网膜下腔的生理：蛛网膜下隙除脊髓外，还充满着脑脊液。脑脊液由小脑延髓池流向蛛网膜下隙，分布在脊髓表面，马尾神经浸润在脑脊液中。成人脑脊液总量为 120～150ml，蛛网膜下隙仅占 25～30ml。正常成人脑脊液压力侧卧位为 70～170mmH$_2$O（0.69～1.67kPa），坐位时为 200～300mmH$_2$O（1.96～2.94kPa）。脱水及老年患者降低。脑脊液呈无色透明，pH7.35，比重 1.003～1.009，男性较女性稍高。

（2）硬膜外腔生理：硬膜外腔总容积约为 100ml。在妊娠晚期。由于硬膜外腔的静脉丛呈怒张状态；老年人由于骨质增生或纤维化使椎间孔变窄，硬膜外腔均可相对变小而硬膜外腔内的结缔组织纤维在中线处交织致密成纵行膜样，似将硬膜外腔左右隔开，此种现象在颈、胸段较为明显，使注入的药液扩散易偏向一侧。

（3）硬膜外腔的压力：硬膜外腔呈现负压。许多因素可影响硬膜外腔负压，如年轻人前屈位幅度大，呼吸功能良好，使硬膜外腔负压增大；相反，老年患者由于韧带硬化，脊柱屈曲受限，呼吸功能差，使硬膜外腔产生负压的几率减少且不明显。患者咳嗽、屏气、妊娠，使硬膜外腔负压变小、消失，甚至出现正压。

（4）脊神经根及体表标志：31 对脊神经，其中 8 对颈神经，12 对胸神经、5 对腰神经、5 对骶神经和 1 对尾神经。每对脊神经根分为前根和后根。前根从脊髓前角发出，由运动神经纤维和交感神经传出纤维组成；后根从脊髓后角发出，由感觉神经纤维和交感神经传入纤维所组成。骶段蛛网膜下腔阻滞麻醉又称"鞍区"麻醉；而在硬膜外腔阻滞时又称骶管麻醉。为便于记忆脊神经对躯干皮肤的支配区，可按体表的解剖标志记述：甲状软骨部位皮肤为 C2，胸骨上缘是 T2，双乳头连线是 T4，剑突下是 T6，平脐是 T10，自耻骨联合及以上 2～3cm 是 T12～L1，大腿部前面为 L1～3，小腿前面和足背为 L4～5。大小腿后部及足底、会阴部是 S1～5 神经支配。

3.椎管内麻醉的生理 将局麻药注入椎管的蛛网膜下隙或硬膜外腔，脊神经根受到阻滞或暂时麻痹使该脊神经所支配的相应区域产生麻醉作用，统称为椎管内麻醉。局麻药注入蛛网膜下隙产生的阻滞作用，称为蛛网膜下隙阻滞，又称脊麻或腰麻；局麻药注入硬脊膜外腔所产生的阻滞作用则称为硬膜外阻滞，骶麻，包括中医腰俞穴阻滞，皆为此类。将脊麻和硬膜外两种技术同时应用以增强麻醉效果，称脊麻—硬膜外联合阻滞。

（1）药物的作用部位：椎管内注入的局麻药主要是阻滞所波及的脊神经根。蛛网膜下隙阻滞时，局麻药选择性地透过软膜直接作用于裸露的脊神经前根和后根，部分直接作用于脊髓表面，极少部分局麻药沿间隙穿过软膜作用于脊髓深部。硬膜外腔阻滞主要经椎旁阻滞、蛛网膜下腔阻滞等多种途径发生作用。

注入蛛网膜下隙的药液，可被脑脊液稀释，所以用于蛛网膜下隙阻滞局麻药浓度较硬膜外腔阻滞为高；但是，因蛛网膜下隙的脊神经根是裸露的，易被阻滞，故用药总剂量和总容积较硬膜外腔为小。而硬膜外腔阻滞范围主要取决于用药容量的大小，阻滞完善程度还取决于适宜的浓度。

（2）神经阻滞顺序：虽然局麻药对脊神经前、后根均产生阻滞作用，但由于各种神经纤维粗细不等和传导神经冲动的功能不同，用相同浓度的局麻药对不同神经纤维阻滞作用的速度及效能不同。不同神经纤维阻滞先后顺序为：交感神经冷觉温觉（消失）、温度识别觉、钝痛觉、触觉消失，运动神经（肌松）压力（减弱），本体感觉消失。消退顺序则与阻滞顺序相反。神经阻滞范围亦不相同，交感神经阻滞平面比感觉神经高或宽 2～4 个节段，因此阻滞范围越广血压下降越明显。而运动神经阻滞较晚且持续时间亦短，其被阻滞范围也较感觉神经低或窄 1～4 个节段。临床上所指的阻滞平面是指痛觉消失的平面。

三、全身麻醉生理

麻醉药经呼吸道吸入或静脉、肌内注射进入人体内，产生中枢神经系统的抑制，临床表现为神志消失，全身的痛觉丧失，遗忘，反射抑制和一定程度的肌肉松弛，这种麻醉方法称为全身麻醉。

（一）吸入性麻醉药

吸入性麻醉药是挥发性液体或气体。吸入性麻醉药经肺泡动脉入血，而到达脑组织，阻断其突触传递功能，引起全身麻醉。现认为吸入性麻醉药溶入细胞膜的脂质层，使脂质分子排列紊乱，膜蛋白质及钠、钾通道发生构象和功能上的改变，抑制神经细胞除极，进而广泛抑制神经冲动的传递，导致全身麻醉。

吸入性麻醉药对中枢神经系统各部位的抑制作用有先后顺序，先抑制大脑皮质，最后是延脑。麻醉逐渐加深时，依次出现各种神经功能受抑制的症状。常以乙醚麻醉为代表，将麻醉过程分成四期：

一期（镇痛期）从麻醉开始到意识消失。此时大脑皮质和网状结构上行激活系统受到抑制。

二期（兴奋期）兴奋挣扎，呼吸不规则，血压心率不稳定，是皮质下中枢脱抑制现象。不宜进行任何手术。一、二期合称诱导期，易致心脏停搏等意外。

三期（外科麻醉期）兴奋转为安静、呼吸血压平衡，标志着本期开始。皮质下中枢（间脑、中脑、桥脑）自上而下逐渐受到抑制，脊髓由下而上逐渐被抑制。

此期又分为四级。一般手术都在二、三级进行，第四级时呼吸严重抑制，脉搏快而弱，血压降低。表明延脑生命中枢开始受抑制。应立即减量或停药，

以免进入以呼吸停止为特征的第四期。上述麻醉的分期，在现代临床麻醉中纯吸入使用很少故已难看到。但只要在实践中仔细观察，掌握复合麻醉深度，不难达到满意的外科麻醉状态。

（二）静脉给药

静脉给药能迅速透过血脑屏障，在10～20秒内发挥作用。由于能迅速从脑和其它高血液灌流组织扩散到脂肪、肌肉等组织，形成再分布，因此中止给药后，患者在10分钟内苏醒。要维持麻醉状态需持续给药或复合吸入麻醉剂。

麻醉状态能使患者意识消失，完全不知道手术过程中医护人员的谈话和手术中发生的任何事情，同时能够消除手术过程中长时间一个姿势所带来的不适感觉；全身痛觉消失，免除手术中伤害性刺激引起疼痛不适的感觉和由此所触发的疼痛反射；一定程度的肌松弛，为外科医师确定并彻底去除病灶提供满意的手术条件；生理反射稳定，既能有效地抑制外科手术创伤导致的应激反应，又能维持术中机体的各种生理反射正常。

（陈富军）

第四节　临床麻醉实施

一、麻醉前病情评估及麻醉前准备及用药

为了保证麻醉和手术的安全，减少麻醉后并发症，作好麻醉前患者的病情评估，做好有准备的麻醉，是手术成功的重要环节。

（一）麻醉访视与检查

1.掌握病情　麻醉人员在术前必须访视患者，了解患者的病史和生理、心理状况，对患者的病情和手术、麻醉的耐受能力做出正确的评价。明确患者的全身状况，特别注意了解有无麻醉手术史；是否存在出血性疾病、出血倾向史；或使用抗凝治疗等。了解哪些脏器存在问题。评估全身状况，心肺功能。对存在的问题积极做好麻醉前处理。尤其对老年患者的脊柱退变、颈项活动受限，对麻醉操作造成的困难，要有充分的估计。

2.体格检查　根据麻醉的需要，除常规心肺听诊检查外，主要检查脊柱有无解剖异常、穿刺部位

有无感染或慢性皮炎；棘突间隙是否清楚。要了解有无慢性腰背痛病史；有无脊髓疾病史。全麻插管条件的相应体检部位。小儿患者要注意检查口腔、鼻腔有无异常，有无牙齿松动，有无扁桃体肿大等。

3.实验室检查　麻醉前应常规检查：血常规、出凝血时间、尿常规、肝功能、电解质、胸部 X 线透视和心电图等。胸透有异常者应拍胸部 X 线片，必要时做肺功能测定和血气分析。有心脏病患者应进一步做心功能和心脏彩色超声等检查。合并肾脏疾患者应检测血肌酐、尿素氮、血钾等。

4.与患者交流　针对患者的思想状况，耐心解释，尽量消除对麻醉和手术的顾虑，增强患者的信心，取得患者的密切合作。术前酌情禁饮禁食。成人麻醉前 12 小时内禁食，4 小时内禁饮；小儿麻醉前 4～6 小时给一次流质饮食。以防止麻醉中发生呕吐后导致误吸的危险。

5.签署麻醉同意书　常规交代麻醉方式及可能发生的情况。签署麻醉同意书。

对有严重疾患，麻醉评估风险较高患者，应特殊交代，必要时签署重大疾病手术麻醉同意书，并向医疗主管部门备案。

（二）麻醉 ASA 评级

美国麻醉师协会（ASA）于麻醉前根据患者体质状况和对手术危险性进行分类，共将患者分为五级。概括为：

1.ASA 相应等级患者状况

Ⅰ：无基础疾病。

Ⅱ：存在基础疾病，但没有影响正常生活。

Ⅲ：存在基础疾病，影响正常生活。

Ⅳ：存在严重基础疾病，明显影响生活。

Ⅴ：无论手术与否，患者都可能在 24 小时内死亡。大于 65 岁及急诊都要在基础上加一级。

2.相应等级麻醉风险评估：

Ⅰ级：患者的重要器官、系统功能正常。对麻醉和手术耐受良好，正常情况下没有什么风险。

Ⅱ级：患者有轻微系统性疾病，重要器官有轻度病变，但代偿功能健全。一般麻醉和手术耐受力良好，麻醉经过平稳。

Ⅲ级：患者有严重系统性疾病，重要器官功能受损，但仍在代偿范围内。行动受限，但未丧失工作能力。麻醉中有一定危险，麻醉前准备要充分，对麻醉期间可能发生的并发症要采取有效措施，积极预防。施行麻醉和手术有一定的顾虑和风险。

Ⅳ级：患者有严重系统性疾病，重要器官病变严重，功能代偿不全，已丧失工作能力，经常面临对其生命安全的威胁。施行麻醉和手术均有危险，风险很大。

Ⅴ级：患者病情极危重，麻醉耐受力极差，手术是孤注一掷，随时有死亡的威胁，麻醉和手术异常危险，麻醉前准备更属重要，做到充分、细致和周到。

（三）麻醉前准备

1.麻醉选择 根据患者病情和手术的需要选择麻醉方式，比如，心脏病患者选用麻醉药应避免心肌抑制药，多用扩血管药；呼吸系统疾病患者应选择不刺激呼吸道的麻醉药；糖尿患者尽量选择局麻、腰椎麻醉、硬膜外阻滞麻醉等对糖代谢无影响的麻醉。在安全的前提下应充分考虑到患者的意愿。

2.物品准备 对术中可能出现的并发症制定防

治措施，及特殊的操作工具设备。

（四）麻醉前用药

用药种类根据麻醉方法和患者情况选择，通常局部麻醉仅用镇静药，脊麻和硬膜外麻醉，用镇静药和抗胆碱药，全身麻醉用镇静、镇痛药和抗胆碱药。各类药一般只选一种，以选择具有多种作用、不良反应较少的药物为优先。

1.麻醉前用药的目的

（1）镇静，减轻患者的恐慌心理，稳定患者情绪使之能充分合作。

（2）拮抗，拮抗组胺，减少腺体分泌，保持呼吸道通畅，防止术后肺部并发症。

（3）降毒，降低或对抗某些麻醉药物的毒性并发症，减少麻醉药的用量。

（4）镇痛，提高痛阈，减轻原发疾病或麻醉有创操作引起的疼痛，并能增强麻醉镇痛效果。

2.常用的麻醉前用药

（1）镇静类并有催眠，降毒类作用。其对中枢神经系统的作用依剂量大小而不同，按大脑皮质、网状激活系统、脊髓和延髓为顺序逐级产生抑制。巴比妥类药可提高大脑皮质对局麻药的耐受阈，有预防局麻药中毒的效能。应作为局麻手术前的常规用药。

苯巴比妥钠 0.1g。

用量成年人 0.1g。于晚间睡前或麻醉前 2 小时口服，亦可术前 1 小时肌内注射。小儿按 2～4mg/kg 计算。老年人酌减。

地西泮注射液 2ml:10mg。

用法：10mg 肌肉注射，术前 1 小时。

异丙嗪注射液 1ml:25mg。

用法：25mg 肌肉注射，术前 1 小时。

（2）拮抗类主要取其抑制唾液腺、气管支气管黏液腺分泌的作用。小儿使用常预防麻醉中心率减慢和减少分泌物。

硫酸阿托品注射液 1ml：0.5mg。

阿托品用法：1ml，皮下注射，术前 1 小时。

注意：心跳快、体温高、青光眼者禁用，高血压者慎用。

氢溴酸东莨菪碱注射液 1ml:0.3mg。

东莨菪碱用法：1ml，皮下注射，术前 1 小时。

注意：老年患者慎用。

3.镇痛、镇静类 能提高痛阈，具有强力抑制代谢和显著改变精神状态等功效，从而缓解术前疼痛，消除患者焦虑和紧张心理，使其情绪稳定、静息或处于入睡状态。

盐酸吗啡注射液 1ml。10mg。

吗啡用法：1ml，10mg 皮下注射，术前 1 小时。

注意：＜1 岁小儿、产妇及颅脑外伤禁用。

盐酸哌替啶注射液 2ml：100mg。

哌替啶用法 100mg，肌内注射，术前 1 小时。

注意：小儿＜1 周岁禁用。

二、局部麻醉

局部麻醉，广义上亦称区域麻醉，包括椎管内麻醉。狭义的局部麻醉，不包括椎管内麻醉，一般肛肠医师可自行操作。常用的有表面麻醉、局部浸润麻醉、肛周局部神经阻滞。

（一）表面麻醉

浅表皮肤（6mm 以内），黏膜，尿道和肛管。

1. 局部注入法给药多采用 0.5%利多卡因。

2. 局部药喷雾（涂）也可试用 4%利多卡因，盐酸利多卡因凝胶，复发利多卡因乳膏。

近期盐酸利多卡因凝胶和复发利多卡因乳膏在临床上已广泛应用。复方利多卡因乳膏是由利多卡因和丙胺卡因两种局麻药物混合而成，二者是酰胺类局部麻醉药物，结合了利多卡因起效快，丙胺卡因维持时间长的优点。复方利多卡因乳膏可以渗透完整皮肤，而盐酸利多卡因凝胶仅限于黏膜；复方利多卡因乳膏具有强大的抗菌作用，而盐酸利多卡因凝胶抗菌作用很小；盐酸利多卡因凝胶的毒性是复方利多卡因乳膏的 4 倍。目前临床应用范围：①浅表皮肤（6mm 以内）的各种外科手术。②针穿刺（腰穿、静脉穿刺、小儿各种疫苗、预防针、取血样本）。③医疗美容（美容注射、激光治疗、文身、文眉、文唇、毛发移植、金丝埋线）。④生殖器、肛门黏膜手术、镇痛（尖锐湿疣、生殖器疱疹）。⑤腿部溃疡清创术处理前镇痛。⑥皮肤瘙痒、疱疹病毒神经痛的止痛、止痒。

（二）局部浸润麻醉

沿手术切口线分层注入局麻药。阻滞组织中的神经末梢，称为局部浸润麻醉。

1.操作方法　先用 7 号针头沿切口线一端刺入做皮内注药，药液形成一白色桔皮样皮丘，然后再取 7 号长 10cm 穿刺针经皮丘刺入，分层注药，若需

浸润远方组织，穿刺针应经上次已浸润过的皮丘刺入，以减少穿刺疼痛，以此连续进行下去，在切口线形成皮丘带。注射局麻药液时应加压使其在组织内形成张力性浸润，达到与神经末梢广泛接触，以增强麻醉效果。如手术需达深层部位，看到肌膜后，在肌膜下、肌层内、腹膜逐层浸润。常用药物为加肾上腺素的 0.5%普鲁卡因溶液，最大剂量为 1.0g；0.25%～5%利多卡因，最大剂量为 400～500mg。

2.注意事项　①每次注药前应抽吸，以防局麻药进入血管内；②每次注药量不要超过极限量，以防局麻药毒性反应；③肌膜表面、肌膜下和骨膜等处神经末梢分布最多，且常有粗大神经通过，应加大局麻药剂量，必要时可提高浓度。肌纤维痛觉神经末梢少，少量局麻药即可产生一定肌松弛作用；④穿刺针应缓慢进入，如需改变穿刺针方向时，应先退针至皮下，避免针干弯曲或折断；⑤实质脏器和脑髓等并无痛觉不必注药；⑥感染或肿瘤部位不宜用局麻药浸润麻醉。

（三）肛周局部神经阻滞

将局部麻醉药注射于肛门直肠周围皮下组织及两侧坐骨直肠窝内，暂时阻断肛门神经传导，称为肛周局部麻醉，是神经阻滞的一种。

1.操作方法　常规消毒肛周皮肤及肛管、直肠下段，先在尾骨尖与肛门连线中点注射一皮丘，再经皮丘处沿肛门两侧缓缓进针，边推药边进针，直达肛门前侧。退针至皮下，左手食指伸入直肠内引导，避免穿透直肠壁，向前、后深部组织注射药物，退针至皮下后再向前向双侧坐骨直肠窝内注射药物。一般用药量 20～40ml。就可达到阻滞肛门神经和第四骶神经会阴支，暂时阻断肛门肛管和直肠下段感觉，松弛括约肌的目的。优点是操作简单，安全，对生理功能影响小。缺点是易出现局部肿胀，可能延长恢复时间；偶有括约肌松弛不全造成手术不便；有时可引起感染；麻醉时间短，麻醉范围小。

2.常用药物

（1）普鲁卡因，0.5～1%，10～30ml，每小时不能超过 1g。

（2）利多卡因，0.25～0.5%，10～30ml，每次不能超过 400mg。

（3）布比卡因，0.25%，10～30ml，每次不能超过 100mg～150mg。

3.注意事项

（1）严格消毒，避免出现局麻感染。

（2）注射时避免针头刺入直肠和阴道。

（3）一针浸润、分层浸润。

（4）注药前应回吸，无血后再注射。

（5）容量比浓度更重要，相同剂量的局麻药，低浓度、大容量的效果往往较高浓度、小容量更好。

（6）当大量局麻药进入血管内，会导致全身毒性反应，常表现为神志改变：神情淡漠，嗜睡、呼吸困难，甚至抽搐、惊厥，严重可导致死亡。一旦出现，立即吸氧，保持呼吸道畅通，肌内注射或静脉注射地西泮 5～10mg 或鲁米钠 0.1 肌内注射，可以逐渐缓解。

三、腰俞麻醉

腰俞麻醉又称腰俞穴麻醉、低位骶管麻醉、简化骶管麻醉。它是将局麻药于骶管裂孔位置注入腰俞穴，暂时阻滞骶脊神经中第二、三、四骶脊神经根而达到麻醉的效果。它是中医界用于术后封闭止痛，后广泛应用于各种肛肠手术的穴位麻醉。

1.穿刺体位及穿刺点定位 患者取侧卧位或俯卧位。侧卧位时髋膝关节尽量屈向腹部，俯卧位时髋关节下垫一厚枕，充分显露骶部，两腿略自然分开使臀肌放松。

用手指先摸到尾骨尖，再沿尾骨中线向上（约4cm）摸，可摸到一呈“V”形或“U”形的弹性凹陷，即为骶裂孔。在孔的两侧可触到蚕豆大的骨质结节即为骶角。在此点向两侧髂后上嵴分别连线及两嵴连线成等边三角形，即为骶管三角区。髂后上脊连线处在第2骶椎水平，即硬脊膜囊的终止部位，骶管穿刺不得越过此连线水平，否则有误入蛛网膜下隙发生全脊麻的危险。也可以解剖标志，是第四骶椎棘突和左右骶骨角，三点构成一个三角形，中间即是骶裂孔。骶裂孔表面覆盖骶尾韧带和皮肤。有的人不易摸清，特别是肥胖者。可以用以下方法作为定穴参考：①尾骨尖上方 5～6cm 两骶骨角间的骨性凹陷。②以两侧髂后上棘连线为底边向尾骨尖方向作一等边（腰）三角形，其顶角即为骶裂孔。③肥胖者骶裂孔常位于骶部脂肪垫下沿。

2.穿刺方法 皮肤消毒，铺无菌巾后，在骶裂孔中心皮肤作一小皮丘。用 22G 穿刺针垂直刺进皮肤，穿破骶尾韧带时有阻力消失感觉。此时将针体向尾侧倾斜与皮肤呈 30°～45°，顺势进针 2cm 即进入骶管腔。衔接注射器回抽无脑脊液无血液，注

射生理盐水或空气无阻力，也无皮肤隆起，证实针尖确在骶管腔内，即可注入试验剂量局麻药液 3～5ml，观察 5 分钟后如无脊麻现象，即可将全量局麻药分次注入。另外。也一可用 7 号短针作简易骶管穿刺法，穿破骶尾韧带后即可注药。

3.常用局麻药及剂量 常用 1.0%～1.5%利多卡因或 0.5%布比卡因溶液，如加入 1:20 万肾上腺素可降低局麻药毒性反应，并延长实效。用药剂量依需要阻滞平面的高低而不同，如阻滞平面需在 T_{12} 以下，成人为 20ml；达 T_{12} 平面需 30ml，一般肛肠短小手术不超过 15ml。

4.并发症 骶管腔内有丰富的静脉丛，除穿刺时易出血外，对局麻药吸收也较快，故易引起局麻药毒性反应，如注药过快可能产生眩晕和头痛；因能神经阻滞时间较长，术后尿潴留也较多见。另外，因骶裂孔解剖变异较多，畸形或闭锁约占 10%，故穿刺失败率较高。如穿刺失败或当回吸有较多血液时，应用腰段硬膜外或鞍区麻醉比较可靠。

四、针刺麻醉

针刺麻醉是在人体某些穴位或特定部位进行刺激，以调整人体生理功能，在保持各种感觉基本正常的情况下，只是痛觉迟钝或减退，达到镇痛效果，从而能够施行手术操作的麻醉方法，简称针麻。

目前针麻仍存在镇痛不全、内脏牵拉反应和肌肉不松弛等问题，尚有待进一步研究。

为便于患者在术中积极配合，手术前应指导患者进行某些必要的训练。伴有其他疾病的患者，术前应积极进行治疗，以增强抵抗疾病和手术创伤的能力。

一般可在术前 1 小时肌内注射苯巴比妥钠 0.1g，切皮前用哌替啶 50mg 静脉或穴位注射，但用药量不要过大，以保持患者神志清醒。

一、穴位的选择原理

根据取穴范围针麻可分体针、耳针、头针、面针、鼻针、手针、足针等方法，临床较常用的为体针和耳针麻醉。

（一）体针麻醉的选穴

根据脏腑经络理论选穴：穴位是经络在体表流注的集点，针刺穴位可使人体脏腑经络的气血通畅运行，从而达到镇痛和控制生理紊乱的效果，因此

在选穴时就必须考虑到经脉的循行路线，手术所涉及的脏腑以及脏腑间或经脉间的相互关系等。根据脏腑经络原理进行选穴。

循经取穴：根据"经脉所过，主治所及"的原理，先选取有关经脉，再在这些经脉上选取穴位。在具体应用中，可在手术切口部位所通过的经络及手术涉及脏器所属的经络上取穴，如痔切除术选用足太阳膀胱经上的白环俞。

辨证取穴：运用脏象理论关于脏腑的基本功能和脏腑相关的理论选取有关穴位。即先辨别疾病症状或手术过程中患者种种反应和脏腑经络之间的关系，再取有关的经络穴位，如大肠手术除选用手阳明大肠经外，还可以选用手太阴肺经上的穴位，因肺与大肠是表里关系。

邻近取穴：在手术部位附近取穴，这是"以痛为俞"的针灸治疗经验在针麻中的具体应用。一般用于配合循经取穴或辨证取穴，用以加强局部的镇痛效果。

（二）根据神经解剖生理学说取穴

从现代神经生理学的角度考虑，分布在穴位处的某些神经感受器，是穴位接受针刺的物质基础，身体大部分区域的针刺冲动和手术的疼痛冲动都经由外周神经传递至脊髓的相应节段，并在脑的各部分得到反应而相互作用，从而产生了镇痛效果。

近神经节段取穴：选用与手术部位属于同一或邻近脊髓节段支配的穴位。在手术部位附近选穴，通常称为局部取穴。

远神经节段取穴：从临床和实验研究观察，针刺得气感比较强的穴位，一般镇痛效果比较强，镇痛范围也比较广。临床上则可选择得气感较强的穴位组成穴位处方，虽然这些穴位与手术部位不属于同一或邻近脊髓节段，但可用于多种手术，故常配合应用。

刺激神经干：直接刺激支配手术区域的神经干，使神经干对神经反应起抑制作用，即阻断了神经远端的手术刺激的传入。形成了"物理阻断"而产生针麻效果。

（三）耳针麻醉取穴

中医经过长期的临床实践，在耳壳上确定了近100个穴位，针刺这些穴位可治疗与其有关的疾病，就此发展了耳针麻醉。根据手术要求，将耳穴分为基本穴、手术部位穴和配穴三类。

基本穴：这些穴位具有镇痛、镇静和抗交感神经兴奋的作用。任何手术都可选用其中1-2个穴位，如神门、皮质下、交感、内分泌等。

手术部位穴：身体各部位在耳廓上都有相应的反应点，即为对应穴。在手术时可寻找对应穴进行刺激，如肛门手术可寻肛门穴。

配穴：按脏象经络理论选加配穴来配合手术的使用，如根据肺主皮毛的特点，手术切皮时可配肺穴。

（四）针麻选穴注意事项

不论体针或耳针麻醉，一般仅选患侧或单侧穴位即可。穴位数一般以2～6个为宜。根据手术需要可同时选用耳穴和体穴组成综合穴位处方，以起相互补充、互协调的作用。

避免选用容易出血和较痛的穴位。所选穴位不能影响手术操作。

二、肛门手术常用针麻处方及刺激方法

（一）常用针麻处方

1.体针处方　①白环俞（双侧）。②承山气衡（手太阴肺经穴，于前臂掌侧中上1/4与上1/4交界处）、长强。③骶管内电刺激：经骶裂孔置入尖端裸露1～2cm的绝缘电极，用电麻仪进行刺激，一般采用高频率，强度因人而异，以患者耐受力为准。

2.耳针处方　神门、肺、直肠上段、直肠下段、交感。

3.综合处方　体穴：秩边（双侧）；耳穴：直肠下段、肺、交感。

（二）刺激方法

1.脉冲电刺激　为当今针麻最常用的刺激方法，是以微弱脉冲电流代替手法捻针。使用过程中，可根据手术中不同反应和各步骤而调节其强度和频率，电流强度要自小而大，逐渐增强，避免给患者突然的强刺激。此法方便简单，可用于时间较长的手术，但不能进行提插手法刺激。

2.手法运针　为针麻的基本刺激方法。此法效果良好，不需用任何仪器，并可以根据患者的体质和手术各个阶段的要求进行捻针速度和幅度的改变，并可以捻转或提插手法进行"补"或"泻"。但

操作者容易疲劳，捻针时可出现针干摇晃或扭曲而使针眼疼痛，出血或滞针，有时会妨碍手术操作或无菌技术。

3.穴位注射法 在选定的穴位上注射少量药液而起刺激作用，如维生素 B_1 哌替啶、局麻药等。体针每穴位一般注射 2～5ml；耳针每穴位注射 0.1～0.2ml。

现在，还有推拿、气功、激光等穴位刺激法，何种方法最省力有效，并可不妨碍手术操作，有待于进一步研究探讨。

三、针刺复合麻醉

针麻虽然使用安全，但因有镇痛不全、肌肉不松弛和内脏牵拉反应等不足之处，针刺复合麻醉是临床应用研究的方向。

针刺复合麻醉是应用针刺麻醉为主，同时配合另一种药物麻醉方法，也称针刺平衡麻醉，如：针刺-硬膜外复合麻醉，针刺-气体吸入麻醉等。

1.针刺-硬膜外复合麻醉 针刺配合小剂量硬膜外药物麻醉。硬膜外穿刺部位可选择相关的棘突间隙，向头端插管 3cm 留置。针刺诱导后 5 分钟先注入麻醉药物 5ml，过 15 分钟后开始手术。若镇痛效果不佳，可每隔 15 分钟追加 3ml 药物，直到效果满意为止，以确保手术顺利进行。麻醉药物通常选用 2% 的利多卡因或利多卡因与 0.3% 的盐酸地卡因混合剂。

2.针刺-气体复合麻醉 即针刺配合小剂量气体麻醉药麻醉。针刺诱导后给氧化亚氮和氧气各半的混合气体，穴位刺激可连续数小时。这种方法镇痛效果良好，常用于体外循环心内直视手术，可使痛觉减弱维持较久，减少麻醉药物用量，术中、术后患者循环系统功能保持相对稳定，各种生理功能也很少受到抑制，术后很少使用镇痛药，康复较快。

3.针刺-异丙酚复合麻醉 是针刺合并异丙酚一种麻醉方法。可接注射泵靶控注射。操作简效果稳定，诱导迅速平稳，苏醒迅速。可引起呼吸抑制，麻醉过程应严密监护。

4.针刺-局部复合麻醉 是指在针刺相关穴位镇痛的基础上，多次小剂量注射麻醉药物作局部浸润或阻滞，从而达到局部麻醉效果的方法。适用于通常情况下仅用针麻或局麻能完成的手术。

（陈少明　陈富军）

第五节　疼痛治疗与术后镇痛

疼痛治疗包括骨关节痛、神经病理性痛和癌性痛的治疗以及胃肠镜无痛、人流无痛和分娩镇痛等。术后镇痛是疼痛治疗的一部分，对象是为手术后患者提供镇痛的治疗。术后镇痛药物根据其药理学分为麻醉性镇痛药、非麻醉性镇痛药（非甾体类、NSAIDS）、局麻药和神经安全类。

一、疼痛治疗

疼痛治疗的目的是最大程度地控制疼痛，伴随最轻的不良反应，获得最好的生理和心理功能，最佳的生活质量。

疼痛是一个普遍性的问题，有效的止痛治疗是世界卫生组织癌症综合规划四项重点之一。

（一）非甾体抗炎药

该类药物品种很多，临床应用的有：阿司匹林、对乙酰氨基酚、布洛芬、双氯芬酸、萘普生、吲哚美辛、萘丁美酮、尼美舒利、洛索洛芬、氟比洛芬、吡罗昔康、美洛昔康、氯诺昔康、塞来昔布、帕瑞昔布等。

1.不良反应 该类药物均有不同程度的不良反应。如：贫血、低钾血症、焦虑，失眠、感觉减退、高血压，低血压、呼吸功能不全、咽炎、胃肠气胀、瘙痒、背痛、少尿、外周水肿、肌酐升高。血液尿素氮升高。剥脱性皮炎及超敏反应（包括过敏反应和血管性水肿）。

2.常用药物

（1）洛索洛芬：用于：①类风湿关节炎、骨关节炎、腰肌劳损、肩关节周围炎、颈肩腕综合征等疾病的消炎和镇痛。②手术后，外伤后及拔牙后的镇痛和消炎。③急性上呼吸道炎（包括伴有急性支气管炎的急性上呼吸道炎）下述疾患的解热和镇痛。

用法：成人一次顿服 60mg，应随年龄及症状适宜增减。但原则上一日 2 次，每日最大剂量不超过 180mg，或遵医嘱。

（2）氟比洛芬：用于术后及癌症的镇痛。

用法和用量：通常成人每次静脉给予氟比洛芬酯 50mg，尽可能缓慢给药（1 分钟以上），根据需要使用镇痛泵，必要时可重复应用。并根据年龄、症状适当增减用量。一般情况下，本品应在不能口服药物或口服药物效果不理想时应用。

（3）氯诺昔康：急性轻度至中度疼痛和由某些类型的风湿性疾病引起的关节疼痛和炎症。

用量：①急性轻度或中度疼痛：每日 8～16mg。如需反复用药，每日最大剂量为 16mg；②风湿性疾病引起的关节疼痛和炎症：每日剂量为 12～16mg。

（4）帕瑞昔布：用于手术后疼痛的短期治疗。

用法和用量：①静脉或肌内注射推荐剂量为 40mg，随后视需要间隔 6～12 小时给予 20mg 或 40mg，每天总剂量不超过 80mg。可直接进行快速静脉推注，或通过已有静脉通路给药。肌内注射应选择深部肌肉缓慢推注。疗程不超过 3 天；②本品可使用氯化钠溶液 9mg/ml（0.9%）、葡萄糖注射液 50g/L（5%）、氯化钠 4.5mg/ml（0.45%）和葡萄糖 50g/L（5%）注射液作为溶媒；③对于老年患者（≥65 岁）不必进行剂量调整。但是，对于体重低于 50kg 的老年患者，本品的初始剂量应减至常规推荐剂量的一半且每日最高剂量应减至 40mg。

（二）阿片类镇痛药及其代用品

1.不良反应　常见恶心、呕吐、便秘、口干、头昏、嗜睡、出汗。少见过敏反应、低血压、心动过速、胃肠功能紊乱、头痛、视觉异常、情绪不稳、欣快、活动减退、功能亢进、认知和感觉障碍、惊厥、精神混乱、药物依赖性、幻觉、戒断综合征、瘙痒、皮疹、荨麻疹、血管神经性水肿、排尿障碍、尿潴留、呼吸困难、支气管痉挛、呼吸抑制，罕见高血压和心动过缓。

2.注意事项　本品为国家特殊管理的麻醉药品，必须严格遵守国家对麻醉药品的管理条例，按规定开写麻醉药品处方和供应、管理本类药品，防止滥用。

3.常用药物

（1）可待因镇咳，用于较剧的频繁干咳，如痰液量较多宜并用祛痰药。

镇痛，用于中度以上的疼痛。

镇静，用于辅助局麻或全麻。

用法和用量，口服：

1）成人，口服，一次 15～30mg，一日 2～3次；极量一次 100mg，一日 250mg。皮下注射：一次 15～30mg（仅供手术中使用）。

2）儿童，①镇痛，口服，一次按体重 0.5～1mg/kg，一日 3 次；②镇咳，用量按镇痛量的 1/3～1/2。

（2）磷酸可待因

磷酸可待因糖浆：①10ml；②100ml。

磷酸可待因注射液：① 1ml:15mg；② 1ml:30mg。

磷酸可待因/双氯芬酸钠复方片（氯芬待因片）：每片含磷酸可待因 15mg，双氯芬酸钠 25mg。本品适用于轻至中度疼痛，成人口服：一次 1～2 片，一日 2～3 次。

磷酸可待因缓释片必须整片吞服，不可掰开或嚼碎。

（3）可待因/对乙酰氨基酚（氨酚待因片）中等强度镇痛药。适用于各种手术后疼痛、骨折、中度癌症疼痛、骨关节疼痛、牙痛、头痛、神经痛、全身痛、软组织损伤及痛经等。

用法和用量口服：规格分为氨酚待因片（Ⅰ）和（Ⅱ）氨酚待因片

1）氨酚待因片（Ⅰ）：①成人，一次 1～2 片，一日 3 次；中度癌症疼痛一次 2 片，一日 3 次。②7～12 岁儿童一次 1/2～1 片，一日 3 次（一日不超过 2～4 片）。

2）氨酚待因片（Ⅱ）：①成人，一次 1 片，一日 3 次，中度癌症疼痛必要时可由医生决定适当增加。②7～12 岁儿童按体重相应减量，连续使用一般不超过 5 日。

（4）吗啡本品为强效镇痛药。吗啡注射液及普通片剂用于其他镇痛药无效的急性锐痛，如严重创伤、战伤、烧伤、晚期癌症等疼痛；心肌梗死而血压尚正常者，可使患者镇静，并减轻心脏负担；用于心源性哮喘可使肺水肿症状暂时有所缓解；麻醉和手术前给药可保持患者宁静进入嗜睡；不能单独用于内脏绞痛（如胆绞痛等），而应与阿托品等有效的解痉药合用。吗啡缓、控释片则主要适用于重度癌痛患者镇痛。

用法和用量如下。

1）注射：

皮下注射：①成人常用量一次 5～15mg，一日 15～40mg；②极量：一次 20mg，一日 60mg。

成人镇痛时常用静脉注射量：5～10mg；用作

静脉全麻按体重不得超过 1mg/kg，不够时加用作用时效短的本类镇痛药，以免苏醒迟延、术后发生血压下降和长时间呼吸抑制。

手术后镇痛注入硬膜外间隙，成人自腰脊部位注入，一次极限 5mg，胸脊部位应减为 2～3mg，按一定的间隔可重复给药多次。注入蛛网膜下隙，一次 0.1～0.3mg。原则上不再重复给药。

对于重度癌痛患者，首次剂量范围较大，一日 3～6 次，以预防癌痛发生及充分缓解癌痛。

2）口服：

普通片剂：①常用量：一次 5～15mg。一日 15～60mg；②极量：一次 30mg，一日 100mg。对于重度癌痛患者，首次剂量范围可较大，一日 3～6 次，临睡前一次剂量可加倍。

缓、控释片：成人常用量，个体差异较大，宜从每 12 小时服用 10 或 20mg 开始，视止痛效果调整剂量或先用速效吗啡滴定剂量后转换为等效控释片剂量。

（5）哌替啶为强效镇痛药，适用于各种剧痛，如创伤性疼痛、手术后疼痛、麻醉前用药，或局麻与静吸复合麻醉辅助用药等。对内脏绞痛应与阿托品配伍应用。用于分娩止痛时，须监护本品对新生儿的抑制呼吸作用。麻醉前给药、人工冬眠时，常与氯丙嗪、异丙嗪组成人工冬眠合剂应用。用于心源性哮喘，有利于肺水肿的消除。慢性重度疼痛的晚期癌症患者不宜长期使用本品。

注射剂：①镇痛：成人肌内注射，一次 25～100mg，一日 100～400mg；极量，一次 150mg，一日 600mg。成人静脉注射一次按体重以 0.3mg/kg 为限；②分娩镇痛：阵痛开始时肌内注射，一次：25～50mg，每 4～6 小时按需重复；极量，一次量以 50～100mg 为限；③麻醉前用药：麻醉前 30～60 分钟肌内注射，按体重 1.0～2.0mg/kg。麻醉维持中，按体重 1.2mg/kg 计算 60～90 分钟总用量，配成稀释液，成人一般每分钟静脉滴注 1mg，小儿滴速相应减慢；④手术后镇痛：硬膜外间隙注药，24 小时总用量按体重 2.1～2.5mg/kg 为限；⑤晚期癌症患者解除中重度疼痛：应个体化给药，剂量可较常规为大，应逐渐增加剂量，直至疼痛满意缓解，但不提倡使用；⑥小儿基础麻醉：在硫喷妥钠按体重 3～5mg/kg10～15min 后，追加哌替啶 1mg/kg 加异丙嗪 0.5mg/kg 稀释至 10ml 缓慢静脉注射。

口服：成人，一次 50～100mg，一日 200～400mg；极量，一次 150mg，一日 600mg。小儿用量：一次按体重 1.0～1.5mg/kg。

（6）布桂嗪为中等强度的镇痛药。适用于偏头痛，三叉神经痛，牙痛，炎症性疼痛，神经痛，月经痛，关节痛，外伤性疼痛，手术后疼痛，以及癌症痛（属二阶梯镇痛药）等。

用法和用量如下。

口服：①成人，一次 30～60mg，一日 3～4 次。②儿童，一次 1mg/kg，疼痛剧烈时用量可酌增。

皮下或肌内注射：成人，一次 50～100mg，一日 1～2 次。疼痛剧烈时用量可酌增。对于慢性中重度癌痛患者，剂量可逐渐增加。首次及总量可以不受常规剂量的限制。

（7）羟考酮缓解持续的中度到重度疼痛。

用法和用量：控释片必须整片吞服，不得掰开、咀嚼或研磨。初始用药剂量 5mg，每 12 小时服用一次，继后，根据病情仔细滴定剂量或先用速效吗啡滴定剂量后转换为等效本品，个体差异较大。大多数患者的最高用药剂量为 200mg/12h。少数患者可能需要更高的剂量。口服本品 10mg 相当于口服吗啡 20mg。

（8）对乙酰氨基酚/羟考酮复方片（氨酚羟考酮片）用于中、重度急、慢性疼痛。口服：成人术后疼痛，一次 1～2 片，间隔 4～6 小时可重复用药 1 次。癌症、慢性疼痛，一次 1～2 片，一日 3 次。勿空腹服用。

（9）芬太尼芬太尼透皮贴剂适用于中度到重度慢性疼痛以及那些只能依靠阿片类镇痛药治疗的难以消除的疼痛。

本品可以持续贴用 72 小时，在更换贴剂时，应更换粘贴部位。

每 72 小时应更换一次本品贴剂。应依据个体情况调整剂量，直至达到满意的镇痛效果。如果首次用药镇痛效果不满意，可根据疼痛强度在 3 天后增加剂量。

（10）丁丙诺啡适用于各种术后疼痛、癌性疼痛、外伤或烧伤后疼痛、肢体痛和心绞痛。

用法和用量：用于镇痛，肌内注射或缓慢静脉注射：一次 0.3～0.6mg，一日 3～4 次。单剂量作用可持续 6～8 小时。舌下含服：一次 0.4～0.8mg，每隔 6～8 小时 1 次。

（11）曲马多用于中度至重度疼痛。

用法和用量：①注射剂：成人及 12 岁以上儿童，肌内注射，一次 100mg，必要时可重复。一般情况下一日总量为 400mg，但在治疗癌痛和重度术后疼痛时可应用更高日剂量。②缓释片：整片吞服，一般从一，次 50mg 开始，12 小时服用一次，根据患者疼痛程度可调整用药剂量。一般成人及 14 岁以上中度疼痛的患者，单剂量为 50～100mg；体重不低于 25 公斤的 1 岁以上儿童的服用剂量为每公斤体重 1～2mg。本品最低剂量为 50mg（半片），最高日剂量通常不超过 400mg，治疗癌性痛时也可考虑使用较大剂量。肝、肾功能不全者，应酌情使用。老年患者用量，应有所减少。两次服药的时间间隔，不得少于 8 小时。

二、术后镇痛

肛肠手术后疼痛剧烈，影响患者休息和术后恢复。术后疼痛治疗十分重要。手术后急性疼痛不仅使患者身体遭受痛苦，更主要的是对机体造成明显的不良影响，带来各种并发症。术后镇痛痛的意义，它不仅能减轻患者的痛苦，更重要的是可预防或减少手术后由疼痛引起的并发症。术后镇痛的方法很多，主要介绍镇痛泵，长效麻醉剂。

（一）镇痛泵的运用

患者自控镇痛术（patientcontrolledanalgesia，PCA）：镇痛依其功能可分为持续控制、患者自控、持续控制加患者自控镇痛三种。根据给药途径不同，PCA 可分为经硬膜外给药（PCEA）、经静脉给药（PCIA）、经外周神经给药（PCNA）和经皮下给药（PCSA），以前两种常用。

PCA 的优点：可持续维持其血药浓度接近最低有效血药浓度（MEAC），避免了间断肌肉或静脉给药引起的血浆药物浓度波动过大而造成的剂量不足（止痛效果不佳）或过量（过度镇静）的双重危险。单位时间内药量减少，效果可靠，镇静作用轻微，利于患者尽早起床活动和恢复。患者可自行控制。

设置预定指标：

负荷剂量：即是使用 PCA 装置镇痛开始时的用药剂量。该剂量是使患者迅速达到无痛的用量，也称为最小有效镇痛浓度（MEAC），应略低于单次用药剂量。采用椎管内麻醉的术后患者，术中所用麻醉药即可视为负荷剂量。静脉 PCA 是可采用哌替啶 10～20mg 作负荷剂量。

单次（或冲击）给药剂量或追加剂量：指令剂量 PCA 采用小剂量、多次给药的方法，使血药浓度维持在最低有效水平。由于不同患者对疼痛的耐受程度和对镇痛药的反应差异很大，因而追加剂量的调整非常关键。

锁定时间：是指该设定的时间内 PCA 装置对患者再给药的指令不作反应，目的是防止患者过度给药。连续给药或基础剂量目的使血浆 MEAC 更恒定，患者在睡眠时间也能维持镇痛。

最大用药量：PCA 装置具有 1h 或 4h 的单位时间总量限制的预选设置，可防止患者反复用药造成过量、中毒。

常用药物：①硬膜外给药（PCEA）多为小剂量阿片类药物。吗啡为镇痛药，配方中如：一是吗啡 1～2mg，单独或与低浓度局麻药联合运用，也可用吗啡与氟哌啶 2.5mg 合用。其次为单纯低浓度的长效局麻药，如 0.125%～0.25% 布比卡因或 0.5%～1% 利多卡因。其三为非甾体类镇痛药。如曲马多和氯胺酮。②静脉给药（PCIA）将 PCA 装置与静脉穿刺留置针连接即可。临床以阿片类药物为主。如：芬太尼。PCIA 起效快但用药量较大。北京协和医院经验方：吗啡 40mg＋氟哌利多 2mg 加入生理盐水至 20ml，每按动启动泵即有 0.5ml 药液（含吗啡 1mg）注入静脉，锁定时间为 5min。

（二）长效麻醉剂

长效麻醉剂实际上是局麻药改进，如油质利多卡因、普鲁卡因奎宁等，用以延长局麻时间的药物，用于术中或术后止痛的一种方法。此类药物有注射部位的一定损害，有的还损害末梢神经髓质，使用不当可引起肛管感觉性失禁，局部坏死等。

1.亚甲蓝长效止痛注射液 配制方法：一般是用 1% 亚甲蓝 2ml 加 1% 利多卡因 18ml 配制而成。

其他配制方法是：2% 普鲁卡因或 2% 利多卡因或 0.25% 布匹卡因注射液加医用亚甲蓝，配成 0.2% 亚甲蓝注射液。改良处方可再配以奎宁、咖啡因、乌拉坦、丙三醇、乙醇或两面针等。

2.泯痛尔注射液 商品名为复方薄荷脑注射液。由杨里颖在 1982 年研制成功。其处方组成：0.133% 薄荷脑，0.8% 盐酸利多卡因。该药兼有术中麻醉和术后长效止痛的作用，临床上应用广泛。主要用于肛门手术中的麻醉和术后止痛。亦可用于神经阻滞或神经性皮炎等。

使用方法：肛门手术时，行肛周多点深层浸润注射，用量不超过 20ml。注药时不宜过浅，用药量不宜过多，防止出现局部水肿，甚至浅表坏死止痛效果持续 2～10 天。

不良反应：注药时可有一过性"烧灼刺痛感"。个别患者可有头晕、恶心等不适，休息数分钟即可缓解。特异体质患者可出现荨麻疹样风团，应给予抗过敏治疗。局部感染和乙醇过敏者慎用。

3.复方高乌甲素注射液　主要是用于肛肠手术的麻醉和术后止痛。

使用方法：手术结束时于创面的边缘真皮层或皮下或整个创面，呈扇形或点状均匀注射，或肛门周围局部注射。一般创面用药量 4～6ml，大的创面用量 8～10ml，一般不超过 10ml。

（三）复方亚甲蓝骶管麻醉术后镇痛

复方亚甲蓝注射液中含有利多卡因、布比卡因、亚甲蓝 3 种成分，亚甲蓝为一种长效镇痛剂具有可逆的神经毒性作用；具有较强的神经亲和作用；参与糖代谢，促进丙酮酸继续氧化，改变神经末梢内外的酸碱平衡和膜电位，从而影响兴奋和神经冲动的传导。

骶管麻醉是通过复方亚甲蓝作用于骶神经，阻断肛周、会阴部神经传导，达到术中麻醉及术后镇痛的效果。

骶管麻醉成功率高，刺入深度在 2cm 左右，可避免进入蛛网膜下腔引起全脊髓麻醉，且减少了损伤血管出现麻醉药中毒的机会，操作简单安全，是肛肠手术理想的麻醉后的持续镇痛剂。

严格控制亚甲蓝的浓度在 0.05%～0.1%，防止浓度过大造成不可逆性神经损害及硬膜外腔的粘连。

（陈富军）

第七章　围手术期处理

围手术期是围绕手术的一个全过程，从患者决定接受手术治疗开始，到手术治疗直至基本康复，包含手术前、手术中及手术后的一段时间，具体是指从确定手术治疗时起，直到与这次手术有关的治疗基本结束为止，时间在术前5～7天至术后7～12天。

围手术期的一般准备主要包括心理方面准备和患者的身体准备。

1.心理方面准备

（1）增进与患者及家属的交流，对患者的病情、诊断、手术方法、手术的必要性、手术的效果以及可能发生的并发症及预防措施、手术的危险性、手术后的恢复过程及预后，向患者及家属交代清楚，以取得信任和配合，使患者愉快地接受手术。

（2）充分尊重患者自主权的选择，应在患者"知情同意"的前提下采取诊断治疗措施，在患者没有知情同意前，不宜做任何手术或有损伤的治疗。

2.生理方面　准备患者维持良好的生理状态，以安全度过手术和手术后的过程。

（1）术前训练：床上大小便，咳嗽和咳痰方法，术前两周开始停止吸烟。

（2）备血和补液：纠正水、电解质酸碱平衡失调及贫血；血型鉴定及交叉配合试验，备好一定量的全血。

（3）预防感染：不与有感染的患者接触；杜绝有上呼吸道感染的人员进入手术室；预防性使用抗菌药物：①涉及感染病灶或切口接近感染区的手术；②胃肠道手术；③操作时间长的大手术；④污染的创伤、清创时间较长或难以彻底清创者；⑤癌肿手术；⑥心血管手术；⑦人工制品植入术；⑧脏器移植术。

（4）胃肠道准备：①非胃肠手术患者，术前12小时禁食，术前4小时禁水，为防止麻醉或手术中呕吐。术前一夜肥皂水灌肠。②胃肠道（尤其是结肠）手术，术前1～2天进流质饮食，如果行左半结肠或直肠手术，则应行清洁灌肠，并于术前2～3天开始服用肠道抗菌药物，减少术后感染机会。

（5）热量、蛋白质和维生素：术前一周左右，根据不同状态，经口或经静脉提供充分的热量、蛋白质和维生素。一般的择期手术患者的静息能量消耗值（REE）约增加10%。

（6）其他：术前一天或术日早晨检查患者，如有发热（超过38.5度）或女患者月经来潮，延迟手术；术前夜给镇静剂，保证患者的充分睡眠；进手术室前排空尿液，必要时留置尿管；手术前取下活动牙齿。

3.围手术期护理

（1）手术前期患者评估及护理。

（2）手术中期患者评估及护理。

（3）手术后期患者的评估及护理。

第一节　手术前准备

手术前准备工作的好坏，对手术的成败，患者的安危具有极重要的意义。手术前准备主要包括以下三方面的工作：①有关手术本身的准备，如确定诊断，明确手术的适应证和禁忌证以及麻醉方法和术式等；②对患者心理、精神和身体健康状况的全面了解和评估，提高患者对手术的耐受力；③手术前的最后准备，包括饮食、皮肤、胃肠道准备和麻醉前用药等，并对全部工作进行全面检查，如有不足，应立即补充；如有重要影响而又来不及补救者，应延期手术。

在术前准备工作中，对患者手术耐受力的评估是十分重要的，一般可分为二类四级：

第一类：耐受力良好。又分二级，第一级：良，全身健康情况良好，外科局部病变对全身无影响或极少影响，重要生命器官无器质性疾病；第二级：较好，全身健康状况较好，外科疾病对全身已有一定影响，但易纠正，或重要生命器官有早期病变，但功能处于代偿状态。

第二类：耐受力不良。也分为二级，第三级：较差，全身健康状况较差，多见于老年或婴幼儿，外科疾病对全身已有明显影响，或重要生命器官有器质性病变，功能濒于失代偿或早期失代偿状态。第四级：很差，全身健康情况极差，外科疾病对全身已有明显影响，或重要生命器官有明显器质性病变，失去代偿功能，经常需要内科支持疗法。

对第一类手术耐受力良好的患者，做好一般手术前准备，即可进行手术。但对第二类耐受力差的患者，涉及到营养、心血管、肝肾功能、内分泌、水和电解质失衡等问题，必须认真做好必要的特殊准备，方能手术，否则将招致术后严重并发症甚至死亡。

一、一般准备

（一）病史及检查

手术前应详细询问病史和全面体格检查，完成有关实验室检查，确定诊断，明确手术的适应证和禁忌证。

一般肛门会阴部手术应做血（包括出、凝血时间）、尿、大便常规，胸部透视；较大手术应做肝肾功能、心电图检查及血型确定。疑有结直肠肿瘤、炎症性肠患者，应做纤维结肠镜或电子摄像结肠镜及气钡双对比灌肠检查。胃肠道恶性肿瘤，手术前后可做癌胚抗原（CEA）测定，对检测手术的彻底性及手术后是否复发可能有帮助。直肠内超声检查对较早发现直肠癌，确定其临床分期以及术后随访有一定价值，并可与 CT 检查相互参照。下消化道出血，经常规钡灌及结肠镜检查仍不能确定其原因或部位者，可考虑肠系膜动脉血管造影或同位素扫描。如发现有重要情况，应作相应处理，再酌情考虑手术。

（二）心理准备

患者往往对手术顾虑甚多，特别是恶性肿瘤患者，如手术能否成功，术后是否复发，正常的生理机能结构能否维持和保护，以及惧怕手术痛苦等，以致情绪紧张，焦虑不安，或者对手术信心不足，有些则又要求过高。对这类病例必须做好充分耐心的思想工作，医生应进行术前详细讨论，取得一致

意见，并将手术的必要性和可行性以及手术方式，可能取得的效果，手术的危险性，可能出现的并发症及预后等，应向患者家属或患者说明，得到理解；并对手术前后一些特殊要求，如饮食、体位、大小便、导管等交代清楚，取得患者和家属的合作，提高和鼓励患者对治疗疾病的信心。但有些情况对患者本人应注意遵守医疗保护制原则。医护人员的言谈和表情对患者的影响亦很重要，应当注意避免患者产生不良情绪反应。

（三）饮食和营养

一般肛门会阴部手术术前不必禁食，必要时术前 1 日半流质，手术日晨禁食。结直肠较大手术者，手术前 3-5 天半流质饮食，手术前 1~2 日清流质饮食。因外科手术，术前准备、饮食限制、以及因疾病对人体能量的消耗，都会造成患者的热量、蛋白质和维生素等不足，使患者的抵御能力减弱，降低对手术的耐受力，影响组织修复和创口愈合，故对择期性大手术的患者，营养状况较差者，最好于术前 1 周左右时间内，通过口服或胃肠外营养补充，以提供足够的热量、蛋白质和维生素。常用的方法为口服高热量、高蛋白饮食，或经胃肠灌注，亦可口服各种营养制剂，如各大医院自制的消化营养液和要素饮食。食欲差者给予助消化药或中药醒胃健脾剂，如香砂六君丸等。必要时给予胃肠外营养补充，常用制剂有复方氨基酸、水解蛋白、脂肪乳、复合维生素等。一般而言，正常成人每天需 7560kJ 热量，以保证实现人体生物化学方面的功能。为保证每天正常活动尚需补充至少 4200kJ 热量。若因择期手术，而营养不良患者，为维持正氮平衡，则需每日再补充 18gkJ/kg 热量。

（四）输血和补液

一般肛肠病手术，通常术前无需输血，但有明显贫血者，应设法纠正，使血红蛋白至少恢复到 80g/L，方能手术；血红蛋白在 40g/L 以下者应适量输血。较大的结直肠手术，如恶性肿瘤行根治术，因慢性消耗常伴有贫血，最好于术前输血纠正，使血红蛋白值升至 10g/L 为佳，并需准备一定量的全血，以便术中急需时使用。对有长期腹泻、发热、不能正常饮食、大汗、呕吐等，使水和电解质丢失的患者，应根据病情及生化测定结果予以适当补充。

（五）肠道准备

肛肠手术后感染机会较多，特别是结直肠癌梗阻的病例。据有人研究，即使严格无菌操作，仍有40%的创口有细菌生长。lrving曾报道134例大肠急诊手术，术前未做肠道准备，结果术后感染的死亡率竟高达17%。另557例行择期手术，术前做了肠道准备，其术后感染死亡率为1%。由此可见术前肠道准备的重要性。肠道准备一般有机械性的和抗菌药物的准备，两者当密切结合应用。

机械性肠道准备：主要通过灌洗的方法排除肠道内的积粪，清洁肠道，减少细菌数量。一般痔瘘手术不必灌肠，仅于临手术前排空大小便。也可于手术前1日晚给番泻叶10g，泡水代茶饮，或大黄粉10g温开水送下，必要时于术前1日晚及手术日晨各用生理盐水灌肠1次。

结直肠较大手术及肠道窥镜检查的肠道准备有多种方式，如传统的肠道准备法、全肠道灌洗法、甘露醇口服法、要素饮食法及术中结肠灌洗法等。

1.传统肠道准备法　手术前3～5天给少渣饮食（或半流质），术前1日改流质，并服缓泻剂和抗生素。术前1日及手术日晨清洁灌肠。有人则于术前3日即开始每晚生理盐水灌肠1次，术前1日晚清洁灌肠。此法可清洁结肠，但易使电解质丢失，故应酌情补充。

2.全肠道灌洗法　其要点是通过鼻胃管注入或饮入胃内某种灌洗液，而不用灌肠以达到自然清洁肠道之目的。灌洗液的配制各家略有不同。于手术前1日午餐后4小时用灌肠液（NaCl 6g，NaHCO₃ 2.5g，KCl 0.75g，或另加新霉素0.5g，灭滴灵0.2g，加37C开水1000ml）做肠道准备。每小时注入或饮入上述灌洗液2～3L，至排出无粪渣而澄清水为止。每人平均需液量4小时6L。一般灌洗后40～60分钟即开始排便，灌洗总共需时2～3小时，需液量8～12L。全肠道灌洗法为目前较好的机械性肠道准备方法。其优点是几乎不影响血清电解质及红细胞压积，心肾功能不全者也可使用。但结肠梗阻及炎性疾患者应禁忌。

3.术中结肠灌洗法　一般应用于大肠癌梗阻一期切除术的病例及有结肠穿孔或出血，患者需行紧急手术，术前不便进行常规肠道准备者。方法是先将导管（有的用一根螺纹管）插入梗阻近端之肠段内，导管远端连接一只大塑料袋（有的直接通入污物桶内），以便储积冲洗液，然后将阑尾切断，并于断端（或回肠末端）插入一根FloFoley氏导管，即可以顺蠕动方向灌注37℃的林格氏液。当所排出液完全无色时，方可停止灌洗，然后做肠癌根治切除一期吻合术。手术完毕，置于阑尾或末端回肠的导管于右下腹壁切口引出，作术后结肠减压之用。

4.口服甘露醇法　常用于纤维结肠镜和钡灌肠检查及直肠下段手术前之肠道准备。其用法是，术前1日下午一次性口服甘露醇500ml，一般服后3～5小时即开始排便。应用时须注意，对有脱水、梗阻及体质虚弱者要慎用。有人认为，口服甘露醇后，易诱发肠腔感染，偶有产生爆炸性气体，故术前肠道准备可加用抗生素，在做纤维结肠电凝、电切时应慎重。

5.要素饮食准备法　优点是既不需灌肠，又能改善营养，并使细菌营养受到抑制，从而减少了细菌的生长。但缺点是会引起嗳气、呕吐、腹痛、皮疹、低钠等。特别是味道不好，患者不易接受。

6.抗菌药物准备　大肠内的细菌较多，有需氧菌和厌氧菌，其中需氧的大肠杆菌和厌氧的脆弱类杆菌常是感染的主要致病菌，而且两者有协同作用。故做肠道准备时，可利用抗菌药物对细菌繁殖加以抑制或杀灭而减少感染。此法宜与机械性肠道准备联合应用。

一般痔瘘手术，术前2～3天可服磺胺类药如复方新诺明2片，1日2次，灭滴灵0.4g，1日3次，持续到术后3～5天。灭滴灵于1978年被WHO定为抗厌氧菌的基本用药，可常规应用于术前准备及术后用药。

结直肠手术可按下列方案之一准备：①新霉素1.0g，红霉素0.5g，于术前1日8点、14点、18点、22点各服1次；②卡那霉素（或新霉素）1.0g、甲硝唑（灭滴灵）0.4g，1日3次，于术前3日开始服用。行上述抗生素准备时应酌情给予维生素B、维生素C和维生素K。

（六）皮肤准备

一般肛门会阴部手术，应于术前1日局部剃毛，范围约25cm×25cm（注意勿使皮肤刮破），去除油污（用汽油、乙醚或松节油擦净），温水坐浴，特别肛门口必须彻底清洗，并保持清洁干燥。肛门周围皮肤有溃疡、糜烂、渗液者，应用双氧水和生理盐水洗净擦干，或用中药苦参、黄柏、金银花或野菊花等煎汤清洗，以解毒祛湿，并用青黛散或金黄散外敷。待局部皮肤干洁之后再行手术。术前 1 日应尽可能洗澡，更换清洁内衣。结直肠手术需开腹者，除上述准备外，须常规行腹部皮肤准备。

手术区皮肤和黏膜消毒剂的应用，我国常规应用 2.5%～3%碘酊涂擦皮肤，待干后再以 75%酒精脱碘。肛门会阴部皮肤也可用 1:1000 硫柳汞等。最近一种新型消毒灭菌药—碘伏，也是含碘的强力消毒剂。其碘的毒性已基本消失，但仍具有表面和皮肤的杀菌力；既可用于手术前刷手，也可用于皮肤黏膜伤口之消毒，还可行创口冲洗或妇科黏膜冲洗。其杀菌效力和杀菌谱与碘相当。手术区皮肤消毒可用。

二、特殊患者的准备

特殊患者的准备主要指合并有重要内科疾患的肛肠科患者之术前准备。

（一）心脏病患者的术前准备

据临床分析，伴有心脏病的患者，手术的死亡率与并发症率，较无心脏病的外科疾病患者高 2～3 倍。急性心肌梗死患者，接受全麻的危险性为已确诊为局部缺血性心脏病患者的 40 倍，而普外手术的

危险之一是近期内可发生心肌梗死。经研究表明，对 3 个月以内患有心肌梗死的患者进行手术，其心肌梗死的复发率或死亡率为 31%，梗死在 3～6 个月以内者，复发率或死亡率为 15%，超过 6 个月以上普外科手术的危险降至 5%。患有充血性心力衰竭，年龄 70 岁以上，病情急剧，手术部位于腹腔内、胸腔内或主动脉部位，均能增加普外手术的危险性。为此，首先应判定肛肠科病有无伴发心脏病；其次，应准确了解心脏的病况或心脏功能情况。因此，对这类患者术前准备应注意如下几点：

1.病史 有无心绞痛、晕厥或近似晕厥、心悸、气促或乏力等，这些均提示心脏功能有一定问题。

2.体格检查 注意有无颈静脉怒张，心尖区是否合并第三心音，如出现此征，近期内应予注意，避免发生心肌梗死。

3.术前应查心电图、二维超声心动图、心脏综合试验等，以测定患者心脏功能。为了了解心肺肝脏功能情况，尚需做电解质、血气分析和肝功能测定。

4.心脏代偿功能的评估 比较简易实用的方法是屏气试验，其结果结合临床表现一起评价。具体方法是令患者深吸气后即屏住呼吸，计算其耐受时间。临床上分四级，见表 7-1。

表 7-1 屏气实验估计心脏代偿功能

心脏代偿功能	屏气时间（秒）	临床表现	手术耐受力
第一级	30 以上	能负重或快速步行，上下坡不感心慌气促	近于一般患者
第二级	20 以上	能维持正常活动，但不能跑步或做重活	略差
第三级	10 以上	必须卧床休息，轻劳动即心慌气促	较差，须充分准备
第四级	10 以下	不能平卧，甚至端坐呼吸，肺底有啰音	极差，除急诊外，应推迟手术

5.下列一些心脏异常情况均有手术危险性：急性心肌梗死或心肌梗死近 3 个月或 3 个月内有发作者；最近几周内或数月内心绞痛呈加重趋势或有不稳定的心绞痛者；严重主动脉瓣狭窄伴心衰，心肌缺血者；高度房室传导阻滞，心房率 70 次/分，心室率仅 30～40 次/分者；有心衰体征表现，如平地走路即气喘、有端坐呼吸及夜间呼吸困难，以及奔马律、颈静脉怒张和肺底部啰音等，手术前先治疗心力衰竭稳定 1 个月后方可手术。有人主张，亚急性手术（一定时限性手术），有冠心病发作，至少准备 3 周；一般择期性手术需准备 3～6 个月，心脏病无发作时才应考虑手术治疗。心力衰竭并有体征表

现者，手术必须延期。单纯左、右束支传导阻滞而无其他心脏异常情况者，可考虑手术，但需慎重。对有频繁的室性早搏并伴有异位节律者，一般需先用药物控制，不应急于手术。总之，心脏功能处于代偿期，症状不多，可考虑手术，但有一定危险性，需谨慎从事；如心脏功能失代偿，或处于失代偿边缘，则不应急于手术。

6.心脏病患者术前准备的注意事项 ①纠正水和电解质失衡，特别因心脏病长期利尿控钠引起的低钠、低钾血症，术前应予纠正。②术前少量多次输血纠正贫血。最好输用红细胞悬液，以免增加心脏负荷。③心律失常者应根据不同情况区别处理，

单纯房性、结性或偶有室性期前收缩，一般不需治疗，室性早搏频繁，可静脉点滴利多卡因，5%葡萄糖溶液 1000ml 加利多卡因 2g，以每分钟 2～4mg 速度静脉滴注，手术开始、术中持续应用。对频繁的房性或结性早搏及房性纤颤、房性扑动，则需洋地黄化，但又须防止中毒。遇有下列情况：①Ⅰ度房室传导阻滞，左或右束支传导阻滞合并Ⅰ度房室传导阻滞或电轴异常，左、右束支传导阻滞，窦房结传导阻滞，曾有阿-斯氏综合征病史者，应做好起搏装置的准备，直至术后病情稳定为止，并于术中、术后严密监护。②有心力衰竭、心脏扩大，心电图显示心肌劳损，冠状动脉硬化，及年过 65 岁，心脏情况较差者，应用小剂量洋地黄制剂，如口服地高辛

0.25mg，每日 1 次或 1 日 2 次，不应急于手术。③抗生素的应用，如青霉素、链霉素、红霉素、万古霉素等，均可酌情选用，以防细菌性心内膜炎的发生。

（二）高血压患者的术前准备

高血压手术死亡率与高血压病的程度有密切关系，据有人研究，恶性高血压（重症）手术死亡率可高达 10%，未进入恶性期，手术死亡率仅为 1.6%。由此可知，肛肠科医生对高血压患者必须了解病情的严重程度，分析病因，妥善处理，以确保安全。首先应明确高血压的界限，再分析其严重程度。

1.高血压界限 WHO 拟订的高血压界限如表7-2，可供参考。

表 7-2　高血压的诊断标准（单位：kPa）

		17～40 岁	41～60 岁	>60 岁
正常血压		<18.7/12	<20/12	<21.3/12
高血压		>21.3/13.3		>23.3/13.3
边缘性高血压	（甲）	>18.7/12		>21.3/13
		<21.3/13.3	<21.3/13.3	<23.3/13.3
	（乙）	有时血压上升	在高血压范围	有时血压正常

2.高血压的严重程度可划分为三期。 第 1 期：①舒张压介于 12kPa～13.3kPa，休息时正常，或收缩压符合于高血压标准，患有高血压，但未引起心脑肾等脏器的损害。②舒张压持续大于 13.3kPa，无内脏损害。第 2 期：舒张压持续在 12kPa 或收缩压超过各年龄组的正常上限，即使休息亦不能恢复正常，并引起心脑肾的轻度损害。第 3 期：血压持续升高，引起一项或一项以上的心脑肾严重损害，如心力衰竭、高血压脑病、脑血管并发症、一过性脑缺血、眼底重度病变、氮质血症等。

3.高血压患者手术可能引起的危险 ①创面出血多。②麻醉时血压易波动，术前精神紧张血压易突升，术中因麻醉、失血血压易突降；突升易发生脑血管意外，突降易致低血压休克。③并发脑血管意外，如脑出血、脑血栓。④易出现术后低血压或反跳性高血压。一般认为，无并发症的慢性高血压，即使伴有左心室肥大和心电图异常，只要无冠心病或心力衰竭，肾功能亦正常，手术死亡率不致显著增高。重症恶性高血压，舒张压在 14.6kPa 以上，伴有心脑肾损害者，应禁忌手术。如必要手术，术前亦须对高血压及并发症加以治疗。

4.高血压患者术前处理要点 ①针对脑血管问题的处理：适量应用低分子右旋糖苷，以免脑血管病加重；预防肺部并发症，禁止吸烟，应用抗生素；控制血压不宜过高，亦不宜太低；补充营养，必要时应用静脉内高营养。②针对高血压合并心脏病问题的处理：高血压主要有三大心脏合并症，即左心室肥大、充血性心力衰竭及心脏缺血。对此，其处理要点是：应用利尿剂，排出过量液体，清除心脏过多负荷；降血压药的应用；避免一切能使血压升高的因素，如饮食、睡眠、精神因素等。③针对高血压合并肾损害的处理：首先查明是否有肾损害，如有血尿、蛋白尿、低蛋白血症、血尿素氮或血清肌酐升高，均提示有肾损害，处理原则同一般肾功能损害。

5.抗高血压药物的应用 轻症原发性高血压开始只用利尿剂及限盐即可；若用上法无效，则加用交感神经抑制剂，如仍无效可加用血管扩张剂。对合并有急性左心衰竭者，硝普钠加入 5%葡萄糖液 500ml 中缓慢静脉滴注，以每分钟 30μg/kg 为限，不得超过此限。对冠状动脉功能不全者，硝普钠加心得安或地巴唑 10～30mg/日 3 次。对肾功能不全

者（轻中型高血压）加用甲基多巴 0.25g，1 日 3 次，每 2 天调整 1 次，效果满意后小剂量维持。对脑出血或高血压脑患者应用地巴唑，以降压解痉。一般认为高血压轻症不用或少用利血平，已用利血平者，最好于术前 2 周起停用，如血压上升则改用排泄快的降压药。严重高血压，直至手术前不宜停用降压药。术前舒张压一般应控制在 14kPa 内为妥。若超过 14.6kPa 则危险性很大。若有心脑肾合并症，即使舒张压在 14kPa 以内，危险性仍很大。术前不停用降压药者，术中、术后均应注意血压骤降的危险。

（三）呼吸系统疾病患者的术前准备

首先应注意病史中有无慢性咳嗽、咳痰、哮喘或哮鸣音存在，长期大量吸烟（每天吸 20 支以上，历时 10 年以上者）史，以及有无因体力活动时发生呼吸困难或紫绀者，可初步估计肺呼吸功能的情况，必要时应做肺功能测定。呼吸功能差的患者，术后发生肺部并发症的危险很高。有下列呼吸系统疾患时，手术时应予注意。

1. 急性呼吸道感染包括感冒咳嗽、扁桃体炎、支气管肺炎等，此时禁止做手术，待病愈后 1～2 周才可考虑手术治疗。

2. 慢性支气管炎、支气管扩张、肺气肿、哮喘、肺结核等，术前必须查痰或做痰培养，应用抗生素、支气管解痉剂，并禁烟 2 周以上，方可考虑手术。

3. 慢性呼吸功能障碍应预防肺不张和呼吸衰竭，主要是控制感染和解痉。术中须充分给氧，麻醉应尽量减少刺激。

（四）糖尿病患者的术前准备

糖尿病对手术的不利影响主要是创口愈合不良和易感染。糖尿病可引起周围血管缺血，是影响愈合的主要因素。酮体性酸中毒及低血糖反应亦将给创口愈合带来不利影响，应加以预防。一般经妥善控制的糖尿病患者可不致增加手术的危险性，未经控制者，出现手术危险性的可能性极大，必须加以适当控制后，才能进行择期手术。

患有糖尿病的肛肠科患者，术前应详细询问病史，测定尿糖、血糖及酮体等，以了解病情的严重程度。同时也须了解患者所用胰岛素的剂量，如每日使用胰岛素量超过 40 单位者，已属中等严重的糖尿病，术前必须做适当处理。控制糖尿病的手段包括饮食控制、口服降糖药和胰岛素的应用三个方面。

应与内科医师合作，共同处理。

经饮食控制或口服降糖药就能控制的糖尿病患者，如果手术较小，采用局麻，术后能经口进饮食者，仍可按一般手术处理，不必作特殊的术前准备。但术后应勤查尿糖，勤观察，及时发现异常，及时处理。如有以下情况，必须做好术前准备：①病情较重，日需胰岛素总量在 40 单位以上者；②病情虽较轻，但有以下情况之一者，如手术较大，需采用全麻，术后不能经口进饮食，原来已口服降糖药或应用鱼精蛋白锌胰岛素的患者。术前准备包括以下几个方面。

（1）如尿糖血糖控制不够理想，应重新调整，使病情稳定，代谢平衡，状态良好，血糖和尿糖保持最佳水平，尿查无酮体。

（2）术前 24 小时复查尿糖及血糖，并核查病情。

（3）对原来口服降糖药或鱼精蛋白锌胰岛素的患者，术前 2～3 天改为正规胰岛素。

（4）应用正规胰岛素的患者于手术日晨可将胰岛素日需总量之 1/2 皮下注入，并开始输 10% 葡萄糖液。另一种方法是将手术日晨测得的空腹血糖值（mmol）除以 8.3，即约等于手术时为控制血糖所需每小时静脉注射正规胰岛素的单位量。为了补足给药时因器具丢失的胰岛素，需另外加入 3 单位于容器中。连续静脉滴注 8～36 小时，然后根据血糖或用药后新排出尿液的尿糖值可改为皮下注射胰岛素。行大手术治疗时，术前、术中、术后一般不宜停用胰岛素和葡萄糖。

糖尿病患者特别容易导致尿路感染，除非绝对必要，一律禁用导尿管。

（五）肾脏病患者的术前准备

肾脏是调节水、电解质和酸碱平衡的重要器官，如肾功能受到损害，必然引起一系列病理生理的改变。肾功能损害程度越严重，手术耐受力越差。手术创伤越大，对肾脏带来相应的影响也越大。故术前准备应注意以下几点。

（1）详细询问病史和进行检查，分析病因。

（2）详细检查肾功能，了解肾功能损害程度。

（3）注意纠正水和电解质紊乱，调节酸碱平衡，适当补钾，但应注意避免引起高钾血症，肾功能衰竭严重时需行血液透析。

（4）纠正贫血，除失血量大时，一般不需输血，如需输血应注意避免输血时心脏代偿失调。

（5）有高血压者，不必中断抗高血压药物的应用，直到手术前夜。

（6）避免应用对肾脏有损害作用的药物，如卡那霉素、多粘菌素、庆大霉素、磺胺类药等。亦须避免应用血管收缩剂，如用升压药，可选用多巴胺。并应警惕因肾排泄功能障碍而引起药物积蓄中毒。

（7）避免应用对比造影剂作 X 线检查而损害肾脏。

（8）避免尿路感染加重肾损害。

（六）对老年人及婴幼儿的术前准备

老年人的特点是各重要生命器官发生退行性变化，应激、代偿、修复愈合、消化吸收等功能低下，又常患有不同程度的各种慢性病，手术耐受力较青壮年为差。其术前准备应注意如下几点。

（1）对各重要生命器官的功能应进行详细检查，全面分析，并作相应处理。

（2）注意蛋白质、维生素、微量元素等营养补充。

（3）注意口腔卫生，有假牙者麻醉前应取除。

（4）男性患前列腺肥大而尿潴留者，应做相应处理。

（5）年老体衰者应用镇静剂要慎重。婴幼儿的特点是身体小，有些器官发育不全，对外界刺激、环境改变影响反应较大；肾浓缩功能差，易脱水；糖储备能力差，易致酮中毒；且婴幼儿总血量少，易引起血容量不足，不能耐受较多的失血，这些都必须引起足够重视。

其术前准备要点为：①注意水和电解质、酸碱平衡失调之纠正。②因小儿常有出血倾向，术前宜常规应用维生素 C 和维生素 K。③静脉滴注葡萄糖溶液，以增加糖原的储备，并防止脱水。④较大手术时，应作好输血准备，术中尽量做到少失血。必要时术前应适量输血。

第二节　手术后处理

一、休息

一般门诊手术如局麻下肛裂单纯切除术或侧方皮下括约肌切断术、内痔注射术、内痔单纯结扎或套扎术、低位单纯肛痔切除术等，术毕可在门诊观察室休息半小时，如局部无明显活动性出血或无其他不良反应时，即可离开诊室，但应避免体力劳动 2～3 天。内痔结扎或套扎术，应在结扎线脱落确无不良反应后，再恢复正常劳动。腰俞麻醉或硬膜外腔麻醉手术者，术后应平卧 6 小时，如情况允许才能起床活动，以免发生意外。必须指出，有个别痔结扎患者，结扎后半个月左右，仍可有大量出血发生，对这类患者应适当延长休息时间。术后患者均应避免房事。结直肠手术如 Miles 手术，约 2 星期后起床活动。

二、饮食

一般痔瘘手术，术后饮食如常，或手术当日略加限制。如行椎管内麻醉者，则待麻醉恢复后给流质或半流质，翌日改半流质或普食。某些患者因畏惧排便时疼痛而有意控制饮食，事实上是不必要的，但应避免进刺激性食物，并以富含营养、易消化的食物为宜。有习惯性便秘的患者，应鼓励多吃纤维素多的新鲜蔬菜和水果。

腹部肠道手术后，一般在 24～48 小时内禁食，第 3～4 日肛门开始排气后，可多次少量进流质饮食，第 5～6 日开始进半流质，一般 7～9 日恢复普通饮食。

三、排便

痔瘘术后除 24 小时内不应蹲厕排便外，一般无须控制排便，但应保持大便稀软通畅。肛门创口一期缝合者，可适当控制排便 2～3 日。术后 48 小时内未排便者，则予麻仁丸 10g 或其他缓泻剂，每晚 1 次。有习惯性便秘或术后 3～4 日尚未排便者，则用温盐水 1000ml 或甘油溶液 100ml 灌肠。但所用灌肠导管应细软光滑，一般可用橡皮导尿管代替。插肛门导管时手法要轻，避免擦伤局部。

四、坐浴

一般肛门部手术如为开放创口，第一次排便后即开始以温开水或 1% 新洁尔灭或 1:5000 高锰酸钾等坐浴，或用中药煎汤熏洗。常用熏洗药物如荔枝草、鱼腥草、马鞭草、马齿觅、虎杖、枳壳、防风、威灵仙、五倍子、黄柏、苦参、乌梅、生大黄、明矾、朴硝等，可随证选药组方，每日1剂，煎水坐浴，早晚各1次，每次20分钟左右，然后换药。但术后1~3日伤口易出血者，熏洗时间不宜过长，可用稍温药液。一期缝合创口拆线前不应坐浴。

五、换药

肛门部伤口与身体其他部位不同，常处于隐蔽皱缩闭合状态，易使伤口引流不畅，而且每天又需排便，亦可污染创面。根据以上特点，换药时应做到创面暴露良好，清洗彻底，并根据不同情况做相应处理。关于伤口用药，应视病情而定。在此方面各地医家均有有效方药和积累了丰富的经验，故具体用药不必强求一致。现将作者常用处理方法介绍如下。

（1）术后1~2日，创面污染不严重者，清洗后仅更换外层敷料即可，创面所覆盖的止血油纱条不要硬性撕揭，以防损伤出血。

（2）创面肉芽新鲜，分泌物不多者，一般可用生肌散或生肌玉红膏纱条换药。

（3）复杂肛瘘切开挂线术后，创口一般比较深广，创面底部或腔道易积留污物，换药时应用生理盐水或灭滴灵溶液冲洗，将污物从创口内彻底清除，并经常检查有无残留无效腔或引流不畅等，一旦发现，应及时给予相应处理。

（4）创面组织肿胀、坏死，脓性分泌物多，并伴有恶臭者，除用上法冲洗外，必要时用双氧水洗擦，拭干后创面用五五丹或拔毒药外敷，以提脓拔毒，去腐生新。也可几种药交替应用。

（5）肉芽水肿、过长，可用枯矾散收敛，或以高渗盐水湿敷。亦可酌情选用硝酸银棒、平衡丹、白绛丹等，或直接用干纱布外压伤口。必要时予以修剪。

（6）肉芽不鲜、生长缓慢，可用红粉油膏纱条

换药，用含汞之丹药可能有过敏者，应予注意。如创口久不愈合，应做分泌物涂片查找抗酸杆菌，必要时做病理活检以排除结核。如为结核性创口，可加用抗结核药物，如猫眼草膏等。如为一般炎症性创口，应检查有无其他影响创面愈合之因素，并及时处理，或辅服补益气血生肌之剂，以促进伤口愈合。

（7）创面周围皮肤因创口滋水浸淫、糜烂湿肿者，清洗后宜用黄柏散外敷或麻油调敷。

（8）创口周围红肿热痛，应检查其原因，如因窦道死腔感染，可用氢氖激光等物理疗法处理，或用金黄散软膏等外敷，以清热解毒、消肿止痛，并注意观察，必要时扩创引流。

（9）缝合创口的换药，由于肛肠外科具易感染的特殊性，为防止感染，可作如下处理：①术后腹部和臀部创口可隔日用75%酒精纱布湿敷，肛门部创口可用纱布湿敷，每日1次，直至拆线。②如创口轻度感染，每日亦可用75%酒精纱布外敷；创口感染较重时，拆线或扩张后，再予常规换药。

（10）检查创口生长情况，避免假愈合。换药期间一般1周内不作指诊，2周内不做肛镜检查。

六、拆线

一般痔结扎后，1周左右痔结扎线即随痔坏死组织一并脱落，但有些病例2周后仍未脱线，此时不应强行拆除，应轻柔插入肛镜，在直视下拆除之。

肛门部无菌手术切口全层缝合者，一般术后7天左右拆线。小儿手术，拆线时间可提前。如污染创口，为使创腔缩小仅一时性缝闭，术后仍使创口开放者，或创口感染时可3天左右拆线或间断拆线。

腹部切口的拆线，一期愈合者，7天左右拆线，感染创口，应提前间断拆线。年老体弱或创口愈合不佳者，拆线后可继续应用腹带。

第三节 围手术期护理

一、手术前期患者评估及护理

1.手术前期的护理重点

（1）评估并矫正可能增加手术危险性的生理和心理问题，帮助患者做好心理和身体护理。

（2）向患者和家属提供有关手术的卫生指导。

（3）帮助制定出院和生活形态改变的调适计划。

2.手术前期患者的评估

（1）一般资料。

（2）既往史及健康状况。

（3）患者心理状况进行评估。

（4）询问亲属对手术的看法是否支持、关心程度及经济承受能力。

（5）评估患者对手术的耐受性、实验室检查结果及重要脏器功能。

3.手术前期患者护理措施

（1）心理准备：术前心理准备的意义是减轻焦虑；促进术后脉搏和血压的稳定；减少术中麻醉剂的用量，减少患者术后对止痛剂的需求；增加患者术后活动的主动性；降低手术后感染的发生率；缩短住院时间。心理护理的最基本措施：正视患者的情绪反应，鼓励患者表达自己的焦虑，感受或疑问，给予支持和疏导。术前患者常见的心理问题：夸大手术的危险性；不理解麻醉的过程；不知道疼痛的程度；对预后悲观。解决这些问题最有效的方法是消除"未知"，增强患者的控制感。进行术前教育，安排患者参加娱乐活动都可以达到较好效果。

（2）环境准备：病房温度应保持在 18～20℃，湿度 50%～60%，减少陪护。对新入院的患者，护士要介绍病区环境。

（3）身体准备：帮助患者完善各种检查，护士向患者讲解各项检查的意义，帮助和督促患者接受检查。对于留取样本的血，尿，便化验检查，应向患者交代各种标本的采集要求。皮肤准备：清除皮肤上的微生物，减少感染导致伤口不愈合的机会。皮肤准备一般在术前一天进行。患者清洁皮肤，修剪指（趾）甲，并备皮。备皮的范围需要大于预定的切口范围。呼吸道准备：目的是改善通气功能，预防术后并发症。主要措施是戒烟和深呼吸和咳嗽、咳痰训练。如患者患有呼吸系统疾病，术前应行体位引流，雾化吸入，必要时应用抗生素。胃肠道准备：目的是减少麻醉引起的呕吐及误吸，也可以预防消化道手术中的污染。①禁食禁饮：术前 12 小时禁食，术前 6 小时开始禁止饮水。肠道手术前 3 天起进少渣饮食，术前 1 天改流食。②灌肠：除急诊手术患者严禁灌肠外，普通患者于术前晚常规用0.1%～0.2%肥皂水灌肠一次或使用开塞露，肠道手术时需清洁肠腔。③放置胃管或肠管，一般在术日晨放置。④排便练习。增加机体抵抗力，加强营养，促进休息和睡眠。为适应手术，术后变化的练习。

（4）手术晨护理：测量生命体征并做好记录，注意有无异常。检查皮肤及胃肠道准备。嘱患者排尿，决定是否置胃管和导尿。取下发夹，假牙及身上饰品。擦去指甲油，唇膏，眼影等。准确及时给予麻醉前用药。将病历，X 线片，术中特殊用药等一并清点，交给手术室接送人员。记下家属姓名，联络方式。

4.手术前患者健康教育　对患者健康教育的技巧是：尽量使用简单易懂的言语进行交流；告患者各种事项，动作的理由或原因；多种教育方法并用。术前患者应掌握的术后基本活动方法有：深呼吸，有效咳痰，体位改变和肢体功能锻炼，练习床上大小便。

二、中期患者评估及护理

1.手术室的环境　手术室应邻近手术科室和相关科室。手术室分为无菌区，清洁区，半清洁区和污染区。适宜温度为 20～24℃，湿度为 50%～60%。

2.手术中患者的护理　包括评估及文件记录，体位准备和手术过程中的观察。

（1）手术体位的要求：最大限度地保证患者的舒适与安全；有利于暴露手术野，方便术者操作；对呼吸、循环影响最小；不使肢体过度牵拉或压迫而受损；肢体不可悬空放置，应有托架支脱。常用的手术体位：仰卧式、颈仰式、头低仰卧式、俯卧式、肾手术式和膀胱截石位。

（2）手术野皮肤消毒：消毒用药液不可过多；从手术中心开始，用力稳重均匀环行涂擦；消毒范围应超过手术切口所需面积。

（3）手术过程中的观察：巡回护士应密切观察患者的反应，及时发现患者的不适，或意外情况，防止并发症的发生，确保患者的安全。

三、手术后期患者的评估及护理

1.评估

（1）麻醉恢复情况。

（2）身体重要脏器的功能。

（3）伤口及引流物情况。

（4）情绪反应。

2.护理诊断

（1）焦虑、恐惧：与术中放置引流管、术后身体不适有关。

（2）自我形象紊乱：与手术有关。

（3）营养失调—低于机体需要量：与术后禁食、呕吐有关。

（4）躯体移动障碍：与伤口疼痛、管道约束有关。

（5）自理缺陷：与术后疼痛、虚弱、活动受限有关。

（6）活动无耐力：与手术创伤、机体负氮平衡有关。

（7）腹胀、便秘：与术中操作、术后活动减少有关。

（8）尿潴留：与麻醉、排尿习惯改变，直肠、肛门手术后伤口疼痛有关。

（9）有感染的危险：与手术有关。

（10）清理呼吸道无效：与麻醉和疼痛有关。

（11）低效型呼吸形态：与疼痛、敷料包扎过紧有关。

（12）疼痛：与手术创伤有关。

（13）知识缺乏：与缺乏术后康复知识有关。

（14）潜在并发症：出血、感染等。

3.护理措施 主要是维持各系统的生理功能；减轻疼痛和不适；预防术后并发症；实施出院计划。

（1）术后患者的卧位：麻醉未清醒前取侧卧或仰卧位，头偏向一侧。腰麻患者术后去枕平卧6小时，硬膜外麻醉患者平卧4～6小时。麻醉清醒，生命体征平稳后，颅脑部手术可取15°～30°头高脚低斜坡卧位，如患者伴有休克，应取仰卧中凹位，即下肢或床脚抬高20°，头部和躯干同时抬高15°的体位。腹部手术后，多取低半坐位卧式或斜坡卧位，以减少腹壁张力，脊柱或臀部手术后可采用俯卧或仰卧位。

（2）生命体征的观察：大手术后一般每15～30min测量脉搏、血压、呼吸一次，至少连续4次，直至生命体征平稳。后可改为每60min测量一次。小手术后可每1～2小时测量脉搏、呼吸、血压一次，平稳后可改为每4小时一次。体温一般为每2～4小时测量一次。

（3）正常生理功能的维护

1）维持呼吸功能：保持呼吸道通畅。及时吸痰。有呕吐物及时清除。给氧。如发现患者烦躁不安、鼻翼翕动、呼吸困难，应立即查明原因，尽快处理。患者生命体征平稳后，鼓励床上翻身、变换体位，鼓励其做深呼吸和咳嗽咳痰。

2）维持有效循环血量和水电平衡：给予静脉补液。记每小时出入液量，保持各种管道通畅。记录尿液的颜色、性质和量，检查皮肤的温度、湿度和颜色，观察敷料渗血情况，每日计算24小时出入液量，根据中心静脉压、肺动脉契压、尿量、尿比重、脉搏的变化调整补液量。定期取血了解电解质与酸碱平衡情况，及时纠正失衡。

3）重建正常饮食和排便形态：术后饮食形态的恢复步骤由麻醉方法、手术的种类、患者的反应来决定。要鼓励患者及早恢复经口进食。腹部手术，尤其是胃肠道手术后带有胃肠减压者，术后24～72小时禁食、禁水，经静脉补充营养，待肠道功能恢复。肛门排气后拔除胃管，试行进食。术后需观察患者排尿情况，记录自行排尿的时间。

4）控制疼痛、增进舒适：麻醉作用过去之后，切口开始感觉疼痛，术后当天下午或晚上疼痛最为剧烈，24～48小时后痛感会逐渐减轻。切口痛与切口的大小、切口的部位、体位和情绪状态等因素有关。控制疼痛的措施包括取合适体位、药物止痛和减轻焦虑。使用药物止痛是术后24小时切口疼痛最有效的止痛措施。止痛剂的作用时间因药物、剂量不同，以及患者的疼痛强度，对药物的吸收、转换和排泄能力的不同而异。对执行的各种处理和操作向患者进行解释，教导患者自我处理疼痛的方法。

5）引流管的护理：妥善固定；保持通畅；每日观察、记录引流液的颜色、性质和量；按需要进行特殊护理，如冲洗；不过久留置各种引流。

6）并发症地观察及预防呼吸道并发症：肺不张、肺部感染、肺水肿、肺栓塞、成人呼吸窘迫综合征等，最常见的有肺不张和肺炎。

4.呼吸道护理问题的主要相关因素

（1）有吸烟史。

（2）术前有呼吸道感染。

（3）术后有导致呼吸道感染的因素。

（4）麻醉剂、气管内插管和氧气吸入导致支气管分泌物增多。

（5）术后疼痛剧烈，或有胸部或腹部高位切口。

（6）术后缺乏活动。

（7）开胸手术导致肺泡萎陷。

（8）麻醉性止痛剂的应用。

5.呼吸道并发症的主要预防措施

（1）术前做好呼吸道准备。

（2）术后协助患者早期活动，卧床患者做床上移动和翻身。

（3）鼓励患者每小时需要重复做深呼吸5～10

次，至少每两个小时作咳嗽咳痰一次。

（4）观察痰液的外观、性质。痰液粘稠，带有颜色，或有气味，给予雾化吸入、局部或全身用药稀释痰液、控制感染。

（5）保持足够的水分摄入。

（6）避免术中术后呕吐物误吸，防止继发感染。

（7）评估患者是否有呼吸不畅和咳嗽抑制现象。给止痛药物之前数呼吸，若呼吸次数低于12次每分钟，不能给药。

（8）有呼吸道感染的患者术前积极控制感染，术中尽量不用吸入麻醉。

胃肠道并发症：多见腹部手术后，常见并发症包括恶心、呕吐、腹胀、便秘和急性胃扩张，多数为麻醉反应以及术中暴露，手术操作刺激的神经反射性反应。水、电解质和酸碱平衡失调，缺氧，精神心理因素也可能是术后胃肠道并发症的原因。腹腔手术后胃肠道功能的正常恢复往往需要一定时间。一般情况下肠管功能的恢复在术后12~24小时开始。此时肠鸣音可以闻及，术后48~72小时整个肠道蠕动可恢复正常，肛门排气和排便。由于术后禁食或进食过少，术后早期便秘属正常情况，不需处理。如果术后已进食多天而不能排便，则需要采取通便措施。

胃肠道并发症的主要预防措施：①胃肠道手术术前灌肠，放置胃管。②麻醉前给药。③维持水、电解质和酸碱平衡，及早纠正低血钾、酸中毒等。④术后禁食，留置胃肠减压3~4天。⑤卧床患者取半卧位，坐床上移动和翻身，腹部按摩。⑥协助患者早期进行术后活动、下床行走。⑦严密观察胃肠道功能恢复情况。⑧给予心理支持，消除紧张情绪。

泌尿道并发症：包括尿潴留、尿路感染。术后8小时患者仍未排尿，耻骨上有明显浊音区，既表明有尿潴留。尿路感染多发生在膀胱，感染蔓延后可形成肾炎或肾盂肾炎。急性膀胱炎一般无全身反应，主要表现为排尿困难或膀胱刺激征，尿液检查可发现红细胞或脓细胞。

术后尿路感染的主要相关因素：①尿潴留。②留置导尿。③摄入水分不足。泌尿道并发症的主要预防措施：①术前锻炼床上排便。②术后鼓励和协助不习惯床上排尿者在床沿，或站立排尿。③给予

镇痛药物控制疼痛。④积极解除排尿困难，防止尿潴留诱发尿路感染。⑤对留置导尿患者操作时注意无菌原则。⑥鼓励留置导尿患者饮水，冲洗泌尿道。⑦观察排尿情况切口并发症：切口感染和切口裂开。切口感染在手术后3~4天内最明显。主要表现为体温升高及切口局部变化。术后初期低于38℃的发热，较为常见，这是由于破坏组织的分解产物及局部渗液、渗血吸收后出现的反应，称为外科热或吸收热，不需处理。若术后3~4天体温恢复正常后再次出现的发热，应及时检查切口部位有无红、肿、热、痛和硬结或波动感。切口裂开发生与手术后6~9天，腹部切口裂开较常见，多发生于体质差、营养不良或是过度肥胖。切口感染、切口缝合不佳也是切口裂开的主要原因。

切口并发症的主要相关因素：①患者体质差、慢性贫血、营养不良或是过度肥胖。②切口有血肿、死腔。③术后切口保护不良。④术后严重腹胀使腹壁切口张力增大。⑤术后剧烈咳嗽、喷嚏、呕吐、用力排便增加腹压。⑥缝合技术不佳。

切口并发症的预防：①严格无菌操作。②增加患者的抵御能力。③避免和及时处理术后腹胀、呕吐等导致腹内压增高因素。④肥胖患者可用张力缝线或延长拆线时间，拆线后继续腹带加压包扎伤口。⑤观察体温等生命体征的改变及伤口局部变化，化脓的切口需尽早间隔拆除部分缝线，引流脓液，防止切口裂开。其它并发症：手术后常见并发症还有压疮、下肢静脉血栓和化脓性腮腺炎。压疮和下肢静脉血栓均与术后卧床、缺乏活动有关。

一般手术患者均应鼓励于术后24~48小时内下床活动，但循环呼吸功能不稳定、合并休克、极度虚弱，或是血管手术、成型手术、骨关节手术后患者应根据情况选择活动的时间。下床活动要循序渐进，可由第一天在床上坐起开始，逐渐增加活动量至坐床边椅上数分钟，然后再开始床边、房间内和走廊走动。

实施出院计划：出院计划的目的是让患者及家属做好出院准备，保持医疗、护理工作的连续性、完整性。实际上出院计划的制定在患者入院后、手术前即已开始。

（陈少明）

第八章 肛肠术后换药

第一节 概 述

换药是肛肠外科手术的主要治疗手段，通过换药掌握创口恢复愈合感染并发症预后等情况，是主管医师、护士共同看护的内容和责任，换药保障手术成功的最后一步台阶，成功取决于细节，如果伤口感染、裂开、延期愈合，造成手术失败，可以造成前功尽弃的不良后果。

外科换药的目的是为了观察伤口情况，清除伤口的分泌物，异物及坏死组织，保持引流通畅，使肉芽组织能健康生长，利于伤口的愈合。

换药方法依照外科医疗护理操作规程进行换药操作。首先创面应给予清洗，达到无脓液、无分泌物、无絮状物附着，无异物存在，去除坏死及不健康组织，然后再进行换药。具体操作时应注意如下注意事项：①根据换药部位不同，将患者安置舒适的体位，确保伤口充分暴露；②首次换药应根据不同创面选择敷料，湿性换药：密闭性敷料水胶体和水凝胶覆盖创面。③换药时动作要轻柔迅速准确，不使创面暴露过久，以免增加感染机会；④二次换药要按层面揭开伤口敷料，观察伤口表面的修复情况，做到心中有数；动作轻柔，伤口较深时，可用纱条填伤口内吸附脓汁，但动作要轻，避免损伤新鲜肉芽；⑤更换敷料时要注意观察敷料上分泌的量、色和气味。要仔细检查伤口是否对药物敏感，效果如何，如无明显好转可在药敏试验后更换其他药物；⑥湿敷时，敷料不可过湿，换无菌敷料前一定要把伤口创面清理彻底，避免污染深部组织；几处伤口相邻时，应分别更换包扎，防止伤口之间相互交叉感染；⑦固定伤口时，松紧度要适宜，要满足通气的需要；⑧患者换药后，应根据伤口类型不同，选择不同洗手液，避免医源性交叉感染。最后将污染敷料用含有效氯 1000～2000mg/L 的含氯消毒液均匀喷洒后，装入感染性污物袋内，袋口密封后，送相关部门处理；对于特殊感染伤口的换药，如怀疑为绿脓杆菌、溶血性链球菌，葡萄球菌，在换药时

必须严格执行隔离技术，除必要物品外，不带其他物品，用过的器械专门处理，敷料焚毁或掩埋。

（一）换药室

换药室的工作，并不是一项简单的机械操作，而是一种观察病情、治疗伤痛的过程。要做好这项工作，必须提高自己的技术，严格执行各项规章制度及无菌操作，动作轻柔娴熟，最大限度地减轻患者的痛苦，这样才能取得患者的信任，积极地配合和接受治疗，并通过针对患者所患疾病的病因进行卫生知识宣教，可以充分调动患者参与防病治病的积极性，帮助患者树立战胜疾病的信心，提高患者自我预防自我护理的能力。

（二）换药的目的

（1）观察伤口情况。

（2）保持创面清洁清除伤口异物、坏死组织、脓液和分泌物，保持伤口引流通畅。

（3）保护和防止伤口受损和外来感染。

（4）促进组织生长伤口愈合。

（三）换药指征

（1）缝合伤口到期需要拆线者。

（2）伤口放置引流，需要松动或拔除者。

（3）伤口有渗出、出血征象者；引流液、渗出液、血液湿透敷料者。

（4）原有敷料移动或脱落。

（5）术前需要清洁创面和消毒皮肤者。

（6）需要观察或检查局部情况者。

（四）换药次数

（1）术后无菌伤口：如无特殊反应，3～5 天后第一次换药。

（2）感染伤口，分泌物较多，每天换一次。

（3）新鲜肉芽创面，隔1～2天换药一次。

（4）严重感染或放置引流的伤口等，应根据渗液多少决定换药次数；必要时可一日多次。

（五）伤口分类

（1）清洁伤口指未受细菌沾染的伤口，此伤口经过正确处理，一般可以一期愈合。

（2）污染伤口指沾染有细菌，但尚未发展成为感染伤口，一般认为伤后8小时内处理者属于此类伤口。污染伤口的处理要进行清创，使其转变成或接近于清洁伤口，争取一期愈合。

（3）感染伤口指伤口被细菌污染严重，伤口已发生细菌感染；有较多分泌物、脓液或坏死组织。感染伤口只能通过换药达到二期愈合。

（六）伤口愈合分期

（1）一期愈合见于组织缺损少、创缘整齐、无感染、经粘合或缝合后创面对合严密的伤口。

（2）二期愈合见于组织缺损较大、创缘不整、裂开、无法整齐对合，或伴有感染的伤口。

（七）各类肉芽生长特点

（1）健康肉芽色鲜红，颗粒细小，分泌很少，分布均匀易出血。可用凡士林纱布2～3日交换敷料一次，如创面大尚需植皮（一般认为直径＞5cm时）。

（2）水肿肉芽色淡红或苍白，表面光滑晶亮，分泌多，不痛不易出血边缘呈堤状隆起，不易愈合，应检查伤口内有无异物、线头等，应予以及时取除，剪去或刮除此水肿肉芽，创面敷高渗盐水敷料，也可用1%碳酸液烧灼，随即用酒精棉球（棉签），生理盐水洗净。创面湿敷，延长交换敷料的时间，注意改善全身营养状态，加强支持治疗。

（3）肉芽生长过度，肉芽高出创缘，上皮不易覆盖而延迟愈合。可用剪刀将其剪平或用硝酸银棒烧灼，以无菌生理盐水棉球拭净。创面出血压迫片刻即可止血，止血后再用等渗盐水湿敷后包扎。

（4）陈旧性肉芽创面再生能力差（颜色暗红，不新鲜，高低不平，有时呈陈旧性出血貌），周围组织不易愈合，以刮匙将表面肉芽组织刮除或剪除，使之出血，露出新鲜肉芽，外敷去腐生肌药物。如有脓液，应注意观察有无脓腔或窦道，注意患者体温变化。

第二节　换药的一般方法

1.去除敷料　先用手取下伤口外层的胶布或绷带及敷料。伤口内层敷料及引流物，用无菌镊取下，揭起时应沿伤口长轴方向进行。

2.创周皮肤处理　去除敷料后，用70%酒精（碘伏）棉球在创口周围由内向外消毒两次，若创周皮肤太多脓液，可先用干棉球从内向外拭净，然后再用酒精消毒。

3.创面处理　清理伤口是换药的主要步骤，要用双手执镊操作法，右手镊子可直接接触伤口，左手镊子专用以从换药碗中夹取无菌物品，递给右手（两镊不可相碰）。

①创周皮肤处理完毕后，即用0.1%新洁尔灭或等渗盐水棉球自内向外轻柔地拭去创面分泌物，注意擦洗创面周围皮肤的棉球不得再洗创口内面。②创面拭净后，应彻底清除伤口内线头、死骨、腐肉等异物。③最后用酒精（碘伏）棉球消毒创周皮肤。根据伤口情况选择纱布覆盖或置入引流管、纱布引流条等。④包扎固定创面处理完毕后，覆盖无菌干纱布，胶布粘贴固定。创面大、渗液多的创口，可加用棉垫。⑤若胶布不易固定时须用绷带包扎。根据伤口情况也可选用适合的新型敷料（如：无菌贴）覆盖于创面。

4.粘贴胶布方法　胶布粘贴方向应与肢体或躯体长轴垂直，不要粘成放射状；胶布长度一般相当于敷料宽度的2～2.5倍。

第三节　各类创口的换药

（一）缝合伤口的换药

（1）无引流的缝合伤口多为无菌伤口，常于术后3～4天观察并检查伤口，注意观察：①有无缝线反应、针眼脓疱、皮下或深部化脓；②有无积液积血，必要时试行穿刺抽液；③伤口血供情况。

用70%酒精（碘伏）棉球消毒缝合之切口及周围皮肤，然后覆盖无菌纱布。若患者无发热，伤口无红肿疼痛，无脓性分泌物，敷料干净，则直至拆线不必换药。

（2）放置引流的缝合伤口多是污染伤口或易出血的伤口，放置引流的目的是为防止缝合继发深部感染化脓。选用的引流物多为橡皮条和橡皮管（负压引流瓶或者负压吸引球）。一般在术后24～48小时取出，在此之前若渗出液过多，应随时更换湿透的外层敷料。

（二）表浅开放性伤口的换药

这类伤口也称浅平肉芽创面，多见于烧伤、皮肤溃疡或脓腔已被肉芽组织填平而形成，主要特点是伤口浅而有肉芽组织和新生上皮生长，换药时应每日观察肉芽生长情况和创缘新生上皮生长趋势，对肉芽组织和新生上皮应加以保护，根据创面变化而采取不同措施。

（三）深部开放性伤口的换药

这类伤口的特点是伤口较深，不断有脓液流出。处理时应先做必要的检查，了解创道的去向、深浅，有无异物存留，引流是否通畅等情况；对深而外口又小的脓腔应用探针轻轻试探。

换药时必须注意保持引流通畅，揭除敷料后，如敷料干燥无脓，而将脓腔内引流物松动或拔出时，却有大量脓液流出，说明引流不通畅。若外层敷料有多量脓液而脓腔内积液甚少，且脓腔日益变浅变小，肉芽生长较快，说明引流通畅。

（四）缝线口处理

1.切口缝线反应　术后2～3天内，创口一般均有轻度水肿，针眼周围及线下稍有红肿，但范围不大，这是一种生理反应。其处理为：伤口常规消毒后用70%酒精纱布湿敷即可。

2.针眼脓肿　为缝线反应的进一步发展，针眼处有脓液，针眼周围暗红肿胀。对较小的脓肿，可无用无菌镊子弄破并用无菌棉球挤压出脓液，然后涂以碘酊和酒精即可；脓肿较大或感染较深者，应提前拆除此针缝线,注意缝线剪断后应从患侧拉出。

3.伤口感染或化脓　局部肿胀、皮肤明显水肿并有压痛，伤口周围暗红，范围超过两侧针眼，甚至有波动感出现。可先用针头试穿抽脓，或用探针从缝合处插入检查。确诊为伤口化脓后，应即：

（1）尽早部分或全部拆除缝线；

（2）有脓液时将伤口敞开，清除脓液和伤口内异物（如线头等）；

（3）清洗后放置合适引流物，若伤口扩开后分泌物不多或仅有血性分泌物，清洗或清除异物后，可用蝶形胶布拉拢创口，以后酌情换药；

（4）有全身症状者，可适当使用抗生素，配合局部理疗或热敷，一旦有脓肿形成应切开引流。

4.湿性愈合疗法　湿性愈合疗法是应用封闭式透明膜敷料支持下实现的一种较有效治疗外伤的方法。封闭式透明膜敷料是将渗液全部或部分保持在敷料中，在敷料与创面之间形成一个湿润的环境，不粘连创面，提供伤口防菌层，具有防水作用。同时，敷料能控制水蒸气的蒸发，能使空气和水蒸气透过，但液体和细菌不能透过，从而可快速创造出利于伤口愈合的湿润环境。湿润环境更有利于创面上皮细胞形成，使创面不经过一般的结痂过程而自然愈合，而且愈合速度要比干性环境快一倍。本组研究发现，湿性换药组的治愈时间短、换药次数少、感染率低，据统计与常规换药组比有统计学意义，均 $P < 0.05$。

湿性愈合使创面在密闭性及半密闭性敷料下，保持其湿润的环境和适宜的温度，调节创面的氧张力，促进毛细血管的形成，刺激细胞增生，胶原纤维与上皮细胞的生成同创面的氧张力密切相关。而低氧状态的张力，非常有利于上皮细胞和胶原纤维的生成，且更有利于创面的愈合。还有利于坏死组织及纤维蛋白的溶解。湿性愈合时，渗出物中含有的组织蛋白溶解酶保留在创面的渗出物中，从而促进组织的溶解与吸收。湿性愈合保持创面的恒温，避免新生肉芽组织的再次机械性损伤，以免形成结痂，发挥了渗液的重要作用。伤口的渗出液含有丰富的营养，渗液中含有各种免疫细胞。湿性愈合还可加强白细胞的功能，伤口的创面在密闭性、半密闭性的环境中，有效地防止细菌的侵入，既防止了感染创面的细菌传播而造成的医院交叉感染，又有利于白细胞介导的宿主吞噬细胞发挥作用，提高局部的免疫力，增强灭菌的能力。炎性渗出液为等渗液，在密闭环境下，保护了创面的神经末梢，从而减轻伤口的剧烈疼痛。湿性治疗更换敷料时可整块揭除，不会损伤肉芽组织和新生上皮组织，可减少常规换药带来的痛苦。

伤口愈合可分为炎症期即清疮期、增生期即肉芽生长期和上皮形成期。干燥环境下伤口易形成结痂，换药时可导致再损伤；而且无法保持伤口的温度和湿度，不能隔绝细菌的侵入。湿性环境比干燥环境下伤口愈合速度快50%。湿性环境下上皮细胞不受痂皮存在的阻碍，自由游走横穿伤口，覆盖伤口表面；上皮组织在血管床上生长，可调节创面的氧张力，促进毛细血管的形成。由于多种生长因子的释放，在湿润清洁的环境中，上皮形成效率最高。1962年，英国动物学家DrGeorgeW首次证实了与暴露在空气中干燥伤口相比，湿润且具通透性的伤口敷料应用后所形成的湿润环境中，表皮细胞能更好地繁衍、移生和爬行，从而加速了伤口愈合。1981年英国加州大学外科系KinghtonSiherHaht等3人首次发现伤口含氧量与血管增生有关，新血管增生速度随伤口大气氧含量的降低而增加，无大气氧存在的血管增生速度是有大气氧存在时的6倍。湿性敷料能保持创面恒温，利于组织生长，无结痂形成，避免新生肉芽组织的再次机械性损伤，保护创面的神经末梢，减轻疼痛。

5.藻酸盐湿性敷料换药　由于肛门生理结构的特殊性，肛周手术后创面渗血、渗液现象一般较多，而且肛门局部创口开放，受到大便污染，发生感染，愈合较迟缓。为了尽可能地缩短愈合时间，减少感染机会，减轻出血和疼痛，使用藻酸盐等湿性敷料用于肛瘘、肛周脓肿手术后创口填塞及术后换药。

肛瘘、肛周脓肿是肛肠科最普通而常见的肛周疾病，术后系开发性创口，易受粪便污染而感染，可使局部发生炎性水肿，进一步导致疼痛加剧，同时肛周局部血液循环丰富，创面易发生出血，渗出物多，影响创口愈合。因此选用合适的材料进行局部换药至关重要。传统方法包括坐浴、利凡诺尔纱条外用及止痛药等对症疗法，但病程较长，或因疼痛给患者带来不便。藻酸盐敷料是当代湿性敷料的一种，其活性成分为海藻中具有高度亲水性、类似凝胶并能被生物降解的藻朊，可与氯化钙反应后制成蚕丝状细纤维，按一定顺序交织排列，加压后制成2mm厚的藻酸盐敷料。本品覆盖创面后与创面渗液接触，通过离子交换将不溶性藻酸钙变为可溶性藻酸钠，同时释放钙离子，故具有止血功能，用于术后创口填塞起到良好的止血引流作用；吸收性能好，可吸收自身质量20倍的渗液量（为纱布的5～7倍），吸收液体后膨胀成藻酸钠凝胶，在创面上形成柔软、潮湿、类似凝胶的半固体物质，使伤口同外界隔绝，形成一个密闭的无大气氧环境，加速新生微血管增生，对维持湿润环境、提高表皮细胞的再生能力、加快表皮细胞移动、促进创面愈合有重要意义。另外，其所形成的凝胶能防止创面脱水，调节生理性分泌，使伤口表面形成一种膜状保护结构，减少了排便刺激，起到隔离粪便的作用，避免了二次感染的机会。湿性愈合环境避免了伤口神经末梢的暴露、脱水和某些炎症性物质的刺激，从而达到止痛效果；而且在换药时能一次性脱离创面，更换时无疼痛，不粘伤口，不易损伤新生组织，易于被患者接受。而肛周术后创面疼痛是常见症状之一，患者常因患处灼痛而坐卧不安，行动不便，影响休息和睡眠，以致经常需要使用止痛药物以求平静。然而藻酸盐敷料使用后可显著减轻疼痛不适症状。藻酸盐敷料不含任何药物添加剂，无不良反应，是一种疗效好、安全性高的创口敷料，明显缩短愈合时间。

治疗方法：术后第2天开始换药，嘱患者便后创面用1:5000PP液冲洗消毒，再用生理盐水冲洗溃疡面，并用无菌干棉球揩干。治疗：换药时创口清洁消毒后直接用藻酸盐敷料（丹麦康乐宝公司）填塞创面，根据创面大小剪取不同藻酸盐敷料放置创口，外加无菌纱布覆盖。换药次数根据排便情况而定，一般每日1～2次。

观察溃疡面完全愈合：以溃疡面无渗出，自体表皮细胞扩展并融合成片覆盖创面为完全愈合。

疼痛程度：将疼痛分为4级，0级为无痛，1级为轻度疼痛，2级为中度疼痛，可以忍受，3级为重度疼痛，难以忍受，分别记录患者首次换药后 30min 内的疼痛程度；

创面渗液：以创面渗液明显减少，创面肉芽新鲜红活，外用纱布（2 块）无明显渗透为判定标准，并根据创面纵径＜2cm，2～5cm，＞5cm 3 个级别进行比较。

温州医学院附属第二医院陈爱华报道：对 50 例随机分治疗组对照组。对照组：换药时创口放置利凡诺尔纱条引流，每日换药 1～2 次。治疗组：换药时创口清洁消毒后直接用藻酸盐敷料（丹麦康乐宝公司）填塞创面，根据创面大小剪取不同藻酸盐

敷料放置创口，外加无菌纱布覆盖。换药次数根据排便情况而定，一般每日 1～2 次。

结果见表 8-1。治疗组换药时创面疼痛程度明显轻于对照组，2 组有显著性差异（P＜0.01）。治疗组创面渗液减少时间明显优于对照组。治疗组创面完全愈合时间平均为 16d，对照组创面完全愈合时间平均为 24d，治疗组创面完全愈合时间明显短于对照组，有显著性差异（P＜0.01）。未发现治疗组应用藻酸盐敷料后患者出现毒性、变态反应和其他不良反应。

表 8-1　2 组病例术后创口情况比较

组别	n	创口疼痛/例				创面：渗液/d			平均愈合时间/d
		0 级	1 级	2 级	3 级	＜2cm	2～5cm	＞5cm	
治疗组	:25	3	20	2	0	5	11	9	16
对照组	:5	2	3	18	2	2	9	14	24

第四节　消毒剂及换药的药品

（一）常用的消毒剂

1.酒精：酒精又叫乙醇，是最常用的皮肤消毒剂，75%的酒精用于灭菌消毒；表皮完整的伤口可以用酒精换药，如果表皮破损就不能用酒精（或者黏膜消毒应忌用酒精），一般选用碘伏。

消毒原理：能够吸收细菌蛋白的水分，使其脱水变性凝固，从而达到杀灭细菌的目的。

注意：如果使用高浓度酒精，对细菌蛋白脱水过于迅速，使细菌表面蛋白质首先变性凝固，形成了一层坚固的包膜，包裹的内层蛋白质仍有活性。

2.碘酒消毒原理　游离状态的碘和酒精的混合物。其消毒作用的原理是游离状态的碘原子的超强氧化作用，可以破坏病原体的细胞膜结构及蛋白质分子。

优点：能够更好的固定细菌的蛋白，而在皮脂腺丰富的地方更具穿透力；所以多应用在头皮的创口周围。

缺点：出血多的伤口，效果不好；创面过大不宜应用；过敏反应多，需要用乙醇脱碘，有腐蚀作用。

3.碘伏消毒原理　利用碘的氧化作用，其碘是

络合碘。碘伏干后，会形成一种类似油性的薄膜。

优点：对黏膜刺激性小，不需用乙醇脱碘，无腐蚀作用，且毒性低。应用于黏膜、皮肤、小儿的换药等，消毒效果均优于碘酒，较少过敏反应，不会发生皮肤烧伤。

缺点：对油腻的创口或者皮脂腺发达的部位无效或者效果不好。

（二）换药的常用药物

（1）盐水有增进肉芽组织营养及吸附创面分泌物的作用，对肉芽组织无不良刺激。等渗盐水棉球及纱布用于清洁创面，创面湿敷，充填脓腔；等渗盐水溶液用于冲洗创腔；3%～10%盐水具有较强脱水作用，用于肉芽水肿明显的创面。

（2）3%双氧水与组织接触后分解释放出氧，具有杀菌作用。用于冲洗外伤伤口或恶臭的伤口，尤其适用于厌氧菌感染的伤口。

（3）0.02%高锰酸钾溶液分解释放氧缓慢，但作用持久，具有清洁，除臭，防腐和杀菌作用。用于洗涤腐烂恶臭、感染的伤口，尤其适用于疑有厌氧菌感染、肛门和会阴部伤口。临床上常采用

1 : 5000 溶液进行湿敷。

（4）0.1%雷佛奴尔、0.02%呋喃西林溶液有抗菌和杀菌作用。用于感染创面的清洗和湿敷。

（5）攸琐（漂白粉、硼酸）溶液具有杀菌，防腐除臭，溶解坏死组织的作用。用于脓液及腐死组织多、恶臭的伤口清洗和湿敷。本制剂应密闭避光保存，不能久置，放置时间不宜超过一周。大面积伤口不宜应用，以免吸收过多氯离子。

（6）聚乙烯吡酮碘（PVP-I）为新型杀菌剂，对细菌、真菌、芽胞均有效。0.05%～0.15%溶液用于黏膜、创面、脓腔冲洗；1%溶液用于敷盖无菌切口；1%～2%溶液用于湿敷感染创面，最适用于慢性下肢溃疡和癌性溃疡。

（7）抗生素溶液常用有 0.5%新霉素溶液、0.16%庆大霉素、0.5%金霉素、2%杆菌肽、2%～5%春雷霉素等溶液，用于等待二期缝合的污染伤口、较大创面（如烧伤）植皮前的创面湿敷，敷料应每日更换 1 次。氯霉素滴丸直接植入感染创面，每 1cm21 粒，每日 1 次。

（8）1%～2%苯氧乙醇溶液对绿脓杆菌具有杀菌作用，效果最好，采用创面连续湿敷。

（9）0.01%～0.05%新洁尔灭和 0.02%洗必泰溶液由于伤口清洁，后者灌洗切口优于前者。

（10）10%大蒜溶液具有杀菌和增强组织细胞吞噬的作用，对金黄色葡萄球菌感染效果较好。

（11）2%～4%甲紫（龙胆紫）溶液具有杀菌及收敛作用。用于表浅皮肤或黏膜溃疡的消毒，并促进结痂愈合。

（12）纯石炭酸溶液具有腐蚀、杀菌作用。用

纯石炭酸溶液棉签烧灼肛裂和慢性窦道，使不健康的肉芽组织坏死脱落以促进愈合。用后需用酒精棉签擦拭以中和之，再用等渗盐水棉签擦拭。

（13）10%～20%硝酸银溶液用于烧灼肛裂、慢性窦道和腐蚀过度生长的肉芽组织，用后需用等渗盐水棉签擦拭。

（14）油剂纱布具有引流、保护创面、敷料不易干燥以及延长换药时间等作用。创面分泌物少者，可 2～3 天更换一次。常用有：①凡士林纱布；②鱼肝油纱布：具有营养和促进肉芽、上皮生长等作用，用于愈合缓慢的伤口。

（15）粉剂、软膏类

1）碘仿纱条：具有抗菌、防腐、收敛、去臭和促进肉芽生长的作用。用于有腺体分泌的慢性窦道，如肛瘘、结核病灶清除后的伤口。碘仿有毒性，不宜长期使用；

2）10%～20%鱼石脂软膏：有消炎退肿作用，用于早期脓肿；

3）10%氧化锌软膏：涂于皮肤表面，有保护皮肤免受分泌物侵蚀的作用，常用于肠瘘、胆瘘等四周的皮肤；

4）链霉素软膏：涂于纱布上外敷，用于结核性伤口；

5）2%聚乙烯吡酮碘软膏：用于治疗烧伤、慢性溃疡，疗效满意；

6）百多邦软膏：用于感染性创面。

（16）中药类如红油膏、生肌散、生肌玉红膏、紫花烧伤膏、湿润烧伤膏、大青膏等，具有止痛、拔毒生肌、排脓去腐等作用。

第五节　常见伤口的处理

（1）清洁伤口用碘伏消毒，刺激小，效果好；对于清洁、新生肉芽创面，还可加用凡士林油纱覆盖以减轻换药时患者的痛苦，并减少组织液渗出、丢失。

（2）血供丰富，感染机会小的伤口可用生理盐水简单湿润一下，无菌辅料包扎即可。

（3）对于有皮肤缺损的伤口，缺损区用盐水反复冲洗，周围可用碘伏常规消毒，消毒后，用盐水纱布或凡士林纱布覆盖，盐水纱布有利于保持创面的新鲜，干燥，凡士林纱布有利于创面的肉芽生长。

（4）感染或污染伤口原则是引流排脓，必要时

拆开缝线，扩大伤口，彻底引流，伤口内用双氧水和生理盐水反复冲洗，有坏死组织的应给予清创，也可以用抗生素纱布填塞伤口内，伤口的周围最好用碘酒两遍酒精三遍脱碘消毒。当然感染伤口换药要做到每天一换。

另外，对化脓的切口换药时，不要嫌弃恶臭，一定要仔细擦掉切口处的脓苔，且不能因为患者的疼痛而不敢碰切口，脓苔除去后要有轻微的血丝渗出，这样才有助于切口早日愈合。

（5）压疮、化脓性骨髓炎等感染伤口碘伏消毒

创口周围，而创口以双氧水、生理盐水冲洗，庆大霉素敷料覆盖。

（6）对于骨髓炎有骨外露时换药首先要勤，因为渗出很多，且敷料要多。在换药过程中，应随时清除坏死组织，髓腔内可以放置纱条。经验方法是先用盐水冲洗创面，再用 0.1%碘伏冲洗，再用双氧水冲洗，最后用庆大霉素纱布湿敷，敷料覆盖。当创面肉芽新鲜，渗出较少时，行手术清除死骨、硬化骨，采用合适的皮瓣覆盖创面，外固定架外固定，待皮瓣成活后，再行骨延长。

（7）开放性骨折行外固定的患者换药遵循的是首先碘伏消毒（同时清理切除坏死组织），其次使用双氧水消毒，然后生理盐水冲洗，最后呋喃西林填塞覆盖创面。等待其肉芽生长，行游离皮瓣覆盖。

（8）切口的脂肪液化在脂肪丰富的地方易出现脂肪液化，此时广泛的敞开切口（脂肪液化的区域全部打开），培养+药敏，加强换药。这样的切口要换好长时间，为了缩短时间，在初期消毒后在局部的皮下注射庆大霉素，向切口中放置葡萄糖粉，每天换药，待创口渗出少后油纱刺激肉芽生长，新鲜后二期缝合或蝴蝶胶布拉合。

（9）久溃不愈的伤口要采用中药换药。中医换药有其独到之处，但通常没有什么无菌观念。例如：对于难愈性窦道（如脑部手术后，心脏搭桥术后或慢性骨髓炎引起的窦道，通常早期用八二丹或九一丹+红油膏，提腐去脓，后期用生肌散+红油膏收口，效果很好，即使是绿脓杆菌或耐药金葡菌感染都能很好治愈。

（10）对污染性油性伤口，也可用松节油洗去油渍。

（11）对于陈旧性肉芽创面此种肉芽组织再生能力差（颜色暗红，不新鲜，高低不平，有时呈陈旧性出血貌），周围组织不易愈合，以刮匙将表面肉芽组织刮除或剪除，使之出血，露出新鲜肉芽，外敷橡皮膏（此为中医去腐生肌之说，西医则将以双氧水冲洗达到去腐的目的）。如有脓液，应注意观察有无脓腔或窦道，注意患者体温变化。

（12）对于绿脓杆菌感染的伤口特点是脓液为淡绿色，有一种特殊的甜腥臭味，如果创面结痂，痂下积脓，有坏死组织的，要清除痂皮、脓液和坏死组织。烧伤创面早期绿脓感染可削痂植皮。也可用 1%～2%苯氧乙醇湿敷，或用 0.1%庆大霉素、1%磺胺嘧啶银、10%甲磺米隆等溶液湿敷。创面如较小可用 3%醋酸、10%水合氯醛等溶液湿敷。

（13）再植手术或吻合血管的皮瓣手术最好能用与体温相近的呋喃西林溶液换药，用酒精换药可要挨骂了；手指换药纱布应避免环形包扎，局部最好用碎纱布填充。

（14）对于难愈性窦道如脑部手术后，心脏搭桥术后或慢性骨髓炎引起的窦道，通常早期用八二丹或九一丹+红油膏，提腐去脓，后期用生肌散+红油膏收口，效果很好，即使是绿脓杆菌或耐药金葡菌感染都能很好治愈。

（15）对于陈旧性肉芽创面此种肉芽组织再生能力差（颜色暗红，不新鲜，高低不平，有时呈陈旧性出血貌），周围组织不易愈合，以刮匙将表面肉芽组织刮除或剪除，使之出血，露出新鲜肉芽，外敷橡皮膏（此为中医去腐生肌之说，西医则将以双氧水冲洗达到去腐的目的）如有脓液，应注意观察有无脓腔或窦道，注意患者体温变化。

（刘春贵）

第六节　换药后的整理及注意事项

（一）换药完毕后

使患者卧于舒适体位，收拾用物，敷料倒入敷料桶。有传染性伤口如破伤风、气性坏疽、绿脓杆菌敷料应随即烧毁。器械、器皿浸泡在新洁尔灭溶液中 2 小时，洗净后高压灭菌备用。刀、剪单独浸泡后冲洗，再放入金属器械消毒液中灭菌消毒备用。其他物品放回原处。还应嘱咐病人必须保持外层敷料干燥、清洁，不要随便揭开并防止脱落。

（二）注意事项

（1）无菌一期伤口换药一般在 24 小时、72 小时常规观察局部肿胀渗出情况。

（2）开放伤术后争取 24、48、72 小时连续三天换药，特别注意容易出现血肿或引流情况及时排除险情比较关键。

（3）骨科创面较多见感染创面就是皮肤坏死、褥疮创面，高渗盐水一般在某一时期，用在感染重、渗出较多的创面，可以快速减轻创面及肉芽组织水肿，减少渗出。

（4）再植手术或吻合血管的皮瓣手术最好能用与体温相近的呋喃西林溶液换药，手指换药纱布应避免环形包扎，局部最好用碎纱布填充。

（5）对于大面积创面，首先注意清创，对于已经坏死的组织包括坏死的肌腱及血管组织不要姑息，争取在几次换药中，界线一旦明显则果断切除。勉强留下，只会延缓肉芽生长，甚至造成感染。

（6）对于已清除大部分坏死组织的创口，要注意爱护肉芽的生长，肉芽组织本身有抗感染的能力，如果没有明显渗出，则不要用抗生素或其他药水换药，只用碘伏消毒创缘皮肤，用湿盐水纱布覆盖即可。

（7）油纱条不要放到创面上，应该在盐水纱布上，防止盐水过快的挥发。

（8）有感染的创面注意先做一个细菌培养＋药敏再换药，以免以后被动。

（三）油纱条的使用

（1）用于脓肿切开后起到引流作用，同时对刚切开的脓肿有压迫止血作用。

（2）它可以直接放在伤口上以利于肉芽生长。

（3）它的更换周期视伤口情况而定，如伤口渗出较多应每日更换，渗出少可视情况定。

（4）植皮区打包固定的应5～7天更换第一次，以后视情况定。

（5）油纱条与伤口不沾从而保护生长不牢的皮片不被揭掉。

（刘春贵　胡建文　陈少明　赵红军）

第一节　肛肠病术后疼痛

肛肠病术后疼痛患者主要因手术的创伤刺激引发的以疼痛为主的系列症状，主要临床表现为感觉肛门直肠部位坠胀、刺痛、刀割样持续性疼痛，常常伴发大便困难，尿潴留，情绪紧张，烦躁不安，严重者出现胸闷气短，呼吸急促，面色苍白，四肢厥逆，出冷汗，心率加快，血压升高，休克等，更有甚者诱发心脑血管疾患，乃至危及生命，直接影响了手术的质量。

肛肠病术后疼痛为肛肠病手术后的首位并发症，是由于局部组织受到不同程度的手术损伤，神经纤维受外源性理化因素的反复刺激所致，一般患者也往往将术后刀口疼痛视为一种不可避免的经历，以疼痛为诱因而引发一系列次级并发症，给患者造成了病理性的改变、功能上的异常、心理上的伤害。随着现代科学技术的进步，对疼痛的熟悉也进一步理性化、科学化，减轻疼痛，缩短疼痛时间，提高机体对疼痛的耐受性，将不可避免的摆在医者的面前，提高手术质量，保证手术安全，减少术后并发症的发生，减轻患者的痛苦，将是医者追求的目标，因此提高镇痛质量，合理、客观、科学的应用镇痛药，显得尤为重要。

一、原因

1.手术损伤、药物刺激、异物刺激造成肛门括约肌痉挛

（1）局部组织受到不同程度的手术刺激和损伤；

（2）术后创面暴露，神经纤维受外界理化因素反复刺激；

（3）术后肛周组织水肿；

（4）创面局部感染，炎性渗出，疼痛因子聚集；

（5）排便时肛门扩张；括约肌痉挛性收缩引起的机械性刺激；

（6）术后创面瘢痕压迫神经；

（7）麻醉不满意或患者精神紧张，对疼痛过度敏感；

（8）直肠内有残留粪便，刺激直肠作排便动作，诱发盆底肌群节律性收缩；

（9）直肠内有气体，反向蠕动波频发，使括约肌痉挛性收缩；

（10）人为因素，术后绷带压迫过紧，敷料不平展，创面敷料不够松软等。

2.创口感染、水肿、便秘、结扎痔块脱出嵌顿。

3.患者恐惧使括约肌紧张。

二、术后疼痛的病理基础

首先是手术切口时组织和神经的损伤，继而是组织损伤后释放的炎症介质，即致痛因子，而致痛因子引起的疼痛是术后疼痛的主要病理基础。这些致痛因子主要由肥大细胞、巨噬细胞、淋巴细胞等释放，如钾离子、缓激肽、P物质、组织胺、氢离子、前列腺素、嘌呤等；它们一方面作为化学感受性刺激传入，引起疼痛，另一方面使高阈值的 $A\delta$ 和 C 纤维末梢释放谷氨酸、神经激肽 A、速激肽物质 P，这些物质作用于脊髓背角神经元 N－甲基－D－天门冬氨酸（NMDA）受体和速激肽受体，使脊髓背角神经元处于去极化状态，从而使其兴奋性和反应性增加而导致中枢敏感化。其结果，组织对正常的非伤害性刺激和阈上刺激反应增加；导致痛觉超敏，产生持久性疼痛。因此，肛肠病术后疼痛除了创伤所致外，还可因术后排便、换药及炎症等刺激，在外周和中枢神经敏感化条件下，产生持续疼痛。并以疼痛为诱因，对机体的其他系统产生不良的影响。

1.术后疼痛对心血管系统的影响　术后急性疼痛引起机体释放的内源性物质如下。

（1）自交感神经末梢和肾上腺髓质释放的儿茶酚胺。

（2）从肾上腺皮质释放的醛固酮和皮质醇；

（3）下丘脑释放的抗利尿激素以及激活肾素-血管紧张素系统；这些激素将直接作用于心肌和血管平滑肌。引起心率加快，心肌耗氧增加，血管收缩，外周阻力加大，并通过体内水钠潴留间接的增加心血管系统的负担，使一些心脏储备功能差的患者可能引起充血性心力衰竭。

2.术后疼痛对内分泌功能的影响 术后急性疼痛引起体内多种激素的释放，同时产生相应的病理、生理改变，促进分解代谢的激素，如儿茶酚胺、皮质醇、血管紧张Ⅱ和抗利尿激素，应激反应的结果尚可引起促肾上腺皮质激素（ACTH）、生长激素（GH）和高血糖素的增加，另一方面应激反应导致了促使合成代谢的激素（如：雄激素和胰岛素）水平的降低，导致高血糖，蛋白质和脂质分解代谢增加也使得术后患者发生负氮平衡。内源性儿茶酚胺使外周伤害感受末梢更为敏感导致患者处于：疼痛→儿茶酚胺释放→疼痛的不良循环。

3.术后疼痛对胃肠道和泌尿系统的影响 术后急性疼痛引起交感神经兴奋，反射性地抑制胃肠道功能，平滑肌张力降低，括约肌张力增加，临床表现胃痛、腹胀、恶心、呕吐，膀胱平滑肌张力下降直接导致了尿潴留。

4.术后疼痛对免疫机制的影响 与疼痛有关的应激反应可以导致淋巴细胞减少、白细胞增加和网状内皮系统处于抑制状态，此外麻醉恢复期患者体内的中性粒细胞的趋向性减弱，从而抑制了单核细胞的活性，使患者对病原体的反抗力减弱，术后感染的概率大大增加。

三、术后疼痛的治疗

1.镇痛药的运用 稍微的疼痛临床可用去痛片、罗痛定、舒尔芬等治疗，疼痛较剧肌内注射阿片类镇痛剂哌替啶、吗啡、强痛定等。该方法能及时止痛，但存在个体化差异，止痛效果不一，且不能保证术后完全无痛，患者往往因排便、换药等刺激，再次引起疼痛。

2.麻醉药的运用 长效盐酸普鲁卡因注射液，由盐酸普鲁卡因 2g、盐酸奎宁 0.272g、咖啡因 0.072g、乌拉坦 0.056g、注射用水组成，每支 5ml。其优点是普鲁卡因与奎宁有协同作用，可明显延长局部麻醉作用时间，但奎宁对组织有强烈的刺激性，肌内注射易致组织坏死。

3.生物碱制剂的运用 目前常用的生物碱制剂是高乌甲素注射液，该药是从乌头中分离出的生物碱，其化学成分是氢溴酸高乌甲素，为非麻醉性镇痛药，其有较强的镇痛作用，与哌替啶相比，起效较慢，而维持的时间较长。此外，尚有降温、解热和消肿的作用，无成瘾性，用于中度以上的疼痛。个别患者可出现荨麻疹、心悸、胸闷、头晕等症状。另外，临床常用的还有复方薄荷脑注射液，其化学成分是薄荷环醇化合物。该药能使末梢神经传递受阻，肛周皮肤发生麻木、感觉迟钝，括约肌松弛，从而产生迅速镇痛和长效止痛的效果。其作用机制可能是神经细胞膜脂质间相互作用，引起膜脂质结构改变，使膜膨胀，钠通道变窄，阻止钠离子内流，抑制去极化，使局部动作电位不能扩布，产生局部神经阻滞作用，复方薄荷脑局麻时间为 48～240h，镇痛时间长，属长效局麻制剂。但临床上发现复方薄荷脑注射后切口水肿有所增加，这是本品有待改进之处。

4.亚甲蓝制剂的运用 由于亚甲蓝与神经组织有较强的亲和力，可腐蚀神经纤维的髓质，使其发生可逆性的损坏，持续 1～3 周，使局部感觉迟钝、痛觉减轻或消失，达到止痛的目的。因该药有前期 2～3h 的灼痛反应，目前临床常用美蓝与布比卡因配成 1∶5 浓度的长效麻药，不但简单易行，而且安全实用，能明显减轻手术后疼痛程度和持续时间，而且术后无不良反应，对伤口的愈合无影响，常见并发症尿潴留发生率也低。

5.中医中药的运用 中医最早的手术是在酒服麻沸散下进行的，因此中医止痛有其悠久的历史和独到之处，中医认为疼痛病机是机体局部气血凝滞，经脉不通，机疏不利、不通则痛，故治法为行气、活血、化瘀、温经、散寒、行气止痛为基本治则，临床常用药物，气滞血瘀型加桃仁、红花、川楝、元胡、乳香、没药等，寒凝气滞型加附子、肉桂、花椒，湿热火毒型加连翘、公英、双花、地丁、赤芍、丹皮、生地等，以清热凉气、消肿止痛。针灸疗法：针灸能温经通脉、疏通经络，活血化瘀、消肿止痛，临床可起到神奇的止痛效果。常用远近配穴法，局部取长强穴，配以远道取穴神门、三阴交、太冲、陵泉等，取特定穴双侧束骨穴及皮内针也能治疗肛肠病术后疼痛。

6.针灸 长强、承山、足三里等穴，或用 0.25% 普鲁卡因 10～20ml，长效止痛剂 5ml 进行长强穴封闭。

7.局部处理 痔块脱出应及时复位，水肿时外敷一效膏。

四、术后疼痛治疗的研究进展

1.自控镇痛法（简称 PCA）PCA 运用程序化微泵技术，具有连续给药的优点，通过静脉内注射阿片类止痛药物如曲马多，达到患者自我控制疼痛的目的。PCA 给药符合药物代谢动力学原理，能根据个体化的要求维持最低有效镇痛浓度，有利于患者在不同时刻、不同体质类型，就个体差异性、群类趋同性、相对稳定性以及对疼痛的强度和敏感性等方面及时迅速有效地进行镇痛。

2.超前镇痛法 基于对疼痛机制和神经生理学研究的认知，提出了超前镇痛或先发镇痛的新概念。超前镇痛是一种对抗中枢敏感化疼痛的治疗方法，在手术切割前，应用镇痛药，达到术后疼痛减轻、镇痛时间延长及减少镇痛药量的目的。术前预先使用的镇痛药与术后镇痛方法协同，大大减轻了患者痛苦。

3.平衡镇痛法 又称"联合镇痛""多模式镇痛"，是利用不同种止痛药物协同作用以达到充分镇痛的效果，同时用药量减低而不良反应减少的一种镇痛方法。阿片类药为一种良好的镇痛剂，但因其抑制呼吸、成瘾等严重不良反应，使其在临床应用受限。大量的研究证实，阿片类药物与局麻药之间有协同作用，当两药合用时，可减少药物用量。有很多资料表明，阿片类药物与钙通道阻断剂、胆碱能受体兴奋剂卡巴可或 GABA 受体兴奋剂咪唑地西泮均有协同作用，能明显加强吗啡的镇痛作用。平衡镇痛在临床上已日益广泛应用，因其镇痛效果好，降低了单用阿片类药物的副作用，为术后镇痛的治疗提供了较为安全、有效的途径，在此基础上的超前平衡镇痛法，防治肛肠病术后疼痛，取得了良好的效果，该法术前应用阿片类药与非甾体抗炎药组合（可待因加双氯芬酸钠）、术中使用阿片类药与局麻药组合（曲马多加利多卡因）、术后使用阿片类药与长效镇痛药组合（曲马多加亚甲蓝加布比卡因），通过超前镇痛效应，平衡镇痛效应，充分发挥了药物间正性协同作用，达到了理想止痛的效果。

4.心理疗法 近年来国外越来越重视心理治疗在术后镇痛治疗中的作用，心理治疗旨在提高患者对疼痛治疗的熟悉和理解，分散患者对疼痛的注意力，提高机体对疼痛的耐受性，常用的方法如下。

（1）认知性疗法包括：疼痛意念分散、疼痛概念的转化、专注性转移。

（2）松静疗法包括：保持自然舒适的体位，按指令依次放松全身肌肉，指导患者闭目息神。

（3）催眠暗示疗法。

（4）生物反馈疗法。

（5）行为疗法，即行为矫正疗法等。

五、预防

（1）操作要稳、准、轻、快、巧，枯痔、硬化剂不应注入括约肌内和齿线下的痛区，缝合结扎不要伤及括约肌。

（2）损伤较多造成肛管狭窄时，可切断外括约肌皮下部或注射长效止痛剂。

（3）肛内填塞油纱条要少。

（4）做好心理辅导。

（郑浙彬）

第二节 出 血

手术多为开放性伤口，术后伤口创面容易渗血，注射治疗痔黏膜脱落等，痔核坏死等。甚至小动脉出血，分为原发性和继续性两种。

一、原因

（一）原发性出血

多在术后数小时内，是由于手术不当或手术中对创面止血不完善所致。

（1）伤口过大过深，伤及大的血管，未结扎。

（2）剪除结扎线上的痔组织多，回缩滑脱。

（3）向创口内放油纱时，将结扎线推掉。

（4）结扎不紧，松脱。

（5）副肾素作用，术中收缩，术后扩张而出血。

（6）痔上黏膜环切钉合术吻合口出血未能处理好或金属钉脱落或裸露黏膜外术后异物刺激。

（二）继发性出血

多发生在术后3～14天，是痔核坏死脱落，形成创面出血。

（1）内痔结扎、套扎、注射坏死剂3～14天，痔组织坏死脱落，形成新鲜创面，动脉血管未闭，血栓脱落，活动出血。

（2）内痔结扎线脱落、缝针贯穿过深，伤及大的动脉血管，当痔核坏死脱落时，深部创面的动脉血管闭锁不牢，就会出现大出血。

（3）创口损伤术后痔核脱落及创面修复期间，剧烈活动或大便秘结，排便用力过猛，撕裂伤口及动脉血管，引起大出血。

（4）痔上黏膜环切钉合术吻合口金属钉脱落或裸露黏膜外术后异物刺激。

（5）某些全身性疾病如血小板减少、出血时间的延长、门脉高压、高血压、再障、血友病等有出血性倾向的全身性疾病，术前被忽略，或未积极治疗。

二、症状体征

（一）按时间分

即时性出血，出血发生于术后当日或在48小时以内。

继发性大出血，是在术后7～14天之内发生的大出血，多半是隐性直肠内大出血，一种严重并发症。

（二）按出血流向部位分

向内出血，向内出血即直肠内大出血（又称隐性出血），起初可无感觉，但随流入血量的增多，下腹胀满，肛门灼热，欲便排出迅速排出血液或黑色血块，伴有心悸、头晕、眼发黑、四肢无力甚至晕倒，处理不及时可伴出血性休克。

向外出血，即肛门外大出血，又称显性出血，由切口流出，浸染衣物。外出血并不可怕，能及时发现。

按出血量的多少分：大量出血、中量出血、少量出血。

大量或中量出血：出血量多而急，病情重、症状体征明显，严重时可出现休克，必须及时处理。

少量出血，对全身无影响，一般无明显症状体征。

三、处理与治疗

（1）术后少量出血，注意观察，可不予处理。多量出血应仔细观察病情，密切护理。注意BP、P

等变化。迅速输液输血，立即扩容并加止血药（如止血敏，Vitk、安络血）等以改善血凝和纠正休克。

（2）立即在局麻或骶麻下，清除肠腔积血，在肛门镜下找到出血点，用组织钳将创缘向外拉出，以4#丝线或0#肠线贯穿缝扎止血（注意穿针不可太近伤口，以免结扎时撕裂松脆的伤口组织）。

（3）渗血不止或出血位置较高的出血点不便结扎，可以用凝胶海绵、油纱布、副肾素纱布填充压迫止血。

（4）气囊压迫富瑞氏尿管，避孕套。

（5）灌肠法对于继发性出血，采用4%～8%明矾液灌肠，有很多优点，是一种非手术性止血措施，具有简、便、验、廉的止血方法。

（6）硬化止血法适用于继发性出血，在出血部位上方黏膜下注射硬化剂如消痔灵可获满意效果。

（7）止血后的继发性贫血可采用输液、口服铁剂、VC、阿胶补浆、补血口服液、补中益气汤、八珍汤加减等治疗。

注意卧床休息，适当注意饮食、保持大便通畅。

四、预防

原发性出血的预防，关键是正确的手术操作。结扎或套扎痔核，一定要扎紧，大的痔核可贯穿结扎，防止扎线滑脱。切口及剥离面不要过深过大，遇到动脉出血一定要结扎，完善止血。

即使是小出血点也要注意结扎止血。局麻药中加副肾素。继发性出血的预防：①结扎痔核，缝线要在黏膜下穿过，不可伤及肌层。②硬化或坏死剂的注射，不可过深穿过肠壁的肌层。③术后勿做过度活动，保持大便通畅。④注射硬化剂，注意痔上动脉区注射可防出血。

痔术后大出血是痔科的常见并发症，出血的原因很多，处理就是止血。在给患者止血的同时，一定要给患者做好思想工作，告知出血的原因，以免发生医疗纠纷。遇到这种情况首先要稳定患者情绪，再者静脉给上止血药和适当补液，在以上2条没问题的情况下，尽一切可能寻找出血部位缝扎止血。

为了防止痔术后大出血，应重点把握以下几点：①术前详细了解病史，切实掌握患者身体状况，特别对凝血功能障碍、高血压的患者，认真做好预防，在术后痔核脱落期5～15天，若有出血迹象，应连续使用止血药物3～5天；②术中认真仔细、规范操作，特别是掌握好注射疗法的剂量和方法，注射硬化剂时，防止操作不当，剂量过大，注射过深都能引起组织大面积坏死，诱发大出血；③术后加强护理，严格用药，让患者保持大便通畅，避免剧烈活动，正确实施检查、换药。在进行指诊、肛镜检查或扩肛及换药时，严禁用力过猛而损伤正常

组织，避免过早强拉结扎线造成组织撕伤，换药时避免用换药镊子直接接触创面，以免刺破创面造成出血。

（郑　娇）

第三节　排尿障碍

大肠肛门病术后，尤其是肛门直肠病术后，发生排尿障碍（urinarydisturbance）是临床较常见的并发症。多发于术后当日，亦有持续几日者。发生排尿障碍的原因主要有：

一、原因

1.麻醉影响　腰麻或局麻效果不充分时，可引起尿道括约肌痉挛，反射性引起排尿障碍。

2.手术刺激　手术操作粗暴，局部损伤过重，可引起肛门括约肌痉挛，产生排尿障碍。

3.疼痛等因素　术后肛门疼痛是排尿障碍的主要因素之一，术后肛管内填塞纱布过多过紧，亦可引起排尿障碍。

4.心理因素　患者因恐惧手术而思想过度紧张，反射性引起排尿障碍。

5.环境因素　个别患者不适应环境变化，如不习惯卧床排尿等。症状轻者仅为排尿费力、排出不畅或呈点滴状；重者数小时内不能排出，发生一时性尿潴留，亦有尿痛者，有时涉及下腹部。此外，部分患者术后虽数小时未能排尿，但检查膀胱并无充盈，此种情况并非排尿障碍，乃膀胱尿量尚少，待时常可自行排出。

6.前列腺增生症常诱发　前列腺和肛垫仅仅只有直肠壁层相隔离，常相互影响，城池失火殃及鱼池，肛肠科医师必须熟悉、掌握一定的泌尿科的诊治技术，才能减少或避免尿潴留并发症的发生。

（1）前列腺增生加重痔病：腹内压力升高。很容易引起痔疮。痔是齿状线两侧的直肠上下静脉丛静脉曲张引起的团块（现代医学称"肛垫"）。腹内压力升高，静脉回流受阻，直肠上下静脉丛瘀血，是发生痔疮的重要原因。患者可出现排便时出血、痔块脱出、疼痛等。因此前列腺增生患者排尿困难解除后，痔常可缓解甚至自愈。

（2）多发生于前列腺增生症的中晚期的前列

腺增生症患者发生急性尿潴留。多在肛肠手术后诱发，患者小腹胀痛，不能排尿。

二、预防

（1）术前交代清楚术后正常反应情况，解除疑虑，使患者适应环境并练习改变体位排尿。

（2）选择有效的麻醉方法，使括约肌充分松弛，手术操作要细致，减少组织损伤。

（3）术后饮浓茶，或灯芯草、竹叶适量泡水频饮，或食西瓜。

（4）术前对年龄40岁以上常规B超检查前列腺，发现增生肥大围手术期给予适当治疗，或症状缓解后手术。

三、处理

（一）药物治疗

1.α受体阻滞剂

（1）作用机制和尿路选择性：通过阻滞分布在前列腺和膀胱颈部平滑肌表面的肾上腺能α受体，松弛平滑肌，达到缓解动力性膀胱出口梗阻的作用。根据尿路选择性，α受体阻滞剂分为非选择性（酚苄明）、选择性（多沙唑嗪，doxazosin、阿夫唑嗪、特拉唑嗪，terazosin）和高选择性（坦索罗辛tamsulosin，萘哌地尔naftopidil）。α-受体阻滞剂（如坦索罗辛、多沙唑嗪、阿夫唑嗪和特拉唑嗪等）适用于有下尿路症状的前列腺肥大患者。

（2）临床疗效：各种α-受体阻滞剂均能显著改善患者的症状：国际前列腺症状评分平均改善30%～40%、最大尿流率提高16%～25%。治疗后48小时可出现症状改善，但连续使用α-受体阻滞剂1个月无明显症状改善则应停药。α-受体阻滞剂长期使用能够维持稳定的疗效。发生急性尿潴留的前列腺肥大患者经α-受体阻滞剂治疗后成功拔除

导尿管的机会明显高于用安慰剂治疗者。

（3）不良反应：常见的有头晕、头痛、无力、困倦、直立性低血压、逆行射精等，直立性低血压更容易发生于高龄及高血压患者中。不同的 α-受体阻滞剂副作用有所不同。

2.5α-还原酶抑制剂

（1）作用机制：通过抑制 5α-还原酶使体内睾酮不能转化为双氢睾酮从而使前列腺组织萎缩，达到改善排尿困难的目的。目前我国国内使用的药物为非那雄胺（保列治，finasteride）和依立雄胺（epristeride）。非那雄胺适用于前列腺体积增大伴有下尿路症状的 BPH 患者；也可防止临床进展的发生，如发生 AUR 和需要手术治疗。

（2）临床疗效：多项大规模随机临床研究的结果证实了非那雄胺的效果：①缩小前列腺体积 20～30%；②改善患者症状评分约 15%；③提高尿流率 1.3～1.6ml/s；④能将 BPH 患者发生急性尿潴留和需要手术的风险发生率降低 50%左右；⑤降低患者血尿发生率；⑥减少较大体积前列腺 TUR-P 术中的出血量。使用非那雄胺 6 个月后获得最大疗效，连续用药 6 年疗效持续稳定。治疗时间较长，有一定的副作用是其缺点。

（3）不良反应：非那雄胺最常见的不良反应包括勃起功能障碍、异常射精、性欲低下及其它，如男性乳房女性化、乳腺痛等。每天服用非那雄胺 5mg 持续 1 年可使 PSA 水平降低 50%。

3.依立雄胺　非竞争性 5α-还原酶抑制剂。国内一项为期 4 个月 2006 例的多中心临床研究显示：它能降低 I-PSS 评分、增加尿流率、缩小前列腺体积和减少残余尿量。目前尚无随机临床研究的证据。

4.联合治疗　即联合应用 α-受体阻滞剂和 5α-还原酶抑制剂治疗前列腺肥大，适用于前列腺体积增大有下尿路症状的 BPH 患者；临床进展危险性较大的患者更适合联合治疗。是否采用联合治疗应充分考虑具体患者临床进展的危险性、患者的意愿、经济状况及其治疗带来的费用增长等。

5.中药和植物制剂　目前应用于前列腺肥大临床治疗的中药和植物制剂种类很多；在缓解前列腺肥大相关下尿路症状方面取得了一定的临床疗效，在国内外取得了较广泛的临床应用。由于中药和植物制剂的成分复杂、具体生物学作用机制尚未阐明，积极开展对包括中药在内的各种药物的基础研究有利于进一步巩固中药和植物制剂的国际地位。同时还需要以循证医学原理为基础进行大规模随机对照的临床研究以明确这些药物在治疗前列腺肥大中的临床地位。

药物治疗的短期目标是缓解患者的下尿路症状；长期目标是延缓疾病的临床进展，预防并发症的发生；总体目标是在减少药物治疗不良反应的同时保持患者较高的生活质量。上述药物，特别是前二类的联合用药基本上能达到上述目的。

（二）手术物理治疗

1.热敷法　热敷耻骨上膀胱区及会阴，对尿潴留时间较短，膀胱充盈不严重的患者常有很好的疗效，也可采用热水浴，如在热水中有排尿感，可在水中试排，不要坚持出浴盆排尿，防止失去自行排尿的机会。

2.按摩法　顺脐至耻骨联合中点处轻轻按摩，并逐渐加压，可用拇指点按关元穴部位约一分钟，并以手掌自膀胱上方向下轻压膀胱，以助排尿，切忌用力过猛，以免造成膀胱破裂。

3.针灸疗法　选穴为关元、中极、阳陵泉、三阴交、三焦俞，以中强度刺激，补泻兼施可留针十分钟，一般退针半小时后可以出现排尿。

4.敷脐疗法　用食盐半斤炒热，布包熨脐腹，冷后再炒热敷脐。或用独头蒜一个，栀子 3 枚，盐少许捣烂，摊纸上贴脐。

5.导尿法　导尿法一般应在无菌条件下进行，故由医护人员操作，目前国外对于尿潴留患者常使用本法。

6.穿刺抽尿法　在无法插入导尿管情况下为暂时缓解患者痛苦，可在无菌条件下，在耻骨联合上缘二指正中线处，行膀胱穿刺，抽出尿液。

7.膀胱造瘘法。

（魏　峰　陈少明）

第四节　肛管皮肤缺损

肛管皮肤缺损（defect of anal canal skin）又称

痔环切后遗黏膜外翻（mucous extro-version after

whitehead operation），多为痔环切术后的并发症，亦有先天性者。

在我国，随着中西医结合治疗痔核手术方法的逐渐推广，痔环切术已渐废弃。但既往采用痔环切术后遗肛管皮肤缺损的患者仍存在该后遗症的痛苦。

肛管皮肤缺损的临床表现有：

1.分泌物刺激 由于黏膜外露肛口，粘液粪便等经常溢出肛外，浸及皮肤，使皮肤充血肿胀，甚或形成湿疹，而致瘙痒。患者经常以卫生纸敷于肛门并带卫生带，甚为痛苦。国外曾将此称为Whitehead肛门。

2.便血 一般便血较少，或手纸擦血。如发生新的痔变化亦可滴血或射血，血色鲜红，便血时无疼痛。便秘时便血可加重。

3.脱垂 痔环切术后时间较长时，原外露肛门的平坦黏膜又膨隆突起，甚或形成痔核样团块，经常脱垂在肛外不能还纳。

4.大便失禁 因痔环切术切去一定范围的黏膜和皮肤组织，使排便反射受到一定影响，再加肛门瘢痕环形成，收缩力较差，致使发生大便失禁。从病因学来说，此为痔环切后遗症之一。

5.肛门狭窄 个别环切术患者可发生肛门狭窄，排便不畅。

（金 纯）

第五节 水 肿

水肿是局部血液、淋巴循环障碍，血管壁渗透性增高，水分在组织间隙滞留过多所致，炎性渗出增加导致炎性水肿。

一、原因

（1）手术不当，如混合痔的内痔部分结扎；外痔未处理，切除皮瓣和结扎不当。

（2）排便困难，下蹲过久，结扎痔块脱出嵌顿，影响淋巴回流。

（3）内痔注射，药液扩散浸润肛门周围或局部感染，丁字带压迫过松，局部渗出增加。

二、预防

（1）手术切口呈放射状，皮瓣修剪要整齐呈V型创面，混合痔要彻底剥离曲张之静脉丛，并在外痔区减压切口。

（2）术后痔块脱出要及时复位，防止嵌顿。

（3）排便避免久蹲、用力，丁字带压迫要牢固。

三、处理

（1）硝矾洗剂熏洗，一效膏外敷。

（2）水肿已形成血栓，应早期切开减压，取出血栓，减少疼痛。

（金 纯）

第六节 术后晕厥

晕厥（syncope）是一种突然发生的大脑组织一过性供血不足所引起的短暂意识丧失。发作时患者因肌张力消失不能保持正常姿势而倒地。一般为突然发作，迅速恢复，很少有后遗症。晕厥是一种症状，为短暂的、自限性的意识丧失，常常导致晕倒。在肛肠术后，可由各种不同因素的单独或协同作用造成患者晕厥。晕厥虽多为一过性，但对患者的生理和心理的影响、对术后恢复的影响不容忽视。晕厥虽多为一过性的，常不需特殊处理即可恢复，但因其发生时可导致意外伤害，故仍需积极防治。

一、病因与分类

1.原因

（1）手术前后禁食导致体液不足：患者由于知识缺乏或害怕术后排便引起疼痛而拒绝进食。

（2）疼痛：疼痛是术后常见的不适症状，因肛门部位神经丰富而敏感，同时又有肛门收缩与排便的刺激，故肛门术后疼痛较一般手术后的疼痛剧烈。剧烈的疼痛加快糖原分解，降低血糖浓度易致低血糖反应。此外，疼痛还影响休息睡眠，从而降低机体的应激能力。

（3）肛肠手术尤其是混合痔术后最严重的并发症是结扎线滑脱伴直肠内出血，患者往往因大量出血积聚在直肠内未及时发现，至有自觉症状时已处休克前期。

（4）体质因素：患肛门病症的人，多为排便困难，怕疼痛。因此，患者恐惧排便痛苦而不愿多进食；其次是对疾病预后认识不足，不愿就诊。长时以往导致营养失调、贫血、血压偏低，术后容易出现晕厥。

（5）体位因素：患者术后由于多种原因导致尿潴留或因肛门内填塞纱布引起强烈的便意而频繁如厕，如厕后久坐而突然站起引起体位性低血压致晕厥。

2.分类

（1）血管舒缩障碍：见于单纯性晕厥、精神紧张、体位性低血压、颈动脉窦综合征、排尿性晕厥、咳嗽性晕厥及疼痛性晕厥等。肛肠病术后晕厥常为此类。

（2）心源性晕厥：见于伴发严重心律失常、心脏排血受阻及心肌缺血性疾病等，如阵发性心动过速、阵发性心房颤动、病态窦房结综合征、高度房室传导阻滞、主动脉瓣狭窄、先天性心脏病某些类型、心绞痛与急性心肌梗死、原发性肥厚型心肌病等，最严重的为阿-斯（Adams-Stokes）综合征。

（3）脑源性晕厥：见于伴发脑动脉粥样硬化、短暂性脑缺血发作；

（4）血液异常：常见于低血糖等。

二、发生机制和临床表现

晕厥的发生机制是短暂脑缺血，发生较快，随即自动完全恢复。有些晕厥有先兆症状，但更多的是意识丧失突然发生，无先兆症状。通常随着晕厥的恢复，行为和定向力也立即恢复。有时可出现逆行性遗忘，多见于老年患者。有时晕厥恢复后可有明显乏力。典型的晕厥发作是短暂的，血管迷走神经性晕厥的意识完全丧失的时间一般不超过20秒。个别晕厥发作时间较长可达数分钟，应与其他原因造成的意识丧失相鉴别。

1.血管舒缩障碍

（1）单纯性晕厥（血管抑制性晕厥）：多见于年青体弱女性，发作常有明显诱因（如疼痛、情绪紧张、恐惧、轻微出血、各种穿刺及小手术等），在天气闷热、空气污浊、疲劳、空腹、失眠及妊娠等

情况下更易发生。晕厥前期有头晕、眩晕、恶心、上腹不适、面色苍白、肢体发软、坐立不安和焦虑等，持续数分钟继而突然意识丧失，常伴有血压下降、脉搏微弱，持续数秒或数分钟后可自然苏醒，无后遗症。发生机制是由于各种刺激通过迷走神经反射，引起短暂的血管床扩张，回心血量减少、心输出血量减少、血压下降导致脑供血不足所致。

（2）体位性低血压（直立性低血压）：表现为在体位骤变，主要由卧位或蹲位突然站起时发生晕厥。可见于：①某些长期站立于固定位置及长期卧床者；②服用某些药物，如氯丙嗪、胍乙啶、亚硝酸盐类等或交感神经切除术后患者；③某些全身性疾病，如脊髓空洞症、多发性神经根炎、脑动脉粥样硬化、急性传染病恢复期、慢性营养不良等。发生机制可能是由于下肢静脉张力低，血液蓄积于下肢（体位性）、周围血管扩张淤血（服用亚硝酸盐药物）或血循环反射调节障碍等因素，使回心血量减少、心输出量减少、血压下降导致脑供血不足所致。

（3）颈动脉窦综合征：由于颈动脉窦附近病变，如局部动脉硬化、动脉炎、颈动脉窦周围淋巴结炎或淋巴结肿大、肿瘤以及瘢痕压迫或颈动脉窦受刺激，致迷走神经兴奋、心率减慢、心输出量减少、血压下降致脑供血不足。可表现为发作性晕厥或伴有抽搐。常见的诱因有用手压迫颈动脉窦、突然转头、衣领过紧等。

（4）排尿性晕厥：多见于青年男性，在排尿中或排尿结束时发作，持续1～2min，自行苏醒、无后遗症。机制可能为综合性的，包括自身自主神经不稳定，体位骤变（夜间起床），排尿时屏气动作或通过迷走神经反射致心输出量减少、血压下降、脑缺血。

（5）咳嗽性晕厥：见于患慢性肺部疾患者，剧烈咳嗽后发生。机制可能是剧咳时胸腔内压力增加，静脉血回流受阻，心输出量降低、血压下降、脑缺血所致，亦有认为剧烈咳嗽时脑脊液压力迅速升高，对大脑产生震荡作用所致。

（6）其他因素：剧烈疼痛时由于血管舒缩功能障碍或迷走神经兴奋，引致发作晕厥。

2.心源性晕厥 由于心脏病心排血量突然减少或心脏停搏，导致脑组织缺氧而发生。最严重的为Adams-Stokes综合征，主要表现是在心搏停止5～10s出现晕厥，停搏15s以上可出现抽搐，偶有大小便失禁。

3.脑源性晕厥 由于脑部血管或主要供应脑部血液的血管发生循环障碍，导致一时性广泛性脑供血不足所致。如脑动脉硬化引起血管腔变窄，高血压病引起脑动脉痉挛，偏头痛及颈椎病时基底动脉舒缩障碍，各种原因所致的脑动脉微栓塞、动脉炎等病变均可出现晕厥。其中短暂性脑缺血发作可表现为多种神经功能障碍症状。由于损害的血管不同而表现多样化，如偏头痛、肢体麻木、语言障碍等。

4.血液成分异常

（1）低血糖综合征：是由于血糖低而影响大脑的能量供应所致，表现为头晕、乏力、饥饿感、恶心、出汗、震颤、神志恍惚、晕厥甚至昏迷。

（2）换气过度综合征：是由于情绪紧张或癔症发作时，呼吸急促、换气过度，二氧化碳排出增加，导致呼吸性碱中毒、脑部毛细血管收缩、脑缺氧，表现为头晕、乏力、颜面四肢针刺感，并因可伴有血钙降低而发生手足搐搦。

（3）重症贫血：是由于血氧低下而在用力时发生晕厥。

（4）高原晕厥：是由于短暂缺氧所引起。

三、伴发症状

（1）伴有明显的自主神经功能障碍（如面色苍白、出冷汗、恶心、乏力等）者，多见于血管抑制性晕厥或低血糖性晕厥。

（2）伴有面色苍白、发绀、呼吸困难，见于急性左心衰竭。

（3）伴有心率和心律明显改变，见于心源性晕厥。

（4）伴有抽搐者，见于中枢神经系统疾病、心源性晕厥。

（5）伴有头痛、呕吐、视听障碍者提示中枢神经系统疾病。

（6）伴发热、水肿、杵状指者提示心肺疾病。

（7）伴有呼吸深而快、手足发麻、抽搐者见于换气过度综合征、癔症等。

四、鉴别诊断

肛肠病术后晕厥应注意与癫痫、癔病及眩晕的鉴别。癫痫发作时，无明显的前驱症状，发作时有意识丧失，可有尿失禁，肢体抽搐、咬破舌头等，脑电图及脑 CT 或 MRI 有异常发现。癔病发作时多有明显的精神刺激因素，发作持续时间长，发作时无意识消失，对周围的人与物有反应。眩晕病前多无明显的诱因，眩晕是一种运动幻觉或运动错觉。患者感到外界环境或自身在旋转、移动或摇晃，是由前庭神经系统病变所引起。

五、晕厥发生的处理

肛肠病术后易发生晕厥，好发于术后 24h 内，常为单纯性晕厥，又称血管迷走性晕厥、血管减压性晕厥。临床上较多见，晕厥前多有明显的诱因，如疼痛、高温、神经紧张、恐惧、情绪激动、通风不良、空气污浊、疲劳、持续站立、饥饿、妊娠以及各种慢性疾病的后期。晕厥前期历时较短，一般为 15～30s，如果在此期迅速立即平卧，则前驱症状消失，前驱症状多为头晕、恶心、苍白、出汗等。晕厥期的表现也为暂时性的，历时一般为30s 到 2～3min，表现为意识丧失，面色苍白，四肢软弱无力，血压下降、心率减慢而微弱、瞳孔扩大、对光反应消失，应注意有无尿失禁、肢体抽搐、咬破舌头等。晕厥后期症状可有短暂性的无力或头昏等，一般恢复较快，无明显后遗症状。晕厥前有短暂的前驱症状，如头晕恶心、脸色苍白、出冷汗等，几分钟后突然意识丧失，持续数秒至数分钟后自然恢复。及时果断的处理措施，在临床实践是十分重要的。

现将患者发生晕厥时处理及预防措施综述如下。

一旦发生晕厥，根据临床症状做出准确的判断，应立即：①使患者平卧，头放低，松解衣扣。②可用手指导引人中、百会、内关、涌泉等穴。③血压低时，可肌内注射麻黄碱 25mg，或安钠咖 0.25g。④原因不明的晕厥，应很快送医院诊治。⑤当患者脸色苍白、出冷汗、神志不清时，立即让患者蹲下，再使其躺倒，以防跌撞造成外伤。⑥患者意识恢复后，可给少量水或茶。⑦吸入醋或阿摩尼亚，使其苏醒。

将患者平卧，解开衣领，保持呼吸道通畅，下肢抬高，如症状较重，可按压人中、合谷穴，注意观察血压、脉搏，口服温开水或葡萄糖水，重者给予静脉推注 50%葡萄糖 20～40ml，必要时加地塞米松，一般数分钟即可缓解。对心源性、脑源性晕厥的患者除采取以上措施外，还应结合原发病进行有效的治疗。

六、心理治疗

（1）晕厥的发生和心理因素有密切的关系，首先应掌握患者就诊时的心理状态，对恐惧心理较重者给予耐心疏导，对体质较弱，情绪紧张，特别是女患者和老年患者要事先做好耐心细致的解释工作，分散患者的注意力，消除不利因素，避免不必要的紧张、恐惧和不安。对于发生晕厥的患者要忙而不乱，耐心安慰患者，告之经处理后不适感会很快消失，以稳定患者情绪。

（2）医务人员对患者要态度热情，语言温暖，技术指导不仅要熟练，而且要轻、快、稳，操作中随时观察患者面部表情，询问有无不适感，如患者出现脸色苍白、头晕、恶心、出汗等症状，立即停止操作。

七、晕厥的预防措施

（1）尽可能改善诊治环境，患者就诊和治疗的环境应清洁通风、安静。炎热的夏季要安装空调或电扇。教育陪护人员遵守医院的规章制度，避免人多嘈杂，互相拥挤。输液注射的患者尽量安排舒适卧位，体质虚弱的患者，特别是女患者给予平卧位，治疗护理后让患者稍事休息，再扶患者慢慢坐起。

（2）对容易引起过敏的药物，注射前详细询问过敏史，注射中密切观察，注射后观察 20min，无反应后方可让患者离开。临床肌内注射青霉素由于疼痛而引起的晕厥反应，应与青霉素过敏休克相鉴别。过敏性休克常有血压下降、皮肤瘙痒、皮疹、呼吸急促，周围末梢循环障碍，脉搏细数。而注射引起晕厥，血压基本正常或稍降低，无皮肤瘙痒，四肢稍冷，无青紫观察血压稳定，不给任何抗过敏药物，患者数分钟即可自行恢复。

（3）护理人员应熟练掌握静脉穿刺技术，避免反复穿刺引起疼痛性晕厥，注射前询问患者有无进食，未进食的空腹患者应劝其进食后进行注射，防止低血糖晕厥。注射刺激性较强的药物或引起局部

剧痛的药物先充分稀释后缓慢推注。

（4）医护人员在工作中要针对患者的状况及时做好卫生宣教工作，针对不同心理，不同体质的患者，讲解有关晕厥的发生原因，处理措施，预防方法及自我保护常识，使患者消除心理负担，鼓励患者树立乐观向上的思想，保持精神愉快，以最佳的心理状态接受治疗。

综上所述，晕厥是临床上的一种常见紧急状态且多无预兆或仅有短暂的前驱症状，医务人员须熟悉晕厥的表现病因，掌握各种处理和预防措施，把晕厥的发生率降低至最低限度，一旦患者发生晕厥，即做到沉着冷静，应付自如。

八、护理要点

（1）术前做好准备工作向患者详细介绍手术的目的、过程及注意事项，消除恐惧心理，进行全面体检，评估患者对手术的耐受力。指导其正常饮食，并讲解目的和意义，取得患者配合。

（2）术中操作细致，有效止血，防止失血过多，手术结束时肛管内放置纱布或纱条适当，防止包扎过紧。

（3）术后患者应尽早使用镇痛药物或镇痛泵，以保证患者休息与睡眠。术后当天应卧床休息，减少活动，以防活动过度致创面出血较多，术后即可正常饮食，向其讲解饮食的重要性，避免因惧怕排便而禁食，另 24 小时内最好禁止排便，24 小时后可正常排便。

（4）加强病情观察，定时监测生命体征，注意倾听患者有无头晕、心悸、强烈便意感等主诉，根据病情给予止血、补液等治疗。

（5）术后当天指导患者缓慢起身下床，避免如厕久坐，并有家属或护士陪伴协助。

（金 纯 魏 峰）

第七节 发 热

肛肠手术治疗后 1～2 日内患者体温在 37.5℃左右，多为手术创伤的刺激或为局部吸收热，一般不需处理，可自行消退。如果体温超过 38℃，则认为是术后发热。

一、原因

（1）手术损伤，坏死组织吸收。

（2）吸收热如枯痔液注射和痔疮注射疗法引起坏死感染等，有时可引起体温升高，但随着药物的吸收排出，体温可随之恢复正常。

（3）术后合并上呼吸道感染、尿路感染等可有发热，应结合其全身症状，做必要的检查。

（4）局部感染创面感染重时除发热外，尚可见白细胞增多，创口局部红肿、疼痛、分泌物多。

（5）患者因手术损伤，气血耗损，气虚则生内热，或气血不足易受外感，也可引起发热。

二、防治

术后 2～3 天内，体温 37.5℃ 左右为吸收热，一般不需处理，即可自行消退。如不消退可能为继发感染，可按炎症处理，必要时选用适当的抗生素。

（一）感染创口的处理

肛门直肠部抵御感染的能力较强，通常情况下，只要保持局部创面引流通畅，可无局部感染之虞。如果术后畏寒发热，伴肛门部肿胀、疼痛，应首先查看创口局部是否存在引流不畅，如果切口过小，创面狭而深或外高内低，或有未打开的脓腔，或缝合创面留有死腔等情况，即应在良好的麻醉下重新处理创口。其次是根据情况适当给予抗生素肌内注射或静脉点滴；灭滴灵口服；或服中药清热解毒、清热利湿之剂，如龙胆泻肝汤、普济消毒饮、五味消毒饮等。

肛门直肠的手术虽多为有菌手术，但操作时应严格按无菌术要求进行。因手术中消毒不严密而致感染者已有报道，如注射法治疗直肠脱垂导致直肠广泛坏死或炎症扩散发生肝脓肿或痔瘘手术引起破伤风等，当引以为戒。如发生此类严重并发症，应作相应的治疗。

（二）治疗原发、并发发热性疾病

对发热患者，原则上不施行手术治疗，但当确诊发热为肛肠病所致，不立即手术不足以解除发热、遏制病情时，手术等综合治疗势在必行，如肛周脓肿成脓期、阑尾炎、嵌顿痔合并感染等；患者并发内科发热性疾病，情况往往较复杂，须详细询问病史，仔细查找原因，必要时邀请有关科室协助诊治。此类患者可暂缓手术。

三、预防

（1）术前对患者做全面检查，如有发烧、应先进行病因相对症治疗，待体温正常后再手术。

（2）术中要严格遵守无菌技术操作术后常规应用抗生素或清热解毒、凉血之中药汤剂。

（3）应严格掌握手术禁忌证，对年老体弱或多病患者，术后要注意调理，尤其是汗出后要注意保暖，勿受六淫之邪侵袭。

（金　纯）

第八节　创口愈合迟缓

创口愈合迟缓是指手术后创口不能在相应的时间内顺利愈合而遗留未愈之创面，肛肠科创口愈合迟缓亦较多见。中国传统医学很早就重视溃后创面的治疗，在最早的外科专著《刘涓子鬼遗方》中就有很多治疗疮痈溃后的方剂，宋·陈自明在《外科精要》中精辟地指出："不生肌，不收敛，脾气虚也。"明朝在《外科理例》中说："肌肉，脾之所主也，溃后收敛迟速者，乃气血盛衰使然，……生肌之法，当先理脾胃，助气血为主，则肌自生。"中医历来重视局部和整体的关系，也即外科患者整体营养状况。

一、病理

创口愈合过程一般分为四个阶段：

1.凝血　防止血液进一步流失，保证创口处的机械强度。

2.炎症反应　使创口与静脉回流分开，启动吞噬系统消灭异物，控制感染。

3.肉芽组织形成　包括胶原的合成及细胞在创口处的增殖。

4.重组　包括胶原纤维及细胞的重新组合，以提高最大的机械强度。

以上任何一个阶段受到影响，均可导致愈合迟缓。中医认为创口愈合迟缓的原因主要责之脾胃虚弱、气血亏损和湿毒未尽。因脾主运化、主肌肉，创面生长所需之营养物质全赖脾胃化生，故脾胃虚弱则创面营养不足而难愈，脾对水湿的运化功能可使创面免遭水湿的浸淫，而局部湿热未尽，湿热之邪凝滞气血，侵损组织经络，创面亦难以愈合。

二、病因

全身性疾病：贫血、营养不良、肺结核、慢性肠炎、糖尿病以及维生素缺乏症等。创面感染，伤口内异物、假性愈合、上皮组织切除过多、用药及换药不当等。现将影响创面愈合的常见因素分述如下。

（一）局部因素

1.感染 创口感染是影响愈合的重要原因。每克创口浅表组织细菌超过 10^5 个时，就有发生感染的危险。局部抵抗力下降时，即使细菌更少也可引起感染。任何妨碍血供的因素均能影响局部炎症的反应，有利于细菌生长，如广泛组织损伤，存有坏死组织，创口留有死腔等。感染所致的组织坏死、血管栓塞、低氧状态、胶原纤维沉积障碍和中性粒细胞所释放的蛋白酶、氧基等都可影响愈合。

2.缺血 良好的血供能为创口处提供氧及养料，并运走代谢产物，是创口愈合的基础。血供受解剖和切口部位、局部压迫及血管本身病变，特别是动脉粥样硬化的影响。如髂尾部切口深大时，因该部位血供较差，其创口愈合常较其他部位迟缓。

3.血肿 血肿可以形成内压，阻碍皮肤血液循环构成坏死，血肿还为细菌的感染提供了条件。有人认为血肿具有一种毒性作用，可使组织坏死。

4.机械刺激、外科技术、受损范围 术后过早及频繁活动，换药、扩肛方法不当，大便长期干结等均可影响创口愈合，因局部创口持续经受外伤而使张力升高；或因手术技术粗糙，赘皮等残留过多，坏死组织清除不彻底或留有无效腔，结扎线头过长及异物残留等均可影响创口引流，为创口感染提供了机会。另外，手术切除组织过多，组织缺损严重，创面再生能力减低，亦是重要因素之一。

5.其他 肠道内排出刺激性分泌物，如慢性溃疡性结肠炎、克罗恩病、绒毛乳头状瘤、家族性息肉病、肠瘘等，蛲虫病、滴虫病、肛门湿疹等亦可影响创口愈合。

（二）全身因素

1.年龄 创口愈合迟缓多发于老年人，国外有人对 18～50 岁和 65 岁以上两组健康志愿者做创面愈合的对比观察，结果发现，前者之创面较后者提前 1.9 天上皮化，反映总蛋白聚积情况的 a 氨基氮含量前者也显著升高，但在炎性渗出、血管生成及纤维组织形成等方面均无显著差异，经脯氨酸和DNA 的含量也大致相同，说明年龄增长可影响创面上皮化和总蛋白的沉积量，但不影响胶原的沉积。

2.营养 蛋白质缺乏可引起纤维增生和胶原合成不足，血浆胶体渗透压改变、组织水肿、氨基酸和糖不足又可直接影响胶原和黏多糖的合成。营养不良时，对创口愈合有多种作用的血浆纤维蛋白（FN）值下降。据观察，机体瘦组织群（leanbodymass）丧失超过体重 10%时，创口并发症明显增多。

3.维生素 维生素 C 对中性白细胞产生过氧化物，杀灭细菌是不可缺少的，并作为脯氨酸和赖氨酸羟化的辅助因子，可促进胶原合并，提高创口张力。如缺乏时不仅可影响胶原合成，而且还可影响巨噬细胞的游走和吞噬功能，从而影响机体对感染的易感性。维生素 A 可促进胶原聚合和上皮再生，使受皮质类固醇抑制的创口恢复生长，在糖尿病动物模型中，维生素 A 能激活炎细胞，纠正创口张力。维生素 E 的抗氧化作用可保护伤口不为中性粒细胞释出的氧基破坏，但大剂量时可延迟愈合。维生素B 能维持神经之正常功能，促进糖类的代谢，临床实践证实，应用大量的维生素 B 可促进创面愈合。

4.微量元素 锌是许多酶系统包括 DNA 和RNA 聚合酶的辅助因子，缺乏时可影响细胞增殖和蛋白的合成，其血浓度低时，可发生创口愈合迟缓。铜能促进胶原纤维聚合交联。

5.温度 过热或过冷均能明显地延迟愈合，因两者都能引起组织损伤和血管栓塞。

6.贫血 严重贫血，特别是伴发低血容量出现组织缺氧时可引起创口愈合不良。

7.糖尿病 糖尿病患者的高血糖可抑制中性粒细胞的功能，并对愈合的炎症期产生影响，特别是对巨噬细胞的抑制，可直接影响纤维母细胞的生长和胶原的合成。糖尿病性动脉粥样硬化及其小血管的分布状态亦是影响愈合的主要因素。另外，感染本身对糖尿病患者创口的愈合亦有不良作用。

8.恶性肿瘤 动物实验表明，恶性肿瘤患者的创口，不仅张力减弱，还可抑制创口细胞分裂，使创口愈合受到很大影响。其程度取决于肿瘤生长速度，生长越快，愈合越受限、肿瘤细胞与伤口的位置关系，肿瘤细胞总数，肿瘤的全身扩散和转移以及蛋白缺失等也是影响伤口愈合的因素。

9.尿毒症 尿毒症所致的营养不良、创口的低血溶量和创口供氧量减少，均可影响肉芽组织形成和胶原积聚，从而导致创口愈合迟缓。

10.黄疸 黄疸对创口愈合的作用是多方面的，有人把胆红质和黄疸患者的血清加入到纤维母细胞的生长培养液中，可引起纤维母细胞形态的改变和细胞的生长。从理论上讲，黄疸还可以其他方式影响愈合，如妨碍维生素 K 的吸收，而使凝血因子的生成减少，增加创口血肿的发生，肝功能失常会妨碍蛋白代谢等。

11.药物 外源性皮质类固醇可通过影响急性炎症期而妨碍愈合，特别是术后前几天尤为明显，以后应用则影响较小。阿霉素对创口愈合均有明显抑制作用。大剂量应用抗炎药物对愈合亦不利，可能是抑制了愈合过程的炎症期，但常规剂量一般无此不良反应。

三、症状体征

患者的主要症状为创口长期不愈合。创面可表现为分泌物较多，肉芽组织水肿，创面苍白、紫黑等。

四、诊断

目前尚无统一规定的标准。一般认为：①创口病程在 1 月以上未愈者。②常规治疗效果不明显。符合此二条，可认为是创口愈合迟缓。

五、治疗

治疗原则：寻找病因，对症治疗，加强营养，经多种处理仍无效者，应做病理检查。

（一）全身治疗

1.抗感染 可根据创口感染的具体情况及对创口分泌物细菌培养和药敏试验的结果，选用适宜的抗生素及其他抗菌药。

2.维生素 对因维生素缺乏而致伤口愈合迟缓者可给予维生素治疗。如天津滨江医院对肛肠病患者术后常规口服维生素 B，50mg，每日 3 次。另外亦可服用维生素 C0.3g，每日 3 次；维生素 E50mg，每日 1 次；维生素 A2.5 万 U 日服 3 次。

3.FN 对创口愈合的影响 FN 系糖蛋白，广泛存在于机体组织中。它在创口的修复和愈合过程中起着重要的作用。使血浆 FN 保持在较高水平，结果发现对创面确有促进愈合作用。其主要作用为：①作为超化因子，可诱导外周血中的单核细胞及其他吞噬细胞、上皮细胞、成纤维细胞向创口运动。②作为一种非特异性调理素，可调动吞噬系统清除病菌及组织碎片，净化创口。③作为细胞的运动基质。④作为生长因子，具有较

强的促细胞生长活性。临床上将 FN 作为外用药及注射剂治疗角膜性溃疡、创伤、烧伤及创伤造成的败血症，均已取得良好效果，既减少了感染，又可缩短创口愈合时间。FN 将成为今后治疗创伤的良好药物。

4.微量元素 锌是目前临床常用的微量元素之一。国内已有用葡萄糖酸锌治疗创口愈合迟缓的报道。AgrenMS 等用氧化锌和硫酸锌敷料于小猪非全层切口创面上，同时用非含锌敷料作对照，结果发现，应用氧化锌的创面上皮覆盖率显著高于对照组，应用硫酸锌的创面无此现象。

5.中医药治疗 中医药治疗该病历史悠久，处方较多，大都有良好疗效。外用药中多以红升丹、红粉、白降丹等祛腐后再用生肌收敛药物。内服药则以健脾补气为主。黄乃健以生肤汤临床应用数十年，取得显著疗效。该方具有健脾利湿、补气生肌、解毒祛邪、疏通经络等作用。动物实验证实其药理作用为：①抗感染，改变局部血流灌注，提高氧分压。②增加内源性生长因子。③增加维生素和微量元素。

6.支持疗法 是改善患者全身状况和增强抵抗能力，使各种疗法充分发挥作用的重要措施。常用方法有：①保证患者有充分的休息和睡眠。②加强营养。③输血、补液。④注射丙种球蛋白、胎盘球蛋白。

（二）局部治疗

1.生长因子 生长因子是一类生物活性多肽。根据其靶细胞或来源可分为表皮生长因子（EGF）、血小板源性生长因子（PDGF）、成纤维细胞生长因子（FGF）、胰岛素样生长因子（IGF）、内皮细胞生长因子（ECGF）、神经生长因子（NGF）、转化生长因子（TGF）等。生长因子在创口的愈合中表现出多种功能，包括促进多种细胞的分裂增殖、趋化性迁移以及物质的合成和分泌。

2.外源性透明质酸 透明质酸（HA）对创口愈合有显著意义。胎儿的皮肤创口修复迅速，且无瘢痕形成，可能与胎儿创口中 HA 的早出现及浓度维持在一较高水平有关。HA 有利于细胞移动、繁殖和再生。国外有人在叙利亚雌性金色鼠右颊袋实验创口上外用透明质酸的结果显示，实验动物的创口缩小速度比对照组快 2 倍，创口愈合时间缩短 7 天。

3.扩创引流 对于创口因某种原因而致引流不畅导致创口愈合迟缓者，可扩创引流，但要注意不

可切除组织过多，否则因创口过大而影响愈合。

4.植皮 植皮的目的在于消除创面，故可选用中厚皮片（0.35～0.4mm）或刃厚皮片。

5.激光照射 低能量激光照射可促进创口愈合。有用氦氖激光照射创口取得较好效果的报道。

6.康复新 康复新是一种黄色液体的中药制剂，主要药物是蜂螂虫体的95%乙醇提取物，可内服或外用，局部应用无刺激及其他不良反应，对促进创口愈合有明显的作用。重庆七星岗医院以康复新液应用于创口经与九华膏进行疗效对比观察，证实其有较好的效果。具体用法是：术后次日起，每次大便后温水坐浴洗净肛门，换药时冲洗创口，棉球拭干后，将浸透康复新液的无菌小纱布条放置创口底部，干纱布覆盖胶布固定，每日换药1～2次至伤口愈合。

六、预防

（1）有全身慢性患者，延期手术。

（2）术中避免切除过多皮肤而创口过大。

（3）术后处理术后坐浴水温不宜过高，熏洗时间不宜过长，否则可影响创口愈合。换药时操作应轻柔，保证创口引流通畅，对肉芽组织高突者，应及时处理。保持大便通畅，便秘或腹泻均可影响创口愈合。

（金 纯 于庆环）

第九节 休克的抢救

休克这词由英文Shock音译而来，系各种强烈致病因素作用于机体，使循环功能急剧减退，组织器官微循环灌流严重不足，以至重要生命器官功能、代谢严重障碍的全身危重病理过程。休克是一急性的综合征。在这种状态下，全身有效血流量减少，微循环出现障碍，导致重要的生命器官缺血缺氧。即是身体器官需氧量与得氧量失调。休克不但在战场上，同时也是内外妇儿科常见的急性危重病症。

休克属于中医"厥证、脱证"范畴。出现休克，表明病情严重，机体的阴阳协调关系遭到破坏，如不及时纠正，就有阴阳离决、精神乃绝的生命危险。因此，必须学会休克的早期诊断和抢救技术。

一、发病过程分期

休克的发病过程可分为休克早期和休克期，也可以称为休克代偿期和休克抑制期。

（一）休克代偿期Ⅰ期（休克早期）

休克刚开始时，由于交感-肾上腺髓质系统强烈兴奋，皮肤、内脏血管收缩明显，对整体有一定代偿作用，可减轻血压下降（但严重大出血可引起血压明显下降），心、脑血流量能维持正常。患者开始出现皮肤苍白、四肢发冷、心跳呼吸加快、尿量减少等症状。如果在休克早期能够及时诊断、治疗，休克很快会好转，但如果不能及时有效治疗，休克会进一步发展，进入休克期。

（二）休克进展期Ⅱ期（休克中期）

休克没有得到及时治疗，微循环淤血，回心血量减少，就会进入可逆性失代偿期。这时患者的主要临床表现为如下。

（1）血压进行性下降，少尿甚至无尿，心脑血管失去自身调节或血液重心分不中的优先保证，冠状动脉和脑血管灌流不足，出现心脑功能障碍，心搏无力，患者神志淡漠甚至转入昏迷。

（2）肾血流量长时间严重不足，出现少尿甚至无尿。

（3）皮肤发凉加重、发绀，可出现发白。失代偿初期经积极救治仍属可逆，但若持续时间较长则进入休克难治期。

（三）休克难治期Ⅲ期（休克晚期）

休克发展的晚期阶段，不可逆性失代偿期。主要临床表现如下。

（1）血压进行性下降，给升压药仍难以恢复。脉搏细速中心静脉压降低，中心静脉压降低，静脉塌陷，出现循环衰竭，可致患者死亡。

（2）毛细血管无复流。

（3）由于微循环淤血不断加重和DIC的发生，全身微循环灌流严重不足，细胞受损乃至死亡，心脑肺肾等脏器出现功能障碍甚至衰竭。

中医：失血性休克属于中医"血脱"，多发生于手术后大出血，出血量达全身总血量的20%时，就会发生休克。血压下降，收缩压在10.6kPa（80mmHg）以下，舒张压升高，脉压差缩小到2.66kPa（20mmHg），脉搏增快每分钟120次以上。面色苍白，身冷出汗，四肢厥冷，头晕、眼黑、心悸、口渴、尿少、舌质淡、脉细无力。如有继发出血时，多次测血压和血色素，可呈进行性下降，血压听不到，呼吸急促，脉微欲绝，表情淡漠，反应迟钝，甚至昏迷；有代谢性酸中毒时，血CO结合力明显降低。有肾功能损害时，血尿素氮增高。发生弥散性血管内凝血时，凝血时间延长，血小板减少，凝血酶原时间延长，纤维蛋白原减少等改变。

二、鉴别诊断

（一）心源性休克的鉴别诊断

心源性休克最常见于急性心肌梗死。根据临床表现心电图发现和血心肌酶的检查结果，确诊急性心肌梗塞一般并无问题。在判断急性心肌梗塞所致的心原性休克时需与下列情况鉴别：①急性大块肺动脉栓塞。②急性心脏压塞。为心包腔内短期内出现大量炎症渗液、脓液或血液，压迫心脏所致。患者有心包感染、心肌梗死、心脏外伤或手术操作创伤等情况。此时脉搏细弱或有奇脉，心界增大但心尖搏动不明显，心音遥远，颈静脉充盈。X线示心影增大面搏动微弱，心电图示低电压或兼ST段弓背向上抬高和T波倒置，超声心动图、X线CT或MRI显示心包腔内液体可以确诊。③主动脉夹层分离。④快速性心律失常。包括心房扑动、颤动，阵发生室上性或室性心动过速，尤其伴有器质性心脏患者，心电图检查有助于判别。⑤急性主动脉瓣或二尖瓣关闭不全。由感染性心内膜炎、心脏创伤、乳头肌功能不全等所致。此时有急性左心衰竭，有关瓣膜区有反流性杂音，超声心动图和多普勒超声检查可确诊。

（二）低血容量性休克的鉴别诊断

急性血容量降低所致的休克要鉴别下列情况：①内出血。胃肠道、呼吸道、泌尿道、生殖道的出血，最后排出体外诊断不难。脾破裂、肝破裂、宫外孕破裂、主动脉瘤破裂、肿瘤破裂等，出血在腹腔或胸腔，不易被发现。此时除休克的临床表现外患者明显贫血，有胸、腹痛和胸、腹腔积血液的体征，胸、腹腔或阴道后穹窿穿刺有助于诊断。②外科创伤。有创伤和外科手术史诊断一般不难。③糖尿病酮症酸中毒或非酮症性高渗性昏迷。④急性出血性胰腺炎。

（三）感染性休克的鉴别诊断

各种严重的感染都有可能引起休克，常见的为：①中毒性细菌性痢疾。多见于儿童，休克可能出现在肠道症状之前，需肛门拭子取粪便检查和培养以确诊。②肺炎双球菌性肺炎。也可能在出现呼吸道症状前即发生休克。需根据胸部体征和胸部X线检查来确诊。③流行性出血热。为引起感染性休克的重要疾病。④暴发型脑膜炎双球菌败血症。以儿童多见，严重休克是本病特征之一。⑤中毒性休克综合征。为葡萄球菌感染所致，多见于年轻妇女月经期使用阴道塞，导致葡萄球菌繁殖、毒素吸收；亦见于儿童皮肤和软组织葡萄球菌感染。临床表现为高热、呕吐、头痛、咽痛、肌痛、猩红热样皮疹、水样腹泻和休克。

三、治疗措施

救治原则：①积极消除病因；②补充血容量；③纠正酸中毒；④血管活性药物的应用；⑤糖皮质激素和其他药物的应用；⑥治疗DIC，改善微循环；⑦保护脏器功能；⑧各型休克的处理。

休克是一个严重的、变化多端的动态过程，要取得最好的治疗效果，须注意下列四点：①治疗开始愈早愈好，最好在休克症状尚未充分发展前就给予治疗，力求避免休克发展到晚期难以逆转的地步；②对不同类型的休克，在不同阶段要针对当时的病理生理变化给予适当的处理，如补充血容量，增强心肌收缩力，解除或增加周围血管阻力，消除微循环淤滞及纠正酸中毒等措施；③密切观察患者、特别注意中枢神经系统、心、肺和肾功能情况。必要时作中心静脉压、肺楔嵌压测定和放置保留导尿管，对病情进行反复的分析，抓住各个阶段的主要矛盾，按病情的变化随时调整用药以及其他治疗措施；④在紧急处理休克的同时，积极治疗原发病，应迅速通过病史、体征和实验室检查全力找出引起休克的原因，针对病因进行治疗。

治疗的目的在于改善全身组织的血流灌注，恢复及维护患者的正常代谢和脏器功能，而不是单纯地提高血压，因为，血压只代表心排血量和血管张力的关系，而不能反映心排出量和组织的血流灌注情况。在治疗过程中，有时血压虽不甚高，如在10.6/6.7kpa（80/50mmHg）左右，然而脉压正常、四肢温暖、皮肤红润不紫、尿量正常，说明微循环和组织灌注情况尚好，治疗措施有效。反之，收缩压虽超过12kPa（90mmHg），但脉压很低、四肢冰冷、皮肤苍白、尿量少，说明微循环和组织灌注情况不佳，急需调整抢救措施。

（一）一般紧急处理

1.取平卧位　枕头，腿部抬高30°，如心原性休克同时有心力衰竭的患者，气急不能平卧时，可采用半卧位。注意保暖和安静。尽量不要搬动，如必须搬动则动作要轻。

2.吸氧和保持呼吸道畅通　鼻导管或面罩给氧。危重患者根据动脉 PCO_2、PO_2 和血液 pH。给予鼻导管或气管内插管给氧。

3.建立静脉通道　如果周围静脉萎陷而穿刺有困难时，可考虑作锁骨下或上静脉及其他周围大静脉穿刺插管，亦可作周围静脉切开插管。

4.尿量观察　尿量是反映生命器官灌注是否足够的最敏感的指标。休克患者宜置入导尿管以测定每小时尿量，如无肾病史，少或无尿可能由于心力衰竭或血容量未补足所致的灌注不足，应积极查出原因加以治疗，直到尿量超过 20～30ml/h。

5.观察周围血管灌注　由于血管收缩，首先表现在皮肤和皮下组织。良好的周围灌注表示周围血管阻力正常。皮肤红润且温暖时表示小动脉阻力降低，可见于某些感染性休克的早期和神经原性休克。皮肤湿冷、苍白表示血管收缩，小动脉阻力增高。但皮肤血管收缩状态仅提示周围阻力的改变，并不完全反映肾、脑或胃肠道的血流灌注。

6.血流动力学的监测　如病情严重可根据具体情况，切开或穿刺周围静脉，放入飘浮导管（Swan-Ganz）到腔静脉近右心房测得中心静脉压，进而测肺动脉压及肺楔嵌压、心排出量，根据测值结果进行相应治疗措施的调整。

（二）不同类型休克的处理

1.感染性休克的处理　"感染性休克"。

2.心源性休克的处理　心源性休克的主要病理生理特点是心排出量减低，心搏量亦减低，其周围血管阻力则可增高、正常或降低。一般常见的心源

性休克多由急性心肌梗死所引起，故本节着重讨论急性心肌梗死引起心源性休克的治疗。

（1）镇痛：急性心肌梗死时的剧痛对休克不利，剧痛本身即可导致休克，宜用吗啡、杜冷丁等止痛，同时用镇静剂以减轻患者紧张和心脏负担，以免引起迷走神经亢进，使心率减慢或抑制呼吸。

（2）纠正低氧血症：吸氧和保持呼吸道通畅，以维持正常或接近正常的动脉氧分压，有利于微循环得到最大的氧供应，防止发生呼吸性酸中毒或因换气过度而发生呼吸性碱中毒。可用鼻导管或面罩给氧，如气体交换不好，动脉血氧分压仍低而二氧化碳分压仍高时，宜及时作气管插管或气管切开，用人工呼吸器辅助呼吸，以定容式呼吸器为佳，最好还用呼气末正压吸氧，要求动脉血氧分压达到或接近 13.3kPa（100mmHg），二氧化碳分压维持在 4.7～5.3kpa（35～40mmHg）。

（3）维持血压：如血压急剧下降，应立即开始静脉滴注间羟胺，以 10～20mg 稀释于 100ml 葡萄糖液内，亦可同时加入多巴胺 20～30mg。必要时在密切观察血压下，静脉内缓慢推注间羟胺 3～5mg，使收缩压维持在 12～13.3kPa（90～100mmHg），保持重要器官的血流灌注。

（4）纠治心律失常：伴有显著心动过速或心动过缓的各种心律失常都能加重休克，需积极应用药物、电复律或人工心脏起搏等予以纠治或控制。

（5）补充血容量：有少部分患者，由于呕吐、出汗、发热、使用利尿剂和进食少等原因而有血容量不足，治疗需要补充血容量。可根据中心静脉压监测结果来决定输液量。中心静脉压正常为 0.4～1.2kPa（4～12cmH_2O），如低于 0.5kPa（5cmH_2O），提示有低血容量存在；低于 1.0kpa（10cmH_2O）即可输液。输液的内容宜根据具体情况选用全血、血浆、人体白蛋白、低分子右旋糖酐或葡萄糖液，一般应用低分子右旋糖酐。低分子右旋糖酐应用于非失血性休克有两个优点：①能较快地扩张血容量，因从血管中消失也快，故可减少过度扩张的危险；②能抑制或解除红细胞和血小板的聚集及减低血液黏稠度，有助于改善微循环和防止微血栓形成。可先在 10～20 分钟内输入 100ml，如中心静脉压上升不超过 0.2kPa（2cmH_2O），可每 20 分钟重复输入同样剂量，直至休克改善、收缩压维持在 12～13.3kPa（90～100mmHg）、或中心静脉压升至 1.5kPa（15cmH_2O）以上、或输入总量达 750～

1000ml 为止。输液过程中还需密切观察呼吸情况，并经常听肺部有无啰音，以防发生肺水肿。如中心静脉压已高于 1.2kPa（12cmH$_2$O），或原先中心静脉压虽不甚高，但稍补充血容量后中心静脉压迅速升高，而动脉血压仍未改善，提示心排血功能差而静脉又淤血。如有条件，应用多用途的飘浮心导管，可同时测中心静脉压、肺楔嵌压及心排血量，如导管带有铂电极必要时可记录心腔内心电图，还可行心腔内起搏。正常时肺楔嵌压为 1.3kPa（10mmHg），高于 2.0～2.7kpa（15～20mmHg）说明左心排血功能不佳，如高达 4.0kPa（30mmHg）说明左心功能严重不全；如低于 2.0kPa（15mmHg）说明左心排血功能尚佳，而静脉压的增高为右心排血功能不佳所致。均应采用其他措施治疗。

（6）应用血管活性药物：当初次测量中心静脉压其读数即超过 1.2kPa（12cmH$_2$O）或在补充血容量过程中有明显升高而患者仍处于休克状态时，即需考虑选用血管活性药物。常用血管活性药物有升压胺类和血管扩张药。

（7）强心药的应用：强心药对心源性休克的作用，意见颇不一致。从一般临床经验看，有休克而无充血性心力衰竭的患者，用强心甙并无明显的裨益，且其强心作用不如胺类药物容易控制，在急性心肌梗塞早期还易引起心律失常，故不宜常规应用。

（8）胰高血糖素的应用：胰高血糖素为多肽类物质，能激活腺苷酸环化酶系统，使三磷酸腺苷转变为环磷酸腺苷，使心脏的环磷酸腺苷增加或使钙在心肌细胞内聚积，可增强心肌收缩力、增快心率、增加心搏量和心排出量、升高血压而使周围血管阻力下降，适用于心原性休克。用 3～5mg 静脉注射半分钟内注完，待 2～3 分钟，如无反应可再重复注射，继而用 3～5mg 肌内注射每 1/2～1 小时 1 次，或可每小时用 5～10mg 加入 5%葡萄糖液 1000ml 中静脉滴注，连用 24～48 小时。不良反应主要有恶心、呕吐、低血钾等。

（9）肾上腺皮质激素的应用：目前还有不同的意见，如要使用，早期大剂量应用，其潜在有益的作用主要是与细胞膜的作用有关，大剂量的肾上腺皮质激素有增加心排出量和减低周围血管阻力、增加冠状动脉血流量的作用。激素有可能影响心肌梗死后的愈合，但证据尚不充分，因此在急性心肌梗死所致的心原性休克患者中也可考虑应用。

（10）纠正酸碱平衡失调和电解质紊乱：主要是纠正代谢性酸中毒和高或低钾血症。休克较重或用升压药不能很快见效者，可即静脉滴注 5%碳酸氢钠 100～200ml，以后参照血 pH 值、血气分析或二氧化碳结合力测定结果及时发现和处理可能出现的呼吸性碱中毒或酸中毒。纠正代谢性酸中毒的药物中，乳酸钠的缓冲能力较碳酸氢钠强，但需经肝脏转化后才起作用；在肝脏缺血的情况下，还可能分解出乳酸而加重乳酸血症。此外，三羟甲基氨基甲烷（THAM）亦可应用，有作用快、不含钠和具有渗透性利尿作用等优点，只宜用于有水肿或缺钾而不能多用钠盐，或代谢性酸中毒伴有二氧化碳潴留和呼吸性酸中毒的患者。每公斤体重 2～3ml 的 0.6mol（7.28%）溶液用 5%葡萄糖液稀释一倍成等渗溶液滴注，最好滴入近中心静脉处。注意测定血钾、钠、钙和氯化物，按情况予以补充或限制。低血钾时用含氯化钾浓度 0.4%的 5%葡萄糖溶液静脉滴注；高血钾时除限制钾盐摄入外，可静脉滴注 5%碳酸氢钠和葡萄糖溶液加胰岛素。

（11）预防肾功能衰竭：血压基本稳定后，在无心力衰竭的情况下，可在 10～30 分钟内快速静脉滴注 20%甘露醇或 25%山梨醇 100～250ml 利尿，以防发生急性肾功能衰竭。如有心力衰竭，不宜用上述药物静脉滴注，可静脉注射呋塞米 40mg 或依他尼酸钠 50mg。根据血流动力学监测的结果来选择治疗休克的药物最为妥当。

（12）机械辅助循环：对药物治疗无效的患者，有人提倡用机械辅助循环的方法，以减轻左心室负担及工作量，同时改善冠状动脉及其他重要器官的血液灌注，其方法有多种，包括左心室转流术（将左心房血引出，绕过心室再输回动脉）、部分心肺转流术（部分静脉血引出，经氧合器氧合后将血输回动脉）、副心脏（用人工小型血泵，分担心脏部分排血工作）、人工心脏（人工血泵完全代替心脏工作）、心脏机械辅助（用机械辅助心脏舒缩）、主动脉内气囊反搏术和体外加压反搏术等。其中以后两者较适用于急性心肌梗塞所致的心原性休克。主动脉内气囊反搏术的应用原理是置入主动脉一根带有气囊的心导管，此气囊与泵相通，当心脏舒张时向气囊充气使之膨胀达到增加冠状动脉舒张期灌注的目的而起治疗效果，心脏收缩时从球囊抽气使之收缩从而不妨碍心脏的排血。体外加压反搏术，是在上、下肢及骨盆部穿上可加压的套衣裤，在心脏舒张时加压将小血管中的血挤入大血管中以达到反搏效果，挤入主动脉的血液可增加冠状动脉的灌注，是无创性的操作。近年来，不少作者认为，在大片心肌坏死的情况下，药物的作用是有限的，从机械方面寻找帮助循环的方法是有前途的，可取的方法。

（13）其他原因引起的心原性休克的治疗。

四、出血性休克的抢救

凡术后出血患者，通过临床观察若发现有发生休克可能时，就应给予必要的预防措施，一旦发生休克，抢救愈早愈好。

1.一般紧急措施　让患者平卧，去掉枕头或将下肢抬高 20cm，增加下肢静脉回心血量，保持呼吸道通畅，间歇给氧，保温但不加温，就地抢救，不宜搬动。粗针强刺人中、足三里、内关，耳针刺内分泌、皮质下、肾上腺、神门，伴有昏迷时加刺十宣、涌泉等穴。

2.尽快补充有效循环血量，改善组织血液灌注

首先静脉输入复方氯化钠溶液 1000～1500ml 或中分子右旋糖酐，并加入维生素 C、止血芳酸 100～200ml 和抗生素，在 1h 内输完。失血量难以估计，通常用休克指数来估计。休克指数＝脉搏/收缩压。指数 0.5 为正常。休克指数为 1，失血 20%～30%，若休克指数为 0.5，失血 30%～50%，若休克

指数为 2，休克严重。休克较轻的（失血约 800ml）输液，严重的必须输全血。

3.在补液、输血的同时，应尽快进行止血　先用暂时止血措施，如直肠内填塞纱布压迫止血、肛门部丁字带固定。待休克初步纠正后仍不止血，则行结扎、电灼或消痔油、消灵注射等根本止血措施。

4.药物大出血　止血药作用不明显。也不宜用升压药，仅在全血或右旋糖酐不能立即输入、血压下降有可能导致心搏骤停时，才可能考虑暂时应用升压药，常用阿拉明肌内注射或静脉滴注。另用当归补血汤治疗失血和独参汤合用。

五、护理措施

休克的预后取决于病情的轻重程度、抢救是否及时、措施是否得力。所以护理上应采取以下措施：①体位休克时应采取中凹卧位，患者头胸部抬高 20°～30°，下肢抬高 15°～20°；使用抗休克裤。②保暖。③保持呼吸道通畅一般用鼻导管吸氧，流量 4～6L/min，严重缺氧或紫绀时应增加至 6～8L/min，或根据病情采用面罩或正压给氧。④尽快建立静脉通路。⑤镇静止痛。

（于庆环）

第十节　肛肠病术后感染

肛肠病术后感染是肛肠病手术后因患者抗病能力下降，或手术创面污染严重，或无菌观念淡薄引发的医源性等原因引起的感染。大都是在对肛门、直肠和结肠疾病实施手术或治疗时所引起的继发感染。原有的感染如肛周脓肿等不属此范围。肛肠病术后感染的确定应具备下列条件：①无感染性病变术后，或感染性病变感染灶彻底清除后，手术创面发生感染引发局部和或全身症状者。②原感染病灶，术中未彻底清除（如肛周脓肿切开引流术），术后即发生感染加剧，或非原有病灶的手术部位发生感染者。③术后感染的菌种不同于术前者，或术后创面有新菌种出现者，这是术后是否感染最有价值最可靠的诊断。由于肛肠解剖生理的特点，手术易感染，术后感染率国内报道达 10%～40%，国外为 5%～50%。

肛周和腹部的皮肤以及会阴部的毛发存有大量的细菌，这些细菌可以通过切开、穿刺以及其他任

何破坏皮肤屏障的损伤，进入组织导致感染。而术后是否发生感染及其演变取决于患者的抵抗力、细菌的毒力和治疗方法等多种因素。①患者对感染的抵抗力有全身和局部两方面。全身抵抗力与年龄、营养等一般状况有关。局部抵抗力与受累的组织结构、部位和血液供应情况有关；伤口的大小、深浅，有无异物、血肿、无效腔、坏死组织和血管内血栓形成等，对局部抵抗力都可产生一定的影响。②细菌毒力的大小决定于细菌的种类、菌株、数量、繁殖速度和毒素的性质，细菌的毒性是指其外毒素、内毒素和酶的作用，如金黄色葡萄球菌有溶血素、杀白细胞毒素、肠毒素、红疹毒素以及凝固酶、葡激酶、DNA 溶酶等，所以侵入组织后容易引起感染。表面葡萄球菌毒素较少，缺乏凝固酶等，所以一般认为属于非致病菌，但在特殊条件下也可以引起感染。菌种除葡萄球菌、链球菌、大肠杆菌、绿脓杆

菌和变形杆菌五种与感染有重要关系的化脓性病原菌外，还有一些革兰阴性杆菌和厌氧菌与感染密切相关，真菌中念珠菌感染较其他真菌有重要的临床意义，但也只发生在机体免疫功能被抑制时。有实验报告，每 1g 组织内的病原菌数一般超过 100 万才会发生感染。但局部有坏死组织、血液循环障碍、血肿或异物时，机体的抗感染能力即大为降低，每 1g 组织内有 100 个病原菌即能发生感染。沾染时间愈长则细菌繁殖愈多，形成感染的可能性愈大。一般认为起决定性的时限为 2～3 小时。混合感染时，细菌之间可出现协同作用，例如需氧菌的存在常有利于厌氧菌的繁殖，使感染加重；溶血性金黄色葡萄球菌和微量嗜氧链球菌一起能引起进展性协同性坏疽等。③手术适应证或手术时机把握不当，或手术方法错误、操作粗暴或术后抗生素应用不当等。

肛肠病术后感染常有以下分类方法：①按其性质来说可分为特异性感染和一般性感染；②就其部位可分为腹腔感染和肛门及其周围感染；③就其程度可分为局部感染和全身感染，等等。感染的病原微生物以细菌感染最常见，霉菌及病毒感染较少，但由于胃肠营养及抗生素的应用等，近来真菌感染呈上升趋势，一旦发生较难控制，临床应加以重视。

感染发生后可有三种结局：①人体抵抗力占优势时，感染不易发展，再加上及时正确的治疗，可使感染较快地得到控制，并逐渐消除。②当人体抵抗力和病原菌的毒力处于相持之势时，感染易转为慢性。③当病原菌的毒力超过人体抵抗力时，感染向周围组织或脏器扩散，局部可经淋巴管引起淋巴管炎、淋巴结炎和多发性脓肿，也可侵入血液循环，引起全身化脓性感染，甚至发生感染性休克或多器官功能衰竭。

肛肠病术后感染的特点：①以混合感染为常见；②方式以侵袭性感染为主；③肛门部术后感染一般起病缓慢，大多感染后 5～7 天症状渐明显；④若引发全身感染，则发作急，变化快，如调治不当，预后差。

一、肛门部手术后一般性感染

临床上由于手术部位、手术性质以及感染出现的时间和程度不同可表现为创面局部感染和全身感染，两者可单独也可同时出现。

（一）原因

（1）术前、术后抗生素选择不当，应用时机不对或未用。

（2）无菌观念不强，消毒不严。

（3）术中操作粗暴，组织损伤较多，创面粗糙。

（4）损伤肛窦导致炎症沿肛腺扩散。

（5）切口缝合留有无效腔。

（6）术中止血不彻底形成皮下血肿。

（7）损伤或结扎较大血管，影响局部血供。

（8）创面引流不畅，积液、积脓。

（9）局部静脉、淋巴回流障碍引起水肿。

（10）术后护理不当，创面换药错误，创面污染。

（11）患者身体虚弱或年老术后机体抵抗力下降及全身营养不良等。

（二）症状体征

局部可出现红肿、疼痛、水肿，伤口表面有脓性分泌物，有烧灼感；伴身热烦闷，舌质红，苔黄腻，脉数。范围大、程度重、位置深的感染除有红、肿、热、痛，功能障碍的症状外，一般均有发热、头痛、乏力、食欲减退、脉率加快等。实验室检查，白细胞计数升高，以嗜中性粒细胞为主。大便常规可查到超常规的红细胞和白细胞，有时可查到脓细胞。

（三）治疗

（1）外敷熏洗适用于局部疼痛明显者，方用苦参汤或祛毒汤加减煎水熏洗；金黄散、黄连膏等外敷。

（2）切开排脓适用于术后感染而形成脓肿者，应及早切开排脓，防止扩散。

（3）扩创引流对有桥形愈合或术后创面引流不畅者，应及时敞开扩创，填入涂有九华膏的纱条引流，防止假性愈合。

（4）对继发感染伴有出血者，应在止血的同时，控制感染，进行综合治疗。

（5）炎症性水肿祛毒汤加减，水煎熏洗肛门 10 分钟，每日 2 次。甚者加生川乌、生草乌各 10g。

（6）如系用激光、电灼、冷冻治疗后引起的水肿可分别涂敷湿润烧伤膏、京万红软膏或冻疮膏等。

（7）内痔脱落继发感染，在控制感染的同时，每日向肛内注入稀质三黄油膏 3～5ml。

（8）应用抗生素为防止扩散，应尽早应用，以氨基糖苷类加甲硝唑为主，根据菌培养和药敏加用其他相应的药物。

（9）物理疗法细菌不易在干燥的环境中生长繁殖，用红外线等烘烤创面可控制已感染创面。

（四）预防

伤口感染的形成是一个由量变到质变的过程。即由轻度沾染～污染～感染三种不同程度。伤口感染的预防首先要防止清洁伤口受污染，还应争取使轻度沾染者向清洁转变，加速伤口愈合。

术后感染的预防应着重注意以下要点：①严格遵守无菌操作规则。②彻底消毒手术部位及周围皮肤。③术式选择针对性要强，术中操作应注意减少组织损伤，不留无效腔。④不缝合的伤口应做到引流通畅，对潜行切断（如肛裂侧切等）的术式，应注意止血，防止形成皮下或较深组织的血肿。⑤术后每次排便后用1:5 000高锰酸钾溶液坐浴，换药创面要保持清洁干燥，引流通畅，防止桥形愈合。⑥扶正祛邪，增强机体抵抗力。扶正以补中益气汤、四物汤等加减；祛邪用黄连解毒汤、五味消毒饮、仙方活命饮等加减。⑦对损伤较重及体质虚弱患者，术后可常规应用抗生素和必要的全身支持疗法。

二、结肠、直肠术后感染

（一）原因

结肠、直肠手术较易发生感染，引起弥漫性腹膜炎及盆腔脓肿，病因主要为伴有细菌的肠道内容物的直接外溢。有关原因如下。

（1）无菌观念差是感染发生的诱发因素。

（2）切口局部出血、血肿、坏死、血液循环障碍、异物残存等是感染的基础；

（3）结直肠手术中，由于肠壁薄，血液供应较差，肠吻合术最易发生破裂、穿孔等，使含大量细菌的肠内容物流入腹腔，而致腹腔感染。

（4）术前肠道清洁准备不充分或围术期未能合理应用抗生素。

（二）症状体征

术后出现异常发热、切口疼痛和局部红肿。若并发腹腔感染，随着炎症的扩散，腹膜炎症状呈持续性、进行性加重，最后腹痛剧烈，难以忍受，呼吸、咳嗽或活动则更甚。腹痛范围可能局限，也可

延及全腹，但仍以原发病变部位较为显著。体温明显升高，脉搏加快。因腹膜刺激，可引起反射性恶心、呕吐等。若病情恶化，则出现感染中毒症状，如高热、大汗、口干、脉数、呼吸浅速等。晚期则全身衰竭，出现严重失水，代谢性酸中毒或感染性休克。

（三）实验室及其他检查

血象检查，白细胞计数明显升高，以嗜中性粒细胞为主。腹腔感染后还有中毒颗粒。腹部X线透视可见大、小肠普遍胀气和多个液平面，部分患者膈下见游离气体。如果肠内容物进入腹腔或渗出较多时，腹腔穿刺阳性。查体时腹膜刺激征阳性。

（四）诊断与鉴别诊断

若术后切口感染则局部红肿热痛明显，触之波动等。若腹腔感染则主要表现为腹膜刺激征，腹式呼吸减弱或消失、板状腹、腹部压痛或反跳痛、肠鸣音减弱或消失等。如出现盆腔脓肿，直肠指诊可发现直肠前窝饱满及触痛，触之柔软、有波动感、肛管括约肌松弛，用注射器穿刺可抽出脓液。在盆腔脓肿形成的过程中，伴有体温弛张不退，或下降后又复上升。由于脓液刺激直肠或膀胱，患者常觉下腹坠胀不适，大便次数增多，粪便常带有黏液，甚至有里急后重、尿频或排尿困难等症状。临床应根据病史及实验室检查等与痢疾、尿路感染、肾盂肾炎等相鉴别。

（五）治疗

1.伤口处理 若术后局部切口感染，应积极寻找感染源，重新清创或手术治疗；若肠吻合术后，吻合口周围有污染，应局部冲洗、造瘘或二期手术等。

2.对症治疗 若腹腔内存在脓性渗出液，应尽快采取措施，促使其局限吸收，或通过引流而排除。如肠穿孔较小，肠内容物流入腹腔较少，腹膜炎症轻者，可采取非手术疗法。无休克时，患者宜采取半卧位，这样有利于腹内渗出液积聚在盆腔而便于引流，并能使腹肌松弛，膈肌免受压迫，有利于呼吸、循环的改善。同时，胃肠减压可以减轻肠胀气，改善肠壁血液循环，减少肠穿孔时肠内容物的漏出，亦可促进肠蠕动的恢复。

3.全身支持疗法 若全身症状明显，必要时可

输血、输液，以补充血容量和纠正水、电解质的紊乱。应该给予高蛋白、高热量、含丰富维生素的食物。另外，结肠、直肠穿孔，很多大肠杆菌进入腹腔，抗生素类使用应首选：①卡那霉素、庆大霉素、磺胺甲基异噁唑加抗生增效剂。②大剂量青霉素类、广谱青霉素或先锋霉素。③目前口服或静脉滴注灭滴灵，应用较为普遍。

4.腹部炎症的处理　若腹膜炎症状较重，除采用上述治疗外，应及时行二次手术。

5.盆腔炎症的处理　如为盆腔脓肿，则应取截石位症，用肛门扩张器暴露直肠前壁，在脓肿波动处先行穿刺抽得脓液后，即沿穿刺针作一小切口，再用血管钳分开切口排出脓液，最后放置软橡皮管引流，手术后 3 天拔除。已婚妇女的脓肿向阴道突出者，可经阴道后弯窿切开引流。密切观察病情变化，随时对症处理。

（六）预防

（1）结肠、直肠手术时，要严格遵守操作规程，加强无菌观念。并在手术中经常注意和检查，如手术用具的隔离就非常重要，术者所戴橡皮手套，指套如有一个针孔可致金黄色葡萄球菌感染。

（2）手术过程要仔细，严防纱布、手术器械等异物遗留于腹腔，以免造成异物感染。肠切除术或直肠造瘘术等均应注意防止肠内容物流入腹腔。

（3）对年老体弱或体质较差的患者，应注意全身支持疗法。术前可适当给予消化道吸收性抗生素，如卡那霉素等。

（4）内服中药，扶正祛邪，增强机体抵抗力，预防感染。

（5）造口周围的感染及皮肤损伤主要是由粪便污染和肠液刺激所致，该处感染可引起造口回缩、狭窄、肠管涌出、腹壁切口裂开等并发症。

（6）肠道准备要充分口服甘露醇、素膳准备和术中结肠灌洗法，可使需氧菌减少。

（7）抗生素预防用药：①口服新霉素、灭滴灵等。②围术期全身性抗生素常用的有卡那霉素、氨苄青霉素和灭滴灵等。

三、破伤风

破伤风是由破伤风杆菌自伤口侵入，在创口内繁殖，并分泌外毒素引起的急性特异性感染，以全身或局部肌肉持续收缩和阵发性痉挛为其特征。由

肛肠科手术而引起的破伤风，已有多例报道，因此，对破伤风的防治应引起足够重视。

（一）原因

破伤风杆菌是革兰阳性厌氧梭状芽胞杆菌，在自然界分布甚广，存在于灰尘、泥土、牲畜和人的粪便中，芽孢抵抗力很强。破伤风杆菌必须通过皮肤和黏膜伤口才能侵入人体，必须在缺氧的环境中方可生长繁殖。因此，肛肠病术后若伤口小而深，有缺血、组织坏死、异物残留，以及伤口引流不畅时可并发破伤风。贺执茂曾和 30 个单位共同调查了痔瘘手术 35000例，共发现破伤风 9 例，发病率为 0.26%。

（二）病理

破伤风主要由破伤风杆菌产生的外毒素致病。外毒素中，一种是具有高神经亲和力的痉挛毒素，多附于血清蛋白上，通过血液循环和淋巴系统作用于脊髓前角灰质和脑干的运动神经核，引起全身横纹肌的持续性收缩和阵发性痉挛；另一种是溶血毒素，可致组织局部坏死和心肌损害。临床症状主要由痉挛素所致。

（三）症状体征

1.潜伏期　破伤风的潜伏期长短不定，一般为 5～14 天。偶有 24 小时，或长达数月者。一般来说，潜伏期愈短，症状愈重，死亡率愈高。

2.前驱期　常为 1～2 天，患者有乏力、不安、头痛、发热、多汗、咀嚼肌紧张、反射亢进、肌肉酸痛、紧张、有牵拉感等。

3.临床期　以抽搐为最典型的表现。最初是咀嚼肌，继而面部、颈部、背腹、四肢的肌肉，最后膈肌和肋间肌。继之，发生持续收编和阵发性痉挛，患者相继出现牙关紧闭、苦笑面容、颈项强直、角弓反张、板状腹、上肢屈曲、下肢伸直；若膈肌、肋间肌痉挛则呼吸困难；若喉部肌肉痉挛则可引起窒息。患者对各种轻微刺激，如声、光、风等十分敏感，均可诱发全身强烈的抽搐。骨骼肌痉挛可出现肌肉断裂，甚至骨折、肛门括约肌痉挛可引起便秘、膀胱颈或尿道括约肌痉挛，尿潴留等。

全身症状除极少数重病外，患者一般神态清楚，危重者因脑缺血可出现昏迷，一般无高热、体温多在 38℃ 左右，伴肺部并发症时，体温可达 40℃ 以上，全身可见大量出汗。

（四）并发症

（1）因咳痰困难、呼吸道不通畅，继发肺不张和肺炎。有时尚可出现呼吸窒息死亡。

（2）由于缺氧、抽搐、禁食等，引起酸代谢产物增多，而肾功能常受损不能将其及时排出，可致酸中毒。

（3）强烈的痉挛抽搐，有时引起肌肉断裂和骨折、关节脱位和舌咬伤等。

（五）诊断与鉴别诊断

肛肠病术后并发破伤风可根据患者手术史和患者临床表现作出诊断。但有些患者未出现前驱症状或症状不典型，此时，应与下列疾病相鉴别。

1.化脓性脑髓炎 虽有角弓反张、颈项强直等体征，但无阵发性痉挛；患者常剧烈头痛、神志昏迷、高热、喷射状呕吐；脑脊液检查压力增高，白细胞增多。

2.狂犬病 有被疯狗或其他动物咬伤史，患者咽肌应激性增强，有恐水症。

3.癔症 无外伤或手术史，多见于情绪波动时发病，症状变化多端，虽抽搐，但无声、光、风等刺激影响，张口不困难。

（六）治疗

破伤风的治疗原则是消除毒素来源，中和体内毒素，解除痉挛，保持呼吸通畅及预防并发症。患者应严格隔离，所用器具须药液浸泡后高压灭菌，污染敷料及纸张等一律焚毁。

1.一般治疗 及时隔离患者于安静、温暖环境，避免声、光、风等外界刺激，能进食者，给予高热量流质饮食。不能进食者，可进行鼻饲。鼻饲管的插入，宜在镇静剂应用之后、痉挛减轻时进行，辅以静脉滴注补液等支持疗法。

2.对症治疗

（1）伤口处理：在麻醉控制抽搐的情况下，进行彻底清创、扩大伤口、切除坏死组织、清除异物，并用双氧水或 0.1%高锰酸钾溶液冲洗、湿敷，伤口周围可注射 TAT500～10000U。如果患者伤口已愈合，仅需考虑局部注射 TAT 即可。

（2）控制抽搐：此为治疗中的基本措施。首先应隔离患者于单人暗室，避免外界声、光等刺激，以免引起痉挛发作。轻者口服地西泮 5mg，或 10%

水合氯醛 10～15ml，每 4～6 小时 1 次；苯巴比妥 0.1～0.20 或地西泮 10mg 经莫菲管静脉滴入，每日 3～4 次或冬眠 I 号全量加入 5%葡萄糖 500ml 缓慢静脉滴注。严重者，除冬眠 I 号外，尚可用硫喷妥钠 0.5g 缓慢静脉注射，直至抽搐停止，但必须密切观察，以防呼吸抑制。若上述药物仍不能解除痉挛，则应考虑采用肌肉松弛剂。但应注意防止呼吸肌麻痹。

（3）给氧：有缺氧、发给症状者，给予间歇吸氧，有痰液淤积者应吸痰，情况严重者应尽早切开气管，并注入抗菌药物。适当放宽气管切开指征，是降低破伤风死亡率的关键措施之一。

（4）破伤风抗毒素应用：在早期确诊破伤风后，应立即行破伤风抗毒素皮肤过敏试验。虽破伤风抗毒素对已与神经组织结合的毒素无中和作用，但因血中有可能存在一些游离的毒素和未愈合的伤口中仍可能有细菌繁殖及毒素产生，故诊断后亦应给予抗毒素治疗，成人于静脉内一次滴入 2 万～5 万 U，儿童为 1 万～2 万 U，也可用已获得自动免疫者的全血（同血型者）或血浆输给病员以代替抗毒素。同时，早期使用青霉素（80 万～100 万 U）肌内注射，每日 4 次，可抑制破伤风杆菌繁殖体，并有助于其他感染的预防。

（5）调节水、电解质平衡：患者因强烈的肌肉痉挛而出汗过多，不能进食者，可引起不同程度的水、电解质代谢失调，此时，应根据患者的具体情况，给予及时补充，纠正代谢紊乱。

（6）中医、中药等治疗：在患病初期，以祛风解毒镇静为主。针灸治疗亦被广泛采用，尤其对抑制痉挛有效。常用穴位有风府、大杼、人中、合谷、少商、涌泉、曲池、颊车、哑门、足三里、百会、三阴交、然谷、行间、承山、下关等。根据病情分组取穴，轮流采用。

本病贵在早期发现、早期诊断、早期治疗，争分夺秒。失治、误治、失去抢救时机，都会导致病情加重，造成死亡。一旦发现病情可疑，条件许可的，就地组织抢救甚为重要；抢救条件不具备的，应及时转院。

（七）预防

破伤风的早期预防应在第 3 天见伤口出现水肿和少量分泌物时即采取措施，以免局部感染形成厌氧环境。表情观察，第 7 天极为重要，一旦出现表

171

情肌异常或张口困难，应立即按破伤风处理。

（1）在术式的选择上，应尽量采取不使痔组织大块坏死的方法。

（2）手术所用物品、器械必须进行严格消毒，绝对不能数人合用一套器械。

（3）术前肛门备皮，酌情作肠道准备。手术严格按照无菌操作要求进行。

（4）术中已结扎压缩的痔组织应尽量剪除，不要残留太多，肛瘘手术的创口要内小外大，以利充分引流。

（5）较大的痔组织，估计有较多的坏死组织，或复杂性肛痔，内口位置较高者，术前可常规用破伤风抗毒素作预防注射，如无破伤风抗毒素。同时，术后考虑配合使用抗生素。

（6）痔瘘患者，术后应常规以 1:5000 高锰酸钾溶液或其他药液便后坐浴，并配合含有较强杀菌作用的中药膏剂、散剂等换药。同时，换药器械必须严格消毒，且换药镊每人一把，不要数人合用。

（7）手术前后，特别是手术后 2~3 天以后，应注意保持大便通畅。

（8）对大块痔组织坏死，脱落缓慢的患者，每次换药时可用双氧水冲洗，并尽可能逐步将坏死组织清除。

四、气性坏疽

气性坏疽梭状芽孢杆菌属细菌引起的急性特异性感染，多见于肌肉丰厚部位的严重创伤和手术后。常以伤口剧烈胀痛开始，随后皮肤、肌肉大片坏死，故亦称梭状芽孢杆菌性肌坏死。患处组织水肿，脓性分泌物中含有气泡、恶臭，并有严重的毒血症表现。若不及时处理，则失去迅速抢救机会，危及生命。

（一）原因

（1）引起气性坏疽的病原菌均为革兰阳性厌氧芽孢菌。主要有产气荚膜杆菌、腐败梭状芽孢杆菌、恶性水肿杆菌、生孢子梭状芽胞杆菌和溶组织梭状芽孢杆菌等五种。除产气芽孢杆菌外，都无荚膜；前三种能分解糖类，为主要致病菌，能在伤口内的肌肉层中繁殖，分解组织的糖类产生大量的气体；后两种能分解蛋白质，为腐败物寄生菌，能使蛋白质分解和液化，产生硫化氢，使伤口出现异臭味，为致病的芽胞杆菌提供生长环境。

（2）肛肠病术后，出现肛门直肠周围深部感染，在大肠杆菌或葡萄球菌等感染而大量耗氧的条件下造成感染局部乏氧，有利于气性坏疽杆菌的生长繁殖而致气性坏疽发生。

（二）病理

气性坏疽的致病菌停留在伤口内生长繁殖，很少侵入血液循环引起败血症。其产生的外毒素、溶血素可引起溶血、组织液化，使病变迅速扩散恶化，造成广泛的局部缺血，致组织坏死；而产生的胶原酶、透明质酸酶和脱氧核糖核酸酶等多种酶分解糖类和蛋白质的作用极强，可使伤口内组织膨胀、坏死、腐化而有恶臭，有利于细菌的繁殖，使大量的外毒素吸收，引起严重的毒血症。有些毒素进入血液循环可直接损害心脏、肝脏和肾脏，造成局灶性坏死，使脏器功能受到破坏而造成更加严重的病变。

（三）症状体征

1.局部症状 患者感觉伤口发胀，手术部位沉重、剧痛，有包扎过紧感。伤口呈"胀裂样"剧痛，常为最早出现的症状。而一般止痛药物不能控制这种特殊的剧痛，伤口周围水肿明显，皮肤苍白、紧张发亮，继而转为紫红色，甚者呈青铜色或黄褐色。按压局部有"捻发音"，并有淡棕色，稀薄混浊分泌液溢出，混有气泡，气味恶臭。

2.全身症状 患者全身衰竭，极度虚弱，表情淡漠，面色苍白，出冷汗，时有烦躁不安，但神志清醒。体温可达 39~40℃，脉搏加快，呼吸急促，甚至谵妄昏迷，可有黄疸和明显贫血。严重者可发生感染性休克。

（四）实验室检查

1. 伤口分泌物涂片检查，能发现大量革兰阳性杆菌，但白细胞很少。

2. 红细胞计数可迅速降至 $(1.0~2.0)×10^9/L$，血红蛋白减至 40~60g/L，白细胞计数高达 $(15~20)×10^9/L$，但也有不超过 $(12~15)×10^9/L$ 者。

（五）诊断与鉴别诊断

凡患者术后短期内出现伤口呈"胀裂样"剧痛，并伴有严重的全身中毒症状时，即应考虑有发生气性坏疽的可能。再结合临床表现、实验室检查等即可确诊。

气性坏疽需与厌氧性蜂窝组织炎、大肠杆菌性蜂窝组织炎等相鉴别：厌氧性蜂窝组织炎发病虽然也以伤口疼痛开始，但较气性坏疽发病为慢，潜伏期较长，疼痛和全身症状较轻。皮肤很少变色。产生的气体较气性坏疽为多，并有大量棕色脓性分泌物。气体和分泌物可沿深筋膜面扩散，可有筋膜坏死，但肌肉正常，有收缩力，切开时有出血。

大肠杆菌性蜂窝组织炎为大肠杆菌感染所致，虽也可出现组织间的气肿现象和毒血症症状，但切开引流时所见脓液有明显的大肠杆菌感染特征，即质稀薄呈浆液性。脓液涂片检查可见革兰氏阴性杆菌。

（六）治疗

肛肠病术后若疑有伤口气性坏疽，应立即将伤口完全敞开，并以双氧水冲洗、湿敷，严密观察病情变化。一旦确诊，须积极综合抢救。

1.手术切开引流 在病变区，可作多处纵深切口，去除伤口内所有坏死组织，直达颜色正常能够出血的健康组织。如果感染限于某一筋膜腔，可把受累肌束或肌群从起点到止点全部切除，敞开切口，置多根引流条。并用大量的 3%双氧水或 1:5000 高锰酸钾溶液冲洗或湿敷。伤口不予缝合，每日更换敷料 1~2 次，直到厌氧杆菌培养阴性为止。

2.抗菌药物治疗 因气性坏疽为混合感染，术后应给予大剂量抗生素。青霉素每日 1000 万 U，分 4~6 次肌内注射；四环素每日 1g，静脉滴注；青霉素过敏者可给红霉素，每日 1.5~1.5g，静脉滴注；灭滴灵口服每次 0.4g，1 日 3 次，或静脉滴注 0.5g，1 日 1 次等。

3.血清治疗 若在未明确感染细菌的类型之前，即可静脉注射气性坏疽多价抗毒血清 27000 单位。注射时最好加入盐水中，由静脉注入。在细菌类型已经确定后，即用该菌的单价血清继续注射，至局部或全身症状完全消退为止。

4.高压氧舱疗法 患者在舱内吸入 3 个大气压的纯氧，使血液和组织内的氧比平时增加 20 倍左右，起到抑制厌氧菌生长、繁殖和产生外毒素作用。治疗一般为第 1 日 3 次，第 2 日和第 3 日各 2 次。3 日共进行 7 次治疗。

5.支持疗法 据病情给予多次少量输血、补液等辅助治疗，维持水、电解质平衡。并配合给予高蛋白、高热量、含丰富维生素饮食。

6.中药治疗 以清热利湿、活血行气、解毒消肿为主。方用犀黄丸、五味消毒饮等内服。配合外敷熏洗。后期以益气养阴，扶正祛邪为主，药用八珍汤、桃红四物汤加减等。

（七）预防

（1）肛肠病术后，保持创面清洁，开放伤口，勤于伤口冲洗、换药和保持引流通畅，是早期预防气性坏疽的最可靠方法。

（2）创口内可用双氧水、高锰酸钾溶液冲洗，创口开放要避免填塞的敷料压迫过紧，以防组织发生缺血坏死。

（3）创口深而有严重感染时，应在 6 小时内注射精制多价气性坏疽抗毒素 1 万 U，预防气性坏疽的病原菌感染，但最多只能起到暂时缓解毒血症的作用，而且有过敏危险，故少于应用。

（4）抗生素的应用对防止厌氧菌的感染有一定作用。

（5）为了防止交叉感染，应将患者严格隔离，患者使用过的衣物、器具和敷料等都应收集单独消毒。

（6）积极改善患者全身状况，注意观察病情发展，随症综合治疗。

五、坏死性筋膜炎

坏死性筋膜炎是一种少见的坏死性软组织感染，一般大医院内每年可见到 1~2 例，如不及时诊断和处理，往往死于败血症和毒血症。感染主要侵犯筋膜，但无肌坏死。

（一）原因

致病菌大多为溶血性链球菌、凝固酶阳性的葡萄球菌以及肠道内的细菌，包括大肠杆菌、革兰氏阴性厌氧杆菌和链球菌，特别是脆弱类杆菌、消化链球菌，且常为混合性细菌感染。坏死性筋膜炎大多发生于阑尾切除术、结肠手术后或会阴部手术后，但小切口或老年患者合并糖尿病和动脉硬化时，或恶性肿瘤接受了化疗，或免疫抑制者更易发生，近年来报道的 34 例坏死性筋膜炎患者中大多数为肛肠术后患者，且肛周脓肿术后发生该患者高于混合痔及肛裂术后的 5 倍左右。

（二）症状体征

起病急骤，寒战、高热，局部病变迅速发展，累及皮肤、皮下脂肪、浅筋膜和深筋膜。突出的表现是表浅筋膜广泛坏死，但并不累及肌肉。开始时皮肤红肿，类似蜂窝组织炎或丹毒，随后由于营养血管栓塞，皮肤苍白，有时出现典型的、大小不一的散在性皮肤血瘀，或青紫坏死，周围有较广泛的潜行皮缘，血疱溃破后显露出黑色真皮层。由于皮下神经损坏，患部感觉减退或消失。全身有明显的毒血症，迅速引起感染性休克。患者神态淡漠，反应迟钝。

（三）诊断

(1)广泛的表浅筋膜坏死伴轻至中度的皮下蜂窝组织炎。

(2) 周围有广泛的潜行皮缘，皮肤苍白，有水瘢和血斑形成。

(3) 有血性浆液或脓液渗出。

(4) 需氧菌和厌氧菌混合感染的病例，在皮下有气体，脓液有粪臭。因此需与气性坏疽鉴别，后者主要是广泛性肌坏死。

（四）治疗

(1) 治疗的关键是早期切除坏死的筋膜，在患部作多条切口。伤口充分敞开引流，用过氧化氢或高锰酸钾溶液冲洗，使伤口组织氧化还原电位差升高，造成不利于厌氧菌繁殖的条件，以控制感染的继续蔓延和扩散。

(2) 根据细菌种类选择合适的抗生素，术前开始大剂量应用直至术后炎症控制。有效的抗生素包括林可霉素、氯林可霉素、氯霉素与庆大霉素联合应用。甲氧头孢菌素和甲硝唑也是治疗坏死性筋膜炎的有效药物。

(3) 因筋膜的坏死可能为进行性，有时需多次手术，才能将坏死组织全部切除。

(4) 全身支持疗法至为重要。有糖尿病时必须予以控制。

(5) 中医认为，坏死性筋膜炎为“陷证”。根据中医理论可给予益气养血、清热解毒之剂水煎服。局部创面可用生肌散、0.5%雷夫奴尔纱条交替换药。

六、绿脓杆菌感染

肛门直肠手术后大面积感染，有大量坏死组织时，易继发绿脓杆菌感染。绿脓杆菌经常存在于汗腺较多的部位，其特点为有特殊的甜腥臭味，脓液呈蓝绿色。

(1) 清除创面的坏死组织后，用 3%醋酸和 3%～5%水合氯醛溶液交替湿敷，再用紫外线照射。

(2) 全身治疗用春雷霉素、抗敌素（多粘菌素 F）、梭苄青霉素和庆大霉素交替应用或联合应用。

(3) 对表浅的绿脓杆菌感染，可用消毒液淋洗或局部浸泡，再用 10%甲磺灭脓，1%磺胺嘧啶银（锌、铈）盐，0.1%庆大霉素或 0.1%多黏菌素等药液纱布敷盖行半暴露。

(4) 对严重绿脓杆菌感染，如出现创面加深、恶臭、崩溃、出血坏死斑时，提示多伴有全身性感染，除加强针对全身的治疗措施外，局部可采用 10%甲磺灭脓霜剂或 1%磺胺嘧啶银（锌、铈）盐，霜剂，涂于创面，以控制感染，随后迅速切除坏死肉芽组织。

(5) 如果感染严重但较局限者，也需立即清创，彻底切除坏死组织，以避免感染扩散。

七、肛肠病术后感染防治的有关问题

近年来尽管有许多强有力的新型抗生素问世，且声、光、磁、电等先进治疗手段进入肛肠领域，但由于肛肠解剖生理的特殊性，感染依然是肛肠外科面临的重要问题之一。

（一）术后感染的预防措施

(1) 控制感染源充分重视消毒隔离，有效地控制感染源，切断传播途径，医务人员要懂得，在医院病原体传播的最主要媒介是污染的手。

(2) 重视基础疾病的治疗每个医生都懂得，未得到控制的糖尿病会明显增加感染的机会，其他许多基础疾病也是如此。

(3) 防止滥用侵入性诊疗手段，可做可不做的坚决不做，必须进行的，除加强基本功训练，尽量避免额外损伤以外，还要尽量缩短期限（如尽早拔除各种导管），细致观察其不良反应，减少感染机会。

(4)避免降低免疫功能尽量不用或少用免疫抑制剂（如皮质激素）以及能导致免疫抑制的措施如细胞毒药物、放射治疗等。不得不用时，要注意加强保护措施。

(5) 减少手术不良刺激科学控制手术范围，尽量减少手术创伤、减少失血，缩短手术和麻醉时间。

（6）增强患者抗感染能力加强围手术期管理，改善营养和全身状况；提高其免疫机能。手术患者由于进食受到限制或根本不能进食，营养支持尤为重要。

（7）重视经切口感染的预防

1）提倡合理的外科操作原则：手术切口对机体是一种损伤，应避免那种局部损伤重，细胞死亡多，出血、渗血多，容易感染的术式，手术6项操作原则：①对组织轻柔操作；②正确的止血；③锐性解剖分离；④手术野清、干净；⑤避免大块结扎；⑥好的缝合材料。以上对于预防切口感染非常有利。

2）注意肠道细菌对伤口感染的作用：据报道，每克粪便含类杆菌 1010～1011 大肠杆菌 106～108 个。类杆菌以厌氧菌类脆弱杆菌最多，约占类杆菌的 87%；需氧菌多为大肠杆菌。有报道 339 例标本中，单独厌氧菌感染占 13%，单独需氧菌感染占 11%，两类菌混合感染占 76%。如果合理应用抗生素，则术后切口感染率明显下降。

3）注意疾病和药剂对切口的影响：合并某些全身疾病的肛肠病患者手术后易并发感染。临床普遍使用的肾上腺皮质激素，对创伤修复有不利作用，长期或大量使用皮质甾的患者，术后应特别注意伤口愈合的缓慢和并发感染。

4）降低污染性手术切口感染的方法：有报道术前应用抗生素和不用抗生素的感染率分别为 4.2% 和 11.6%。做菌培养和药敏试验后应用抗生素是最好的方法。对污染性手术切口行有目的冲洗能降低切口感染率。有报道术中抗生素冲洗伤口与对照组相比，伤口感染率分别为 3% 和 9%；在设备完善的手术室施行手术，术后伤口感染率一般在 1%～5%；如术中再间歇应用抗生素溶液冲洗伤口，术后伤口感染率可进一步降至 0.1%。

（二）术后感染的局部处理方法

积极的局部早期处理是非常必要的，甚至往往是关键的。

（1）切口表浅感染的处理，如深筋膜以外的皮肤感染或蜂窝组织炎应及早清创、搔刮；

（2）对深筋膜以下的严重的切口感染，应及早扩创，及时行多切口引流减压，切开清除坏死组织，引流通畅，双氧水冲洗；

（3）对大而浅的创面如汗腺炎切除术后，严格无菌操作，注意敷料及器械的消毒，防止绿脓杆菌

的术后再感染和繁殖，尽早及时地清除创面坏死组织，用 3%醋酸和 3%～5%水合氯醛溶液交替湿敷，再用 0.1%汞硫外涂或紫外线照射；

（4）对有窦道形成的应做利于引流的八字形切口，同时清除管壁腐肉或增生的肉芽组织；

（5）对少数的特异性感染，切口处理应争分夺秒，针对病因，术式果断，扩创大胆，清创彻底，抓紧控制病情。

伤口感染后，在炎症完全消退前，应按病灶情况结合全身治疗的同时，于局部适当选用化学消毒剂或其他抗菌药物。如对一般化脓菌感染，可用 0.02%呋喃西林或 0.1%～2%雷夫奴尔湿敷。对厌氧性细菌则必须用双氧水（含过氧化氢 2.5%～3.5%）或 1:5000～1:15000 高锰酸钾溶液洗涤。局部肺炎球菌感染者，宜先用纤维蛋白溶解酶使脓液溶化变稀，否则不仅不易于引流，且应用抗菌药物亦不易生效。大肠杆菌感染者应用氯类制剂最佳。

八、肛肠病术后感染应用抗生素的原则

随着抗生素的广泛应用，以及新型抗生素的不断推出，在临床使用过程中也出现了过量使用及盲目滥用的现象，这已成为带有普遍性的问题。国外一些著名学者联合指出，如果不停止滥用抗生素，我们可能面临着一个杀不死细菌的时代；除了细菌耐药性问题外，还可带来抗生素毒性反应、过敏性反应、二重感染以及混淆诊断，延误正确治疗，造成死亡或残废等不良后果。具体应用原则是：

（一）严格掌握适应证

（1）较严重或无局限化倾向以及需要配合手术治疗的感染（如阑尾炎、腹膜炎等）是使用抗生素的主要适应证。

（2）腹内空腔脏器破裂，急诊手术患者的身体其他部位有化脓性感染，结肠手术前肠道安全准备，营养不良全身情况差或接受激素，抗癌药物等治疗的患者需要手术时，以及进行人造物留置手术等，是使用抗生素预防感染的主要适应证。

（3）严重感染，单一种抗菌药物不能控制，混合感染病原菌尚未确定，或已确定的严重感染，或败血症，以及在较长时期用药为防止耐药菌株的产生如结核病、尿路感染等，是联合使用抗生素的主要适应证。

（4）轻微而局限感染，如肛门部术后表浅创口

感染等的治疗，关键是局部处理，不需全身用抗生素。

（5）创面感染需要局部使用抗生素时，可选用有效的、不宜作为全身用药的新霉素等，或其他抗菌药物如磺胺灭脓、磺胺嘧啶银盐、环丙氟哌酸等。

（6）对发热原因不明者，除了病情严重，同时高度怀疑为细菌感染外，不宜用抗生素，以免不易检出致病微生物和掩盖临床症状，致难以及时正确诊断，而延误了治疗。

（二）正确选择抗生素

制定抗生素治疗方案时必须考虑到患者的全身情况，疾病的情况，感染的部位，细菌培养和药敏试验的结果，以及已用过哪些抗生素。下列方案可能有一定参考意义。

金黄色葡萄球菌：第一代头孢菌素（头孢唑啉等）、邻氯苯唑青霉素、氨基糖苷类（庆大霉素等）。

链球菌：普通青霉素、第一代头孢菌素。

大肠杆菌：氨基糖甙类、氧哌嗪青霉素、第二代头孢菌素为头孢呋肟（西力欣）、第三代头孢菌素如头孢唑肟（保世灵）和头孢噻肟（菌必治）。

绿脓杆菌：第三代头孢菌素为头孢他唑（复达欣）和头孢哌酮（先锋必素）、呋苄青霉素、丁胺卡那霉素、妥布霉素。

厌氧菌：苯咪唑青霉素、甲硝唑、林可霉素、头孢美唑、头孢唑肟

真菌：两性霉素 B、5-氟胞嘧啶（5-FC）、制霉素、克霉唑、米康唑、酮康唑。

另外，还应根据患者具体情况如婴幼儿、老年、孕妇、乳妇等以及慢性病、免疫缺陷、肝肾功能不全等不同情况，慎重选择适当的药物。总的要求原则是疗效高、安全、毒性小、价廉、使用方便。

（三）合理应用抗生素

用药应及时，用法要得当，用量要足，联合要有限，停药要适时果断。一旦确定感染，需用抗生素时，应及早给药，便于控制。对较轻和较局限的感染，一般可用口服或肌内注射法给药；结肠手术前肠道准备需用肠道不吸收或极少吸收的药物如新霉素、卡那霉素等。

严重的感染，能静脉注射应用的抗菌药物应从静脉途径给药，除个别抗菌药物外，分次静脉注射给药方法优于静脉连续滴注，它产生的血清内和组织液内的药物浓度较高。

用药剂量可根据感染的性质、程度和有无并发症等来全面考虑，剂量足才能及早控制感染；剂量不足，不仅缺乏疗效，还可导致细菌产生耐药性；剂量过大也无必要，不仅浪费还可增加毒副作用发生的机会。

肾功能损害者选用药时，应禁用或慎用某些有肾毒或代谢后经肾脏排出的抗生素，应减少剂量或延长给药间期，以避免毒性作用的发生。目前有根据监测血清药物浓度制定个体化剂量的方案。

联合用药一般应限于两种或三种抗菌药物的联合，应结合临床经验和联合药物敏感试验结果选用，目的是达到协同或累加作用，更快和更好的控制感染，并减少个别抗菌药物的剂量，降低其毒性作用，以及防止或延迟细菌产生的耐药性。临床用药过程中，应避免调换药物过频。

停药时间一般认为在体温恢复正常、全身情况和局部感染灶好转后3～4日即可停药；但严重感染如败血症等，须在病情稳定后1～2周内停药；某些特殊感染，需在感染控制后3～4周才能停药。

停药过早，往往引起感染复发。预防手术后感染，拟用抗生素时，一般应在术前和术中各给药一次，术后继续用药1～2日，这样，术时一般的污染便不能发展成为术后感染。预防性使用抗生素要慎重而合理。

大量研究已经证明，对于污染不重的手术，术前一次（1 小时前）用药，术后停药（如手术时间超过 4 小时可追加一次）的方法是合理的、可靠的。即使是结肠手术前准备，也只需在术前18～20小时开始用药便已足够。

要对抗生素的使用实行必要的限制，如不能随意超量应用抗生素；慎用广谱抗生素而优先选用窄谱抗生素和对肠道正常菌群影响较小的抗生素；避免使用已知患者细菌对其不敏感的抗生素；限制某些新问世的抗生素，只用于适应性很强的患者，并控制在最短时期内使用；限制局部使用的抗生素等。

（四）必须加强综合性治疗

抗生素针对病原菌的疗效必须在人体有一定抵抗力的基础上才能充分发挥。过分依赖抗生素的作用而忽视人体内在因素常是抗生素药物治疗失败的主要原因。因此，在合理应用抗生素的同时必须尽

最大努力使患者全身状况有所改善，包括纠正水、电解质和酸碱平衡失调，补充血容量，改善微循环，处理原发疾病和局部病灶，增强营养，维护各脏器正常功能，提高免疫力及良好的生活、心理护理等。

（金　纯）

第十一节　粪便嵌塞

粪便嵌塞是便秘的导致的严重后果，它是指大量的粪便聚积在直肠之内长时间滞留，失水后形成坚实的粪块，依靠患者的自主能力已无法自行排出，往往不得不求助于他人或医师用手指或器械挖出才能解除粪块堵塞，大多数属于并发症，而不是原发性疾病。临床上，粪便嵌塞多见于虚弱的老年人、手术后长期卧床休息、慢性病患者以及长期使用泻药的患者，也可见于先天性巨结肠患儿和直肠无力的成人。

严重病例，嵌塞粪便可延伸进入乙状结肠或长期滞留钙化形成粪石。直肠可并发含粪性溃疡的穿孔，造成腹膜炎。有些患者可并发直肠大出血。因此，对粪便嵌塞应进行及时和妥善的处理，以免造成不良恶果。

一、病因

（一）长期卧床

一般慢性病患者，虚弱的老人和腹部、盆部及腰腿部手术后制动的患者，常因卧床不起而导致粪便嵌塞。

（二）先天性巨结肠

其病变为肠远侧节段神经节细胞缺如引发肠运动障碍，可导致患儿发生粪便嵌塞。

（三）直肠无力

其特点是直肠对粪便容量性刺激不起反应（和先天性巨结肠区别不是其病变为肠远侧节段神经节细胞缺如），肛门括约肌明显松弛。

（四）药源性因子

长期使用泻药和灌肠有导致结肠自主蠕动功能减退的可能性，一旦停药，常可导致便秘而最终形成粪便嵌塞。有可待因、吗啡等，抗精神病药物则又可诱发加重这一病变。使用异搏停的患者可出现粪便嵌塞。

（五）心理性因素

精神病患者、抑郁患者、对排便习惯意识长期淡漠的患者，均有可能造成人为的排便忽略。有些精神病患者甚至可忘记排便数周之久。个别患者还有故意性心理压制因素，强忍排便，最终导致粪便嵌塞。

（六）直肠内异物

尤其是硬性固体物质与粪便相混合时，更易造成粪便嵌塞。笔者临床发现有发生大量瓜子粪嵌塞者。

（七）痉挛性肛门疾病

如肛裂、炎性外痔、血栓性外痔等，因惧怕排便时肛门疼痛而人为地抑制便意感，最终发生直肠负荷过重。

（八）截瘫

可致膀胱直肠功能障碍，不仅可有粪便嵌塞、粪便失禁，还可有尿潴留、尿失禁等症状。

（九）钡灌肠造影

不及时帮助患者排空钡剂也可引起粪便嵌塞。

二、病理

粪便嵌塞患者的直肠呈明显的管状扩张，整个直肠腔被大量硬性粪块所充盈，直肠内压明显升高。长期直肠内压增高，可诱发直肠黏膜的含粪性溃疡。如果嵌塞延伸进入乙状结肠，含粪性溃疡有穿孔的可能，使粪便游离进入腹膜腔，形成急性腹膜炎。这种穿孔非常类似憩室病的穿孔。含粪性溃疡可以是浅表的，也可以穿透肌层而直肠穿孔。直肠黏膜可见糜烂、散在性出血点，这就是粪便嵌塞患者继发直肠大出血的病理学基础。

177

三、症状体征

大多数患者均有便秘史，有些有长期使用泻药和经常灌肠助泻的病史，有的接受过手术治疗或长期卧床。平时无排便规律几乎是所有患者的特点。

最常见的症状是肛管内不适、下腹痛、直肠胀满和里急后重。厌食和恶心较为少见。大多数粪便嵌塞患者尚有全身性不适、烦躁、焦虑等心理紊乱。有些患者开始时表现为有少量液状粪便的溢出性失禁，患者初诊时往往可被患者和医生、护士误认为是腹泻并给予错误的治疗。长期粪便嵌塞患者如果已形成直肠黏膜的含粪性溃疡，一旦穿孔，则可出现剧烈腹痛、腹肌强直、弥漫性腹部压痛等腹膜刺激症状。提示已有粪便溢入腹腔而导致急性腹膜炎。

典型直肠无力的患者，其临床特征是极度疲劳但面容无大改变。腹部扁平，大块粪便容易触及或者可见，往往可抵达肋缘，质地偏硬，有时可误认为是恶性肿瘤。逆行至盲肠的粪块有时会被误认为右侧髂窝部肿块。

粪便嵌塞如发生在老年人中，可加剧原有的尿路感染，压迫前列腺使排尿困难更加严重。在解除粪便嵌塞之后精神混乱消逝，并且在拔除导尿管后也良好的恢复了自主排尿。这表明直肠膀胱症状往往同时并存。粪便嵌塞偶可导致大肠梗阻的症状。

四、检查

包括粪便嵌塞时的检查和粪便嵌塞解除后的检查两项内容。

（一）粪便嵌塞时的检查

（1）物理检查腹部可胀满、肠鸣音消失，有明显压痛或可触及硬质粪团块。直肠指检可在直肠腔内触及大量坚硬粪块，充盈整个肠腔。

（2）腹部 X 线平片可见肠腔扩张，充盈粪块在肠腔内的显影不一定十分清晰，故仅作参考。

（3）灌肠都不能使嵌塞的粪便排出，则有助于辅助诊断。

（二）粪便嵌塞解除后的检查

（1）排粪造影术能较好地显示出直肠肛管出口梗阻病变，尤其对功能性病变有一定的诊断价值。可了解病变的程度、范围和治疗效果。放射科医师、肛肠科医师密切合作下才能良好地进行。

（2）乙状结肠镜检查或纤维结肠镜检查对继发性直肠大出血的患者尤为重要。偶尔嵌塞的粪便可以存在于乙状结肠之中，而直肠壶腹则可排空。

（3）钡灌肠造影对不能耐受内镜检查的患者可考虑此项检查。大多数粪便嵌塞患者在钡灌肠造影中可无阳性结果。

五、诊断

粪便嵌塞的诊断并不困难。便秘患者，如果数天或 1 周未排便，而且无法解除大便时，在肛门直肠部位出现明显坠胀不适、腹部胀满，应考虑有粪便嵌塞的可能。直肠指检发现大量硬性粪块充盈在直肠腔内，尤其老年患者，只要出现腹泻或便秘，都应行直肠指诊。

六、治疗

治疗主要是以手法除去难以排出的粪便，继之给予油剂保留灌肠。轻泻剂和单纯灌肠对粪便嵌塞的治疗无效时。应采取的方法是在麻醉下，用手指挖出嵌塞之粪便和用器械使直肠排空。

采用的经典器械是通常家庭所使用的汤匙。依靠汤匙和外科医师的食指，将粪块粉碎并逐渐挖出。其后，应给予强有力的泻剂或灌肠，这可酌用直肠栓剂。

解除粪便嵌塞的过程可从润滑和软化粪便开始，他建议每小时给予 30ml 矿物油作保留灌肠。一般，油剂可在 24～48 小时内由直肠渗出。为了防止直肠穿孔和避免疼痛，使用 5%利多卡因油膏润滑一侧食指，在大约 5 分钟后，再缓缓伸入第 2 指。2 个指轻柔缓慢地推进分开，使用这种方法，可扩张肛门括约肌而不引起疼痛。伸入手指将嵌塞的粪块分开，以便于挖出。在大部分嵌塞粪便被解除之后，可连续给予几次清水灌肠，最后给予口服泻药。应该注意全身的液体平衡，酌情给予补液，以防止脱水。

使用异搏停的粪便嵌塞患者，采用静脉内注射钙剂的治疗，取得较好效果。这是因为钙剂除了可逆转异搏停对心血管的毒性作用外，还可有助于改善胃肠道平滑肌的蠕动活性。具体方法是将 2.72mEq 的氯化钙稀释在 50ml5%葡萄糖溶液中，在 30 分钟内静脉滴注。

对粪便嵌塞后并发直肠大出血的患者，采取的治疗方法为找到出血点后，以肠线缝合止血。此外，可酌情输血浆、或全血，给予维生素 K 和钙剂等。

七、预防

粪便嵌塞危险的卧床患者，均应该接受大便软化剂、轻泻剂相结合的日常处理，要监测和记录排便的情况。对于不完全排空的患者，应给予较强烈的泻药、灌肠和栓剂。

平时养成良好的定时排便习惯，采用伴有亲水性胶体的高容积饮食有防止粪便嵌塞复发的可能性。

（金　纯）

第十章　　肛肠病护理

第一节　概　述

护理是配合医师、协助患者实施治疗、康复、宣教的具体工作，所以护师要有良好的素养，有护理专业知识和实践技能，树立良好的职业道德，具备救死扶伤的人道主义精神，履行古代医学家孙思邈《千金方·论大医习业》中对医护人员的职业准则："若有疾厄来求者，不得问其贵贱贫富，长幼妍媸，怨亲善友，华夷愚智，普同一等，皆如至亲之想……见彼苦恼，若己有之，深心凄怆，勿避险夷，昼夜寒暑，饥渴疲劳，一心赴救。"

当患者入院后，使其尽快适应病房环境，让患者感到病房温暖如家，进而积极配合治疗。为了做好肛肠病的护理工作，现就护理方面的有关内容及某些特殊疾病的护理论述如下。手术是治疗肛肠疾病（包括：肛裂、外痔、内痔、混合痔、肛周脓肿、直肠癌等）的最佳方法。而患者家属与医护人员密切配合，细心护理对这些疾病的痊愈、康复、疗效及减少患者痛苦起着至关重要的作用。

护理工作以突出以患者为中心，护理不光有单一病种的护理，还包括整体的护理，即：所谓 360 度全方位互动式肛肠护理模式，就是从候诊、检查、治疗、康复等各个阶段中，时刻以患者至上、人文服务、贴心周到为服务宗旨，对每一位患者的健康进行评估、预测、跟踪管理，提供无微不至地专业肛肠疾病诊疗服务。为就诊的男、女患者提供以尊重个人隐私为目的的关爱式服务、亲情化服务、一站式服务。以期让不同患者都能在最短的时间内达到身心的同步康复。

第二节　一般护理常规

一、一般护理

（1）患者入院后送至指定床位，向患者介绍病区环境及有关制度。测体温、脉搏、呼吸、血压、体重。通知有关医师。

（2）嘱患者注意休息。病室内经常保持整洁、安静、空气流通。根据病情调节适宜的温、湿度。

（3）新入院患者测血压，每日测体温、脉搏、呼吸 3 次，连续 3 日。体温在 37.5℃以上，每日测量 4 次；体温在 39℃以上，每 4 小时测 1 次，待体温恢复正常 3 日后，改为每日测 1～2 次，每日询问大小便 1 次。需书写护理病历时，应在 48 小时内完成。

（4）按医嘱进行分级护理。

（5）24 小时内留取三大常规送检，并查出凝血时间及血小板计数。

（6）经常巡视病房，及时了解患者的生活起居、饮食、睡眠和情志等情况，做好相应护理。

（7）密切观察患者的神态、面色、体温、脉搏、呼吸、舌象、皮肤、出汗、二便等变化，若发现病情突变，可先行应急处理，并立即报告医师。

（8）观察患者排便规律及其性状，有无泄泻、便秘、便血，便时有无脱出物等，做好记录。

（9）注意饮食宜忌，按医嘱给予相应饮食。

（10）按医嘱及时准确给药，并观察药后效果和反应。

（11）急、危、重及大手术的患者要制定护理计划，并认真实施做好记录。

（12）严格执行消毒隔离制度，防止交叉感染。

（13）需手术的患者，要做好术前准备和术后护理的指导。

（14）患者痊愈出院前测体重 1 次，并针对病情进行卫生宣教和出院指导。

二、生活护理

1.新入院患者的护理

（1）患者入院进入病房后，应立即准备好床位，问清诊断及病情，如果是危重患者或需急诊手术者，则需准备好抢救物品及药品。

（2）测体重、体温、脉搏、血压，望舌苔，填写住院登记、床头牌、诊断卡。

（3）协助患者进入病室指定的床位，介绍经治医生、住院规则、探视制度、了解病情，通知医生下达医嘱。

（4）协助医生对患者进行体格检查，如属危重患者或需立即手术者，应配合医生进行抢救或做好术前准备，如备皮、皮试，采集各种化验标本等。

（5）值班护士应了解入院患者的病情、饮食、治疗、思想情况以及护理级别等。

（6）填写体温单、护士报告本、执行医嘱栏、日报表、血压。新入院患者连测体温3天，并床头交接班。

2.晨间护理

（1）轻患者晨间护理：一般于晨交班前进行。能下床活动的患者，可自己去洗漱间洗漱，但应将洗脸水准备好。

（2）重患者晨间护理：如昏迷、高烧、手术后患者，一般应于医师查房前将患者护理完毕。具体的方法是：先将用物如护理车、清洁衣服、被单等携至床旁，关好门窗，问患者是否大小便，放平床头床尾，松开盖被，协助患者漱口刷牙。如大小便失禁，伤口分泌物过多，身上有血渍的患者，用温热水行床上擦浴。擦过之后，用手掌按摩骨突部使患者舒适并促进血液循环。如发现患者皮肤局部发红发紫等早期压迫症状，应加用50%酒精按摩。按铺床法更换污湿的被单，注意床单平整无褶，保持整洁干燥。同时将患者安置舒适。带走床旁桌上多余的用物，倾倒痰杯内容物。天暖时应开窗通风，以保持病房空气新鲜。

三、心理护理

现代医学模式为社会-心理-生理模式。心理因素在疾病的发生，发展，治疗和预后方面有极大的影响力，在护理工作中不可忽视。

当患者开始接触医护人员，医护人员的言行举止就会对患者产生影响，只有医护人员的良好的形象和专业服务才能取得患者的信任和合作。反之，则会出现不利的影响，甚至出现难预料的情况。因此医护人员必须有和蔼可亲的态度，巧妙的语言，让患者感到亲切和信赖。

患者入院后，应帮助其熟悉环境、人员，了解医院的规章制度，消除对医院的陌生感，尽快适应医院生活。

肛肠疾病的特殊性使很多患者有害羞心理，尤其是女性患者，同时对各种检查如肛镜、指诊等有恐惧心理，在检查前向患者及家属说明检查的目的和必要性，介绍检查方法，解除顾虑，取得合作，得到完善的检查资料，对疾病作出准确诊断。护士在检查前应准备好检查用品，调整好患者的体位，协助医生进行检查工作。

患者对自身疾病往往有许多疑问。当患者希望了解病情时，应根据患者不同的心理特点，在允许的情况下对病情、治疗方法及预后作出详尽、准确的回答，给予安慰和鼓励，要强调有利因素，增强患者战胜疾病的信心，同时不能隐瞒不利因素，使患者有一定的思想准备，对疾病有全面的认识，现实、乐观地对待疾病，积极配合治疗。心理学研究证明，术前的心理状态与患者耐受手术的能力有直接关系，临床常可见到患者过度的焦虑和紧张导致术前、术中或术后的虚脱，对手术高度畏惧的患者，由于焦虑、紧张和恐惧，降低了对手术的耐受能力，对手术估计不足，缺乏必要的心理准备，也不能很好地适应手术，而且在术后产生新的心理问题，给治疗和康复带来困难。

患者最常见的问题是疼痛，术后肛门功能及疾病复发。肛肠疾病的疼痛如肛裂、肛周脓肿和术后疼痛是患者对手术产生恐惧心理的主要因素，肛肠疾病手术大多数切口为开放性，肛门局部存在丰富的神经组织，各种因素刺激，括约肌痉挛导致术后一定程度疼痛的存在。疼痛使患者出现焦虑，紧张，烦躁等，而心理失调无疑会加重疼痛。疼痛的程度与疼痛刺激的部位，强度，频率成正比关系，也与患者的意志，情绪，性格，信仰等诸多心理因素有关。应帮助患者正确认识及对待疼痛，术后为患者提供良好的环境，及时有效地处理疼痛。患者保持良好而稳定的心理状态可增强对疼痛的耐受力。

关于术后肛门功能的问题，应向患者详细说明手术的种类、范围、损伤程序及术后恢复情况，对疾病复发问题，向患者说明手术的效果、复发原因及预防措施，通过细致的工作使患者消除顾虑，愉快地接受手术。有些患者对疾病认识不足，认为"无所谓"，盲目乐观，既不检查也不治疗，专致于紧张的工作和学习中，或者借病休息，劳逸无度，以致加重病情，直至丧命，追悔莫及。对这些患者要指出疾病的危害，使他们重视治疗与休养，正确处理治病、休养与工作，生活的关系。

四、饮食护理

中医在防治疾病中非常重视饮食调养，远在周代就设有"食医"的专职，到了元代又编写了介绍食疗和营养的专著《饮膳正要》，同时设置了饮膳太医之职。《素问》指出："五谷为养，五果为助，五畜为益，五菜为充，气味合而服之，以补精益气。"可见古人早已认识到饮食调护在治疗中的重要地位。由此可见，合理的饮食调护是极其重要的。

1.饮食的种类 饮食一般分为流食、半流食、软食、普食四种。

（1）流食：适用于病势严重的高热、急性传染病、消化道疾病或手术后患者。此种膳食为液体或糊状无渣饮食，便于消化、吞咽，宜少量多餐，每2小时1次，1日6次。膳食品种可选用牛奶、豆浆、冲碎蛋花、杏仁茶、麦乳精、米汤、肉汤、果汁等。

（2）半流食：适用于高烧、体弱及消化道疾病如腹泻，消化不良等的患者。半流食品种可选用稀粥、面片、挂面、面包、蛋糕、藕粉、杏仁茶、牛奶、豆腐脑、蛋花汤、蒸蛋等。主副食中可加嫩菜叶、肉末、肉泥等。1日5餐，维持人体正常营养需要量。忌用蒸饭、饸饼、馒头、包子、油腻食品及含粗纤维食物、刺激性强的调味品。

（3）软食：适用于低热、消化不良、老年人、消化咀嚼不良的幼童或疾病恢复期的患者。此种膳食须采用易消化、易咀嚼、细软、无刺激性、含纤维素少的食品，1日3餐为宜。可选用软米饭、面条、面片、发糕、包子、馄饨、蛋类（非油炸）及豆制品等。忌辛辣食品和芹菜、豆芽等粗纤维菜类

以及凉菜。由于软食在烹调上要求是烂、软，可能丢失一定的营养成分，故须补充一些果汁、菜汁等。

（4）普食：适用于膳食不必受限制，消化功能正常，疾病处于恢复期的患者，可进一般饮食，1日3餐，除特殊禁忌外，要少食辛辣硬固食物，少用油腻食物。

2.饮食护理要点

（1）患者饮食是由医生根据病情而决定的，一定要按照医嘱的饮食种类和宜忌严格执行，不能随意变动。要多巡视，多检查，发现不符合者及时纠正，以免因饮食不当影响病情。对于少数民族患者，要注意民族习惯，适当照顾。

（2）开饭前半小时应停止一般治疗工作，给卧床者洗手，撤走一切污物，整理病室，使病室清洁整齐，空气新鲜，温度适宜，气氛和谐，餐前不要对患者谈论病情或不愉快的事情，以免影响食欲。有条件者最好在进餐时播放轻松愉快的音乐，使患者心情舒畅，增进食欲，帮助消化。

（3）患者使用之餐具应清洁整齐，食物应注意色、香、味，并注意观察患者进食情况，鼓励患者按规定吃饱吃好。对重患者要帮助进餐，必要时喂食。餐后可饮少量开水，并注意口腔清洁卫生。

（4）患者家属或亲友送来的食物，医护人员应注意检查，对于不宜进的食物应劝其退回，并耐心讲明利害关系，以取得他们的配合。

（5）饮食要注意卫生，要有节制，要定时定量，以防传染病发生。病愈初期不要暴饮暴食，以免因饮食不慎引起疾病复发。

（6）规劝患者自觉戒掉不良的嗜好，搞好饮食调养，以维护身体健康。

总的说来肛肠患者饮食宜清淡易消化，富于营养之品，忌食辛辣酒类油腻及易产生肠胀气或能引起过敏的食物，肛门病如痔、瘘、肛裂、脱肛患者适当多吃些蔬菜、水果等多渣饮食，以保大便通畅，而结肠炎、癌瘤患者则宜食少渣饮食以减轻局部刺激。

（孟怀聪）

第三节　手术前后护理常规

一、手术前护理

肛肠疾病的术前护理，除一般常规护理（如体

温、脉搏、血压、备皮、灌肠等）外，对术者的心理护理尤为重要。患者术前往往表现有：焦虑、忧郁、恐惧等心理状态，而这些心理状态不消除会直

接影响到手术，麻醉及术后创面愈合的成败与否。

1.心理护理　心理护理在术前护理中具有重要意义。通过心理护理，可以解除患者的恐惧紧张等不良心理，使患者手术时处于最佳心理状态，为保证手术顺利创造条件。

多数患者对手术会产生紧张、恐惧、不安、悲观等不良心理状态，特别是在接近手术日时，患者的忧虑达到高峰。处于这种精神极度紧张状态下施行手术是非常不利的，一方面它可以影响患者的睡眠和休息，使机体代谢和行为发生变化，另一方面情绪变化可通过下丘脑及由它控制分泌的激素影响免疫功能，从而减低机体对病毒、病菌、过敏物质的抵抗力而致病，同时减低手术的耐受性。如发现有不良情绪和精神沮丧时，应加以分析，根据不同类型的疾病，有针对性地解除患者思想顾虑。运用通俗易懂的语言，热情、和蔼、关切、同情的态度，使患者改变不良心理状态。以熟练的技术获得患者的信赖，并根据患者不同年龄、性别、职业、信仰及不同性格、文化程度等差异，在手术前采用集体和个别相结合的方法，讲解治疗疾病的有关知识，说明手术治疗的重要性和必要性。同时还可邀请已手术过的患者介绍配合治疗的经验，从而帮助患者正确认识疾病，解除对手术的恐惧、焦虑等不良心情以增强手术的信心。但应避免使用增添恐惧和顾虑的语言。对一些有一定判断力的患者，告诉他真实情况，并强调早期治疗的重要性，使患者乐观和有信心地接受治疗。同时对手术的解释工作，医护人员说话要取得一致，使患者思想情绪稳定，增强对手术的信心。

2.保证患者有足够的睡眠　对手术前情绪紧张的患者，应列为重点护理对象，护理人员要为手术前患者创造安静的环境，合适的温度，以促进患者的睡眠（睡眠可增加食欲，改善营养情况，提高机体免疫功能）。必要时给予适当的镇静药物。

3.做好护理病史和化验　检查手术前应重视患者的全身情况，了解患者的潜在健康问题，询问护理病史和做好护理体验。定时观察患者的体温、脉搏、血压、呼吸，了解患者的饮食、饮酒、吸烟、睡眠、二便与活动情况，以及常用消毒、麻醉、止痛、抗生素等药物有无过敏史，为医师提供治疗用药的参考依据。

4.手术前患者应做的准备

（1）饮食：根据手术性质、部位、范围给以准备。一般肛门病（痔瘘）手术饮食不必严格限制。如较大手术患者，术前 3 天给以低渣饮食，术前 1 天改为流质饮食；一般在手术前 12 小时开始禁食，术前 4～6 小时禁水，以防因麻醉或手术中呕吐而引起窒息或吸入性肺炎。

（2）灌肠：为防止患者麻醉后肛门括约肌松弛，不能控制粪便的排出，增加污染的机会，一般肛门手术前排空大便即可。直肠、结肠手术前给予 0.1%～0.2%肥皂水进行清洁灌肠，并注意效果，应灌洗到回流液中无粪便为止。患者若为肛门疾病或直肠阴道瘘，手术前行坐浴冲洗以减少术后感染的机会。

（3）手术前皮肤清洁准备：皮肤的清洁是预防切口感染的重要环节，手术前一天应剃除手术区切口周围 15～20cm 范围内毛发，腹部手术区用 70%酒精擦洗。肛门会阴部手术区提前一日用温水坐浴或冲洗，如敷贴有油膏等污物，应用松节油擦净，撒布滑石粉以保持清洁干爽。肛门局部有瘘口溃脓者以生理盐水或双氧水冲洗瘘道、脓腔，盖贴无菌敷料固定。有溃疡，皮肤糜烂渗液者用 30%硼酸溶液或野菊花煎剂湿敷洗净，一般不用油质药物以防术中消毒困难。督促能活动的患者自行坐浴，洗头发，修剪指（趾）甲，更换清洁衣物。

5.手术晨间护理

（1）测量体温、脉搏、呼吸、血压，注意有无感冒或其他变化，询问女患者是否月经来潮。

（2）执行麻醉科医师医嘱，准备给予术前药物。

（3）根据病情需要放置导尿管并固定之，手术前取下患者的眼镜、假牙和贵重钱物，面交护士长保管。

（4）大手术患者术前应采血，行血型检定和交叉配血试验，根据不同手术需要，备好足够量的全血，同时做好补液的一切准备。

（5）肛门动手术：排便及肛门的洗浴清洁。

二、手术后护理

手术后护理的目的是根据病情和手术性质的需要，在术后给予必要的护理，以尽可能减轻患者痛苦和不适，预防并发症的发生，使患者能顺利康复，直至出院。

1.交接手续　在患者由手术室返回病房前，护理人员即应根据患者病情及手术后和麻醉交接要求，准备好所需设备、用物及急救药品等。

2.按序护理　当患者回到病房后，护士应按先后次序做好以下几点：①安置患者以舒适体位。②测脉搏、血压、呼吸及体温。③检查引流管连接是否通畅，按医嘱连接持续吸引或引流。④检查及调整输液、输血的速度，注意防止输液针头及引流管脱落。⑤检查切口敷料有无渗血，局部有无肿胀。⑥向医生了解患者的手术情况，麻醉程度及失血量等，做到对患者心中有数。

3.术后体征 观察患者回病房后，应予舒适的体位，安静的环境，护士应密切观察患者的面色、血压、体温、脉搏、呼吸，每15~20分钟测一次，待病情稳定可改为4小时1次。

一般手术后患者由于机体对手术创面反应，患者体温常略高，临床上称为外科热，一般不超过38℃，1~2天后逐步恢复正常，无须特殊处理。

应随时注意手术伤口有无渗血，敷料是否脱落以及有无感染等情况。伤口渗血要及时更换敷料，并加压包扎，如渗血过多，应立即通知住院医生检查处理。

4.饮食和输液护理 手术后患者的营养和水分摄入，对促进代谢功能的恢复有着重要意义。肠道手术和非肠道手术的饮食决定于手术级别、麻醉的种类和患者对手术和麻醉的反应。

局麻和手术较小的患者，术后6小时给予正常饮食。

大手术患者术后6小时如无恶心呕吐者，可先给流质，以后可根据情况逐步改为半流质或普食。但大手术或全麻后短期患者食欲减退，甚至恶心、呕吐，消化功能暂时被抑制，所以手术初期进食少，护理人员要多做解释工作，讲清饮食与手术康复的关系，征求患者对饮食的要求，从而逐步过渡为正常饮食。

大手术后早期禁食期间，需静脉输液来供给水、电解质和营养成分，至于需补充液体的性质、量和速度，应该根据患者尿量给予调节。每日必须精确详细地记录24小时摄入和排出量，以估计患者水电解质的平衡情况。

5.观察术后出血情况 直肠癌术后，手术部位有引流管，术后24h出血量应低于300ml，如超过300ml，患者则会出现有胸闷、口渴、烦躁、脉快、面色苍白等，这时应及时报告医生，寻找原因，以采取积极有效的措施。

6.引流导管应保持通畅 根据手术需要，给患者留置导管，如胃肠减压管、会阴引流管、导尿管等，这些导管应保证其通畅，能真正起到引流的作用，随时观察引流液的量、颜色、性状等。

7.人工肛门的护理 直肠癌术后再造人工肛门，日常护理为：在人工肛门基底部用凡士林油纱条保护，周围皮肤应保持清洁、干燥，3天不大便，应口服缓泻药。术后3个月不能参加增加腹压的体力劳动，定时开放人工肛门，养成定时排便的习惯。

8.口腔卫生 手术患者由于活动受限，生活无法自理，需要护理人员协助患者做好口腔护理，预防口腔炎，尤其是手术禁食、体质较差和高热的患者，口腔护理更为重要。清晨可协助刷牙1次，可用硼酸漱口液漱口，每日3~4次，昏迷患者，可用生理盐水按口腔护理操作程序给予清洁口腔，口唇干裂外涂50%甘油水溶液，并检查有无口腔炎症征象。

9.鼓励活动患者应及早开始下床活动，并逐渐增加活动范围和活动量 术后早期下床活动可以促进身体各部机能的恢复，促进血液循环，防止静脉血栓，也可避免肢体肌肉萎缩；促使肠蠕动早日恢复，减少腹胀，增进食欲等。但患者有时对早期活动存在思想顾虑，怕引起伤口疼痛及撕裂，护理人员应做耐心、细致的解释工作。

患者早期下床活动并不是随意或无限制的活动，而是根据患者的耐受力适当活动。凡休克血压不稳定、严重感染或出血后极度衰弱的患者，不宜过早下床活动。

10.术后"三关、三难"的护理 肛肠疾病术后，患者往往要过三关，闯三难，即：疼痛关、换药关、扩肛关、排便难、饮食难、行步难。一般术后2~3h后即有不同程度的疼痛。而肛肠疾病术后的疼痛较其他外科术后的疼痛要重。这时患者表现的情绪特征往往是：烦躁、易怒甚则号哭、呼叫、骂人。在这时医护人员要表现良好的医疗品质：应同情、忍让、将心比心，用各种方式转移术后患者的注意力，频频的巡视，和蔼体贴的询问交谈，并请患者最亲近、最信赖的人协助，使患者痛感转移，并耐心的解释某些剧麻镇痛的利弊及在必要情况下的使用。这些措施对术后患者度过疼痛这一关行之有效，并降低了剧毒麻醉镇痛药的使用及重复使用。

术后的换药关、扩肛关与患者对疼痛的恐惧直接有关。对此除采取上述措施外，还应在此之前做好准备工作；要解除患者的顾虑，增加对换药、扩肛重要性的认识，使患者认识到这两项必备的措施对术后的痊愈、康复起着举足轻重的作用。为减轻疼痛，在操作中除手法技巧之外，还有心理上的准备，使患者排便通畅，合理坐浴，如此就较容易渡过这两关。

术后由于疼痛的刺激，麻醉药的作用及患者紧张、恐惧、疑虑、羞涩的心理，使多数患者出现了排尿、排便困难，其痛苦难以明述。这时，我们要表现出极大的同情心。首先采取多种方式诱导排尿、排便，有时还可按特定穴位促使排尿、排便，采取了这些方法，使绝大多数患者顺利渡过这一难点。

（孟怀聪）

第四节　麻醉后护理

麻醉后护理也是手术后护理的一部分，手术完毕，麻醉终止，但患者受麻醉的影响并未消除。在此期间，患者的保护性反射尚未恢复，其潜在危险性并不亚于麻醉诱导时，因此麻醉后尤其特殊性，如何护理好患者非常重要。根据患者实施麻醉的种类不同，其护理的内容也不同。

一、全麻后护理

1.一般护理　手术后患者回到病房，护士应立即协助将患者搬至床上，动作要轻稳。全麻患者应取平卧位，头转向一侧，便于呼吸道护理。同时测血压、脉搏、呼吸及体温；观察患者意识、瞳孔，并记录。当面点清液体、输血量及各种药品，检查引流管及导管的通畅，检查伤口有无渗血。

2.必要的设备　全麻患者应备清洁盘一个，内放开口器一个，舌钳一把，纱布若干块，另备氧气、吸引器等。

3.保持呼吸道通畅　全麻后或在麻醉中辅助药物应用过多，或用量过大，均会致患者延期苏醒，为了维持呼吸道通畅，常将患者置于侧卧或插入咽或鼻咽导气管。每10～20分钟需要检查周围毛细血管床的反应、皮肤的颜色、温度和湿润度等，观察呼吸频率，有无呼吸困难或呼吸暂停，呼吸急促、表浅，有无紫绀、鼻翼煽动和呼吸衰竭。气管内全麻后要注意有无喉头水肿，呼吸道阻塞，呼吸困难者应面罩给氧。注意呕吐，发生呕吐后立即清除口腔内呕吐物，防止误吸，长期不清醒者，检查瞳孔反应、大小、脉搏与呼吸的变化。

4.防意外　全麻患者在苏醒过程中要经过兴奋期，必须妥善护理，防止发生坠床。要防止患者扯去敷料或拔掉治疗插管等。

5.小儿全麻后护理　小儿全麻未清醒前，取头低足高位，侧卧45度，每隔2～3小时更换体位一次，严密观察血压、脉搏、呼吸与体温，注意防止呕吐、误吸，监护到患儿完全清醒为止。

二、腰麻后护理

腰麻是将局部麻醉剂注入蛛网膜下腔，使脊髓分出的神经根产生阻滞作用，达到麻醉目的。

腰麻患者回病房后，虽然清醒，但麻醉药物的残余作用仍继续存在，术后患者的神志和反射较迟钝，应加强护理。

1.做思想工作　解除麻醉消退前的不适感，取得患者配合。

2.体位　腰麻、硬膜外麻醉患者　术后睡去枕平卧位6小时左右，以免引起头痛，每2小时测量血压、脉搏、呼吸与体温一次，冬季注意保暖，夏季注意防暑。待患者血压稳定后，方可酌情改变体位。总之，任何体位都要使患者感到舒适。

3.伤面的观察　术后应注意伤口有无渗血、渗液、敷料脱落及伤口有无感染等情况，伤口渗血、渗液要及时更换敷料，并加压包扎，注意丁字带的松紧度。若因腹带包扎过紧出现呼吸困难或急促时，应先检查腹带松紧度，给予适当调整后再继续观察。

三、局麻后护理

局麻至今在临床应用较广泛，所用的局麻药已达十余种之多，它不仅起效迅速和满足不同手术所需的麻醉时效，而且在有效的浓度内全身毒性低，局麻患者完全清醒，但患者由于体质状况及个体差异，机体的耐药量不同，麻药毒性反应也不同，为了安全性，麻醉后必须密切观察。给予必要的护理。

局部麻醉以黏膜表面麻醉、局部浸润，区域阻滞和周围神经支阻滞最为常用，以门诊一般小手术采用局麻较多。麻醉时少数患者因情绪过分紧张，加之麻醉药物的毒素反应，患者可出现不同程度的心悸、头晕、恶心、呕吐、出汗、虚脱等现象，应继续在麻醉恢复室观察处理，并测血压、脉搏、呼吸，如患者虚脱，恶心呕吐较甚者，可静脉输液纠正脱水和补充血容量，直至症状缓解。如患者在门诊术后出现头晕、恶心或呕吐等，应待缓解后坐起走动无明显特殊不适后方可离院。

（孟怀聪）

第五节　整体护理

整体护理，从系统的观点看，人是身体、心理、社会的整体，又是社会中的一员，护士既要关心整体的人，又要注意人所生活和休养的自然与社会环境，使人能安全、健康地生存于环境之中，整体化护理作为一种新的医学理念和护理模式，强调以患者为中心，以护理程序为基础，注重护理质量和护理的连续性，同时开展健康宣教、心理护理等。整体护理就是对患者从入院到出院、从病体到心理、从治疗到生活的全面的关爱，将整体护理理念融入专科病房的护理工作中，使护理内容既有专科特色，又加入人性化管理的内容。从护理工作的职责要求上制定出相应的服务规范、技术规范及岗位责任，并严格实行规范化、程序化管理，制定出整体护理的实施方案。

一、整体护理的核心是"以患者为中心"

这首先是一种护理观念的更新，旧的传统的护理观念，是基于"以疾病为中心"的一种功能制护理，即所有治疗和护理措施都是针对疾病而实施的，护理工作只要准确无误地执行医嘱，便无可非议了，正所谓"医生的嘴，护士的腿"。护理人员多是扮演着被动的角色。

整体护理，则是变被动为主动，使整个护理过程与环节，从患者入院到出院，都要得到从病体康复到心理、健康方面的全程、全方位的关爱，使护理工作充分体现出医院的职责是尊重生命、尊重健康，特别是尊重患者，使医疗工作体现出"医学-社会-心理"模式。做到"以患者为中心"，更有利于病体的早日康复。

二、建立完善的护理表格

根据专科的具体情况，建立并修改完善的护理表格，使表格内容清晰、完整，分为：护理入院录、专科健康指导、护理评估表、护理病程记录、出院健康宣教等项目。把常用的内容打印在表格上，护士可根据患者存在的不同问题，在相应的诊断项目上打"√"、签名即可。同时也减轻了护士书写烦琐的负担，让护士有更多的时间去为患者服务。

三、责任护士划定区域，实行分片包干

根据床位病区，划定责任区分片包干，设护士长，责任护士组长，护士同床位同医生分组相对固定，便于医疗护理的密切合作，并公布于每间病房内。

四、明确护患关系

从责任护士的床前自我介绍开始，把自己的职责、医院的环境、对住院患者的相关要求、住院期间的生活起居等，用亲切、礼貌、简练的语言向患者介绍清楚，使患者有"宾至如归"的感觉，消除恐惧、戒备、不知所措的心理，尽快了解、熟悉和适应新的环境，明确建立起护患之间的关系，从而有利于配合治疗和护理工作。

五、不断学习提高

定期在科内举行小讲课，做到人人参与，人人备课，通过专业知识的学习和考核，全科护士都能较熟悉肛肠专科常见病的诊断、治疗、术前术后护理及康复指导等专科护理知识，不断把书本上、杂志上和继续教育中学到的新理论、新知识运用到临床工作中，根据不同的患者与病症，作出准确的护理诊断，制定出相应的护理计划。护理计划的制订来源于护理诊断，正确的护理诊断有利于护患之间的沟通和交流，这就是整体护理的核心内容。

肛肠科的住院患者，绝大部分为手术适应证者，有的属于苦不堪言的急症，有的是一拖再拖无法保守治疗者，普遍有对手术疼痛的恐惧，其次是对术后情况的诸多担心，还有对医院服务过程中的疑虑，所以责任护士要更为细致、亲切、及时调查、诊断、处理好上述问题，制定有效的护理措施和明确的护理目标，以配合好治疗工作。将护理计划纳入临床实践中，有利于强化责任护士的整体护理观念，针对具体护理问题，提出护理方案，使护士在护理计划完成的过程中，亲身体验到计划的真正内涵。

六、增强了护士责任心和荣誉感

开展整体化护理,并将责任护士的工作情况与奖惩直接挂钩,定期进行抽样检查,包括检查各种记录,听取同行、医生、患者及家属的意见,检查结果及时反馈,以便不断改进,促进了护士的竞争意识。

七、提高了患者的满意度

为患者实行整体护理,护士不仅是照顾患者的护理人员,而且成为患者的教育者、管理者和研究者,微笑的服务,熟练的技术,与患者的亲切交谈,耐心细致的心理护理及健康宣教等,密切了护患关系,得到了患者的信任,使护士充分认识到整体护理的重要性,逐渐形成人人关心患者的整体需求,使患者得到了真正的实惠,让患者真正感受到护士就像自己的亲人一样在关心、爱护着他们。我们认为建立整体护理是提高肛肠专科护理质量的良法。

（孟怀聪）

第六节　主要病症及并发症的中西医护理

一、腹痛

腹痛是指胃脘以下,耻骨毛际以上部位发生疼痛而言。

（一）病因病机

饮食不节,情志不畅,寒温失调,致六腑功能失常,腑气不能通降下行,气滞血瘀,肠络阻塞,不通则痛。

（二）护理

1.实热证　腹痛胀满、拒按,胸闷呕恶,渴而欲饮,大便秘结或稀溏不爽有热臭味,舌红,苔黄厚,脉弦数。治宜泻热通腑,方用大承气汤加味。其护理如下。

（1）慎饮食,防止暴饮暴食,宜食清淡、易消化的低脂肪、高蛋白、高热量的流质饮食,忌辛辣肥腻、炙煿助火之品。

（2）调情志,畅胸怀,避免精神刺激。

（3）患者应卧床休息,定时测量体温,脉搏,呼吸,血压。注意观察腹痛的时间、部位、性质及症状变化。

（4）保持大便通畅,便秘者可服蜜叶茶、麻仁丸润肠通便。

（5）针刺合谷、内关、中脘、足三里、上巨虚等穴。

（6）如患者腹痛剧烈且愈益加重、腹部硬满,面色苍白,冷汗出,伴发寒战、发热等,可能是腹腔内脏器急性炎症、腔道梗阻、穿孔、出血或绞窄等病变引起,此时病情变化快,危害性大,应立即报告医生。

2.虚寒证　腹部隐痛,痛势绵绵或时作时止,饥饿或疲劳后发作较甚,腹软,喜温喜按,腹胀肠鸣,大便溏泻,神疲乏力,四肢不温,舌质淡,苔白滑,脉沉迟。治宜温中散寒,方用小建中汤或理中汤加减。其护理如下。

（1）适宜温,避免外邪入侵,患者应卧床休息并注意保暖,切勿受凉,饮食宜温,忌食生冷瓜果,油腻荤腥及难以消化之食物。

（2）疼痛时局部用热水袋敷腹部,可采用葱熨法、盐熨法。

（3）体质瘦弱者,饭后宜卧床休息片刻,不宜疲劳和活动过多。

（4）每日用温中散寒之中药 100mL,保留灌肠一次。

（5）针灸疗法,可针刺内关、气海、关元。或用艾灸神阙,亦可配合气功或推拿。

二、泄泻

泄泻是由于胃蕴湿热,或脾肾虚寒引起以大便稀薄,便次增多为特征的病症。其势缓慢为泄,暴注急迫为泻。通称泄泻。主症是:便次增多,粪质稀溏,或为水样,完谷不化,伴有腹痛胀,肠鸣。多发于夏秋季节。

（一）病因病机

中国传统医学认为,泄泻主要为湿邪侵袭,饮食所伤,情志失调,命门火衰,湿盛伤脾所致。现代医学认为,胃肠道感染、炎症、肿瘤、功能紊乱、吸收不良、过敏及食物中毒、化学物质中毒、内分泌紊乱等均可引起泄泻。

（二）护理

1.实热证 泄泻便色黄褐，伴有腥臭，肛门坠胀灼热，腹部胀痛，心烦口渴，小便短赤，舌质红，苔黄腻，脉濡数。其病程短，病势猛。治宜清热利湿，方用葛根芩连汤加减。其护理如下。

（1）食宜清淡素洁，易消化，富营养。多喝糖盐水，忌食荤腥油腻，勿暴饮暴食。

（2）要求患者宜生活在安静、舒适的环境。保证充分良好的休息充足的睡眠。室内外空气新鲜，室内整洁舒适，有利于恢复健康。现代医学认为环境和精神因素可以影响人的免疫功能和对疾病的易感性。所以创造一个良好的生活空间是相当必要的。

（3）起居有常，劳逸结合，指起居要有规律，要随气候变化随时调理衣物，随季节的不同采取不同的调理措施。久泻之人多消瘦、神疲，切不可劳累过度，以免重伤脾胃之气。但亦不可过度的安逸，使气血迟滞，阳气不振。劳逸结合，方能通畅气血营卫，增进饮食，有助于机体康复。

（4）了解发病原因，观察大便的性质、次数、颜色，有无腹痛、呕吐及寒热等全身症状，并留大便标本送检。

（5）泄泻剧烈者，可临时给黄连粉、木香粉各1.5g，温开水冲服。

（6）伴有发热呕吐者可给流质或半流质，多饮淡盐水，必要时静脉补液，以补水分和营养。

（7）针刺中脘、天枢、足三里、阴陵泉等。

2.虚寒证 大便时溏时泻，完谷不化，腹部畏寒或黎明之前，脐周作痛，肠鸣即泻，面色萎黄或白光白，神疲倦怠，腰酸膝冷，舌质淡，苔薄白，脉沉细无力，此型一般病程较长。治宜温肾健脾，涩肠止泻，方用四神丸或参苓白术散加减。其护理如下。

（1）饮食应少纤维，易消化，富于营养，如莲肉、山药、薏苡仁、芡实、瘦肉、蒸蛋等。忌生冷刺激性的凉拌菜、苋菜、芝麻、核桃仁等。

（2）适当锻炼，注意精神调护，增强体质，病室环境应清洁安静，保持心情舒畅，避免不良精神刺激。

（3）记录泄泻次数，观察大便性质，有无黏液、脓血，并反复多次留取标本送验，以排除感染因素。

（4）注意腹部保暖，可用热水袋，亦可用直接

或间接灸法，或在脐部贴暖脐膏，或口服附子理中丸。

宜温补脾胃，勤换衣裤、床单，经常用温开水清洗肛门以保持清洁。

（5）药物保留灌肠，每日早晚各1次，采用膝胸卧位20分钟，药液温度在38～40℃为宜，用量70～100ml，低压力，慢流速，以免直肠受刺激而将药液排出。

（6）针灸疗法，取穴脾俞、中脘、章门、天枢、足三里。也可采用耳穴，取穴大肠、小肠、胃、脾、交感等，或配合气功和理疗。

三、便秘

便秘是常见症状，特别以老年人、孕妇和小儿发病率较高，因排便困难患者甚为痛苦。

（一）病因病机

中国传统医学认为，便秘是由胃肠积热，津液不足，气机郁滞，劳倦内伤，身体虚弱，气血不足等原因所致。

（二）护理

1.热秘 大便秘结，脘腹胀满，面赤身热，口臭心烦，溲赤，舌质红，苔黄燥，脉滑数。

治宜清热通便，方用小承气汤加味。其护理如下。

（1）宜多食蔬菜和水果，必要的可加服香油、蜂蜜等。忌辛食辣温燥之品。

（2）养成每日定时排便习惯，每日晨起口服500ml淡盐水，以利排便。

（3）生大黄6g，或槐米10g，或番泻叶6g开水冲泡代茶饮，或口服三黄片，每次2片每日3次。

（4）针灸，可取大肠俞、天枢、曲池、支沟、足三里，用泻法，或按摩腹部。

2.气秘 腹胀欲便，大便干结，欲便不得，胸胁痞满，暖气频作，纳食减少，倦怠身困，舌质淡，苔薄白，脉弦。治宜顺气行滞，方用六磨汤加减。其护理如下。

（1）舒畅情志：使患者精神愉快，情绪稳定，避免烦闷、忧虑、恼怒。

（2）养成每日晨起定时排便的良好习惯。

（3）饮用具有通便作用的饮料，如蜂蜜水，或番泻叶3～6g开水冲泡代茶饮，忌食黏腻食物，多食蔬菜瓜果。

（4）针灸。可取天枢、关元、足三里、气海，

用泻法。或便前腹部热敷。

3.冷秘　大便艰涩，腹中攻痛，面青肢冷，喜热畏寒，小便清长，舌质淡，苔白润，脉沉迟。

治宜温阳散寒，润肠通便。方用苁蓉润肠丸加味。其护理如下。

（1）加强身体锻炼，注意休息和保暖，切勿受凉。

（2）饮食宜清淡素食、水果，忌食生冷辛辣油腻之品。

（3）针灸，取穴大肠俞、天枢、中脘、足三里，用补法，或配合气功。

四、便血

凡血从肛门排出体外，无论在大便前，或大便后下血，或单纯下血，或血与粪便同下，统称便血。

（一）病因病机

多因饮酒过度，嗜食辛辣，以致湿热下注大肠，肠络损伤，或劳倦伤脾，脾不统血，血从下溢而致便血。

（二）护理

1.湿热型　先血后便，大便不畅或溏泄，伴有腹痛，肠鸣，肛门灼热疼痛，舌质红，苔黄腻，脉滑数。治宜清热化湿，凉血止血，方用赤小豆当归散合地榆散加减。其护理如下。

（1）对患者要加以安慰，消除恐惧心理及忧虑紧张情绪，卧床休息，避免各种不良刺激。饮食宜进具有清热、凉血、收敛、止血的食物为佳。如绿豆百合汤、藕粉等。忌辛辣刺激之品。

（2）严格观察出血患者的病情发展和变化，定时检查与记录血压、脉搏，注意观察患者的意识状态、面色、四肢温度和便血量、色泽与性状。

（3）便血严重者，暂时禁食，可静脉供给营养和水分，并做好输血准备。休克时取头低足高位，以保证脑部血流量充足，有利于休克的恢复。

（4）嘱患者保持大便通畅，便秘者可用番泻叶开水冲泡代茶饮，每日2～3次。

（5）注意肛门周围皮肤清洁卫生，便后用中药湿敷，勤换内裤，保持床铺平展干燥。

2.脾虚型　便血紫黯或黑，腹部隐痛，喜温喜按，大便溏薄，面色少华，神疲懒言，舌质淡，苔薄白，脉细弱。治宜健脾益气，养血止血。方选归

脾汤加减。其护理如下。

（1）做好情志护理，消除恐惧心理，给予精神安慰，保持心情舒畅。绝对卧床休息，减少疲劳，避免不必要的搬动和检查。

（2）找出便血原因，根据不同原因，采取相应的护理措施。

（3）严密观察患者的便血量、颜色和性状。定时记录血压脉搏并做好输血准备。

（4）注意饮食卫生，及时防治下消化道疾病，宜食黑木耳、红枣等易消化富有营养的食品，忌食生冷刺激及难以消化之食品。

（5）若患者突然腹痛加剧，拒按，头昏，心悸，口渴，烦躁不安，面色苍白，脉细数，这是大出血的征象，应立即报告医生，并急速作好抢救准备。

（6）保持床铺干燥、整洁，嘱患者每次大便后温水坐浴，血止后，防止大便秘结，切忌频繁蹲厕努挣，以防再次出血。

五、尿潴留

尿潴留是指排尿困难，甚则小便闭塞不通的一个病症。现代医学称为尿潴留或尿闭。祖国医学称癃闭。

（一）病因病机

中国传统医学认为，癃闭的主要原因是由于膀胱和三焦气化失调，导致肺热壅盛，湿热内生，肾元亏虚，肝郁气滞所致。

现代医学认为，尿潴留主要有以下原因：①直肠周围组织切除术，盆腔神经损伤。②肛门直肠手术选择麻醉方式不当，或术中牵拉过度，挤压损伤较多，术后疼痛，水肿，括约肌痉挛，反射性引起尿道及膀胱颈部括约肌痉挛。③患有前列腺肥大，尿道狭窄的患者又行肛门直肠手术。④腰麻后膀胱神经失调。⑤肛门直肠手术填塞敷料过多，压迫尿道。⑥年老体弱，尿道及膀胱颈括约肌收缩无力。⑦患者精神过度紧张，或在不习惯的环境中排尿。

（二）护理

1.膀胱积热　尿少而频，热赤不畅或小便闭塞不通。小腹胀满或大便不畅，舌质淡，苔黄，脉数。治宜清热化湿，方用滋肾通关散合八正散加减。其护理如下。

（1）做好心理护理,解除患者的烦躁紧张情绪。

（2）热敷,用热水袋或热毛巾热敷下腹部,缓解括约肌痉挛。或在手术后 10 小时左右取出肛门内的敷料,解除压迫,利于排尿,但要注意渗血。

（3）指压法,在脐下四横指腹部正中线,用指尖垂直向下按压片刻,当患者产生尿意感时,则令其排尿。

（4）如因卧床排尿不习惯者,可扶起患者改变体位,或聆听潺潺流水声,诱导排尿。

（5）针灸,针刺肾俞、腰阳关、太溪、委中、三阴交、等并加艾灸。

（6）鼓励患者多饮清热利尿剂,如车前子 30g、泽泻 15g、猪苓 15g、通草 9g、白茅根 30g、桂枝 9g,水煎代茶饮,以清热通利小便。

（7）肌内注射新斯的明 0.5～1mg,或用 0.5% 普鲁卡因 10～20ml 长强穴封闭。

（8）导尿,若应用上述方法均无效者,应行导尿。

2.肾气亏损 小便滴沥不畅,排出无力,面色㿠白,神气怯弱,畏寒肢冷,腰膝酸软,舌质淡,苔白润,脉沉细。治宜补肾助阳,化气行水,方用济生肾气丸。其护理如下。

（1）情志护理,消除紧张恐惧心理,注意休息,不宜劳累。

（2）饮食护理,宜食清淡无刺激性营养丰富食物。

（3）腹部热敷,用热水袋或用食盐半斤炒热布包熨脐部。同时在膀胱区按摩,以助膀胱的气化功能。

（4）针灸,取穴肾俞、中极、委中、百会、水道、三阴交等穴,采用强刺激手法,配合艾灸。

六、破伤风

破伤风是由破伤风杆菌经伤口侵入人体,产生大量毒素作用于中枢神经系统而引起。主要症状是全身肌肉强直、痉挛和抽搐,它是一种急性特异性感染。中国传统医学称为"金疮痉"。

（一）病因病机

本病由于皮肉破损,复遭外风侵袭经络肌腠,渐传入里所致;或因外溃疡未愈,失于调护,风邪侵入引起。加强护理十分重要。

（二）护理

风邪在表：早期有体倦乏力,头痛,烦躁,咀嚼无力,吞咽不便,张口困难,局部或全身肌肉轻度痉挛,有时抽搐,持续时间短,舌质红,苔黄,脉数。治宜祛风、镇痉、解毒。方用五虎追风散。其护理如下。

1.避免刺激 患者应隔离于环境安静而光线较弱的单人病室,进行特别观察和处理,尽量避免声、光、风、震等外界刺激。进行必要的治疗时动作应轻柔稳静。注意室内空气流通,避免直接受风。尽早留置胃管,注意口腔清洁,保持呼吸道通畅,及时吸出口、鼻、咽腔分泌物,如痰涎壅盛不易吸出或喉头痉挛,致使呼吸困难或窒息时,应及早进行气管切开术。定时翻身擦背,以防褥疮和其他并发症的发生。

勿与患者谈话,避免不必要的扰乱,一般护理与治疗宜集中于规定时间内进行,以免多次惊动患者。尽量避免搬移或触动,以减少患者痉挛发作,当抽搐发作时,护理人员应守护在旁,防止窒息或摔伤,床边可加护架（网）。

2.及时应用破伤风抗毒素 患者入院后立即准备破伤风抗毒素进行皮试,并按医嘱使用。有过敏反应者,用脱敏法注射。并详细记录体温、脉搏、呼吸、血压、出入量及痉挛抽搐发作的次数、轻重与持续、间隔时间。

3.严密隔离制度 护理人员要严格遵守消毒隔离规则,接触病员必须穿隔离衣,按隔离技术要求进行操作,手部有伤口者不宜进入室内工作。谢绝探视,接触过伤口的器械先用 1% 过氧乙酸浸泡 10 分钟,再用双蒸法高压消毒,患者用过的敷料应立即焚毁,用过的碗筷、药杯等可用 0.1%～0.2% 过氧乙酸浸泡后煮沸消毒 30 分钟。

4.稳定患者情绪 消除紧张、恐惧心理,使心肝之气得以畅和调适。

5.饮食宜忌 饮食宜清淡,富于水分和维生素,适当加果汁、西瓜汁、梨汁、橘汁、荸荠汁等。忌食辛辣刺激、油腻及鱼腥动风发物。

6.保持肛周清洁 每日便后用 1:5000 高锰酸钾溶液洗拭或台金氏液冲洗。

7.针刺镇惊止痉 取穴曲池、外关、合谷、后溪、风市、阳陵泉、申脉、太冲。以上穴位均用粗针,泻法,留针时间最长可达 24～48 小时。

（肖振华 王 童 赵红军）

药物是医生为病人消除疾病的有力武器，药物的应用包括治疗、预防和诊断三个方面的内容。一个技术娴熟的肛肠科医生，当是既懂医，又懂药，既通中又懂西的医生，而中西医结合、医药结合对于肛肠科更有其特殊意义，本章节主要介绍药物功能主治，药物药理和毒副作用请参考药物学专著及临床报道。

第一节　新药、专药

1.六神丸（雷允上）

人工麝香、雄黄、蟾酥等6味。

规格：10s*6支。

功能主治：补清凉解毒，消炎止痛。用于痔疮肿痛，痈疡疔疮，乳痈发背，无名肿毒。

用法用量：口服，一日3次，温开水吞服；成年每服10粒。另可外敷在皮肤红肿处，取丸十数粒，用冷开水或米醋少许，盛食匙中化散，数搽四周，每日数次常保潮润，直至肿退为止。如红肿已将出脓或已穿烂，切勿再敷。

2.首荟通便胶囊（商品名：顺益舒）

通用名称：首荟通便胶囊。

主要成分：何首乌、芦荟、决明子、阿胶、枸杞、人参、白术、枳实。

剂型：胶囊剂。

规格：每粒装0.35g（相当于饮片0.79g）。

包装：药用铝塑泡罩包装。

6粒/板×2板/盒；6粒/板×4板/盒。

12粒/板×2板/盒；12粒/板×4板/盒；功能主治：泻浊通便、养阴益气。

适应证：功能性便秘（气阴两虚兼毒邪内蕴证），症见便秘、腹胀、口燥咽干、神疲乏力、五心烦热、舌质红嫩或淡、苔薄白或白腻、脉沉细或滑数者。

用法用量：饭后温开水送服。一次2粒，一日3次。疗程为14天。

不良反应：可见轻度腹痛、腹泻，减药或停药后可消失。

禁忌证：①肝功能不全者禁用。②既往有何首乌或含何首乌制剂引起肝损伤病史者禁用。③孕妇及哺乳期妇女禁用，鲁南厚普制药有限公司生产。

3.京万红痔疮膏

药品成分：地黄、穿山甲、木瓜、川芎、白芷、棕榈、血余炭、地榆、赤芍、土鳖虫、大黄、黄芩、当归、五倍子、桃仁、苦参、黄柏、胡黄连、白蔹、木鳖子、黄连、罂粟壳、苍术、栀子、乌梅、半边莲、红花、槐米、金银花、紫草、血竭、乳香、没药、槐角、雷丸、刺猬皮、冰片。

功能主治：清热解毒、化瘀止痛、收敛止血。用于初期内痔、肛裂、肛周炎、混合痔等。

用法用量：外敷。便后洗净，将膏挤入肛门内。一日1次。

4.孚诺复方多黏菌素B软膏

药品成分：本品为复方制剂，其组份为：1g/袋含硫酸多黏菌素B 5000单位、硫酸新霉素3500单位、杆菌肽500单位以及盐酸利多卡因40mg；3g/支含硫酸多黏菌素B 15000单位、硫酸新霉素10500单位、杆菌肽1500单位以及盐酸利多卡因120mg；5g/支含硫酸多黏菌素B 25000单位、硫酸新霉素17500单位、杆菌肽2500单位以及盐酸利多卡因200mg；10g/支含硫酸多黏菌素B 50000单位、硫酸新霉素35000单位、杆菌肽5000单位以及盐酸利多卡因400mg；15g/支含硫酸多黏菌素B 75000单位、硫酸新霉素52500单位、杆菌肽7500单位以及盐酸利多卡因600mg。

功能主治：用于治疗肛周感染及术后换药。用于预防皮肤割伤、擦伤、烧烫伤、手术伤口等皮肤创面的细菌感染和临时解除疼痛和不适。

用法用量：外用，局部涂于患处。一日2～4次，5天为一疗程。

5.复方次没食子酸铋栓Ⅱ

药品成分：本品为复方制剂，每粒含次没食子酸铋 200 毫克、颠茄流浸膏 0.03 毫升、肾上腺素 0.4 毫克。

功能主治：用于内外痔疮的炎症及出血。

用法用量：直肠给药，每次 1 粒，一日 2 次。使用时取侧卧位，将本品缓缓塞入肛门约 2 厘米处，晨起或睡前使用。

6.普济痔疮栓

药品成分：熊胆粉、冰片、猪胆粉。

性状：本品为淡黄色鱼雷形栓剂，气芳香，味苦腥。

规格：每粒重 1.3g。

功能主治：清热解毒，凉血止血，用于热症便血.对各期内痔便血及混合痔肿胀等有较好的疗效。

用法用量：直肠给药。一次 1 粒，一日 2 次，或遵医嘱。

7.艾夫吉夫（外用冻干重组人酸性成纤维细胞生长因子）

主要成分：重组人酸性成纤维细胞生长因子。

功能主治：本品用于下述创面，以促进创面愈合：①深Ⅱ度烧伤创面。②慢性溃疡创面（包括外伤扁残余创面、糖尿病溃疡等。

用法用量：用法：将本包装中所配置的 10ml 溶媒倒入装有 thaFGF 冻干粉的瓶中.盖（卡）上包装中所配置的喷雾器，直接按压喷创面适量。

8.九华痔疮栓

药品成分：大黄、浙贝母、侧柏叶（炒）、厚朴等。

功能主治：消肿化瘀，生肌止血，清热止痛。用于各种类型的痔疮。

用法用量：大便后或临睡前用温水洗净肛门，塞入栓剂 1 粒。一次 1 粒，一日 1 次，痔疮严重或出血量较多者，早晚各塞 1 粒。

9.一清胶囊

药品成分：黄连、大黄、黄芩。

功能主治：清热燥湿、泻火解毒、化瘀止血。用于热毒所致的身热烦躁、目赤口疮、咽喉、牙龈肿痛、大便秘结等症，及上呼吸道感染、咽炎、扁桃体炎、牙龈炎；用于热盛迫血妄行所致吐血、咯血、鼻血、大便潜血及痔疮出血等病症。

用法用量：口服。一次 2 粒，一日 3 次。

10.醋酸去氨加压素注射液（翰固®）

主要成分：是醋酸去氨加压素。化学名称：1-去氨基-8-D 精氨酸加压素醋酸盐，化学结构式：分子式：$C_{46}H_{64}N_{14}O_{12}S_2 \cdot CH_3COOH$，分子量：1129.35，辅料：氯化钠、注射用水。

功能主治：手术及相关科室的新型止血药，有效减少出血量并预防深静脉血栓；轻中度甲型血友病、血管性血友病的一线用药，也可用于肝硬化、尿毒症及各种抗凝、抗血小板药物所致的出血的治疗；中枢性尿崩症及原发性遗尿症的首选用药。

用法用量：成人静脉给药常规剂量

治疗和预防出血：通常一次 0.3μg/kg，溶于生理盐水 50～100ml 在 15～30 分钟内静脉输注。若效果显著，可间隔 6～12 小时重复 1～2 次；若再多次重复此剂量，效果将会降低。

11.萆薢分清丸

粉萆薢、石菖蒲、甘草、乌药、盐益智仁。

规格：每 20 丸重 1 克

功能主治：分清化浊，温肾利湿。用于肾不化气，清浊不分所致的白浊、小便频数或肛肠术后小便不畅。

用法用量：一次 6～9 克，一日 2 次。对本品过敏者禁用。

12.地榆槐角丸

药品成分：地榆（炭）、槐角（蜜炙）、槐花（炒）、大黄、黄芩、地黄、当归、赤芍、红花、防风、荆芥穗、枳壳（麸炒）。

功能主治：疏风润燥，凉血泻热。用于痔疮便血，发炎肿痛。

用法用量：口服，一次 1 丸，一日 2 次。

13.车前番泻颗粒

功能主治：适用于成人便秘，老年人肌张力降低引起的便秘；及痔疮病人的便秘。

用法用量：口服。用足够量的水送服，不得咀嚼。12 岁以上儿童及成人一次 5 克，一日 1 次。晚饭后服用，如有必要，可在早餐前重复一次。10～12 岁儿童一次 5 克，一日 1 次。

14.七叶皂苷钠片（欧开）

药品成分：本品主要成分为七叶皂苷钠，是七叶树科植物天师栗（Aesculus wilsonii Rehd.）的干燥成熟种子提取得到的三萜皂苷的钠盐，其主要组分为七叶皂苷钠 A、B、C、D。

功能主治：软组织肿胀、静脉性水肿，下肢静脉性水肿，静脉曲张等静脉疾病。

用法用量：饭后口服。成人用量：每次 1～2 片，早、晚各 1 次，或遵医嘱。20 天为 1 疗程。

15.高锰酸钾

药品成分：高锰酸钾。

功能主治：强氧化剂，可以杀灭细菌，为家庭必备的常用消毒药。痔疮的发生率较高，可止痒止痛、防止感染，促进脱出的痔核复位。

用法用量：用 0.1% 的水溶液坐盆浸泡，配制水溶液要用凉开水，热水会使其分解失效。配制好的水溶液通常只能保存两小时左右，当溶液变成褐紫色时则失去消毒作用。故最好能随用随配。

16.肛泰软膏

主要成分：地榆（炭）、盐酸小檗碱、人工麝香、冰片等。本品为暗绿色的软膏；气香。

功能主治：凉血止血，清热解毒，燥湿敛疮，消肿止痛。用于内痔、外痔、混合痔等出现的便血、肿胀、疼痛。

用法用量：外敷。便后洗净，将膏挤入肛门内。一日 1 次。

17.迈之灵片

药品成分：欧洲马栗树籽提取物 150mg，按无水七叶皂苷素（Escin）计算，相当于 30mg 三萜糖苷。

功能主治：各种原因所致的慢性静脉功能不全、静脉曲张、深静脉血栓形成及血栓性静脉炎后综合征。各种原因所致的软组织肿胀、静脉性水肿。痔静脉曲张引起的内、外痔急性发作症状。

用法用量：饭后口服。成人每日二次，早、晚各一次，每次一至二片。病情较重或治疗初期，每日二次，每次二片，或遵医嘱服用。二十天为一疗程。可长期服用。

18.龙珠软膏

药品成分：人工麝香、人工牛黄、珍珠、琥珀、硼砂、冰片、炉甘石。

功能主治：清热解毒，消肿止痛，祛腐生肌。适用于疮疖、红、肿、热、痛。

用法用量：外用。取适量膏药涂抹患处或摊于纱布上贴患处，一日 1 次，溃前涂药宜厚，溃后涂药宜薄。

19.痔疮宁栓（又名美辛唑酮栓）

药品成分：非甾体类抗炎药吲哚美辛、呋喃唑酮组成。

功能主治：消肿止痛，加速创面愈合。各种内痔、外痔、混合痔、肛门发炎肿胀、瘘管、肛裂、

肛肠手术后的止痛和消除尿潴留。

用法用量：大便后或临睡前用温水洗净肛门，塞入栓剂 1 粒。一次 1 粒，一日 1 次。

20.肤痔清软膏

药品成分：金果榄、土大黄、苦参、黄柏、野菊花、紫花地丁、朱砂根、雪胆、重楼、黄药子、姜黄、地榆、冰片、苦丁茶、薄荷脑

功能主治：具有清热解毒，化瘀消肿，除湿止痒的功效.用于湿热蕴结所致手足癣、体癣、股癣、浸淫疮、内痔、外痔，肿痛出血，带下病。

用法用量：用温开水洗净患处，取本品适量直接涂擦于患处或注入患处.轻症每日一次，重症早晚各一次，轻症每日一次，重症早晚各一次。

21.亚叶酸钙胶囊

药品成分：亚叶酸钙。

功能主治：①主要用作叶酸拮抗剂（如甲氨蝶呤、乙胺嘧啶或甲氧苄啶等）的解毒剂。②用于预防甲氨蝶呤过量或大剂量治疗后所引起的严重毒性作用。③由叶酸缺乏所引起的巨幼细胞贫血。④与氟尿嘧啶联合应用时，用于治疗晚期结肠癌、直肠癌。

用法用量：①作为甲氨蝶呤的"解救"疗法，一般采用的剂量为 5～15mg，口服每 6～8 小时一次，连续 2 日。根据血药浓度测定结果控制甲氨蝶呤血药浓度在 $5 \times 10 mol/L$ 以下。②作为乙胺嘧啶或甲氧苄啶等的解毒，每日口服剂量 5～15mg，视中毒情况而定。③用于巨幼细胞贫血，每日口服 15mg。④与 5-氟尿嘧啶合用时，口服 20～30mg/m² 体表面积，在 5-氟尿嘧啶用药半小时后口服。

22.氟尿嘧啶片

药品成分：化学名称为：5-氟-2，4（1H，3H）-嘧啶二酮。

功能主治：为恶性葡萄胎，绒毛膜上皮癌的主要化疗药物。亦用于乳腺癌、消化道肿瘤（包括原发性和转移性肝癌和胰腺癌）、卵巢癌和原发性支气管肺癌的辅助化疗和姑息治疗。

用法用量：成人常用量，一日 0.15～0.3g，分 3～4 次服。疗程总量 10～15g。

23.复方氟尿嘧啶口服溶液

药品成分：品为以氟尿嘧啶，人参多糖为主制成的口服溶液，含氟尿嘧啶（$C_4H_3FN_2O_2$）应为标示量的 90.0%～110.0%，处方氟尿嘧啶 4g，人参多糖 8g，豆磷脂 20g，水适量全量 1000ml。

功能主治：用于消化道癌症（结肠癌、直肠癌、

胃癌）、乳腺癌、原发性肝癌等癌症的治疗。

用法用量：口服。成人，一次 1 片，一日 2 次。

24.注射用盐酸表柔比星

药品成分：盐酸表阿霉素。

功能主治：单一用药对多种肿瘤有广谱的抑制作用，包括乳腺癌、恶性淋巴瘤、软组织肉瘤和胃癌。研究表明，该药对恶性黑色素瘤、结肠癌也有抗瘤活性。表阿霉素与其他抗癌药联合使用，可用于治疗肺癌和卵巢癌。

用法用量：表柔比星单独用药时，成人剂量为按体表面积一次 $60\sim90mg/m^2$，联合化疗时，每次 $50\sim60mg/m^2$ 静脉注射。根据病人血象可间隔 21 天重复使用。

25.替加氟胶囊

药品成分：本品化学名称为：1-（四氢-2-呋喃基）-5-氟-2，4（1H，3H）-嘧啶二酮。其结构式为：分子式：$C_8H_9FN_2O_3$。

功能主治：主要治疗消化道肿瘤，对胃癌、结肠癌、直肠癌有一定疗效。也可用于治疗乳腺癌、支气管肺癌和肝癌等。还可用于膀胱癌、前列腺癌、肾癌等。

用法用量：成人口服，每日 $800\sim1200mg$，分 $3\sim4$ 次服用，总量 $30\sim50g$ 为一疗程。

26.氟尿嘧啶片

药品成分：氟尿嘧啶。

功能主治：抗肿瘤药。用于结肠癌、直肠癌、胃癌、肝癌、绒毛膜上皮癌、恶性葡萄胎、头颈部鳞癌及皮肤癌等。

用法用量：口服，一次 0.1～0.2g，一日 0.3～0.6g。

27.无水硫酸钠肠溶胶囊

药品成分：本品主要成分为无水硫酸钠。

功能主治：本品适用于由下列原因引起的单纯性、继发性急性便秘。①由于日常生活改变而继发的便秘。②饮食不当或饮食成分改变引起的便秘（如食物中缺少维生素）。③肛门疾患所致的继发性便秘（如痔、肛裂、肛瘘）。④强制性卧床所致的继发性便秘。⑤因服用某些药物所致的便秘。

用法用量：口服一次 5 粒，一日 1～3 次，第一次服药后在 6～12 小时内排除大便，不再用药，如果服药后第 12 小时未排除大便，追服 1 次 5 粒，追服后第 6 小时仍未排便，可再追服 1 次 5 粒。

28.小麦纤维素冲剂

药品成分：小麦纤维素。

功能主治：防治各类急慢性便秘。肠易激综合征、憩室症等胃肠功能紊乱。痔疮、肛裂的辅助治疗。结直肠手术、回肠切除术等外科术后恢复期的辅助治疗。

用法用量：成人：1 次 1 包，1 天 2～3 次；至少 1 周，之后逐渐减量至每日 2 次或 1 次。6 个月以上儿童：1 次半包，1 天 1～2 次；至少 1 周，之后逐渐减量至每日 1 次。患者每日清晨都应服药 1 次。可加入食物或饮料中服用，如汤、粥、牛奶、果汁等，每次用 200ml 左右的液体一起服用可达最佳效果。

29.痔炎消颗粒

药品成分：火麻仁、紫珠叶、槐花、金银花、地榆、白芍、三七、茅根、茵陈、枳壳。

功能主治：清热解毒，润肠通便。用于痔疮肿痛，肛裂疼痛，少量便血，老年人便秘。

用法用量：口服，一次 3～6 克，一日 3 次。

30.肾上腺色腙注射液

药品成分：本品化学名：3-羟基-1-甲基二氢吲哚-5，6-二酮缩氨脲。分子式：$C_{10}H_{12}N_4O_3$，分子量：236.23。

功能主治：适用于因毛细血管损伤及通透性增加所致的出血，如鼻衄、视网膜出血、咯血、胃肠出血、血尿、痔疮及子宫出血等。也用于血小板减少性紫癜，但止血效果不十分理想。

用法用量：肌内注射：一次 5～10mg，一日 2～3 次，严重出血一次用 10～20mg，每 2-4 小时一次。

31.肾上腺色腙片

药品成分：本品主要成分为肾上腺色腙，其化学名称为：3-羟基-1-甲基二氢吲哚-5，6-二酮缩氨脲。

功能主治：适用于因毛细血管损伤及通透性增加所致的出血，如鼻衄、视网膜出血、咯血、胃肠出血、血尿、痔疮及子宫出血等。也用于血小板减少性紫癜，但止血效果不十分理想。

用法用量：口服：一次 2.5～5.0mg（2～5 片），一日 3 次。

32.化痔胶囊

药品成分：槐米、茜草、枳壳、三棱、三七。

功能主治：清热，凉血，止血，行气散瘀。用于内痔，外痔，混合痔，内外痔血栓

用法用量：口服，一次 6 粒，一日 3 次。

33.复方银杏叶提取物胶囊

功能主治:静脉-淋巴功能不全的相关症状治疗（下肢沉重感，疼痛，下肢痉挛发麻）；急性痔疮发作相关症状的治疗。

用法用量:静脉-淋巴功能不全:每日2粒，早、晚各1粒；急性痔疮发作:每日2次，每次2粒，连服7天，餐时服用。

34.化痔灵片

药品成分：黄连、琥珀、苦地胆、三七、五倍子、猪胆汁膏、石榴皮、枯矾、雄黄（水飞）、槐花、乌梅（去核）、诃子。

功能主治：凉血，收敛，消炎。用于内外痔疮。

用法用量：口服。一次4-6片，一日3次。

35.西沙必利

药品成分：顺式-4-氨基-5-氯-N-[1-[3-（4-氟苯氧基）丙基]-3-甲氧4吡啶基]-2-甲氧苯胺。分子式：$C_{23}H_{29}C1FN_3O_4$，分子量：465.95。

功能主治：增加胃肠动力。用于胃轻瘫综合征，或以上消化道不适，

特征为早饱、饭后饱胀、食量减低、胃胀、嗳气、食欲缺乏、恶心、呕吐或类似溃疡的主诉（上腹部灼痛），但X线、内窥镜检查阴性的症状群。胃食道返流，包括食管炎的治疗及维持治疗。与运动功能失调有关的假性肠梗阻导致的推进性蠕动不足和胃肠内容物滞留。为恢复结肠的推进性运动，作为慢性便秘病人的长期治疗。

用法用量：口服，成人根据病情一日总量15～40mg，分2-4次。①病情一般：一次5mg，一日3次。②病情严重：（胃轻瘫、食管炎、顽固性便秘）一次10mg，一日3次，或一次10mg，一日4次，三餐前及就寝前。或一次20mg，一日2次，早餐前及就寝前。③食管炎的维持治疗：一次10mg，一日2次（早餐前和就寝前）或一次20mg，一日1次（就寝前），对病情严重者剂量可加倍。④治疗上消化道功能紊乱，至少应在餐前15分钟及就寝前适当的时间与某些饮料一起服用。⑤治疗便秘，每日总药量宜分二次服用。有关用药剂量、每日服用次数、疗程及是否需要维持治疗（每日1次足够）等个体间差异较大，一般一周内症状可得到改善，但对于严重便秘者理想的治疗效果可能需2～3个月。

36.三七化痔丸

药品成分：盐肤木、岗稔子、勒苋菜、千里光、白茅根、三七。

功能主治：清热解毒，止血止痛。用于外痔清肠解毒；内痔出血脱肛，消肿止痛，收缩脱肛。

用法用量：口服，一次3g，一日2～3次。

37.鳖甲消痔胶囊

药品成分：黄柏、地榆、槐角、栀子、忍冬藤、土大黄、鳖甲、地瓜藤。

功能主治：清热解毒，凉血止血，消肿止痛。用于湿热蕴结所致的内痔少量出血，外痔肿痛，肛周瘙痒。

用法用量：口服，一次3粒，一日3次。

38.熊胆痔灵膏

药品成分：熊胆、冰片、炉甘石（煅）、珍珠母、胆糖膏、蛋黄油、凡士林。

功能主治：清热解毒，消肿止痛，敛疮生肌，止痒，止血。用于内外痔，或伴少量出血。

用法用量：外用，洗净肛门，涂布于肛门内外，一日2次。

39.九华膏

药品成分：滑石粉、硼砂、川贝母、龙骨、冰片、银朱。

功能主治：消肿，止痛、生肌、收口。适用于发炎肿痛的外痔、内痔嵌顿，直肠炎、肛窦炎及内痔术后（压缩法、结扎法、枯痔法等）。

用法用量：每日早晚或大便后敷用或注入肛门内。

40.聚维酮碘栓

药品成分：本品主要成分为聚维酮碘。

功能主治：用于念珠菌性外阴阴道并细菌性阴道病及混合感染性阴道炎。也可用于痔疮。

用法用量：阴道或直肠给药。每晚睡前一次，一次1枚，7～10日为一疗程。

41.地奥司明

药品成分：化学名称：7-6-氧-（6-去氧-α-L-吡喃甘露糖）-β-D-吡喃葡萄糖氧基-5-羟基-2-（3-羟基-4-甲氧苯基）-4H-1-苯骈吡喃-4-酮。分子式：$C_{28}H_{32}O_{15}$，分子量：608.6。

功能主治：治疗静脉淋巴功能不全相关的各种症状（腿部沉重、疼痛、晨起酸胀不适感）.治疗急性痔发作有关的各种症状。

用法用量：服药剂量：常用剂量为每日2片；当用于急性痔发作时，前四天每日6片，以后三天，每日4片。服用方法：将每日剂量平均分为两次于午餐和晚餐时服用。

42. 爱脉朗（柑橘黄酮片）

药品成分：本品为复方制剂，每片含柑橘黄酮（纯化微粒化黄酮成分）500mg，其中 90%地奥司明 450mg，10%以橙皮苷形式表示的黄酮类成分 50mg。

功能主治：痔疮用药，抗静脉炎和抗静脉曲张剂。爱脉朗是具有全面地作用于三个血管回输系统的药物。首先对于静脉系统，爱脉朗通过延长去甲肾上腺素作用于静脉壁引起收缩的时间，从而增强静脉的张力，即使在高温状态下也不例外。它引起静脉的收缩作用比芦丁等其它药物更强，在酸中毒时，仍可增强静脉的张力。爱脉朗对于静脉有特异的亲和性而不影响动脉系统。第二，对于微循环系统，爱脉朗可明显降低白细胞与血管内皮细胞的粘附，移行，崩解释放炎性物质，如组织胺，缓激肽，补体，白三烯，前列腺素，过多的自由基等，从而降低毛细血管的通透性及增强其抵抗力，爱脉朗还具有降低血液粘滞度，增强红细胞流速的功能。从而减少微循环淤滞情况。第三，对于淋巴系统，爱脉朗增加淋巴引流速度以及淋巴管收缩作用，从而加快组织间液的回流，改善淋巴回流，减轻水肿。

用法用量：对于静脉功能不全和慢性痔疮：每日 2 片。早晨单次剂量 2 片与早晚各服一片的临床疗效是一致的。至少服用 2 个月。对于痔疮急性发作：前 4 天每天 6 片，后 3 天每天 4 片。然后每天服用 2 片维持直至症状消失为止。

43. 杜秘克（乳果糖口服溶液）

药品成分：乳果糖

功能主治：乳果糖系人工合成的不吸收性双糖，在肠道内不被吸收，可被结肠细菌分解成乳酸和醋酸，使肠道 pH 值降至 6 以下，从而可阻断氨的吸收，减少内毒素的蓄积和吸收，使患者血氨恢复正常，并由昏迷转为清醒。乳果糖还具有双糖的渗透活性，可使水、电解质保留在肠腔而产生高渗效果，故又是一种渗透性泻药，因为无肠道刺激性，亦可用于治疗慢性功能性便秘。

（1）肝性脑病：治疗和预防肝昏迷和昏迷前状态。

（2）便秘：需用缓泻剂的慢性或急性便秘，尤

其适用于下列情况：恢复老人或儿童正常的排便习惯；预防大便干结成硬块；药物引起的便秘；手术后患者和必须卧床的病人；因肛裂、痔疮等排便疼痛；孕妇和产妇等。

用量用法：口服每次 30-40ml，1 日 2-3 次。

44. 小麦纤维素颗粒（非比麸）

药品成分：本品主要成分为小麦纤维素。

功能主治：本品用于便秘；作为肠易激综合征、憩室病、肛裂和痔疮等伴发便秘的辅助治疗；也可用于手术后软化大便。

用法用量：成人：一次 3.5g（一次一包），一天 2－3 次；至少一周，之后逐渐减量至每日 2 次或 1 次；每日清晨都应服药。6 个月以上儿童：一次 1.75g（一次半包），一天 1－2 次；至少一周，之后逐渐减量至每日 1 次；每日清晨都应服药。本品可加入食物或饮料中服用，如汤、粥、牛奶、果汁等，每次用 200ml 左右的液体一起服用可达最佳效果。

产品规格 3.5g×10 包（非比麸），生产企业 Recip AB（瑞典）

45. 槐榆清热止血胶囊

药品成分：槐花、地榆炭、侧柏叶、荆棘炭、黄芩、栀子、当归、枳壳。

功能主治：具有清热利湿，凉血止血的作用。用于湿热壅滞所致的 I、II 期内痔、混合痔急性发作时出现的便血、肛门坠胀疼痛，痔黏膜充血糜烂，排便黏滞不爽。

用法用量：饭后口服。一次 3 粒，一日 3 次。疗程为 7 天。

46. 复方角菜酸酯栓

药品成分：本品每枚含角菜酸酯 0.3 克，二氧化钛 0.2 克，氧化锌 0.4 克。辅料为：滑石粉，固体半合成甘油酯。

功能主治：用于痔疮及其他肛门疾患引起的疼痛、肿胀、出血和瘙痒的对症治疗；亦可用于缓解肛门局部手术后的不适。

用法用量：塞肛门内，一次 1 枚，一日 1-2 次。

（陈少明　陈　蔚）

第二节　局部注射用药

1.消痔油注射剂（陈少明方）

组成：5%的石炭酸芝麻油。

功能：硬化萎缩。

主治：各期内痔、混合痔内痔部分、直肠脱垂。

用法：于齿线上0.5cm至痔上动脉区注射，母痔基底部加痔体及子痔体均匀注射。

用量：低浓度大剂量，最少0.5ml、最多一个痔核3ml，每个患者一次总量平均5～10ml，最多不超过15ml。

2.痔根断注射液（陈少明方）

组成：氢氧化钠、氢氧化钙。

功能：痔核坏死脱落（切痔）、消炎、止血。

主治：内外痔、混合痔、肛裂、直肠息肉。

用法：局部注射、宁少勿多，方法见前所述。

禁忌：严重心脏病、血液病、脑血管疾病、肛门严重感染及恶性肿瘤、孕妇慎用。

3.痔全息注射液（杨里颖方）

组成：硫氢化钠、硫化钠、薄荷冰、冰片、氟化钠、苯甲醇、甘油、乙醇、注射用水。

功能：痔核坏死脱落（切痔）、麻醉消炎、止血。

主治：内外痔、混合痔、肛裂、直肠息肉。

用法：局部注射、宁少勿多，方法见前所述。

禁忌：严重心脏病、血液病、脑血管疾病、肛门严重感染及恶性肿瘤、孕妇慎用。

4.消痔灵（双鹤药业、原北京第四制药厂，中医研究院史兆岐方）

组成：鞣酸、明矾、枸橼酸钠、低分了右旋糖酐、甘油、三氯叔丁醇。

功能：硬化萎缩。

主治：内痔出血、各期内痔、静脉曲张性混合痔。

用法：四步注射法，大剂量、低浓度，依次为直肠上动脉区、内痔黏膜下层、内痔黏膜固有层、齿线稍上方内最低部位。

禁忌：外痔皮赘。

第三节　内服方剂

1.清热解毒祛湿汤

主要成分：金银花、连翘、公英、地丁、川芎、赤芍、大青叶、车前草、甘草。

加减，恶寒加荆芥、薄荷；高热加石膏、知母、花粉；便燥加川军、芒硝（后下）；热盛加黄芩、黄连；脓成加山甲、皂角刺；溃后体弱加人参、黄芪、茯苓、白术等。

功能主治：清热解毒祛湿，治疗急性化脓性直肠、肛门周围脓肿、炎症肿痛。

2.益气养阴解毒汤

主要成分：生黄芪、人参、麦冬、元参、玉竹、山药、川黄柏、苡米、泽泻、甘草。

功能主治：益气养阴解毒，治疗气血虚、阴伤之痔瘘久不愈合、脓水淋离不断。

3.内痔出血方

主要成分：槐花、桃红、茜草、川大黄、川牛膝、侧柏叶、白茅根、炒蒲黄、炒五灵脂、焦艾叶、棕炭、地榆炭、沙参。

功能主治：清热解毒，止痛止血，治疗内痔出血

4.止痛如神汤加减

主要成分：秦艽（去苗）桃仁（去皮、尖，研）、皂角子（烧存性、研）各、苍术（米泔水浸、炒）、防风、黄柏（酒炒）、当归尾（酒洗）、泽泻、槟榔、熟大黄。如便秘甚，加生大黄、麻仁、枳实；如肿甚，加黄柏、黄芩、猪苓；如痛甚，加羌活、郁李仁；如血下多，加地榆、荆芥穗、槐花。

功能主治：活血化瘀，清热止痛，治疗湿热下注，迫血妄行，便血色鲜，量较多，湿热蕴结，痔核脱出嵌顿，肿胀疼痛，或糜烂坏死；口干不欲饮，口苦，小便黄；苔黄腻，脉滑数。治疗痔核肿胀痛痒。

5.补中益气汤加减

组成：黄芪、人参（党参）、白术、炙甘草、当归、陈皮、升麻、柴胡、生姜、大枣。加减：血不足-加当归，精神短少-加人参、五味子，热痛-加黄

连, 湿胜-加苍术, 阴火-加黄柏、加熟地、山药, 阴虚-去升麻, 加熟地、山萸、山药, 大便秘-加酒煨大黄, 泄泻-去当归, 加茯苓、苍术、益智仁。

功能主治: 健脾益气。脾虚气陷, 肛门坠胀, 痔核脱出, 需用手托还, 血不循经而溢于脉外, 大便带血; 色鲜红或淡红, 病程日久; 面色少华, 神疲乏力, 纳少便溏; 舌淡, 苔白, 脉细弱。治烦劳内伤, 身热心烦, 头痛恶寒, 懒言恶食, 脉洪大而虚。或喘或渴, 或阳虚自汗, 或气虚不能摄血。或疟痢脾虚, 久不能愈。一切清阳下陷, 中气不足之证。中气下陷证。

6.麻仁滋脾丸

主要成分: 火麻仁、熟大黄、白芍、炒川厚朴、炒枳实、杏仁。

功能主治: 清热润肠, 治疗便秘、痔核出血。

7.乙字汤

主要成分: 柴胡、升麻、甘草、黄芩、大黄各、当归。便秘: 加重大黄, 再加枳实。痔痛: 加重甘草, 再加乳香、猪胆汁。痔核: 合桂枝伏苓丸。脱肛便血: 加黄连、生地、黑栀子、黑地榆。如出血多时, 加地榆、苦参、仙鹤草、槐花, 炎症严重者加银花、连翘或蒲公英、黄柏等, 体虚增加党参、黄芪或太子参、伏苓、龙眼肉等。

功能主治: 清热解毒, 止血止痛, 升阳举陷, 润肠通便, 治疗各种痔疮, 大便燥结、便秘, 痔核疼痛。

8.凉血地黄汤

主要成分: 黄柏、知母、青皮、槐子、熟地黄、当归。①若热甚, 加黄连、黄芩; 局部红肿热痛明显, 加天花粉、赤芍。②如小便涩, 脐下闷, 或大便则后重, 调木香、槟榔细末, ③血热伤阴, 口干肤燥者: 加沙参、玉竹、麦冬。

功能主治: 清热凉血祛风。风伤肠络: 大便带血, 滴血或喷射而出, 血色鲜红; 或伴口干, 大便秘结; 舌红, 苔黄, 脉数, 适用于 I 期、II 期内痔, 或痔核嵌顿继发感染, 或年老体弱的内痔患者, 或兼有其他慢性病, 不宜手术者。

9.活血散瘀汤

主要成分: 川芎、当归尾、赤芍、苏木、牡丹皮、枳壳、瓜蒌仁 (去壳)、桃仁 (去皮、尖)、槟榔、大黄 (酒炒)。

功能主治: 理气化瘀, 治疗气滞血瘀, 肛缘肿物突起, 有异物感, 可有胀痛或坠痛, 局部可触及硬性结节。舌暗红, 苔淡黄, 脉弦涩。

第四节　外用中药

1.一效散

组成: 朱砂、炙甘石、冰片、滑石粉。

功能: 燥湿收敛、止痛止痒。

主治: 肛门湿疹、皮炎、瘙痒、糜烂、潮湿。

用法: 外用掺布。

2.生肌散

组成: 血竭、没药、乳香、橡皮、冰片。

功能: 化腐生肌、解毒止痛。

主治: 用于手术创口流脓流水、久不收口。

用法: 外用创面掺布, 或以油纱布条蘸药面填入创面。

3.化腐生肌散

组成: 升药、朱砂、煅石膏、乳香、没药共研细末备用。

功能: 化腐生肌

主治: 促进肉芽组织生长。

用法: 外用创面掺布, 或以油纱布条蘸药面填入创面。

4.京万红软膏

组成: 地榆、地黄、当归、桃仁、黄连、木鳖子、罂粟壳、血余、棕榈、半边莲、土鳖虫、白蔹、黄柏、紫草、金银花、红花、大黄、苦参、五倍子、槐米、木瓜、苍术、白芷、赤芍、黄芩、胡黄连、川芎、栀子、乌梅、冰片、血竭、乳香、没药

功能: 活血解毒, 消肿止痛, 去腐生肌。

主治: 肛周湿疹、疮疡烫伤、痔疮、肛裂、慢性溃疡

用法: 外用涂创面。

5.硫矾硝洗剂 (陈少明方)

组成: 硫磺、朴硝、明矾、月石、水杨酸。

功能: 解毒杀虫、消肿止痛、收敛止血。

主治: 虫疣菌毒、痔瘘肿痛、坠胀、便血、肛门湿痒、内痔脱出、嵌顿、血栓外痔、肛门手术后。

用法: 每次 50g、用开水 500～1000ml, 便后、

睡前先熏后洗。

6.苦参汤（散）

组成：枳壳、黄连、大黄、甘草、荆芥、苦参、赤芍药、黄芩各等分，上锉散。

功能：清热收敛，祛湿止痛。

主治：小儿脱肛并痔。煎汤清洗患处。

用法：坐浴或外敷药。

7.痔疮膏

组成：铃蟾酶、冰片、苦参、蛇床子、薄荷等。

功能：活血化瘀，杀菌止痒，镇痛。

主治：内痔，外痔，混合痔。涂覆患处。

用法：外敷。

8.黄连膏

组成：黄连粉1份，绿豆粉5份。上为细末，用肘以水调成糊状。

功能：清热解毒止痛。

主治：痔疮疼痛者敷于患部。

用法：外敷。

第五节　中药颗粒

实现中医药的现代化，需要中药剂型的改革。中药颗粒剂是实现中药现代化的一条重要途径，通过对中药有效成分的提取，便于中药有效成分的定量化，并且便于保管、运输，服用方便诸多优点。本著作收录肛肠常用的专家协定处方，便于临床学习参考。

关于使用方法，除特殊表示，处方均为口服处方，用开水冲服，分早晚两次服用。

部分方剂为外用处方，请遵医嘱，患者用开水溶解后，外洗患处，具体见其使用方法。

临床医师在参考使用时，根据症状来合理用药，根据病症可以加减药物或药量使用。

服用方法：将一剂药中的每一袋中药配方颗粒沿切口撕开，倒入杯中。加入250mL～300mL开水，用勺子搅拌直至颗粒全部溶解。成人每日一剂，分两次服用。

每个协定方分为四个部分：病名、处方、功效、适应症.其中适应症以疾病表现的症状为主,医师可以根据临床诊断和疾病的症状辨证施治，灵活应用中药颗粒剂。

为方便中药配方颗粒的使用，将专家验方的中药饮片具体剂量换算成颗粒剂常用规格"袋"的剂量，每袋相当于中药饮片常用的6克或9克。目前常用中药颗粒剂有广州一方，四川新绿药，三九药业颗粒剂等。

1.痔疮出血

【处方】

生地黄1袋，麦冬2袋，玄麦1袋，干鱼腥草1袋，地榆1袋，黄柏1袋，荆芥1袋，槐花2袋。

【功效】清热解毒，凉血止血。

【适应证】内痔出血。

2.内痔脱出

【处方】

黄芪1袋，当归1袋，麸炒白术1袋，党参1袋，地榆1袋，升麻1袋，北柴胡1袋，麸炒枳壳2袋，槐花1袋，陈皮1袋。

【功效】补中益气，升阳举陷

【适应证】内痔脱出，老年人内痔脱出者效果更佳。

3.痔核脱出（外洗用）

【处方】

五倍子2袋，白矾6袋，芒硝6袋，制川乌3袋，槐花2袋，鱼腥草1袋。

【功效】消肿止痛

【用法用量】外用。上药用60～100℃的热水1 500mL～2 000mL溶解，后熏后洗，待水温达40℃左右时，将肛门泡入药水中约15分钟。

外洗一日二次，一次一剂。

4.内痔嵌顿水肿

【处方】

秦艽1袋，桃仁1袋，皂角刺1袋，苍术1袋，防风1袋，黄柏1袋，当归1袋，大黄1袋，泽泻1袋，槟榔1袋。

【功效】消肿止痛，止血。

【适应证】内痔嵌顿水肿，疼痛。

5.肛周脓肿初期

【处方】

金银花2袋，蒲公英2袋，连翘1袋，陈皮1袋，天花粉1袋，干鱼腥草2袋，龙胆1袋。

【功效】清热解毒，消肿止痛。

【适应证】肛周脓肿初期。

6.肛瘘

【处方】

金银花2袋，人参1袋，川芎1袋，当归1袋，赤芍1袋，皂角刺1袋，茯苓1袋，白芷1袋，桔梗1袋，白术1袋，黄芪1袋，甘草1袋。

【功效】清热利湿，托里透毒。

【适应证】肛瘘反复流脓，及肛周脓肿破溃后。

7.肛裂

【处方】

火麻仁2袋，生地黄1袋，麦冬2袋，玄参1袋，皂角刺1袋，槐花1袋，地榆1袋，陈皮1袋。

【功效】润肠通便，止血止痛。

【适应证】肛裂出血。

8.肛裂（外洗方）

白矾6袋，芒硝6袋，五倍子2袋，乳香2袋，没药2袋，干鱼腥草1袋。

【功效】清热解毒，化瘀消肿。

【适应证】肛裂。

【用法用量】外用。上药用60～100℃的热水1 500mL～2 000mL溶解，后熏后洗，待水温达40℃左右时，将肛门泡入药水中约15分钟。

外洗一日二次，一次一剂。

（陈富军）

附：肛肠病药性赋

肛肠用药，审证求因，不在贵繁，独取疗效。

关防风治肠风下血，椿根皮疗痔漏脏毒。

荆芥炭有止血之功，旱莲草兼凉血效能。

大黄可有止大肠积滞便血，研敷肛门湿疹。

元明粉能通大便火热结燥，坐浴痔疮肿痛。

野菊花、牛蒡子皆清热解毒，消痈散肿。

气升麻、春柴胡均升阳举陷，固脱提肛。

香白芷排脓生肌，溃后应用。

潘泻叶清肠通便，有痔不可饮。

黄芪托里取生用，炙后治脱肛。

阿胶补血烊化服，炒珠医痔血。

何首乌医虚性便秘，黑芝麻润血燥便难。

痔痛出血取山豆根，肛门脓肿用二宝花。

槐角、地榆乃痔血首选，连翘、公英为痔科要药。

蜂蜜、火麻仁皆润肠治便秘。

珂子、赤石脂均固涩医脱肛。

蛇床子燥湿止痒，肛门湿疹洗用。

肉苁蓉润肠通便，津液缺乏煎服。

海螵蛸止血之验灵，煅龙骨生肌之佳珍。

黄柏炒炭医痔血，紫草油浸涂湿疹。

肥乌梅酸涩敛，痔科必备。

白头翁疗痔血，世医常用。

血竭内服消淤而止通，外敷去腐。

甘草生用解毒主诸药，灸后补中。

黑山栀清血热，止痔痛，口服熏涂。

马兜苓泻肺火，痔疾内服外洗。

清黛沾纱条，敷贴止血配血余炭。

降香瓷刮粉，掩散止血胜花蕊石。

血虚肠燥取柏子仁通便。

直肠溃疡广木香定痛。

郁李仁开幽门气结之便秘。

刺猬皮消痔疮肿痛与便血。

川黄连配大蒜，阴阳借鉴疗便血。

生地炭加砂仁，寒热制约医痔血。

槐花凉血止血，肠风痔漏多灵。

文蛤涩肠收敛，脱肛痔痛著效。

熊胆化水点痔痛，马勃取粉敷创血。

苦参清湿热疗便血，可洗湿疹。

芜荑杀蛲虫止痒，用敷痔漏。

白矾枯痔核有大益。

田螺水蘸点痔痛收奇功。

刘寄奴消肿痛，止血处敷。

鸡冠花效收敛，痔血内服。

瓦松止便血有功，扁蓄疗痔血殊效。

淮麻子吸滞肠，涂顶肛收有奇功。

紫珠叶可消淤，服敷血止乃康宁。

砒石剧毒而枯痔全能，人参甘平乃补气速效。

鳖头灰疗痔核脱肛，须葛根熬汁酒调服。

虎耳草消痔疮肿痛，配蕺菜煎汤勤熏洗。

蜜陀僧外疗痔疮，榧子仁内服润肠驱虫。

凡此草药汤参本草，上述诸味当合脉证。

（陈少明　陈蔚）

第十二章　肛窦炎

　　肛窦炎又称肛隐窝炎、肛腺炎（analcryptitis）是指肛门齿线部的肛隐窝炎症性病变。是由于肛窦位于直肠末端与肛管的交接部空间狭小，加之其为一组环形凹陷，易受干硬粪便或粪便中的异物（鱼刺、竹签、骨头等）损伤，进而感染、化脓。常引起肛周脓肿，中医称为"脏毒"。为肛门感染的常见病症，常并发肛乳头炎和乳头肥大。同时也是化脓性疾病的重要诱因。由于症状较轻，易被患者和医生所忽视。

第一节　病因病理

　　直肠从中部往下端逐渐变细缩窄，随着肠腔在肛门处的收缩，肠壁的黏膜就像人衣服的袖口一样折叠起来，形成许多纵长隆起的皱襞，医学上叫直肠柱或肛柱。两个柱底之间靠一个半月形皱襞相连，这个半月形皱襞叫肛门瓣。两个直肠柱与肛门瓣之间形成了一个漏斗状开口向上的凹陷小窝，这个小窝就是肛窦，又叫肛隐窝。

　　肛窦位于齿部，相邻肛柱之基底间，形如半月，开口向上，凹如口袋，深 3～5mm。其底部有肛腺的开口。肛腺属内分泌腺，分泌黏液由括约肌收缩而被排挤出，以润滑肠壁利于排便。肛腺导管长3～10cm，深达坐骨直肠窝和骨盆直肠窝。

　　肛窦底部有能够分泌液体的肛门腺和肛门腺导管，平时能分泌出黏性液体，润滑大便和保护直肠肛门。由于肛窦像一个漏斗，开口向上张着，粪便和其他脏东西，就很容易积存在窦里，同时也容易被硬的粪便擦伤弄破。细菌侵入之后就会引起肛窦内感染，并沿着肛门腺导管和肛门腺蔓延，所以肛窦炎又是引起多种肛门直肠病的根源，如肛门直肠周围脓肿、肛瘘、肛裂、痔疮、肛乳头炎等，肛管上皮癌的发生，也与慢性肛窦炎症的刺激有关。

第二节　诊　断

一、肛窦炎症状

　　1.里急后重肛门部下坠感有便意，但去厕所却解不出或者解很少大便。

　　2.疼痛肛门处不适感和隐痛，排便时加重。

　　3.粪便中可带有少量黏液和血。

　　4.肛乳头肥大时可脱出肛门外。

　　5.肛门指诊检查括约肌紧张，肛窦及肛乳头触痛。

　　6.肛门镜检查肛窦、肛乳头充血和红肿。

二、肛窦炎检查

诊断肛窦炎一般要做以下两个检查。

1.肛门指诊检查　括约肌紧张，肛窦及乳头硬结及触痛。

2.肛门镜检查　肛窦、肛乳头充血和红肿。（图12-1）

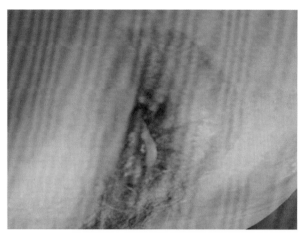

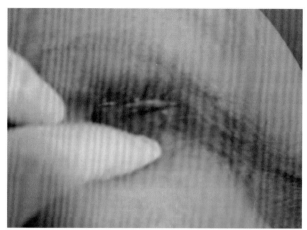

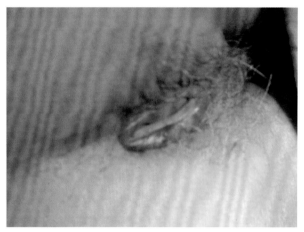

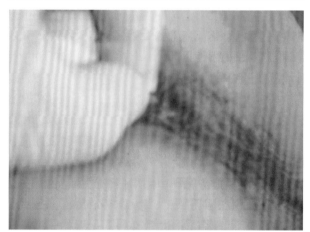

图 12-1　肛窦炎检查

三、肛窦炎诊断

1.要点

（1）里急后重，肛门部下坠感有便意，但去厕所却解不出或者解很少大便。

（2）疼痛肛门处不适感和隐痛，排便时加重。

（3）粪便中可带有少量黏液和血。

（4）肛门指诊检查肛窦及肛乳头触痛。

（5）肛门镜检查肛窦、肛乳头充血和红肿。

2.肛窦炎的并发症

肛窦炎术后常见的并发症除有尿潴留外，还有以下几种。

（1）出血，术后一般无大出血，如为单纯性渗血，可用纱布填塞法止血，必要时可局部加用肾上腺素；也可用云南白药撒创面或用明胶海绵加压止血。

（2）感染，肛门部污染的机会很多，但由于血运丰富，创口真正感染的情况并不多见。术后经常坐浴，合理清洁地换药，可加速创口正常愈合。

（3）粪嵌塞，由于肛窦炎术后，排便可刺激引起肛门疼痛，因而患者有意控制排便，使粪便在直肠内嵌塞。处理方法很简单，用 38℃生理盐水灌肠即可。

（潘　凯　郑　训）

第三节　治　疗

一、保守疗法

可以温盐水坐浴局部，使局部保持清洁，并可在肛窦底部涂 5%～10%硝酸银溶液，每日 1 次。也可用橄榄油 30～60ml 灌肠。也可以使用各种痔疮栓和痔疮膏。同时可口服抗生素，治疗引起该病的腹泻等肠道感染；或使用缓泻剂，使粪便排泄正常，如麻仁润肠丸等。由于肛窦的解剖及生理特点，其窦口向上，积存的粪便残渣及脓汁不能完全排出，多不能完全治愈，只能减轻症状。

（1）饮食调节，多食蔬菜水果，多饮水，禁食辣椒，禁止饮酒，

（2）保持大便通畅，防止便秘。便秘可适当用润肠类制剂，也可用开塞露。

（3）适当内服消炎药。

（4）局部应用痔疮栓。

（5）药物灌肠。

（6）保持肛门清洁，早晚各盐水坐浴一次。

二、手术疗法

肛窦炎经药物治疗无效，或肛窦内已成脓肿，或并有肛乳头肥大和隐性瘘管的患者，宜采用手术治疗，只要的治疗方法有肛窦切开术和肛窦切除术。

1.肛窦切开术　适用于单纯隐窝炎，或已成脓，或伴有隐性瘘管的患者。

操作方法：先将肛门部消毒，在局麻或腰俞穴麻醉下，患者取截石位或俩卧位在肛门镜下，暴露病灶，沿肛窦作纵形切口，使引流通畅。创口用黄连素膏纱条或生肌玉红膏油纱条进行压迫止血。患者术后每日便后坐浴，局部用生肌玉红膏换药。

2.肛窦切除术　适用于肛窦炎伴有乳头肥大的患者。

操作方法：先在肛门部消毒，在局麻或腰俞穴麻醉下，患者取截石位或侧卧位，在双叶肛门镜下，暴露病灶，将肛窦、肛门瓣作纵形切口长约 1cm，深达切断部分内括约肌，清除感染的肛腺及其导管，结扎出血点，用弯止血钳夹住切口一侧肛管及粘膜，连同增生的肛乳头一起结扎。然后用同法处理对侧切口，术后处理同上。

3.肥大性肛乳头结扎术　适应证肛乳头肥大，蒂部粗大者。

原理阻断血液供应，使其自然坏死脱落。

特点操作简便，疗效可靠。

操作步骤取截石位或左侧卧位，肛管常规消毒，不需麻醉，拉开肛门，用蚊式止血钳夹住肛乳头根部，以 10 号丝线于钳下打结扎紧。术后按肛门开放伤口换药。

操作要点钳夹乳头根部时勿夹住肛管皮肤，以防疼痛。

4.肥大性肛乳头切除术　适应证肛乳头肥大，蒂部细小者。

原理切除病灶，钳夹止血。

特点操作简单，疗效可靠。

操作步骤肛管常规消毒后，以蚊式钳钳夹细小的乳头根部，以刀或剪在钳上将乳头切除，留钳 3～5 分钟后撤钳，如有渗血填止血粉棉球或肾上腺素棉球即可。术后按肛门开放伤口换药。

三、肛窦炎术后常见的并发症

肛窦炎术后常见的并发症除有尿潴留外，还有以下几种。

（1）出血：术后一般无大出血，如为单纯性渗血，可用纱布填塞法止血，必要时可局部加用肾上腺素；也可用云南白药撒创面或用明胶海绵加压止血。

（2）感染：肛门部污染的机会很多，但由于血运丰富，创口真正感染的情况并不多见。术后经常坐浴，合理清洁地换药，可加速创口正常愈合。

（3）粪便嵌塞：由于肛窦炎术后，排便可刺激引起肛门疼痛，因而患者有意控制排便，使粪便在直肠内形成了嵌塞。处理方法很简单，用 38℃生理盐水灌肠即可。

中医中药治疗：肛窦炎在临床上，以湿热下注、肛门热毒、阴虚内热和气虚下陷为多见。对不同的病机，则采取不同的治疗方法。

（1）清热利湿：凡出现肛门潮湿不适，偶有刺痛，便时加重，黏液量多，且大便次数增多；或腹痛即泻，泻下烙肛气秽，粪色黄褐；或心烦口渴，小便短赤，舌红，苔黄腻，脉濡滑的患者。多因湿热下注所致。

（2）清热解毒：凡出现肛门灼痛，皮肤红肿、糜烂，并感疼痛。便时加重；或腹泻、大便燥结，舌红、苔黄，脉数的患者，多因肛门热毒所致。治宜清热解毒。

（3）滋阴清热：凡出现肛门不适，似痛非痛，似胀非胀，便时痛胀加重，黏液混有血丝，或手足潮热、盗汗、口干；或大便秘结，舌红苔黄或少苔，脉细数的患者，多因阴虚内热所致。治宜滋阴清热。

（4）益气举陷：凡出现肛门坠肿不适，有时黏液溢出肛门外，质清稀；或面色㿠白，少气懒言；或纳少便溏。舌质淡、苔白，脉细弱的患者，多因气虚下陷所致。治宜益气举陷。

花椒煮水或中药（防风、白芷、川椒、黄柏、陈皮、甘草各 10 克，蛇床子 8 克，苦参 18 克，黄

连 6 克，水煎两次，并取汁 500ml，100 毫升/次，兑半盆温水）坐浴局部，主治肛窦炎。肛门内注水抗素软膏，每日 2～3 次。同时可口服新癀片 4 片，抗生素 2 次/日，饭后服。同时治疗引起该病的腹泻等肠道感染，或使用缓泻剂，如麻仁润肠丸等，使粪便排泄正常。

肛窦炎的大黄元明煎处方组成：大黄 20g、元明粉 50g、黄连 20g、黄柏 20g、乳香 20g，水煎成 400ml，早晚 2 次灌肠，每次 40～60ml，肛内保留 20 分钟。功能清热燥湿，活血止痛。

四、新生儿肛窦炎的治疗措施

1.肛门局部清洁　可用温的 3%硼酸液坐浴或外洗。每日 3 次，腹泻的患儿应适当增加清洁的次数，其它宝宝大便后必须洗 1 次；

2.肛门或直肠内应用抗感染药物　可用饱蘸 1%黄连素液的棉球敷于肛门处，待下次换尿布时弃掉，再重新敷上，坚持数天；还可用注射器抽取 1%黄连素液 1～2ml，将去掉针头的注射器接口插入肛门，直接灌注于肛门口内，每日 2～3 次，坚持 3～5 天；其他如喜疗妥、百多邦、复方新霉素软膏等也可使用；

3.缓解肛门括约肌痉挛　一般用 1:5000 阿托品滴剂于喂奶前 15 分钟滴入口内，每次 2～4 滴，滴后若面红明显可减少滴数。此药可减少"吃奶→大便→哭闹"连锁症状的发作，减轻患儿肛门疼痛，患儿哭闹好转可以停药。

4.服用抗生素　可选用对大肠杆菌和厌氧菌敏感的药物，如力百汀、特丽仙、甲硝唑等，局部压迫有脓性物排出时，必须使用抗生素。

五、预防

（1）饮食调节，多食蔬菜水果，多饮水，禁食辣椒，禁止饮酒，

（2）保持大便通畅，防止便秘。便秘可适当用润肠类制剂，也可用开塞露。

（3）适当内服消炎药。

（4）局部应用痔疮栓。

（5）药物灌肠。

（6）保持肛门清洁，早晚各盐水坐浴一次。

（连少雄）

第三篇

肛肠瘘疾病的诊疗技术

GANGCHANGLOU JIBING DE ZHENLIAO JISHU

第十三章 肛门直肠周围脓肿

肛门直肠周围脓肿简称肛周脓肿，一般是指肛门腺感染化脓蔓延到肛管直肠周围形成的脓肿。分瘘管性脓肿和非瘘管性脓肿两种。绝大多数是瘘管性脓肿，是肛瘘的前驱病变。任何年龄均发生，以婴幼儿和青壮年多见，以20～40岁青壮年为多，男女之比为2～3∶1，有学者认为和人体激素分泌有关，即易发于肛腺分泌旺盛期婴幼儿和青壮年阶段。其发病率约占肛肠疾病的8%～25%。

第一节 病因病理

肛管直肠周围脓肿大多起源于肛管直肠壁内感染，如肛窦炎等，也可经淋巴传播或肛周毛囊皮脂腺发生感染形成脓肿。粪便内的尖锐异物刺破肛管直肠壁，引起周围组织的感染也可形成肛周脓肿。肛管直肠周围软组织被肛提肌和盆腔筋膜分为若干间隙，脓肿也常位于这些间隙内，如坐骨直肠窝脓肿、黏膜下脓肿、骨盆直肠窝脓肿和皮下脓肿。

一、解剖学因素

多数学者认为95%的肛周脓肿的发生与肛腺感染化脓有关。

二、损伤

局部损伤是肛门直肠周围感染的常见病因，如粗心的检查，干硬粪便通过肛管时的擦伤，使黏膜和皮肤失去屏障作用，成为病菌入侵的有利途径。

化学因素：用药物注射治疗肛门直肠疾病，如肛门局部麻醉，消毒不严格，不正确的操作，不恰当的注射操作时污染，都可引起局部感染。

三、其他：

有的肛周脓肿可直接来源于肛裂、血栓性外痔破裂、肛周皮肤炎、肛管直肠炎。少数病例还可来源于结核、溃疡性结肠炎、克罗恩病、血源性感染等。此外，日本学者高月晋于1985年提出，性激素水平直接影响着肛腺的分泌，雄激素水平增高，肛腺分泌增强。

四、发病原因

引起肛周脓肿的病因较多，主要原因有以下几个方面：

1.感染性因素 现代医学认为，感染是引起本病的主要原因。

2.医源性因素 临床上属医源性引起的肛门直肠周围脓肿也不少见。

（1）内痔插枯痔钉或注射疗法，因操作不当或药剂不洁感染形成黏膜下脓肿。

（2）直肠周围注射化学药物刺激，引起组织坏死，造成直肠周围脓肿。

（3）乙状结肠镜检查，造成腹膜穿孔感染，引起直肠后间隙脓肿。

（4）局部麻醉感染，或油溶液注入后吸收不良，而形成脓肿。

3.手术后因素 临床上亦可见到肛门直肠手术引起感染，而形成的直肠周围脓肿，以及尿道术后感染、会阴部术后感染、产后会阴破裂缝合后感染、尾骶骨骨髓炎术后感染等引起的脓肿。

4.其他 直肠内异物损伤后感染，放线菌病，直肠憩室炎感染，肛管直肠癌破溃或波及深部的感染，及身体虚弱，抵抗力低下，或患有慢性消耗性疾病，或营养不良，都是肛门直肠周围脓肿的发病原因。

5.人体激素分泌 即易发于肛腺分泌旺盛期婴幼儿和青壮年阶段。其发病率约占肛肠疾病的8%～25%。

五、发病机理及分类

1.病理 肛管直肠周围感染可分为3个阶段：①肛腺感染阶段；②肛管直肠周围脓肿阶段；③肛瘘形成阶段。

肛腺感染后在内外括约肌之间生成脓肿,然后沿联合纤维向各方面蔓延,发生各类脓肿。向下达肛周皮下形成肛周皮下脓肿;向内至肛管皮下组织内形成脓肿或破溃;向外穿过外括约肌至坐骨直肠窝形成坐骨直肠窝脓肿,有时继续向上穿过肛提肌形成骨盆直肠间隙脓肿。脓肿可围绕肛管及直肠的下部由一侧蔓延到另一侧形成马蹄形脓肿。

2.分类

（1）按感染病菌分类:①非特异性肛周脓肿,由大肠埃希杆菌、厌氧菌等混合感染引起;②特异性感染,临床较为少见,以结核性脓肿为主。

（2）按脓肿部位分类:①肛提肌下脓肿（低位脓肿）,包括肛周皮下脓肿、坐骨直肠间隙脓肿、低位马蹄形脓肿等;②肛提肌上脓肿（高位脓肿）,包括骨盆直肠间隙脓肿、直肠后间隙脓肿和高位马蹄形脓肿等。

（3）按脓肿的最后结局分类:Eisenhammer（1978）将肛管直肠周围脓肿分成瘘管性脓肿及非瘘管性脓肿2大类。①非瘘管性脓肿,凡与肛窦、肛腺无关,最终不残留肛瘘者,均属非瘘管性脓肿;②瘘管性脓肿,即为经肛窦、肛腺感染而致,最后遗留肛瘘者。

（4）临床实用分类:根据发生具体位置不同,临床又有以下分类。

1）肛管黏膜下脓肿:发生在齿线附近,局部疼痛、肿胀、压痛、肛门松弛,黏膜下脓肿常与皮下脓肿相通。

2）肛门周围皮下脓肿:全身症状轻,可有发热、全身不适感。局部疼痛。

3）肛门后间隙脓肿:局部疼痛,可见肛门后侧红肿,全身症状轻。

4）骨盆直肠窝脓肿:局部症状不明显而全身症状较重。感觉直肠、肛门沉重下坠,频有便意,大便时加重,排尿困难。全身表现为发热、周身疲倦,严重者有毒血症的症状,如头痛、高热、呕吐、大汗出。局部可见直肠粘膜隆起,在提肛肌上可触及肿块、压痛、波动。作脓腔穿刺可抽出脓汁。

5）括约肌间脓肿:发生在内外括约肌之间,局部疼痛、肿胀、压痛,肛门松弛。

6）马蹄形脓肿:又分为半马蹄形脓肿和全马蹄形脓肿,多为坐骨直肠窝脓肿迁延治疗发展而成,表现特点与坐骨直肠窝脓肿相似。

7）直肠黏膜下脓肿:局部症状轻,全身症状重。直肠镜下可见直肠黏膜明显的限局性肿胀、发红。直肠指诊可摸到直肠壁上有限局性柔软肿块,压痛、波动,穿刺可抽出脓汁。

8）直肠后间隙脓肿:肛外正常,疼痛可向臀部放射,可出现发热、周身不适等全身中毒症状。可触及直肠后壁肿胀、压痛及波动感。

9）坐骨直肠窝脓肿:局部与全身症状都比较明显。肛缘外一侧或两侧红肿,压痛或有波动。全身表现为感染症状。

（陈少明　潘　凯　胡建文）

第二节　诊　断

一、诊断依据

（1）肛门烧灼痛或跳痛,排便或行走时加重,少数有排尿困难。

（2）可伴有发冷、发热、全身不适等症状。

（3）B超可测及脓腔。

（4）血白细胞及中性粒细胞计数增多。

（5）肛门周围有硬结或肿块,局部温度增高、压痛或有波动。位于肛提肌以上的脓肿,直肠指检可触及压痛性肿块,直肠内穿刺可抽出脓液。

肛周脓肿辅助诊断:①挤压法:即采用分叶状肛门镜扩张暴露脓肿部位的隐窝,然后压迫脓肿,以观察脓汁排出之所在,即可确定内口;②双合诊:把食指插入肛管,拇指在皮肤触摸,脓肿波动感明显的皮肤及黏膜最薄区,即是内口、外口的位置;③肛门镜检查:可见肛隐窝局部充血,可有脓性分泌物;④探针检查:在肛门窥器下,用探针钩隐窝,较易进入,且有溢脓者,即为内口。也可在术中,切开引流时探及内口。操作中要切忌暴力,以免造成人为的假内口,致使手术失败;⑤亚甲蓝溶液染色。

二、诊断要点

1.肛门旁皮下脓肿

（1）位于肛门两侧边缘。

（2）脓肿较小，全身症状轻微或不伴全身症状。

（3）局部疼痛，行走、坐下或受压时，疼痛加重。

（4）局部肿胀、红、硬及触痛，早期波动不明显，有波动后可自行破溃形成肛瘘。

2.坐骨直肠窝脓肿

（1）位于坐骨直肠间隙内。

（2）局部剧痛，全身有发热、乏力、头痛及食欲不振等反应。

（3）排尿困难及肛门部有坠感。

（4）患侧肛门旁肿胀及触痛。

（5）直肠指诊：患侧明显触痛、有饱满及波动感。

（6）白细胞计数增高。

3.黏膜下脓肿

（1）位于直肠黏膜下和肌层结缔组织内。

（2）脓肿较小，全身症状不明显。

（3）肛门部有不适感。

（4）直肠指诊检查：直肠壁有卵圆形突起，有触痛及波动，破溃后形成内瘘。

4.骨盆直肠窝脓肿

（1）位于骨盆直肠间隙内。

（2）全身感染症状明显，发热、乏力，头痛等。

（3）排尿困难及肛门部有坠感。

（4）直肠指诊检查：直肠壁饱满、有波动感及明显触痛。

（5）白细胞计数增高。

三、肛周脓肿的检查

常规方法：触摸法，探针检查、注入染色剂、灌注双氧水、介入法、低位切开高位乳胶管引流法、双氧水灌注法。

双氧水灌注法适应各种瘘、尤其是高位复杂的。方法：在喇叭型肛门镜下在直肠内齿线上方塞3～4个干棉球，防止双氧水流入直肠腔烧灼肠黏膜。将装有双氧水的针管接上一细塑料管插入肛瘘外口，将外口用纱布适度压紧，从外口向管道内缓慢推注，在肛镜下可见白色泡沫从内口流出。

介入法对复杂性难治性肛瘘诊断也很重要，有以下两种常用：

碘油检查面：检查前清洁肠道，在 X 线的指引下，从外口缓慢注入造影剂，然后在透视下，从不同位置进行观察和摄片。

超声：复杂性难治性肛瘘超声可以准确的诊断和有效的治疗。传统的外科手术容易形成肛瘘，超声能准确地确定肛周围脓肿的部位、大小、轮廓、形态以及与周围组织的关系，同时可以确定脓肿是否完全液化，不仅如些，超声可以准确地确定穿刺部位，进针方向和角度以及深度。从而完全、彻底、干净地引流。

四、诊断图谱

见图 13-1～图 13-7。

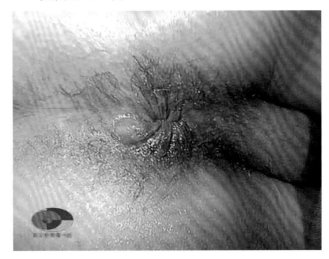

图 13-1　局部有明显的突起，皮肤无损伤，感染原是在肛内

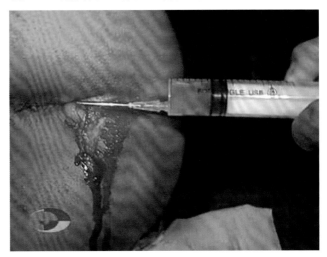

图 13-2　局部有明显的突起，皮肤无损伤，穿刺抽出脓液

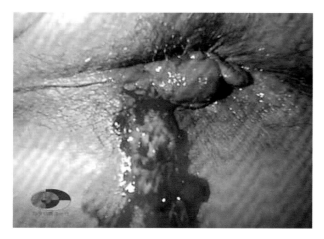

图 13-3　局部有明显的突起，已经破溃出脓

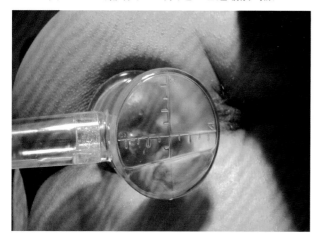

图 13-4　局部有明显的突起，已经破溃吸肛器吸出脓液

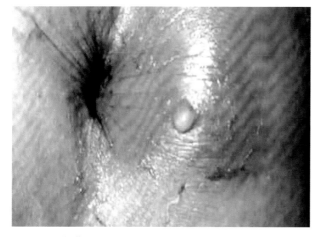

图 13-5　有典型的红、肿、热、疼症状，感染扩散外口已经出脓

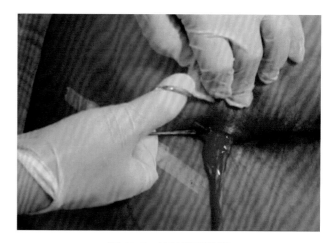

图 13-6　扩创引流脓液

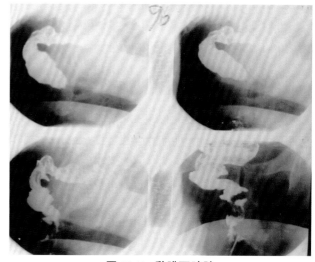

图 13-7　黏膜下脓肿

五、鉴别诊断

肛周的毛囊炎，这种疾病好发于尾骨及肛门周围，有排脓的外口和短浅窦道，特征是在外口内有毛发和小毛囊。

化脓性汗腺炎，好发于肛周皮下，有广泛的病区和多个流脓的疮口，疮口间可彼此相通，形成皮下瘘道，但瘘道不与肛门齿线与直肠相通，有广泛慢性炎症和瘢痕形成。

骶尾骨骨桔核，病程较长，有全身性结核病史及结核症状，X 线摄片后可见骨质损害，与肛门直肠病无关。

骶骨前畸胎瘤，临床有时与直肠后脓肿相似，但直肠后肿块光滑，无明显压痛，有囊性感及分叶。X 线检查可见骶骨前有肿物，将直肠推向前方或一侧，可见散在的牙齿等钙化阴影

第三节　治　疗

（1）全身症状明显者，应卧床休息。早期局部冷敷或后期热坐浴。

（2）控制感染，选用抗生素，肌内注射或静脉滴注。抗生素治疗效果差，不宜作为常规使用或首选疗法。

（3）肛门直肠周围脓肿，应尽早手术，以阻断其扩散和向周围的蔓延。脓肿形成后行切开引流，在切开前应先行穿刺，抽出脓液后，再按穿刺的部位和深度行切开并放置引流管。按肛瘘的治疗原则行一次性切开挂线引流手术效果较好，但必须掌握好适应症。

（4）治疗脓肿时，尽可能探寻内口所在，破坏或者切除感染肛腺，行肛周脓肿一次根治术，避免肛瘘形成，需要注意的是，要防止人为的假内口，造成手术的失败。对一些不能进行根治手术者，可行切开引流术，待窦道形成（一般 3 个月以上），再行二期肛瘘手术。

（5）肛门直肠周围脓肿唯一有效地治疗方法是切开引流，所有症状可随切开引流而消失，一般在常规消毒后，在麻醉下用探针弯曲成钩，探查相应的肛瘘，若探针容易进入脓肿，为原发部位，可沿探针切断肛门内括约肌，以利肌间脓肿向直肠内的引流，最好将切口向下延长，将皮下外括约肌一并切开，使引流通畅。对于女性患者，禁忌将肛门前方的肛门外括约肌皮下部切断，以防止肛门功能障碍。

（6）术后应坚持用 1∶5000 高锰酸钾溶液坐浴及换药，防止皮肤过早粘连假愈合。

一、治疗体会

少数肛周脓肿用抗生素，热水坐浴及局部理疗等可以消散，但多数需要手术治疗，手术有两种方式。

（一）单纯性非瘘管性脓肿的治疗

可在截石位或侧卧下，用局麻或腰麻，在脓肿部位做放射状切口，放出脓液后，伸入食指探查脓腔大小，分开其间隔。必要时将切口边缘皮肤切开少许，以利引流，最后用凡士林纱条放入脓腔做引流。

（二）肛瘘性脓肿的治疗

一次性切开脓肿后挂线防止后遗肛瘘，用探针仔细检查内口，然后切开瘘管，适当切除皮肤和皮下组织，内口周围组织也稍加切除，使引流通畅。如内口较深，瘘管通过肛管括约肌，可采用挂线疗法。以上手术优点是脓肿一期治愈，不再形成肛瘘。但在急性炎症中，找内口有困难时，不应盲目寻找，以免炎症蔓延或形成假道，仅做切开排脓，待形成肛瘘后，再做肛瘘手术。二期手术优点是部分脓肿切开可能痊愈，缺点是大部分需要二次手术，延长疗程。

二、术后护理

此病治愈重在术后换药，切口常规换药，甲硝唑抗感染，使用紫草纱条覆盖创面，加用康复新液冲洗脓腔，并以浸有康复新液的纱条覆盖创面。脓肿术后采用康复新液配合常规药物换药，可在创面形成一层保护膜，不仅使创面保持湿润，而且还能促进切口肉芽组织生长，加快切口愈合。

三、肛周脓肿与肛瘘关系

肛门直肠周围脓肿，多来自肛腺、肛窦感染。因为肛腺导管开口于肛窦，肛窦的开口又向上呈漏斗状，肛腺管可穿过内括约肌至联合纵肌之间；有的则认为肛腺管可穿过肛提肌及外括约肌进入肛门直肠周围间隙中，粪便残渣异物、炎性分泌物、大肠杆菌、葡萄球菌、链球菌、结核杆菌、厌氧菌进入肛窦引起肛窦炎和肛腺管炎。炎症沿肛腺管扩散至肛腺、肛管皮下、内外括约肌与联合纵肌之间。

此外，丰富的淋巴与血管是造成肛门周围扩散的途径，以致造成肛门周围炎。由于肛腺感染是肛门直肠周围脓肿的原因，因此肛门直肠脓肿和肛瘘是同一疾病的不同阶段。此外，由于原肛腺继续感染后，病变根源依然存在，而炎症的反复刺激可使周围结缔组织增生、脓腔缩小成为弯曲狭窄的管道，使局部引流不畅，不能愈合。同时细菌和脏物还可从脓肿溃口处进入，感染发炎，时闭时溃，反复发作。因此，患了肛门脓肿后大多会合并成肛瘘。

四、肛周脓肿治疗禁忌

由于多数肛周脓肿是需要手术切开引流的，要注意一些肛周脓肿的治疗禁忌。非复杂性肛周脓肿常规切开和引流后应用抗生素是不必要的。肛周脓肿的治疗时，皮肤脓肿常规切开和引流后增加抗生素不会改善愈合时间，也不能减少复发，因而通常不应用抗生素。但高危患者，如免疫抑制、糖尿病、弥漫性蜂窝组织炎或有假体植入，应考虑使用抗生素。另外，美国心脏协会建议对人工心脏瓣膜、细菌性心内膜炎、复杂性先天性心脏病、先天性心脏畸形、获得性心瓣膜病变（如风湿性心脏病）、肥厚性心肌病以及左房室瓣脱垂伴瓣膜性回流和/或瓣膜尖肥厚的脓肿患者在切开和引流术前应使用抗生素。

五、小儿肛周脓肿的治疗措施

婴幼儿的肛周脓肿可根据不同情况采用保守治疗或手术治疗。但许多家长担心孩子太小，手术会影响肛门功能，想等他长大点再做，其实这种观点是错误的。因为得了肛周脓肿如不及时治疗，脓肿会蔓延扩散，使病变进一步加重，就会由小病变成大病。需要手术治疗的就不应依赖消炎药或中药膏药而过分地采用保守治疗，以免延误手术时机。尤其要提醒家长们的是，千万不要自行将脓肿刺破或挤脓，以免造成感染等意外。婴幼儿肛瘘临床上采用挂线、挂线后坐浴，定期复诊检查代替换药，减少换药麻烦和痛苦（婴幼儿换药不配合）。

1.病例报道：鱼刺导致的肛周脓肿

患者以"肛周肿疼 5 天"为主诉入院，症见：发热，右侧肛周红肿，范围大小约 $30\sim40\text{cm}^2$，有波动感。指诊 11 点肛缘有一硬结，推之可动。手术于 11 点放射状切开皮肤皮下组织，引流出大量灰黑色脓液，恶臭，硬结处切开皮肤后露出以白色骨性物，取出一长约 4cm 的弧型鱼刺，探查脓腔深及骨盆直肠间隙，放置引流管，双氧水盐水冲洗后，碘伏纱布填塞脓腔，敷料包扎后术毕。术中照片如图 13-8、13-9。

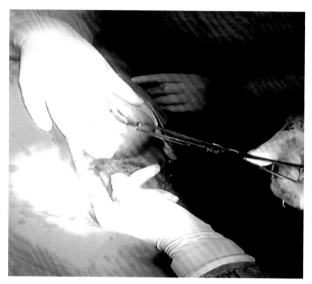

图 13-8 麻醉后脓肿切开取出异物

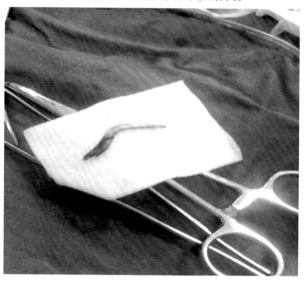

图 13-9 异物辨认出鱼刺（长 6cm）

（陈少明　胡建文）

2. 一个关于肛周脓肿的死亡病例和医患纠纷的讨论。

这个官司持续了好几年，最近才结束。

楼主：患者男性，某医学院学生，感肛周疼痛 2 天看门诊，查体：肛周包块，周围红肿，肿块无明显波动感，患者无发热，血象高，门诊医生没有做 B 超，在包块处穿刺，见少许脓液，包扎后让患者口服抗生素，患者回学校后第二天跟同学去游泳，后出现全身感染，脓毒血症，在 ICU 抢救了半月死亡。

不知道各位怎么看待，反正我们科再也不穿刺了，先做 B 超再说。

上海普外科：可能是深部脓肿，穿刺没抽到真正的脓腔，劳累后抵抗力下降，脓肿扩散，败血症死亡。全身感染后应该外科手术充分切开引流，不手术进 ICU 可以说是必死无疑。

医院应该说是有过失的。

shqyjy：没有穿刺到，不代表没有形成脓肿。肛周感染或肛旁脓肿不可轻视。不知道这个患者整个病程中是否做过超声或磁共振，只要有脓肿证据，应该马上切开。有时候需要多次手术，需要治疗组医生每天积极换药。放在 ICU，就算是 SICU，里面多是内科的医生，单纯抗感染治疗肯定不够。这个患者最后纠纷怎么处理的方便说一下吗？

楼主：当时门诊医生也做了肛门指诊、肛门镜检查，门诊诊断为：①肛周感染；②低位肛瘘，建议抗感染治疗，当天中午患者出现发热、寒战，在校医院给予左氧+退热，体温下降，患者遂与同学游泳，当晚 11 点再次寒战、发热，急诊入院，就诊中出现烦躁、抽搐，意识不清，小便失禁。在 ICU 诊断为：①多脏器功能障碍（肝、肾功能，凝血功能）；②脓毒血症；③昏迷原因待查；④应激性溃疡；⑤支气管肺炎；⑥肛周感染。其中入院第三天完善肛周彩超示脓肿形成，行切开引流。

Shqyjy：所以官司打了好几年，最后判医院有大部分责任，赔钱。

tscicy：肛周脓肿首选手术切开引流！

tscicy：同意！以前的观点是没有汇集脓液的就输液治疗，有波动了再切开，甚至少了也不切开，现在是提倡：诊断明确早期切开减压引流。输液全身治疗对肛周局部脓肿效果待定！只要脓肿形成（哪怕只有一点点点点），就及时切开引流吗？

shsm：肛周脓肿的肛管周围组织为疏松的脂肪结缔组织，很容易造成炎症蔓延扩散，而皮肤是致密组织，脓肿在破溃之前更容易向直肠肛管周围疏松组织蔓延，所以早期切口引流减压能最大化限制感染扩大，越早痛苦越小，而切口愈合是很轻松地事，配合清热解毒，去腐生肌的中药治疗效果更好

gny：贵院没有肛肠外科？没有请专科医生会诊？深部的肛周脓肿可进入骨盆、甚至后腹膜，手术是唯一救他的机会，保守只能是死路一条。况且肛周脓肿属急诊手术范畴，没有向患者讲清楚此病的严重性，延误了治疗。

hanshuyu：个人觉得，医院责任比较大，肛周急性感染急诊手术，尤其是触及包块，肛周脓肿大部分是肛瘘的急性期表现，而且简单抗炎治疗会使炎症加重，退热止痛这类药对这种急性感染有些会

加重病情，二代以上的头孢类应该更适合些，我也遇到有些肛周脓肿抗炎后体征和症状加重，所以急诊手术为先，其次抽脓后抗炎，不要诊断性穿刺。彩超最好是肛管内彩超。

wumeng20008：一般来说深部脓肿，肛周多不出现红肿，可引起发热，患者 2 天病史，肛周红肿，无发热，因此深部脓肿可能性不大，患者这么快就感染死亡，是不是当时有什么其他严重的疾病，如血液病等，本人免疫力低是造成死亡的主要原因，穿刺顶多算是诱因。

shsm：对，肛周脓肿的肛管周围组织为疏松的脂肪结缔组织，很容易造成炎症蔓延扩散，而皮肤是致密组织，脓肿在破溃之前更容易向直肠肛管周围疏松组织蔓延，所以早期切口引流减压能最大化限制感染扩大，越早痛苦越小，而切口愈合是很轻松的事，配合清热解毒，去腐生肌的中药治疗效果更好。

Csm：①临床上深部肛周脓肿初期诊断漏诊、误治时有发生，甚至由于经验不足、准备不充分，术前有的磁共振提示有脓液，有的穿刺有脓液，但是在真正手术切开时没有经验、没有责任心，有时麻醉不全，导致患者不能配合，切开深度不够，没有排出脓液，或者排出部分脓液，留有残腔引流不畅，术后因麻药作用和抗生素抑制作用，痛疼和全身症状暂时减轻或缓解，而潜在的隐患没有告知患者，使患者侥幸认为手术解决问题，造成以上悲剧发生。《现代中西医结合肛肠瘘治疗学》著作肛瘘一章有一例马蹄肛瘘性脓肿，也是第一次切开不彻底，术后白细胞过高不降，症状不减，转上海市东医院中医肛肠二次切开排脓手术后症状立即消除。②本例患者显然是由于手术时脓腔受到挤压，游泳时低温刺激（受凉，降低机体抵抗能力）肛门括约肌收缩，使脓液和脓栓、细菌毒素通过静脉返流至全身深静脉和重要生命器官导致多脏器衰竭、微循环障碍、休克而死亡。本例是一例惨痛的教训，值得深思，值得年轻医师和缺少经验的医师、缺少责任心的医师反省深思。

医师仁心、责任心要具备外还要谦虚谨慎，处理这例患者医师，在手术时发现排脓不多的情况下，多请教多会诊，多观察患者，多告知患者，可能减少或杜绝此类事故发生。

（摘自网络讨论，2017 年 8 月 17 日星期四在俄罗斯至上海 SU206 飞机二次做修改）

（陈少明）

第十四章　肛管直肠瘘

肛管直肠瘘简称肛瘘，是肛管直肠与肛门周围皮肤相通的感染性管道，其内口位于齿线附近，外口位于肛门周围皮肤上，长年不愈。是常见的肛门疾病，约占肛门直肠疾病的 25%。

第一节　病因病理

大部分肛瘘由肛门直肠脓肿破溃或切开排脓后形成。因为内口持续开放，不断有粪便及细菌侵入，造成感染，使管壁纤维化，但肠内容物仍不断进入脓腔，在愈合缩小的过程中，受括约肌的影响常形成迂曲的腔道，引流不畅不易愈合，日久后腔道周围有许多瘢痕组织，形成慢性感染性管道。行走在内外括约肌附近，外口皮肤生长较快，常有假性愈合，引起反复发作。一般只有一个内口和一个外口，也有多发性的，称为复杂性肛瘘。管道的感染多数为脓性感染，少数为结核性。

复杂性肛瘘的发生机理：实验解剖学观察研究告诉我们，当原发的肛腺感染化脓后，内口感染、炎症侵蚀、组织水肿后闭塞了肛腺的开口（先天性），细菌的代谢物质和组织被细菌侵蚀后液化、化脓的液体污物向绕肛管一周的腔隙、括约肌间隙蔓延，细菌感染范围扩大，部分患者在急性感染发展期伴发热、高烧全身症状。由于皮肤组织坚硬，尽管由于重力作用，脓液首先向下扩展、蔓延，但是在遇到坚韧皮肤组织抵抗后，脓液由于压力作用向上蔓延，最终大量的脓液通过肌间隙向上扩展蔓延成瘘的盲端（图 14-6）。待皮肤在炎症侵蚀自行溃破或外科医生给予脓肿切开排脓后脓腔扩大停止。开口引流减压起到了阻止简单肛瘘向复杂性肛瘘发展，阻止复杂性肛瘘向更复杂肛瘘发展。（陈少明语录）

由于特殊的解剖结构以及方位因素，6 点肛腺感染可能向一侧或两侧组织间隙蔓延发展。如果向肛管单侧蔓延称为半马蹄瘘，向肛管两侧蔓延则成为全马蹄瘘复杂性瘘管（图 14-16 陈少明首次创新检查 X-线造影对肛瘘诊断的典型马蹄肛瘘发生机理图片）。

一个肛腺内口感染，化脓后脓腔急剧扩大，可以向不同间隙蔓延，蔓延后果导致形成多管道的复杂性高位肛瘘，应用创新方法摄取的典型肛瘘病理发生机理照片（图 14-6、未检索有同类照片），首次证实了、说明了复杂性高位肛瘘的发生机理。

（陈少明）

第二节　诊　断

一、诊断要点

肛瘘内口是原发病灶部位，定位不清必然造成治疗上失败，因为切除或切开内口是治愈肛瘘的关键。寻找和确定的肛瘘内口的方如下。

（1）有肛管直肠周围脓肿溃破或切开引流的病史。

（2）肛旁经常或反复流脓，有时可有气体排出。外口愈合后，间隔一段时间后又溃破。

（3）外口呈丘疹样凸起或凹陷，位于肛门周围，按压瘘外口时，有少量脓性分泌物溢出。

（4）皮下或低位瘘，可在皮下触到条索样瘘管。

（5）探针检查可弄清瘘管的深浅和方向。探针检查先于肛门内插入手指，用银质圆头探针，由外口沿管道向肠腔方向轻轻探入，完全性肛瘘肠腔内手指在齿线附近可摸到探针确定内口，探时切忌盲目用力，免成假道，使感染扩散。

（6）X 线造影自外口注入碘油或碘化钠溶液，然后拍正侧位片，可确定瘘管的方向，分支以及是否通向肠腔。

（7）肛镜检查直视下看到齿线全部，内口常在红肿发炎的肛瘘,有分泌物,对可疑的肛隐窝可用银质圆头探针探入。

（8）染色检查将干纱布放入直肠内,将亚甲兰1～2ml由外口徐徐注入,然后拉出纱布,如有染色,即证明有内口存在。

二、分类

1.皮下肛瘘（图14-1,图14-2）　瘘管在皮下,不穿过括约肌,外口距离肛门不远。

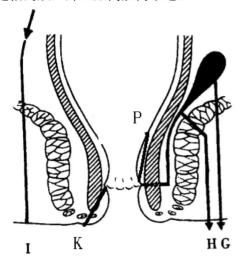

图14-1　K.皮下肛瘘；P.黏膜下瘘；H.G.括约肌上瘘；I.括约肌外瘘

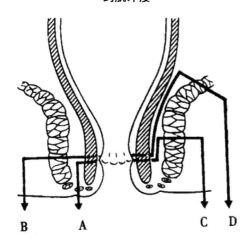

图14-2　A.括约肌间瘘；C.经括约肌瘘；B.D.括约肌上瘘

2.低位肛瘘（图14-3）　最多见,占肛瘘的60%～70%。瘘管穿过外括约肌皮下部、浅部和深部之间,瘘管外口距肛门3～5cm,在肛管直肠环以下。

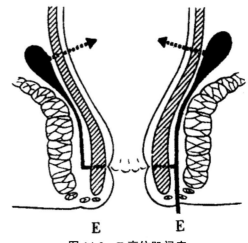

图14-3　E.高位肌间瘘

3.高位肛瘘（图14-4、图14-5）　较少见,约占15%。瘘管穿过内括约肌和外括约肌深部,外口距离肛门5cm以上,在肛管直肠环以上。

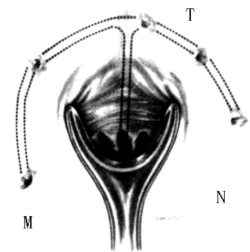

图14-4　M-T-N、马蹄形肛瘘

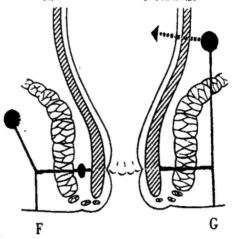

图14-5　F.复杂性-坐骨直肠窝瘘；G.骨盆直肠窝瘘

4.马蹄形肛瘘　较少见,占1%～3%。瘘管穿过内括约肌和外括约肌深部环绕肛门半周到一周,外口距离肛门5cm以上,在肛管直肠环以上。

三、肛瘘的检查

触诊：低位肛瘘之瘘管，在皮下可以摸到绳状硬条，由外口行向肛门，用指按压，有脓液由外口流出。望诊：可见外口常在肛门周围皮肤上或臀部形成一突起或凹陷。周围皮肤因脓液刺激，常有脱皮发红，有时有肉芽组织由外口内突出。周围皮肤红紫色，多为结核性瘘管。直肠指检：常在肛管后侧、齿线附近可摸到中心凹陷的小硬结，有轻微压痛，即是原发内口。确定内口位置：可以采用病理检查和细菌培养、从病史上判断内口的位置、碘油造影、肛门镜检查、根据外口与肛门的距离来判断内口的部位、染色检查、通过探针检查及通过触诊可以帮助了解内口的位置等方法。

1.直肠指诊 在内口外有轻度压痛，少数可扪到硬结。

2.亚甲蓝染色法 将白湿纱布塞入肛管及直肠下端，通过外口向瘘管内注入亚甲蓝1～2ml，然后取出肛管内纱布，根据纱布上有无亚甲蓝染色及染色部位来明确瘘管的存在及内口部位。

3.探针检查 用探针通过外口插入管道，以明确瘘管的位置及内口所在。此法一般在手术时麻醉下进行，如操作不当或不熟悉此法可能造成假道形成。

4.瘘管造影 自外口注入30%～40%碘油，X线摄片可观察瘘管分布，多用于高位复杂性肛瘘及蹄铁形肛瘘的诊断（图14-6）。Yang（1993）检查临床疑有肛管直肠脓肿或瘘管17例，6例临床上疑有脓肿，肛管超声AUS检查也有脓肿表现；另外82%（9/11）AUS查出有瘘管，而临床常规检查未能发现。

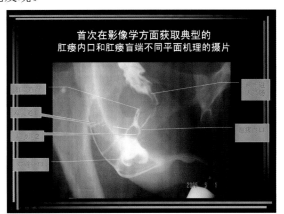

图14-6 首次应用创新方法摄取的典型照片未检索有同类照片

备注：转载使用必须得到陈少明授权并注明出处及以上图注

5.肛管超声 对括约肌间瘘有时有确诊价值，但无法确诊括约肌外瘘及经括约肌瘘。

6.MRI检查 Lunniss报道了35例此法检查结果，与手术结果一致率分别为：原发性肛瘘（85.7%），继发瘘和脓肿（91.4%），蹄形瘘（64.3%），瘘内口80%。从而认为MRI检查时确诊肛瘘位置有极高的准确性。

四、肛瘘的鉴别诊断

肛门周围及骶尾部也有许多瘘管，易被误诊为肛瘘，应加以鉴别。

（1）会阴尿道瘘：多因尿道损伤或狭窄所致，尿道球部与皮肤相通，排尿时小便从瘘口流出，直肠内无瘘口。

（2）骶骨前瘘：由骶骨与直肠之间的脓肿在尾骨附近穿破形成，无通向肛门的瘘管。

（3）先天性瘘：由骶尾部囊肿化脓破裂形成，原发外口常在臀沟中点，尾骨尖附近。瘘内可见毛发，由胚胎发生。

（4）骶尾部瘘：常由臀部损伤，如打击、脚踢和擦伤引起，在骶尾部形成脓肿，从而形成瘘管。

（5）化脓性汗腺炎：其病变在皮肤及皮下组织，病变范围广泛，可有无数窦道开口，呈结节状或弥漫性，但窦道均浅，不与直肠相通，切开窦道后无脓腔和瘘管。

（6）结核性肛瘘：内外口较大，边缘不整齐，瘘管常无硬变。

（7）克罗恩氏病和肛肠瘘（见第十九章）。

（8）先天性直肠瘘：常开口于会阴或阴道，内口在肛管壁上，不在肛窦附近。

（9）其他：如直肠尿道瘘、直肠膀胱瘘、直肠阴道瘘等，较易与肛瘘鉴别。

五、典型病例断图谱

见图14-7～14-11。

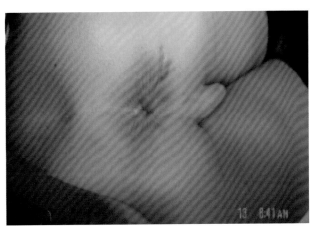

图 14-7　外口位于膀胱截石位 10 点处、距肛门缘 6 cm，外口反复闭合，瘘管壁纤维化

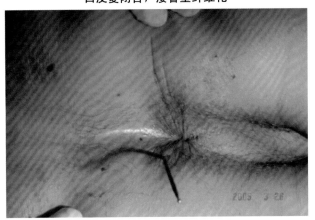

图 14-8　用探针探查内口

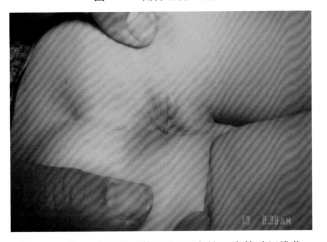

图 14-9　外口位于膀胱截石位 10 点处，瘘管壁纤维化

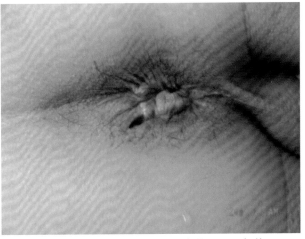

图 14-10　外口位于膀胱截石位 4-5 点处、距肛门缘 3 cm，外口反复闭合，瘘管壁纤维化

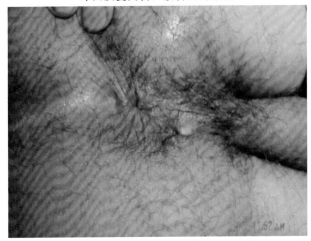

图 14-11　外口位于膀胱截石位 1 点处、距肛门缘 4 cm，外口反复闭合，瘘管壁纤维化。

1.一例高位复杂性肛瘘术前麻醉下探针检查情况记录　见图 14-12～14-15。

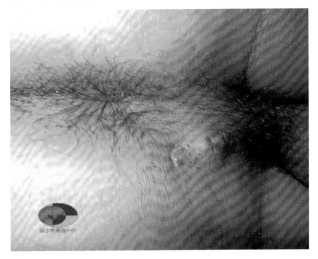

图 14-12　膀胱截石位 2 点的肛瘘外口为原发的外口（1）

217

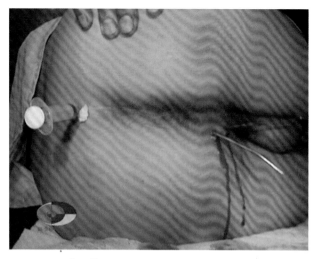

图 14-13　膀胱截石位 1 点处是感染后继发的肛瘘外口（2）

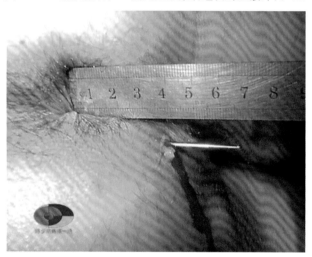

图 14-14　外口距肛缘 4 厘米（3）

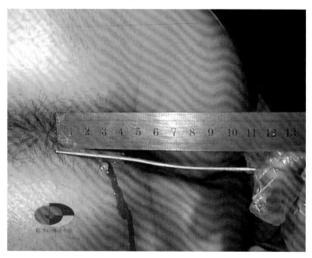

图 14-15　外口距直肠内口 10 厘米
（探针 10 厘米处有血迹）越过内外括约肌（4）

　　2. 马蹄型肛瘘检查的检查的手术　　见图 14-16～14-25。

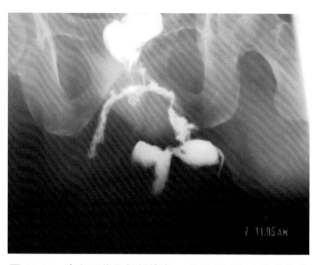

图 14-16　陈少明首次创新检查 X-线造影对肛瘘诊断的典型马蹄肛瘘（1）

备注：转载使用必须得到陈少明授权并注明出处及以上图注

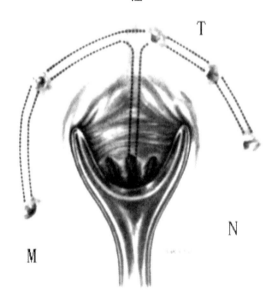

图 14-17　人工绘制术前手术示意图（2）

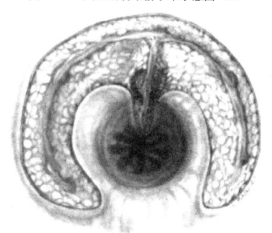

图 14-18　人工绘制传统手术解剖示意图

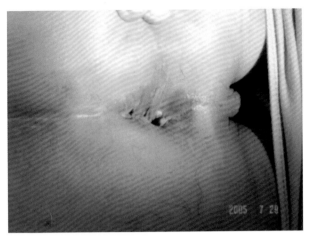

图 14-19 马蹄肛瘘愈后图（6、2点挂线，其余旷置处理）

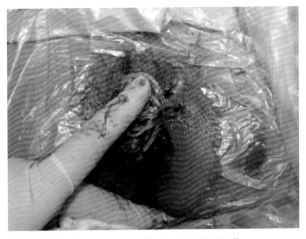

图 14-22 肛瘘改进挂线疗法图谱

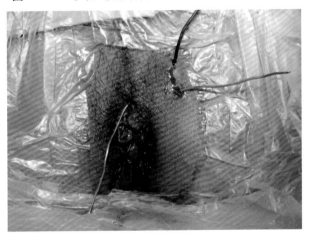

图 14-20 肛瘘改进挂线疗法图谱

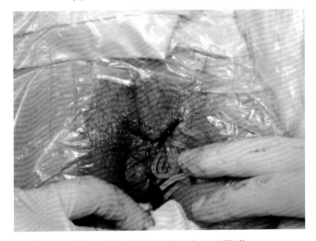

图 14-23 肛瘘改进挂线疗法图谱

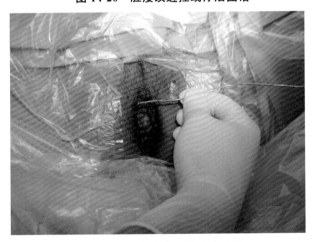

图 14-21 肛瘘改进挂线疗法图谱

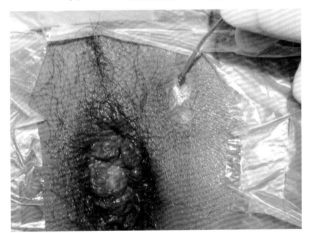

图 14-24 肛瘘改进挂线疗法图谱 （陈氏弹力挂线）

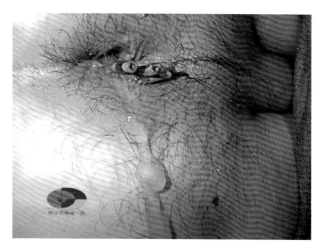

图 14-25　坏死组织黏液流出

3.一例高位肛瘘改进挂线治疗经过　见图 14-26～14-32。

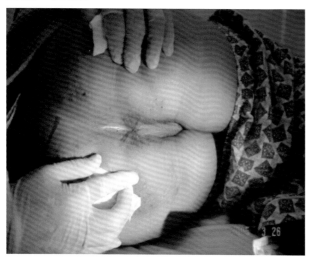

图 14-26　半年前曾手术治疗原发部又位出现症状

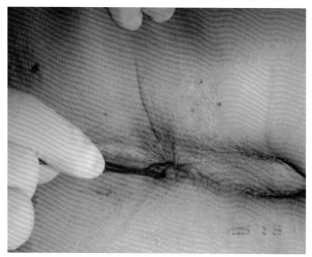

图 14-27　探针探察瘘管

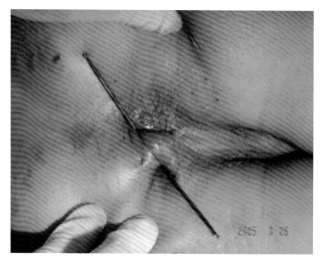

图 14-28　探针探察瘘管壁纤维化

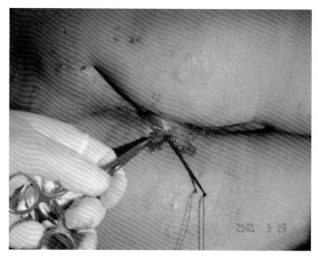

图 14-29　切开皮下组织

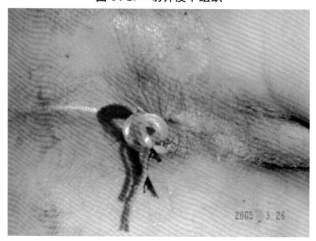

图 14-30　采用弹力药线改进挂线法（1）

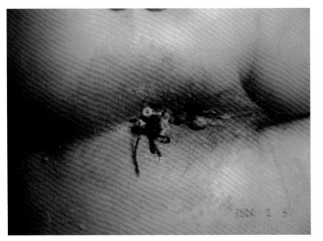

图 14-31　采用弹力药线改进挂线法（2）

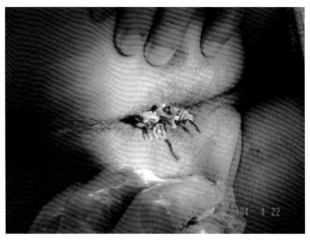

图 14-32　采用弹力药线改进挂线法

第三节　治　疗

（一）非手术疗法

适用于急性炎症期，目的是控制感染、减轻症状、防止发展，但不能彻底治愈。

（1）适当休息，减少局部摩擦。

（2）局部热水坐浴或 1:5000 高锰酸钾溶液坐浴。

（3）防止大便干燥和腹泻。

（4）应用抗生素或中药清热解毒祛湿排脓。

（二）手术治疗

1.单纯切开法和肛瘘切除术

（1）单纯切开法：适于瘘管在肛管直肠环以下的外瘘。切开前应先用探针自外口插入，由内口穿出，再用刀沿探针方向逐层切开，使瘘管完全开放，并将其坏死及瘢痕组织刮除，使切口呈"V"字形敞开，敷以凡士林纱条。局部条件许可时也可作瘘管切除。

（2）肛瘘切除术：适用低位单纯性肛瘘，与切开不同之处在于将瘘管及周围组织分开并切除，直至显露健康组织创面内小外大，一般不缝合，术后坐浴、换药、直至愈合。高位或复杂性肛瘘在手术中要注意保护肛管直肠环，免术后大便失禁。

2.单纯挂线法　适用于内口较低的肛瘘或内口在肛管前方的高位肛瘘。用一橡皮条与有孔探针相连接，自外口进入，内口拔出，使橡皮条贯穿瘘管并裸露两头，然后收紧、结扎，依据橡皮条的弹性

逐渐将瘘管割断。挂线后应给予镇痛药物，坚持热坐浴，可以定期紧线，待完全豁开后，橡皮条自行脱落，伤口逐渐愈合，瘘管由瘢痕组织代替。

3.切开挂线法　适用于高位肛瘘、肛管直肠环以上的肛瘘及复杂性肛瘘。在探针的帮助下，先切开外括约肌以下的瘘管及分支，再以探针找出通向内口的主要瘘管。搔刮清除肉芽组织，从肠腔内切开病灶肛窦及其下方的组织，清除感染的肛腺。在探针的引导下，将橡皮条通过未切开的瘘管从内口拉出，将外露的橡皮条两端拉紧、结扎。一次不要扎得过紧，术后换药时再分次收紧。

4.改进挂线法（中医新技术、发明专利）　对肛瘘的治疗采用陈氏弹力药线（图 14-33），即去腐生肌、抗炎止痛药线缠绕弹力橡皮筋，外口至肛缘仅切开表皮层，不切开肌层和管壁。不从肠腔内切开病灶肛窦及其下方的组织，不清除感染的肛腺。一次挂线，不需紧线，靠弹力药线的"祛腐生肌"作用清除感染的肛腺和病灶肛窦及管壁纤维结缔组织。术后可不换药，7 天左右药线自行脱落。

陈氏弹力药线

中国发明人——陈少明

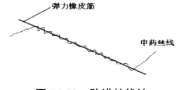

图 14-33　改进挂线法

改进挂线具有痛苦小，疗程短，一次手术成功，治愈率高等优点。本疗法兼取了中医挂线祛腐生肌和中西医结合切开挂线法的自行切割之长。取长补短，相得益彰。既免除了中医挂线法紧线的痛苦，又减轻了切开挂线法广泛的组织切除所带来的创伤。另外，加之药线本身的线物作用，疼痛比传统中医挂线和中西医切开挂线均轻。由于两线的联合作用，不仅切割迅速，并且能防止切开挂线法在开始切割时肌肉的反作用力过高而滑脱或断裂。

改进挂线具有使肛门变形小，无复发。无后遗症等优点，通过术后观察，外口至肛缘仅切开表皮层，不切开肌层和管壁。挂线后切缘相互靠近。从而避免了手术切断括约肌肉后，两断端组织的间距较大。外括约肌内尽管有丰富的弹力纤维，但修复后两断端仍回缩 0.5～2cm，故不能完全恢复其原有的功能。此点对并发肛门括约肌松弛的患者有着较高的临床意义，而采用挂线使其周围组织粘连、纤维化，进而减轻或改善肛门括约肌松弛的情况。对女患者尚能避免切断前方浅部外括约肌而引起肛门闭锁不全的后遗症，另外，通过药线的药物对内口感染肛腺的刺激。使其病灶消除，故远期疗效较好。（图 14-34）

陈氏弹力药线挂线病理

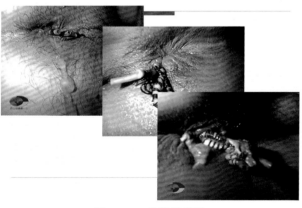

图 14-34　改进挂线法

病例分享 1：

姓名邱 xx，男，51 岁，入院时间 2005.7.27，09：00。

术前诊断：肛瘘。

主诉：肛周肿痛反复发作 6 月，加重 1 周。

现病史：患者 6 月前无明显诱因下出现肛周肿痛到一家医院专科诊治，按肛瘘二次手术未愈，反复发作，肛门左右两边反复肿胀流脓，特转我科诊治。专科检查：患者截石肛门 3 点和 9 分别距缘 3、

4 厘米有瘘口，按压有脓液流出，指诊直肠距肛缘 4 厘米至 5 厘米平面，截石位 3 点-9 点有硬索状管道，6 点直肠后壁胀满，压痛，齿线有结节，并向上延伸 3 厘米。肛门镜检：6 点齿线黏膜和肛窦充血，按压有分泌物。

X 线拍片检查：从 3 点外口注入改进剂型的碘甘油约 10 毫升，X 光摄影、拍片显示全马蹄形肛瘘。（图 14-35）

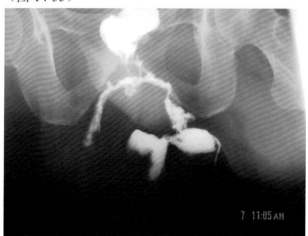

图 14-35　首次创新检查 X-线造影对肛瘘诊断的典型马蹄肛瘘（未经许可不得转载）

入院后完善检查无手术禁忌证于 2005 年 7 月 29 日手术。

麻醉成功后，患者取截石位，肛门手术区皮肤常规消毒、铺巾。用右手食指肛引导，于肛缘后 3 厘米正中位作放射性切口，探针探查瘘道内口位于该方位齿线处。大号组织钳深入直肠后上 7 厘米达肛管直肠后脓腔底部病灶。探查分别向左右侧探查，分别和 9 点外口和 3 点外口连通。扩大开口，用食指探查，病灶向左右坐骨直肠间隙深部延伸，呈全马蹄形。进行分离，清除瘘管内坏死组织，双氧水反复冲洗窦腔瘘管。在脓肿腔底部盲端垂直于直肠壁用止血钳造口，用探针从直肠引出。切开 6 点外口与肛缘间皮肤和皮下组织，将橡皮筋系于探针上，由内向外经瘘道引出，交叉拉紧橡皮筋两端，以止血钳紧贴肛管皮肤钳夹橡皮筋，10 号丝线结扎橡皮筋，完成高位肛瘘切开挂线术。两边支管穿橡皮手套口边环线条引流。术毕。

术后诊断肛瘘。

患者 6 点挂线于第 8 天自行脱落，9 点和 3 点分别于 15 和 19 天抽取橡皮手套口边环线条，27 天 3 和 9 点瘘口愈合，肛门功能良好。半年（图 14-36）随访和 12 年随访无复发。

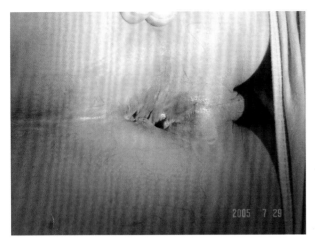

图 14-36　典型马蹄肛瘘半年

病例分享 2：

姓名吴 xx，男，54 岁，入院时间，2016.12.23，09：27。

术前诊断：肛瘘，混合痔。

主诉：肛周肿痛反复发作 2 月加重 1 周。

现病史：患者 2 月前无明显诱因下出现肛周肿痛经当地医院手术治疗后好转，但好反复发作，此次 1 周前上述症状再次发作，局部坠胀、痛疼、伴高热。在当地医院 CT 检查，有脓肿和肛瘘，遂转我院诊治。病程中患者无寒战，无恶心、呕吐。至我院门诊就诊，为进一步手术治疗，门诊拟"肛瘘、混合痔"收治入院。

专科检查：患者截石位下，6 点处皮肤可见红肿，波动感不明显，压痛（+），皮下未触及条索状物指向肛内。指诊：肛内 6 点位齿线附近可触及一硬结，直肠后壁及两侧有肿胀，触痛不明显，指套无血染。肛门镜检：3、7、11 点黏膜跨齿线隆起，以 7、11 点为甚，局部充血，血管曲张，糜烂。

CT 检查见图 14-37～14-39。

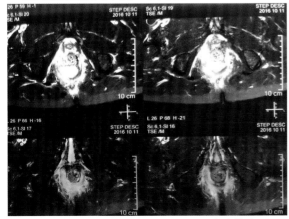

图 14-37　左上 5-7 点脓肿、右上 6 点瘘管内口
左下 1-11 炎症、右下 1-11 炎症

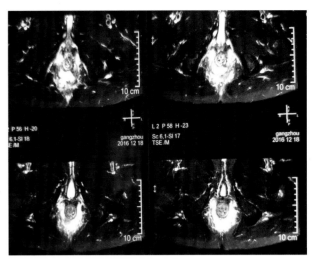

图 14-38　左上 5-8 脓肿、右上 5-11 脓肿
左下 1-11 炎症、右下 1-11 炎症

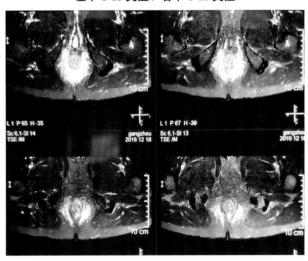

图 14-39　左上 1-11 炎症、右上 1-11 炎症
左下 6 点瘘管、右下 6 点瘘管内口

入院后完善检查无手术禁忌证于 2016 年 12 月 26 日手术。

麻醉成功后，患者取截石位，肛门手术区皮肤常规消毒、铺巾。用右手食指指诊，肛门后 6 点齿线处结节、肿胀范围约 3cm×4cm；左右两侧 3～5 点和 8～9 点处深约 6 厘米水平处直肠黏膜及黏膜下沿直肠环肌走向条索状组织肿胀突起大小分别约 2cm×3cm×2cm 和 2cm×4cm×2cm。于肛缘后 3cm 正中位作放射性切口，扩大开口，大号组织钳深入 7cm 直达肛管直肠后深部间隙病灶，用食指探查，病灶向左右坐骨直肠间隙深部延伸，呈全马蹄形。进行分离，清除瘘管内坏死组织，双氧水反复冲洗窦道瘘管。探针探查肛瘘盲端位于 6 点直肠后间隙 7 厘米处，内口位于该方位齿线处。沿此在内口上方脓肿腔底部盲端垂直于直肠壁用止血钳造口，用探针从直肠引出。切开6点外口与肛缘间皮肤和皮下组织，将橡皮筋系于探针上，由内向外经瘘道引出，交叉拉紧橡皮筋两端，以止血钳紧贴肛管皮肤钳夹橡皮筋，10号丝线结扎橡皮筋，完成高位肛瘘切开挂线术。扩肛后消毒直肠肛管。置入双平面EPH肛门镜，退出内芯，在齿状线上4cm平面用套扎器套扎3、6、9、12处直肠黏膜进行套扎。完成后退出第一层肛门镜，在第二层肛门镜下，齿线上2厘米截石位1.5、4.5、7.5、10.5点套扎完成肛垫悬吊手术。对3点、11点位内痔减肥套扎。术后置入消炎痛栓一枚消炎镇痛。取出肛门镜，术毕。

术后诊断肛瘘，混合痔。

患者6点挂线于第14天自行脱落，肛门功能良好。半年和8个月随访无复发。

讨论：高位马蹄形肛瘘，临床发病率低，容易漏诊，2例患者在第一家医院均按低位肛瘘处理，造成患者反复复发，增加痛苦和治疗成本。诊断正确是治疗的关键，二例患者无论是传统的X光检查或是先进的CT都能满足诊断需要，但是必须肛肠科医师配合放射科医师。治疗方法的选择也是治疗成功的关键，第一例进行支管引流，第二例仅仅清创处理。二例成功的关键是恰当的原发病灶处理，看似是对原发内口旷置，实际上通过对内口上方造口挂线同样剖开了内口，遵循了处理内口是治疗好肛瘘的关键道理。通过瘘管挂线降低肛管口径处压力，是截断感染源和促使支管和盲道（内瘘）愈合，最终使复杂性肛瘘简单化，微创化痊愈的关键，以此来抛砖引玉和通道磋商。

5.综合疗法 适合于复杂性高位肛瘘和马蹄形肛瘘，瘘管穿过内括约肌和外括约肌深部在肛管直肠环以上。

（1）对低位支管性肛瘘、内外括约肌之间的外瘘瘘管切开术。切开瘘管仅损伤部分内括约肌，外括约肌皮下部及浅部，不会引起术后肛门失禁。方法：一般在鞍麻下，用探针由外口插入，通透瘘管的内口穿出，沿探针方向切开瘘管，将腐烂肉芽组织搔扒干净，为保证瘘管从底部向外生长，可将切口两侧皮肤剪去少许，呈底小口大的"V"形伤口，同时注意有无分支管道，也应一一切开。

（2）对高位的主瘘管，即内口在肛管直肠环平面上方，手术切断可引起肛门失禁；采用瘘管挂线，使要扎断的括约肌与四周组织先产生粘连，因结扎后局部缺血、坏死，经10～14天后自行断裂，此时

不发生收缩失禁，瘘管敞开成创面，达到逐渐愈合。方法：将探针从外口经瘘管在内口穿出，探针引导一无菌粗丝线或橡皮筋，将此线从内口经瘘管而在外口引出，然后扎紧丝线。

挂线时须注意：①找到内口的确切位置，不可造成假道，免手术失败；②收紧丝线或橡皮筋前，要切开皮肤及括约肌皮下部，以减轻术后疼痛，缩短脱线日期；③结扎要适当收紧，过松不易勒断瘘管；④部分外口远，管道深，一次处理对组织损伤大的管道可以挂浮线引流、标记为下次紧线或二次手术准备。术后热水坐浴，经3～5天再拉紧一次，一般在2周可完全断裂。

（陈少明）

6."双向等压引流"虚实挂线法治疗高位肛瘘 目前低位切开高位挂线术橡皮筋缓慢勒割瘘管及肛门括约肌而彻底敞开瘘管，肛直环缓慢勒断时与周围的正常组织粘连，不会造成肛门失禁。但是肛门功能会有不同程度损伤，造成不完全性肛门失禁。

高位虚挂引流法：运用挂线的引流和异物的刺激作用，促进瘘管闭合橡皮筋拆除后要根据愈合情况继续冲洗，避免大便残留导致复发。"双向等压引流"的瘘管愈合理论对于局部感染性疾病，外科的治疗原则是引流，但单纯的引流法对肛瘘这种特殊的感染不能达到治愈结果。

肛肠界目前采取最多的是彻底敞开瘘管，低位切开，高位挂线，以达到彻底敞开瘘管的目的，"对口引流"理论，用于低位复杂肛瘘的支管处理，但这种理论并不能使所有应用对口引流术的肛瘘成功愈合。肛瘘不能自愈原因在于内口与外口压力不均等。

如果使内外口压力相等，设计"双向等压引流"新理论、新术式。

肛瘘的内口位于肛管内的齿线处，此处属于肛管高压区，压力高于外口和齿线以上的瘘管腔。

压力差正是"对口引流"和"高位旷置"失败的原因，只能是单向引流。肛瘘瘘管如果两端开放，且处于同一压力环境下，无需全部切开即可愈合。

手术方法：将肛瘘内口向上移出肛管高压区，在瘘管顶端行肠腔内人工造口，使高位瘘管上下两个端口处于直肠腔内同一压力区，形成双向等压引流状态，通过肉芽填充使管腔自然封闭而治愈。运用等压引流理论采用虚实结合挂线法治疗高位肛瘘：内口自齿线部向外作放射状切口，长约3～4cm，

以充分引流内口处感染灶，切开内口，向上延伸0.5～1.0cm，向下延长至肛缘外。中弯止血钳自此切口向高位瘘管上端探查，一直探查到顶端。（图14-40、14-41）

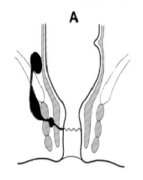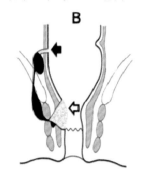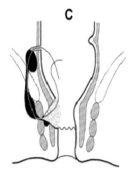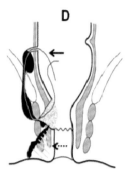

图 14-40　肠壁上端造口，内口上移

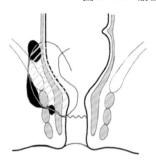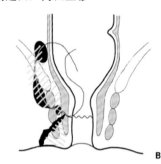

图 14-41　两端收拢，适当用力打结固定

手术要点如下。

（1）术中仅部分勒割肛管直肠环，既保证了肛门直肠环内口及感染部位的勒割，也不需要分次紧线、不完全勒断肛直环。

可保护括约肌功能，尽可能地保留正常组织，组织损伤小，不会产生术后疤痕畸形，肛门移位等后遗症。

（2）将肛瘘内口向上移出肛管高压区，在瘘管顶端行肠腔内人工造口，使高位瘘管上下两个端口处于直肠腔内同一压力区，形成双向等压引流状态，通过肉芽填充使管腔自然封闭而治愈。从根本上解决了治疗高位肛瘘、肛直环的保护和肛门功能的完整性的难点问题。

（3）挂线但不紧线，避免了术后分次紧线给患者带来痛苦的缺点，并可避免因紧线而勒断全部肛直环，使肛直环纤维化并产生疤痕，从而影响肛门括约肌的正常舒缩功能。

（4）用丝线代替橡皮筋的优势，切割快，痛苦小，恢复快，瘢痕小；切割力度大，速度快；不用紧线，痛苦小；减轻异物刺激，恢复快；肛直环损伤小，瘢痕小，引流拆除管腔小，避免污染复发。（图 14-42、14-43）

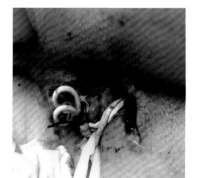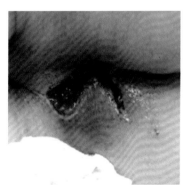

图 14-42　结扎线松动后，继续虚挂引流，直至肉芽填充后拆线

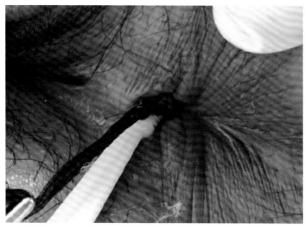

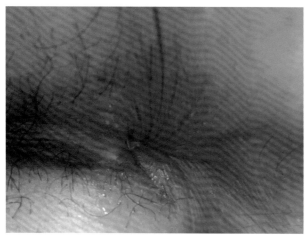

图 14-43　结扎线松动后，继续虚挂引流，直至肉芽填充后拆线

7.肛瘘剔除术　该术式是 1961 年 Parks 首创，是根据肛门腺感染学说，对肛瘘内口的感染的感染肛隐窝从上方 0.5cm 到肛门上皮，做一卵圆形切口彻底清除内括约肌下瘘管组织，创面开放，再从外口剃除瘘管，使呈口大底小的开放创面，保存不切断肛门括约肌，创面开放愈合。该术式的优点是有效的保留了肛门括约肌，不损伤肛门功能。缺点是操作步骤多，同时存在复发率高的可能。该术式多用于低位肛瘘，也是现代保留括约肌术式的基础。

8.LIFT 手术　2007 年 Rojanasakul A。最先提出 LIFT（ligation of intersphincteric fistula tract 括约肌间瘘管结扎术），此方法在括约肌间行手术切口，确认括约肌间瘘管，紧靠内括约肌结扎瘘管并切除部分括约肌间的瘘管，刮除其余瘘管内的所有肉芽组织，缝合外括约肌的缺损。该术式的特点是经内外括约肌间入路，有效的保留了内外括约肌。优点是在不损伤肛门功能的前提下治愈肛瘘。缺点是操作繁琐，仍然存在复发率高的问题，但国内外缺乏大宗病例报告，远期临床效果尚需进一步观察

证实。在 LIFT 的基础上，NealEllis C[6]提出了 Bio LIFT 术式，采用生物补片对外瘘管进行填塞，利用生物材料在两瘘管断端间形成一个物理屏障，且该材料具有一定的抗感染能力，无排斥性，能与宿主结构很好融合，从而提高手术的成功率，减少愈合时间。其潜在的缺点仍然是操作繁琐，并在括约肌间需进行广泛的游离，且价格昂贵。

9.直肠黏膜瓣推进术（endorectal mucosal flaps advancement）

适应证：高位、低位、单纯性、复杂性肛瘘均可采用，尤其适用于高位肛瘘。适应症选择前提是肛瘘不伴有急性炎症或脓肿。

作用机制：完全切除肛瘘瘘管，缝闭内口，采用直肠粘膜瓣移行覆盖在原内口处，可吸收线作 U 型缝合。创口开放，由肉芽组织逐渐生长填充而治愈。

该术式的优点：因不损失肛门括约肌，避免了肛门失禁、肛门变形、肛门漏液等后遗症的发生术后肛门疼痛一般较轻。

该术式的缺点：创口换药时间稍长。

麻醉：腰麻、骶麻、腰俞麻醉、局部麻醉均供选择。

手术步骤如下。

（1）以圆头探针从肛瘘的外口经瘘管通入内口。从外口至内口完整地切除瘘管（图 14-43a）。

（2）用肛门镜暴露内口，以内口为中心，用手术刀游离直肠黏膜瓣，一般设计成 U 型切口（图 14-44b）。

（3）掀开黏膜瓣可见到已被切除了管壁的内口，采用 8 字缝合关闭内口（图 14-44c）。

（4）剪去黏膜瓣的内口残端，适当游离 U 型切口的粘膜边缘（图 14-44d）。

（5）将带蒂的黏膜瓣下移并覆盖至黏膜缺损处，与周围黏膜进行 U 型缝合（图 14-44e）。

（6）瘘管切除后形成隧道样伤口，采用吸收线作部分缝合，以缩小创面。创口开放，填塞止血海绵或油纱条，加以敷料包扎。

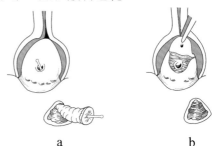

a　　　　　　b

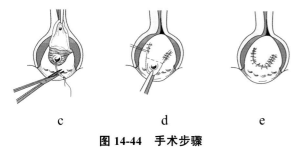

c　　　　d　　　　e

图 14-44　手术步骤

注意事项如下。

（1）该手术的前提是肛瘘不伴有急性炎症或脓肿，不然会导致黏膜瓣不能够吻合生长而使手术失败。

（2）直肠黏膜瓣切取的厚度、形状都是操作的关键，因为黏膜瓣要有足够的血供才能与其底下的组织更好地吻合生长。

（3）如果内口较低，黏膜瓣的游离及覆盖均是以括约肌为界，游离时不要损伤到括约肌。

（4）术中对内口的修补是重要的，在掀起黏膜瓣的状态下用可吸收线关闭内口的缺损处，一般采用 8 字缝合。

（5）止血要彻底，防止术后创面渗血。

（郑丽华　胡建文　陈少明）

（三）新型治疗

1.肛瘘泄液线引流术（Seton）　泄液线引流主要指松弛挂线和药物挂线。近年来，随着对肛周括约肌保护意识的增强，松弛挂线应用广泛，它具有引流和标记的作用。

适应证：肛周脓肿急性期患者，高位肛瘘或肛瘘与括约肌关系不明并伴急性感染者，复杂性肛瘘分期治疗的一期引流，复杂性肛瘘姑息治疗，及克罗恩病肛瘘患者。

禁忌证：对泄液线过敏者。

术前准备：术前晚清洁灌肠，肛门皮洁。

麻醉：腰麻，局部麻醉或全麻。

体位：根据瘘管的位置采用俯卧折刀位或截石位。通常位于肛门前侧的瘘管以折刀位为佳，而位于肛门后侧的瘘管可采用截石位。

手术技巧：将球头探针从瘘管外口探入，沿瘘管管道自内口探出，内口部位的内括约肌部分切开或不切开，然后选用大小合适的鼻饲引流管套紧球头探针的头部，牵引探针尾部，并顺势将鼻饲引流管引入瘘管，将泄液线引入引流管中，之后移除引流管，使泄液线松弛放置于瘘管中（图 14-45～14-49）。

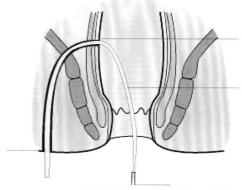

图 14-45　将引流管套入球头探针的头部

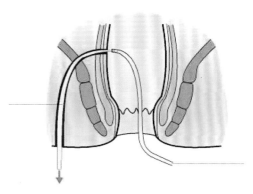

图 14-46　牵引探针将引流管引入瘘管

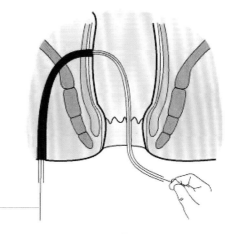

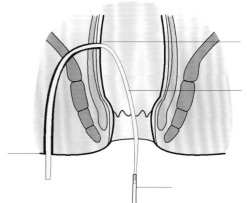

图 14-47　将泄液线引入引流管

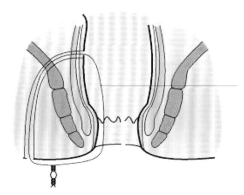

图 14-48 将泄液线打结固定

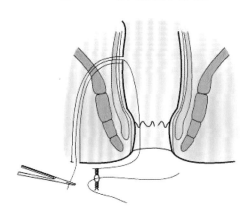

图 14-49 泄液线以旧换新

术中要点：①术中也可简化将泄液线直接打结固定于探针，通过探针将泄液线引入瘘管管道后打结固定。②泄液线应保持松弛状态，通常以能自由旋转为度，且需牢固打结，防止脱落。

术后处理：①常规换药，保持肛周清洁。②更换松弛挂线将新的泄液线穿过固定于原泄液线的尾部线结间，剪断原泄液线，顺势牵引，引入新线。③泄液线放置的时间可根据泄液线的目的选择，若是急性脓肿期的引流可放置 3 天~2 周；若为肛瘘分期手术的一期引流，或高位复杂性肛瘘，或克罗恩病肛瘘，则放置时间较长，文献报道 1 月~18 月不等，甚至长期放置。此外克罗恩病肛瘘同时需要配合药物治疗。

（胡建文 陈少明）

2.AEM 栓填塞术 美国学者 Lynn Oconnor 在 2006 年报告应用猪小肠黏膜制作的生物材料通过填塞的方法治疗克罗恩病引起的肛瘘取得了成功（治疗 20 例，治愈率 80%），该方法具有痛苦小、成功率高、复发率小的优点。宋维亮等在国内首次设计并使用国产脱细胞异体真皮基质（AEM），剪裁成肛瘘栓治疗低位肛瘘。AEM 取材于人体或动物皮肤组织，经特殊的理化处理，将可能引起植入后

免疫排异反应的所有成分去除，同时完整地保留了原有组织的立体支架结构，作为细胞支架，它具有诱导组织生成的作用，在植入人体后能被人体组织细胞识别为自体组织，很快有新生血管和成纤维细胞长入，引导细胞沿其胶原框架有序生长，达到补充、修复乃至重建组织的目的。宋维亮等报告 50 例患者，愈合时间 12.1d，随访 3~6 个月，治愈率为 80%（40/50）。该方法具备微创、不损伤肛门括约肌等优点。临床多用于低位肛瘘，对于高位肛瘘或低位瘘管走形弯曲的肛瘘尚不能解决，复发率高，费用昂贵，不能广泛的临床应用推广。

3.生物胶粘堵术 使用人类纤维蛋白原及其复合物制成的生物胶，通过瘢痕血管生成和刺激伤口区域的成纤维细胞增殖和胶原纤维形成加速伤口愈合。手术的关键在于正确的找内口，彻底搔刮瘘管内坏死组织，封闭内口后填充纤维蛋白胶。该术式的优点是操作简便、不损伤括约肌、可多次采用，失败后不影响其他治疗方法。缺点是失败率高。目前认为，纤维蛋白胶治疗初发性肛瘘治愈率可达 69%，但是治疗复杂性肛瘘失败率较高。

目前生物胶制成肛瘘栓，肛瘘栓手术作为治疗肛瘘的微创手术方式，已在国内外逐渐开展。该技术的理念是使用肛瘘栓为瘘管内组织的生长提供基质和支撑，以使瘘管愈合而不存在排便失禁的风险。尽管有容易接受的理念与理想的愈合表现，但手术成功率并不高。几乎所有的研究者都认同它的手术创伤小，以至于肛瘘栓手术会不断地被尝试应用于一些复杂性肛瘘。目前，有两种肛瘘栓被美国 FDA 批准使用：Cook Surgisis AFP 肛瘘栓，Gore Bio-A 肛瘘栓。我国生产的有"瑞栓宁"Asiumin 肛瘘栓。

适应证：经肛门括约肌型肛瘘，复杂性肛瘘。

禁忌证：存在脓肿或感染、对肛瘘栓材料过敏、不能确定外口和内口。

（1）术前准备：

1）放置挂浮线引流 6~12 周。

2）建议术前使用一次广谱抗生素。

麻醉腰麻或骶管麻醉，体位截石位或俯卧折刀位

（2）手术方法：

1）瘘道无明显感染，使用挂线引流瘘道，可长达 6~12 周。

2）待瘘道成熟后实施手术。

3）采用双氧水冲洗瘘道，结合瘘管刷清洗瘘道，

见到少量出血即可。清洗完毕后，瘘管刷留置在瘘管内。

4）水合肛瘘栓，将栓子在生理盐水中浸泡1～2分钟。

5）将肛瘘栓细端连接瘘管刷的内口端，确定打结牢固后，将肛瘘栓自内口拉入外口。

6）用可吸收缝线十字交叉缝合，将肛瘘栓与直肠壁固定，尽可能将肛瘘栓包埋于粘膜下。

7）修剪外口处多余的肛瘘栓，使肛瘘栓的末端不超过皮肤，不予缝合固定，外口敞开。

（3）术中要点：

1）确定不存在急性感染。

2）清理瘘管需轻柔，最好用配套的肛瘘刷。

3）确定已将肛瘘栓固定于内口。

4）将外口扩大开放以保持引流通畅。

（4）术后处理：

1）避免剧烈活动至少2周。

2）术后引流液持续2周到3月。

3）可使用10%甲硝唑栓纳肛。

4）不需要限制饮食。

5）判断肛瘘栓治疗的成败不能少于3个月。

6）也应当告知患者，肛瘘栓可能会掉出，则被认为是手术技术导致的失败。

（5）术后并发症：

1）肛瘘栓手术可能出现的并发症包括肛门直肠手术所有可能出现的并发症，但发生率很低。

2）最常见的并发症是创口周围胀肿，可以用抗生素治疗或作局部引流处理。

据已经报道的该手术成功率有很大的差异。但肛瘘栓在一些患者中表现出一定的有效率。笔者的经验是，内口位置的高低、瘘管长度、瘘管深度是肛瘘栓治疗能否成功的关键性的三项预测指标。一般来说，瘘管内口位于齿线以上、管道较长、有一定深度的肛瘘，其肛瘘栓手术成功率较高。原因在于其栓子掉出或脱落的发生率减少。

复杂性高位肛瘘的治疗可能是肛肠外科医师感到棘手，肛瘘栓因为易用性和安全性，已成为比较受欢迎的治疗选择。本术式的优点是手术创伤小，基本不影响括约肌功能，避免了肛门畸形等并发症的发生。（图14-50～14-53）

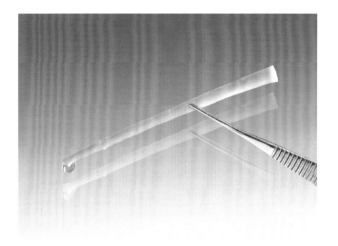

图 14-50 肛瘘栓

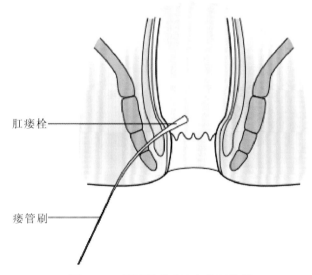

肛瘘栓

瘘管刷

图 14-51 肛瘘栓从内口向外口拉出

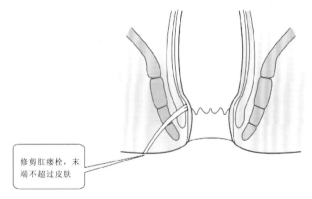

修剪肛瘘栓，末端不超过皮肤

图 14-52 肛瘘栓超过皮肤修剪

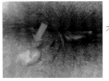
术前

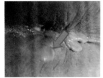
术后第4天

外口愈合

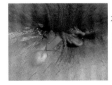
内口愈合，外口红肿消失

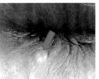
术后第23天

外口都已完全愈合，外口平整，无瘢痕，外形良好，愈合时间较传统手术短

图 14-53　治疗过程不同期的表现

4.吻合器直肠黏膜切除（PPH）术　Francisco Perez 等 2006 年首次报告采用吻合器直肠黏膜切除术治疗高位括约肌外肛瘘，开创了 PPH 治疗肛瘘的先河。术中在双氧水外口注射明确内口的情况下，采用两个半荷包，分别缝合在内口上下缘，采用吻合器切除内口周围黏膜的同时吻合封闭内口，使直肠内细菌不能再进入瘘管管道，达到治疗肛瘘的目的。该术式的优点是操作简便、微创、不损伤括约肌、有效保护肛门功能，术后恢复快、痛苦小。缺点是费用昂贵。仅适合于内口在齿线以上的高位括约肌上或括约肌外肛瘘。

5.医用多功能挂线器治疗技术　医用多功能挂线器是临床医生伍氏根据临床体会提出的新方法，设计出多功能挂线器具有：引流功能、勒割功能、搔刮功能、冲洗功能、载药功能等，是对传统挂线治疗手术的又一创新。（图 14-54～14-65）

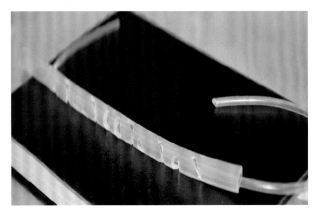

图 14-54　制作好的多功能挂线器

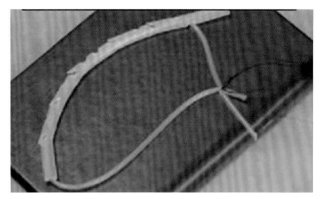

图 14-55　五大功能之一：来回拉动起到搔刮的作用

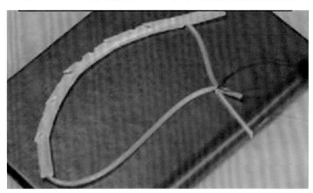

图 14-56　五大功能之一：注射器连接注药后载药功能

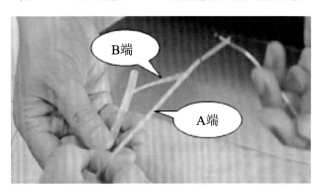

B端

A端

图 14-57　肛瘘探针连接多功能挂线器 A 端，从肛瘘外口插入内口穿出，结扎 A\B 两端

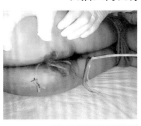
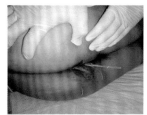
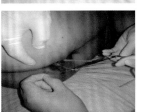
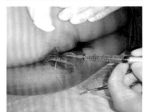

图 14-58　治疗操作步骤实景图片

4）肛瘘的走行会清晰的显示在屏幕上：有时外口周围有非常坚硬的瘢痕组织，常须切除这些瘢痕组织以保证肛瘘镜可以插入。插入肛瘘镜然后等待甘氨酸甘露醇溶液打开瘘道。可以通过上下左右轻柔的动作缓慢的推进肛门镜，这些操作是为了让肛瘘可以适应或容纳肛瘘镜，进而拉直瘘管，椎管内麻醉可以确保这一操作。通过不断的喷射溶液以确保管腔内最佳的视觉效果。直到内口位置。

这时，助手肛门内插入牵开器（肛镜），把手术室的照明灯调暗，可以再直肠上清楚的看到肛瘘镜的照明灯光（图14-69）。有时内部的开口很窄，只能通过观察直肠黏膜背后的肛瘘镜光口的位置确定内口。

医生在内口边缘缝合2～3针，以作为标记，而不是关闭内口的时间（图14-69）。

5）第二阶段是手术阶段：在这个阶段的目的是瘘管壁的破坏、清洁和内口的封闭。

我们取出充填器，更换电极，在直视下连续破坏瘘管壁。

沿着瘘管壁一点一点的将瘘管壁烧灼为白色碎片，注意不要忽略任何的感染组织和瘘管分支。镜刷清除坏死组织，当瘘管是直行时，也可用福克曼勺挖出。

连续用冲洗液喷射以确保坏死组织通过内口进入直肠，内口虽然被缝针标记，但未被关闭。

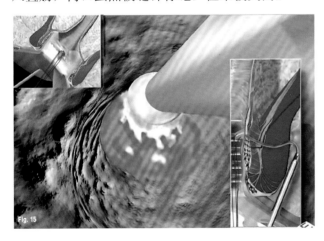

图 14-69

6）操作返回到直肠：为了移除内口，助手拉直标记线，使内口呈火山口状，插入吻合器，放置在内口基底部，完成机械切割与吻合。这个过程可根据内口的位置由半圆形吻合器或直线吻合器来完成（图14-70）。

往往内口周围往往都有一些瘢痕，如果这些瘢痕比较厚或坚硬的话，吻合器往往很难达到很好的闭合效果，我们更喜欢用黏膜瓣或皮瓣来完成内口的封闭（图14-70、14-71）。

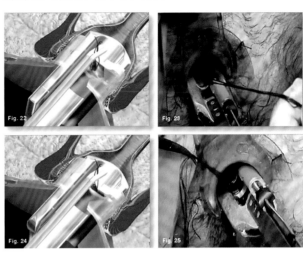

图 14-70

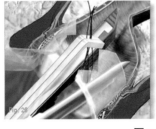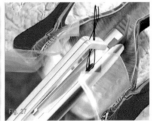

图 14-71

内口必须关闭。在手术结束前，应用0.5毫升合成氰基丙烯酸酯（组织速粘胶），通过细小的导管，注在吻合口上，以加强缝合封闭并确保内口是完全封闭的。这种导管可以通过肛瘘镜手术通道准确定位，如果瘘是直的，可以直接通过手术通道直接注入而不用肛瘘镜。氰基丙烯酸酯禁止放置在瘘道中，因为瘘道必须是开放的，以确保让分泌物引流通畅。

器械套特点：①KARL STORZ独家设计肛瘘镜，创新设计肛瘘解决方案。改变了传统肛瘘治疗大切口，括约肌损伤的弊端。②超清内镜适配于所有标准腹腔镜摄像系统，可高温高压消毒的HOPKIN® Ⅱ柱状晶体镜，便于消毒。倾斜的目镜方向，带来更佳的术中体验8°的视向角便于观察器械位置镜体从3.3～4.7mm逐渐增粗，插入更安全。③独立大器械通道及冲洗通道轴向的器械通道，2.5mm以下器械均可通过专门设计用于甘氨酸甘露醇溶液的大流量冲洗孔。④安全性可以更换的器械通道阀门，更好保证密闭性。人体工程学手柄设计，带内镜卡口，增加术中安全性。⑤专用器械及

肛肠检查镜　专用肛肠检查镜，27cm 外径便于插入，前端可扩张增加操作空间，带锁齿设计使用更轻松根据术式需要专门设计的电凝电极三环设计肛瘘刷，便于持握二拆分设计专用抓钳，扩展手术适应证。（图 14-72）

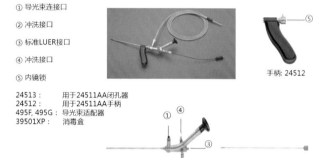

① 导光束连接口
② 冲洗接口
③ 标准LUER接口
④ 冲洗接口
⑤ 内镜锁

24513：用于24511AA闭孔器
24512：用于24511AA手柄
495F, 495G：导光束适配器
39501XP：消毒盒

手柄：24512

视频辅助下肛瘘镜：24511AA　　闭孔器：24513

图 14-72

（胡建文　陈少明　伍桂友）

附：肛瘘热点问题

一、肛瘘产生癌变的原因

（1）长期的慢性炎症刺激。炎症的长期存在，使得脓性分泌物及粪便从瘘管排出，从而刺激组织细胞异常增生，导致恶性病变。

（2）细菌感染。细菌长期存在于瘘管内，特别是绿脓杆菌或结核杆菌感染，可缠绵不愈，从而导致癌变。

（3）药物刺激。长期、大量使用各种局部外用药，经常刺激局部，导致癌变。

二、对于肛瘘癌变的问题

用三句话可以解释清楚：和癌没有直接关系，肛瘘不是癌症的前期病变；②可能由于长期的炎症刺激或者瘢痕组织变异，慢性肛瘘确实有癌变的病例；③慢性肛瘘癌变的病例十分少见，肛瘘癌变的概率很低。肛瘘癌变在临床上是十分少见的，可以说慢性肛瘘癌变的概率是很低的，有一种统计认为肛瘘发生癌变是 0.1%的概率，所以患者们大可不必过分紧张。

三、肛瘘的预防保健和康复保健

肛瘘的发病，多数是因为肛周脓肿自行破溃，或者是切开引流后，未彻底愈合而形成，少数因结核形成。做好肛瘘的保健措施，要从两方面入手：

①预防保健：肛瘘目前尚无较好的预防方法，宜采用综合措施改善局部血液循环，增强清洁卫生，经常清洗或坐浴，同时要预防便秘、腹泻、肛周脓肿的发生。②康复保健：一旦形成立即进行抗感染治疗，并注意卧床休息，减少活动。饮食清淡易消化，忌食刺激性食物。局部可熏洗，坐浴或热敷。发现了肛瘘症状以后，要及时的进行治疗，以防病症发展，给治疗带来难度。

四、预防肛瘘要常做运动

①上厕所时看书看报，造成下蹲或排便时间延长，会导致肛门直肠内淤血而诱发疾病。②腹泻和便秘时肛肠疾病的重要发病因素。便秘是最大的祸根，直肠内长期滞留有毒物质不仅可诱发直肠癌，并且粪便堆积，影响血液循环，用力解出干燥粪块，必然会使肛门承受较大压力，产生淤血、肿胀、列口等一系列病理改变。腹泻常是结肠疾病的临床表现，腹泻也能使肛门局部感染机会增多，产生肛窦炎、炎性外痔、肛周脓肿等疾病。③长期饮酒或喜食辛辣食品的人，隐隐纠合辛辣物可刺激消化粘膜，造成血管扩张，结肠功能紊乱，肛肠疾病的发病率会明显上升。④长期站立或久坐。因治理或静坐姿势，肛门直肠居人体下部，痔静脉回流不畅。

五、肛瘘术后的饮食禁忌

①忌食有刺激性的食物，如酒类，辣椒、大蒜等辛热之品。②术后患者不宜禁食，应给软质普食，不要因为恐惧大便时疼痛而禁食或少食。③宜食蜂蜜，每日清晨空腹服蜂蜜一杯，其有清热补中，润燥滑肠，为通调大便之佳品。④多食蔬菜水果，如苹果、香蕉、梨等。⑤宜食动物脂肪类食物，猪大肠有以肠补肠之功。久痔便血者，多伴有血虚，宜进食补气生血食物。⑥宜食粗纤维食物，如芹菜、韭菜等。

六、肛瘘术后的饮食调养法

可可牛奶：牛奶半斤，可可粉 6g，红糖 10g，将可可粉、红糖放入杯中，把烧开的牛奶冲入杯子里，即可食用。可长期服用。绿豆糯米粥：绿豆 50g，糯米 100g，加适量水文火煮成粥后即可食用。鳗鱼药膳：鳗鱼 2 条，除去内脏，用酒 2 杯，水 1 碗煮熟，加盐、醋吃。鸡蛋香瓜子汤：鸡蛋 2 枚，去壳，香瓜子 30g，加水 2 碗，以砂糖调服。菠菜拌豆芽：菠菜 100g，粉丝 100g，豆芽 50g，韭菜 10g，凉拌即可。

七、肛瘘的食疗法

①黄鳝 1 条、瘦猪肉 100g、黄芪 25g 炒熟，加盐、糖、黄酒适量，去黄芪后食用。适用于虚型肛瘘患者。②大米、小米各 100g，洗净，放入锅内添

入适量水煮开，待粥煮至半熟，加入豆浆 500g 搅匀煮熟，便可食用。适用于虚损患者，老幼皆宜。③菊花 6g、白糖 6g、绿茶叶 3g，放入茶杯开水冲沏，略闷片刻，淡香清雅，可清热解毒，利血脉，除湿痹，减轻肛瘘肿痛。

（李进安　胡建文　陈少明）

临床体会

改进挂线治疗肛瘘 633 例

陈少明

肛瘘单纯采用西医手术治疗，少数病例出现复发、并发症或后遗症，并且手术后换药很痛苦，单纯采用中医挂线，需要紧线，疗程长，痛苦大，也有复发，使用中西医结合的切开挂线，兼取了中西医两家的长处，弥补了一些不足。但仍有肛门变形大，括约肌松驰等缺点。许多学者、专家、临床医师为此开展了广泛的研究、探讨。现介绍我们进行改进治疗肛瘘的初步体会。

1 基本情况　本组 633 例，男 522 人，女 111人，年龄最大 80 岁，最小 3 岁，病史长的 40 年，短的 3 个月。按照七五年全国肛肠外科会议制定的统一诊断标准，高位复杂性肛瘘 101 例，高位单纯性肛瘘 307 例，低位复杂性肛瘘 112 例，低位单纯性肛瘘 113 例，管道最多达 4 条，外口距肛缘最远7cm。

2.药线制作

（1）01 号线：用陈氏脱管散和 20 毫升麻油混合均匀，把一铀 8 号医用丝线放入，煮至沸腾即可，把药线凉干放入棕色磨口瓶内加少许麝香和冰片保存备用。

（2）02 号线：用川乌、白及各 30 克，8 号医用丝线一轴共同放 75% 的酒精 100ml 内煮沸后倒入棕色磨口瓶内浸泡。一周后即可使用。

（3）03 号线：有 01 号线和缠绕皮筋使用部分。

3.治疗方法　术前准备、常规消毒和麻醉同一般挂线法，手术要点如下。

（1）查找瘘管管道和内口：用探针，指诊、肛镜检查，染色剂注入，碘甘油造影，部分切开等法确定。

（2）切除外口、鼠状乳头、疤痕，切开瘘管上之皮肤。

1）高位肛瘘的主管及高位支管、可用弯曲的球头探针由外口进入弯曲后由内口拉出，把适当长度的 01 号、02 号，03 号线由内拉出外口，均适当拉紧结扎。

2）较深的多发性肛瘘，如果内口附近有高位盲管，采取造瘘如法挂线，内口要稍高于瘘底。

3）低位肛瘘及高位肛瘘的低支管道可单用 03号线同上法结扎，除女性的前方肛瘘和肛门括约肌松驰患者外，外括约肌深部以下肛瘘可作切开分离术。

4）对个别支管道已发生纤维化粘连的不做处理。

（3）最后外口敷上陈氏脱管散，用敷料固定。

（4）以后每天排便后及晚睡前用 1/5000 P P液温洗后涂红霉素软膏和敷陈氏脱管散及生肌散，并用敷料固定，至线脱痊愈为止。

4.疗效观察　本组住院治疗 315 例，门诊治疗318 例，均获一次挂线痊愈，手术一次成功率和治愈率均为 100%。线脱时间短者 3 天，长者 12 天，平均 7 天，疗程最短 10 天，长者 35 天，平均 20天，全部病例无并发症和后遗症。无一例 3 度疼痛和尿潴留，两年后随防 419 例，均未见复发，指检肛门功能良好。

5.典型病例　刘××，男 60 岁，肛门外性肿痛，流脓 21 年，形容枯槁，表情痛苦。检查：截石位 1、2、4 点距肛缘 5cm 处各有一鼠状乳头突起，按压后流出白色稠脓液，术中在肛门括约肌松驰状态下检查：探针在肛管直肠环侧深入 5cm 处向内侧方向走行，再向下，内口在相应肛窦处，4 点管道在顶点和主管相交，1 点管道在外括约肌深部下和主管相交，具体手术操作见上，先行主管紧线，其余为浮

线，主管线 7 天脱落，行浮线紧线打死结，分别为 7 天，5 天脱落。25 天痊愈，肛门括约功能良好，肛门变形小。

6.临床体会

（1）陈氏脱管散由江子油、雄黄（略去）等组成。具有止血止痛，解毒，消肿化腐排脓，收敛生肌等功效。和川乌，白芨合用提高止痛，抗炎、抗结核菌的功效，配制药线使用，经长期临床观察，效果满意。

（2）改进挂线具有痛苦小，疗程短，一次手术成功，治愈率高等优点。本疗法兼取了中医挂线祛腐生肌和中西医结合切开挂线法的自行切割之长。取长补短，相得益彰。既免除了中医挂线法紧线的痛苦，又减轻了切开挂线广泛的组织切除所带来的创伤。另外，加之药线本身的线物作用，疼痛比传统中医挂线和中西医切开挂线均轻。由于两线的联合作用，不仅切割迅速，并且能防止切开挂线法在开始切割时肌肉的反作用力过高而滑脱或断裂。

（3）改进挂线具有使肛门变形小，无复发。无后遗症等优点，通过术后观察，外口至肛缘仅切开表皮层，不切开肌层和管壁。挂线后切缘相互靠近。

从而避免了手术切断括约肌肉后，两断端组织的间距较大。外括约肌内尽管有丰富的弹力纤维，但修复后两断端仍在回缩 0.5～2cm[1]，故不能完全恢复其原有的功能。此点对并发肛门括约肌松弛的患者有着较高的临床意义，而采用挂线使其周围组织-粘连，纤维化，进而减轻或改善肛门括约肌松弛的情况。对女患者尚能避免切断前方浅部外约肌而引起肛门闭销不全的后遗症[2]，另外，通过药线的药物对内口感染肛腺的刺激。使其病灶消除，故远期疗效较好。

[1]张东铭，等.肛门外括约肌的临床形态观察.肛肠杂志，（1）：9，1981

[2]史兆岐，等.高位肛瘘治疗中存在的问题及处理方法.中级医刊，11，1982

（本文于一九八六年被选作中华全国中医学会肛肠学会第三次学术会议交流论文。受到中国中医研究院周济民、陈之寒教授的称赞，称为首次解决了中、西医两种挂线所存在的缺陷。同年被《实用中医药杂志》发表并获襄樊市科技论文二等奖,1998香港国际紫荆花医学金奖。2001 年重新总结修改）

肛瘘治疗百家争鸣

隧道式拖线法与瘘管切除法治疗低位复杂性肛瘘的疗效比较

肛瘘是临床上常见的肛肠疾病，在我国约占肛管直肠疾病发患者数的 1.67%～3.60%，由于局部肿胀疼痛、反复流脓，病情变化多端，严重影响了患者的日常生活。手术疗法仍是目前治疗肛瘘的主要手段之一，复杂性肛瘘因其病变范围较大，故手术存在创面损伤大、愈合周期长、术后易复发等问题，手术后并发症甚则会严重影响患者的生活质量。我科自 2003 年 1 月至 2005 年 12 月对 76 例低位复杂性肛瘘采用我科原创的支管拖线法与传统的瘘管切除法进行了临床比较研究，现报告如下。

1.资料与方法

（1）临床资料：76 例低位复杂性肛瘘，其中治疗组 38 例，对照组 38 例，男性 41 例，女性 35 例，年龄 18～66 岁，治疗组平均年龄 39.3 岁，对照组平均年龄 37.5 岁。外口数目最多为 3 个，外口

距离肛缘最远距离为 5.5cm。所有病例术前均予以肛肠测压和肛周或肛直肠腔内 B 超检查，以初步探明瘘管走向。

（2）手术方法：76 例病例均采用侧卧位或截石位，常规消毒铺巾，局部麻醉或鞍麻。

1）治疗组手术方法术中以亚甲蓝染色并结合银质球头探针，沿瘘管探查管道走行方向、深度及内口的位置，明确管道与肛门括约肌的关系。以银质球头探针自肛瘘外口处探入（如外口暂时闭合可稍作切开），左手食指放入肛管直肠内协助探查。银质球头探针从内口穿出，贯通内外口。用剪刀沿银丝打开主管道。对于通向两侧的支管或因支管较大而呈空腔者，在支管末端向外根据肛门部皮纹走向作圆形隧道式开窗切口，切口应大于管腔横断面，大小以引流通畅为度，一般为 1cm×1cm 左右。以弯

钳作钝性分离，如管壁较厚者，可予以部分剪除。刮匙充分搔刮管道后，将 10 股医用丝线（国产 7 号）引入支管管道腔内，10 股丝线（此 10 股丝线即为拖线）两端打结，使之呈圆环状。放置在支管腔内的拖线应保持松弛状态，便于自由抽动。肛周每一个支管可采用上述方法逐一处理。对于管道过长的支管，可采用分段拖线的方法。检查手术区无出血点后，常规包扎固定。

2）对照组手术方法：以银质球头探针探明肛瘘的内外口，逐一切开内外口之间的管道。以硬质刮匙清除内口和感染的肛隐窝及邻近管道内的坏死组织，剪除全部或部分纤维化的管壁组织，修剪创面，以利于引流通畅。检查无明显出血点后，常规包扎固定。

（3）术后创面处理：术毕次日起每日早晚或便后换药，2 次/d。换药前先做局部清洁，以 1∶5000 高锰酸钾液熏洗坐浴 20min，水温控制在 35～40℃之间。

1）治疗组术后创面处理：换药时拭净瘘管、外口、创面及丝线上的脓腐组织，用生理盐水冲洗瘘管及创面 2 次，用干燥的纱条吸干管道及创面的分泌物。将提脓祛腐药九一丹掺放在丝线上缓慢拖入瘘管内进行脱腐蚀管。拖线蚀管时间一般为 10～14d（视脓腐脱落的快慢而定）。待引流创面及环形丝线上无明显脓性分泌物后，撤除丝线。自撤线开始之日起，肛管内放置消毒纱布 1/2 块（烟卷状），肛门周围配合"垫棉压迫法"，至创面愈合。

2）对照组术后创面处理：换药时清除创面上的脓腐组织和敷料、细小的纱丝等，用红油膏、九一丹等外敷，待脓腐脱干净后，改用生肌散至创面愈合。

（4）疗效标准：参照上海市中医病证诊疗常规。治愈：局部流脓、疼痛、瘙痒等症状消失，内外口及管道消失，创口愈合。好转：局部流脓、疼痛、瘙痒等症状改善，内外口及管道缩小，创口未愈。未愈：局部流脓、疼痛、瘙痒等症状及内外口、管道均无变化。

（5）统计学方法：采用 SAS 软件包，对治愈时间、支气管愈合时间、总费用等指标采用多因素方差分析和两样本均数 t 检验。

2.结果　治疗组 35 例为一次性治愈（治愈率 92.1%），2 例经一次扩创后治愈，1 例经多次扩创后治愈；对照组 36 例为一次性治愈（治愈率 94.7%），2 例经一次扩创后治愈。治疗组全部 38 例病例均未出现肛门变形、肛门失禁等并发症或后遗症。其中 2 例患者局部皮肤出现潮红、皮疹、瘙痒等，经对症处理后症状消失。对照组有 2 例出现不同程度的肛门周围凹陷性疤痕变形、Ⅰ度肛门失禁等后遗症。有 1 例患者局部皮肤出现潮红、皮疹、瘙痒等，经对症处理后症状消失。治疗组平均治愈时间为（22.1±6.2）d，平均支管愈合时间为（20.6±4.2）d，平均治疗总费用为（4 133.47±1 472.63）元；对照组平均治愈时间为（31.5±9.1）d，平均支管愈合时间为（34.2±3.7）d，平均治疗总费用为（5 346.29±1 521.42）元。两组比较，差异均有统计学意义（$P<0.01$）。

3.讨论　"隧道式拖线术"是在发掘和继承祖国医学精华的基础上，不断创新后确立的一种治疗方法。该术式不直接切开病灶涉及区域的皮肤和过多切除周围组织，特别是肌肉组织，最大限度地避免了肛门周围组织的损伤，有效地保护了肛门直肠正常的形态和功能的完整，保持肛管外括约肌和内括约肌反射的完整，以及最大限度地减少瘢痕组织引起的肛管缺损。在此基础上，充分发挥传统中医药的优势，外用具有提脓祛腐功能的九一丹，并首次运用于非开放性创面，取得了良好的疗效。隧道式拖线术与传统术式疗效相当。但隧道式拖线术与传统术式相比，能明显缩短患者愈合天数，减少患者住院总费用。在临床应用时，还需要注意以下事项：

（1）应用隧道式拖线术治疗肛瘘，需重视术前检查。对于管腔过大，或反复发作者，特别是有潜在腔隙者可结合肛周或腔内超声检查、螺旋 CT 三维重建检查，进一步明确管道走形与位置，尽可能发现潜在腔隙，便于提高手术成功率，减少复发率。

（2）准确寻找并清除内口，视内口情况适当修剪搔刮，内外口引流一定要充分、通畅。

（3）合理掌握拖线引流时间，一般为 10～14d，以坏死组织和分泌物引流干净为度，时间可根据患者具体情况而定。若拖线保留时间过短，则坏死脱腐未净，残留于管腔，影响正常肉芽组织生长，使管腔难以愈合或愈后复发；而拖线保留时间过长，易造成异物刺激管壁，引起管壁纤维化、引流口部位上皮化，影响管腔的闭合。

临床采风

一、袋形缝合术在肛瘘手术中应用方法

肛瘘是肛肠科的常见病、多发病，一般不能自愈，多需要手术治疗。由于肛门直肠特殊的组织解剖结构和部位，以及肛门每日排便的特殊生理功能，局部污染较为严重，肛瘘术后创面愈合慢，疗程长是目前存在的问题。为了解决这一问题，我们对临床低位肛瘘患者，在瘘管切除后予以袋形缝合术，疗效满意，现报告如下。

（一）手术方法

1.术前准备 嘱患者术前排空大便。

2.手术方法 观察组采用瘘管切除创面袋形缝合术。

（1）患者取侧卧位，常规消毒、铺巾后，行骶管麻醉或局部麻醉。

（2）行探针、美蓝试验等检查，查清瘘管走行、外口、内口及支管情况，并排除直肠肿瘤的可能。

（3）探针由外口探入，从内口探出，沿探针切开瘘管壁，刮除坏死组织，切除瘘管组织，修剪创面呈"V"形，用 4-0 可吸收缝线由内口黏膜往外，分别将两侧创缘黏膜或皮肤内翻与其基底（深达肌层间断锁边缝合，两针间距约 0.5cm，使创面缩小，呈水滴状，中间留有暴露组织，以利引流。

（4）检查无明显活动性出血，放置油纱，适量塔形敷料加压包扎，胶布固定。对照组采用常规肛瘘切除术治疗。

3.术后处理 术后 24 小时控制排便，每日中药洗剂清洗伤口，黄芩油纱填塞创面。观察组、对照组均采用抗生素静滴预防感染。

（二）讨论

袋形缝合术最早被用于藏毛窦手术，将其应用于肛瘘手术，其手术要点为：准确找到内口，彻底切除瘘管、感染的肛腺导管和疤痕组织，修剪创缘后，由内口黏膜往外，分别将两侧创缘黏膜或皮肤内翻与其基底深达肌层间断锁边缝合，中间留有暴露创面，以利引流。袋形缝合术的优点及机理探讨：

（1）加速创面愈合，有效缩短住院时间。袋形缝合术减少了创面非上皮化组织，使暴露创面缩小、变浅，减少术后细菌感染机会。感染的细菌会使易感细胞蛋白质合成受阻，细菌侵入创面周围组织，使肉芽组织中蛋白质大量水解，肉芽组织生长充填腔隙变缓慢或肉芽的过度增生严重影响上皮形成，影响创面的修复速度。细菌感染的减少还能减少对白细胞及成纤维细胞的破坏，白细胞破坏减少可减小其对损伤区坏死组织的吞噬作用，从而减少局部氧耗量，改善创口局部血液循环，为损伤组织的修复不断输送营养物质和氧；成纤维细胞是肉芽组织的组成成分之一，是主要的修复细胞，其参与细胞间质的合成和血管的再生，其破坏减少，有利于肉芽组织的增生，再加上袋形缝合内翻形成的斜坡，有利于肉芽组织的生长和上皮的修复，从而加速创面愈合时间，缩短住院时问。

（2）减少术后出血。术后出血多见于手术中小血管因局部麻醉药物中加入少许肾上腺素，手术时因局部血管收缩，出血不显，待药物作用消失后，血管扩张而出血；术后纱布压迫创面，因翻身不慎，扯动敷料，剥离组织而引起创面出血；黏膜或黏膜下血管损伤，填压不紧而发生出血，其中以内口处出血为多见。袋形缝合术将内口两侧黏膜内翻与其基底深达肌层缝合，创口断面小血管受缝线张力作用而紧闭，可起到压迫止血作用。另外，由于创面渗、出血少，这样使伤口相对减少污染，对愈合有一定的积极作用。

（3）保护肛门括约肌功能，减少肛门缺损及疤痕形成。袋形逢合术选择放射状切口，减小对肛门括约肌的损伤，将黏膜或皮肤内翻与其基底深达肌层间断缝合可以固定括约肌断端，防止回缩，保护肛门功能。使用 4-0 可吸收缝线间断缝合，缩小创面，防止创缘外翻及疤痕挛缩，愈合后创面仅遗留一线状切口疤痕，疤痕小，减少肛门皮肤缺损，减小对肛门形态和功能的影响。

（4）不增加术后疼痛。手术后数小时内局部即有炎性反应，由于充血和渗出物使局部肿胀，因组织内压力增高和缓激肽等引起疼痛，肛门部神经末梢丰富，对刺激敏感。理论上袋形缝合术应该会增加疼痛，但因为我们在缝合上使用 4-0 可吸收缝线，

其成分是聚乳酸与聚乙醇酸的共聚物。4-0 可吸收缝线是快速吸收缝线，在体内逐渐水解吸收，大约 14d 左右强度消失，它能避免常规缝合时使用丝线带来的异物不适感，加之袋形缝合术将创面缝合固定，减少非上皮化组织，排便和换药时对创面的刺激减轻，肉芽组织填充及上皮化时间缩短，在不增加术后疼痛程度的同时，相应的缩短了疼痛持续时间。

袋形缝合术在根治肛瘘、保护肛门功能的前提下，缩小创面，加快创面愈合，缩短住院时间，降低治疗费用，社会效益显著。减小术后疤痕，符合微创化要求，是治疗低位肛瘘的合理术式，具有临床推广价值。

二、推荐判断肛瘘高低位技巧经验

虽然我们都学过肛门解剖，理论上都知道它由哪些肌肉组成。也知道高位肛瘘与低位肛瘘的界限，但是在临床上，明确某个肛瘘主瘘管的位置高低，不是件容易的事。原因是肛门未切开前，瘘道到底穿越了哪些括约肌，很难准确判断，便无法确定相应的治疗方法。

再则，每个人各种肛门括约肌其发育程度和所占比例变异很大，所以临床中很难从解剖学角度明确肛瘘道与括约肌的位置关系。

这里推荐一些经验，即判断肛瘘高低位的两种方法。

（1）主管道走向判断法：若向着近肛缘的肛周走向，则是低位肛瘘，若向着远离肛缘的肛周走向则很可能是高位肛瘘。为了能准确的说明问题，有必要把一条瘘道做更详细的划分。近似于常说的主管道。而其它肛周一切瘘道为外围瘘道。

一条近内口瘘道包括内口、过肌管、肌外瘘道三部分。

内口即肛瘘在肛管直肠内的开口，也是感染源所在。其深度或在皮下或至内外括约肌间；

紧续于内口，穿越或跨越肛门外括约肌的那段瘘道，我们称其为过肌管，其长度是其所穿越外括约肌的厚度；紧续于过肌管，括约肌之外的肛周部分的瘘道称肌外瘘道。

不难看出，真正决定肛瘘高、低位置的是过肌管的走向，而并非肌外瘘道。

下面引入一个新的概念，表述过肌管的走向。

过肌角：经过内口，平行于肛管纵轴，向肛外做一条放射线，过肌管与这条线之间的夹角称过肌角。过肌角越小，则跨越外括约肌越少，过肌角越大，则瘘道越深，跨越外括约肌越多。

如：过肌角为 90 度，则说明过肌管的走向在齿线平面上，它到底穿越了哪些括约肌可想而知。可以设几个特殊角，如：小于 45 度、大于 45 度、小于 90 度、大于 90 度等，这样判断肛瘘的高低位置，可做到量化。

同样过肌角为 90 度，但在肛门不同的点位，若行切开术，则对肛门的损伤程度不同。如 6 点位过肌角为 90 度的肛瘘，行一次性切开术，肛门不会失禁。因为仍有耻骨直肠肌存在；若 12 点位过肌角为 90 度的肛瘘行一次性切开，肛门会失禁等。

所以用过肌角更容易判断主瘘道位置的高低。

如何测量过肌角大小？可用探针法，也可用造影法。

（2）括约肌束比例判断法：在手术麻醉前，一定要指诊检查肛门括约肌的肌束直径大小，称其为肛肌径，而这一肌束包括内外括约肌和耻骨直肠肌等，把它们看成一整体肌束。尤其是重点检查预切内口位置的肛肌径。记在心中，手术麻醉后，再查括约肌肌束已不明显。这时利用探针可测得欲切括约肌的直径多少，与术前测得肛肌径相比，从所占比例大小来判断肛瘘的高低位，是全程切断还是行保存括约肌术。具体占到什么样的比例会引起肛门括约肌功能质的改变，需要临床经验。（网络资料龚式肛肠）

（李进安　胡建文　陈少明）

第十五章　直肠尿道瘘

直肠尿道瘘（rectourethral fistula）是直肠与尿道相通的瘘管。常因创伤、感染、多次手术使其修复较为困难，术后复发率较高。其修复成功的关键，第一要有良好的暴露，才能迅速、安全地解剖瘘管；其次要充分切除瘘管四周的陈旧瘢痕及炎性组织，直肠瘘口要修剪成有血供的创缘；第三要用有血供的组织嵌入直肠与尿道之间以预防瘘管复发。

肛管直肠发育畸形在新生儿中的发病率约为1∶1500～5000。半数患儿并有瘘管。常见的瘘管是直肠会阴瘘、直肠舟状窝瘘；较少见的是先天性直肠与周围脏器瘘，如直肠膀胱瘘、直肠尿道瘘、直肠阴道瘘等。

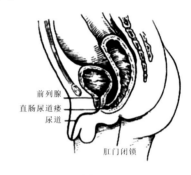

前列腺
直肠尿道瘘
尿道

肛门闭锁

图 15-1

第一节　病因病理

胚胎期中胚层和内胚层分化障碍及发育过程中泄殖腔分隔不完全，使直肠与周围脏器间形成瘘管。

先天性尿道瘘的发生原因为：①胚胎发育期间第5周以后，尿生殖皱襞未能将直肠与尿生殖膈分开，使尿道与直肠（男）或阴道（女）相通，从而发生尿道直肠瘘（男）或尿道阴道瘘（女）。前者常伴有先天性直肠远端闭锁。②尿道下裂。③重复尿道。

后天性尿道瘘的发生原因为：①尿道损伤，如战伤、车祸、工伤事故时的尿道损伤，尤见骨盆骨折时伴有的后尿道损伤，以及尿道球部的骑跨伤。

②盆腔、阴道前壁或尿道的手术、器械操作及尿道内结石、异物所致的尿道内损伤。③分娩或难产所致的尿道或阴道前壁的缺损。④尿道或阴道前壁、子宫颈的恶性肿瘤以及放射性治疗。⑤尿道结核、淋病、尿道周围脓肿、会阴部脓肿、尿道憩室、尿道腺体的感染等直接溃破，或致尿道狭窄，发生尿流梗阻而继发感染后向尿道外突破，⑥阴茎部线扎或金属环造成局部组织坏死。⑦长期留置导尿时位置不当，或向下肢端牵引导尿管，压迫阴茎阴囊交界处尿道而致坏死、继发感染等。

第二节　诊　断

一、临床表现

直肠肛管畸形合并瘘管时，可见胎粪分别从尿道、阴道瘘口排出。胎粪排出不畅可有低位肠梗阻症状。直肠阴道瘘多开口在阴道后壁的穹窿部，局部无括约肌控制粪便，易引起生殖系统感染。直肠膀胱（尿道）瘘可引起泌尿系感染。

直肠尿道瘘，见粪从尿道排出，与尿不混。若粪与尿混合排出为直肠膀胱瘘。粪从阴道排出为直肠阴道瘘或直肠子宫瘘。女性患者伴尿道阴道漏。

1.漏尿　尿液不时地由阴道内流出。

2.感染外阴部、臀部、大腿内侧皮肤　由于长期受尿液的浸渍，发生不同程度的皮炎、皮疹和湿疹，造成局部刺痒与灼痛。如被搔破，则可引起继发感染，形成疖肿。尿道瘘患者有时可有不同程度的泌尿系感染症状。如系输尿管瘘伴有局部输尿管狭窄以致肾盂扩张积水者，更易引起感染。有的先形成腹膜后尿外渗，并发感染，然后发生阴道漏尿，偶见于子宫颈癌根治术后。

3.女性闭经 可能由于精神创伤，约 10%～15%的尿道瘘患者可有继发性闭经或月经稀少。

4.精神痛苦 由于尿液不分昼夜、季节，不断地自阴道内排出，沾湿衣裤、被褥，晚上不能安睡，白天又不便或不愿外出参加社会活动，影响学习和生产劳动；加以漏尿者有的并发阴道瘢痕狭窄或部分闭锁，丧失性生活及生育力，影响夫妇感情和家庭关系，凡此种种，均给患者带来极大的精神痛苦，以致精神抑郁，继发性闭经。

二、检查

（1）瘘孔较小者检查前勿嘱患者排尿，待检查时在观察下再嘱其排尿，有助发现小的瘘孔。

（2）瘘孔较大者一般可见到自瘘孔内翻出的鲜红色膀胱黏膜。如瘘孔较小或部位较高而不易发现时，可嘱患者咳嗽或做深呼吸，往往可见尿液及气泡自瘘孔溢出；或将子宫探子插入尿道，同时以一手指伸入阴道随探子移动，当探子到达瘘孔时两者可能相遇，或者探子经瘘孔而进入阴道，或由尿道注入有色液体，观察漏液之处，再进一步用探子证实。

（3）膀胱宫颈阴道瘘多由于高位难产或剖腹产时并发子宫颈裂伤累及膀胱所致。检查宫颈往往有裂伤或宫颈前唇有缺损，看到尿液由颈管处流出而阴道前壁确无瘘孔。如有疑问，也可从尿道注入有色液体来证实。

（4）如为膀胱尿道阴道瘘，应用探针检查尿道是否通畅，及有无闭锁、狭窄或断裂，注意剩余尿道的长度。

三、鉴别诊断

1.输尿管口异位 为先天性发育反常，多有双肾盂、双输尿管畸形。在正常尿道口排尿之外，可于尿道、会阴部、阴道、子宫、子宫颈、阴道、前庭等部位持续性滴状漏尿。在排泄性尿路造影时.可见重复肾盂及重复输尿管，常伴上位肾盂积水。静脉内注射靛胭脂后，可于异位输尿管口持续滴状排出蓝染尿液。

2.膀胱阴道瘘 自阴道内持续滴状排出尿液。膀胱内注入美蓝溶液后，阴道内纱布蓝染，不必等至排尿后观察。膀胱镜检查可见膀胱内瘘口。

3.输尿管阴道瘘 盆腔或阴道内手术损伤所致。阴道内有持续点滴状漏尿。阴道内塞入纱布后，膀胱内注入美蓝溶液，排尿或不排尿，均无纱布蓝染。排泄性尿路造影或逆行性尿路造影，可见输尿管造影剂外溢，其水平上方的输尿管扩张积水。逆行输尿管插管时，于输尿管中、下段受阻。

第三节 治 疗

均需手术治疗。直肠膀胱瘘常伴泌尿系感染，宜早期施行手术。其它类型瘘若排粪通畅可延至3～5 岁后手术。经腹或会阴切除瘘管，将直肠拉下缝于肛门原位，或作肛门括约肌成形术。

1958 年 Goodwin 介绍了经会阴入路不移动直肠的经典术式，将瘘管切除，尿道与直肠各分两层修补，其间嵌入提肛肌。近年来，葛琳娟等以阴囊肉膜作为嵌入物亦取得满意疗效。徐月敏及 Tripitell 等经耻骨入路修复直肠尿道瘘，嵌入物采用腹直肌瓣及大网膜。另外有学者采用经会阴肛门直肠前壁切开及经骶尾肛门直肠后壁切开的入路修复直肠尿道瘘，此二种术式暴露良好，肛门外括约肌在切断后缝合不致造成功能障碍。但它们只适用于无尿道合并症的单纯性直肠尿道瘘。

合并尿道狭窄的直肠尿道瘘手术治疗的较少。只是在修复瘘管的同时行尿道狭窄段切除并尿道吻合术。它的缺点在于狭窄段尿道切除后，尿道缺损较长时难以行端端吻合。勉强吻合常因张力大且尿道断端血运不良而发生尿漏及瘘管复发，并可导致阴茎缩短和下曲。本手术采用会阴阴囊岛状皮管替代缺损部尿道修复直肠尿道瘘，设计新奇，成功率高。其优点在于：①会阴阴囊岛状皮管的血液供给来源于会阴横动脉及阴囊后动脉，其血液循环丰富，极易存活。利用岛状皮管与四周组织的瘢痕愈合进一步封闭直肠前壁修补处，使瘘管的复发率降到最低；②勿需使用提肛肌、腹直肌瓣、大网膜等填充组织。

直肠尿道瘘一旦确诊，安排手术治疗：术中留置导尿管，从尿道外口插入导尿管经尿道直肠漏口近端入膀胱内，便于术中分离直肠尿道共同壁时辨认尿道，以免损伤。操作上细心、轻巧。手术的成功关键在于充分游离直肠盲端进行无张力吻合。

此手术入路显露瘘口部位较好，便于显露直肠前壁及瘘口。采用直肠腔内暴露瘘口，修补直肠尿道瘘口是一种简便、安全、有效的手术方式。

（一）直肠尿道瘘手术原则

直肠尿道瘘可因先天性畸形或后天性疾病所致，而后天性疾病又可因创伤（手术电灼异物等）炎症性肠病盆腔肿瘤或放射治疗以及感染所致，治疗均以手术治疗为主。手术的目的是恢复正常的排便和排尿通道。先天性直肠尿道瘘手术适宜年龄为6个月以上。直肠尿道瘘的修复方法很多，多数学者主张采用骶会阴肛门成形术。直肠尿道瘘主要是先天性中、高位肛门闭锁的并发畸形，多数患儿在肛门成形术中一并治疗。

肛门闭锁患儿直肠尿道瘘多位于尿道球部或膜部。术后残留的直肠尿道瘘修补较为困难。常用的手术方式有经腹会阴直肠拖出、骶会阴或后矢状切口入路、经会阴入路瘘管修补术等。

（二）术式改良和创新

1.经耻骨会阴带蒂皮管套入瘘孔隔离法 手术指征为符合复杂后尿道直肠瘘标准，同时并存长段尿道狭窄或闭锁者可行此术式。

（1）经耻骨切除狭窄或闭锁段尿道。低位截石位，作下腹正中直切口，末端向阴茎根部左右两侧延长1～2cm呈Y形，切断阴茎悬韧带，切除耻骨联合下部分即可显露后尿道病变部位。同时合并前尿道长段狭窄或闭锁者，加作会阴倒U或Y形切口，显露前尿道病变部位。充分切除。

（2）切除瘘管，覆盖腹直肌束。助手食指伸入直肠将瘘孔向前托起，将瘘管及其周围瘢痕切除或搔刮。修剪近端尿道，从腹部切口一侧分离出长10.0cm、宽1.5cm腹直肌束，下端不切断，保证血供。切断头侧端，将其经耻骨后送至瘘孔处固定，作为隔离瘘孔的"屏障"。

（3）切取带蒂皮瓣。以会阴切口缘为起点，阴囊缝为中心向两侧各取皮0.7～1.0cm，由近向远延伸可达阴茎冠状沟。平行切开皮肤及肉膜达会阴、阴茎浅筋膜深面，游离蒂部至足够长度。

（4）尿道成形，隔离瘘孔。用多孔硅胶管做支架，并用带蒂皮瓣包绕，缝合形成皮管，并于腹直肌束"屏障"浅面与二端尿道吻合，近端吻合口尽量与直肠瘘孔错开。

何恢绪等广州军区广州总医院泌尿外科套入隔离法修补复杂后尿道直肠瘘（附11例报告）中华泌尿外科杂志2000年9月第21卷第9期552。

2.经会阴皮瓣间置修补加改良术式治疗尿道直肠瘘 6例瘘口位于球部和膜部的患者行改良的经会阴去表皮会阴阴囊隔皮瓣间置修补尿道直肠瘘术：取过度截石位，会阴部做倒"U"形切口，切开皮肤和皮下组织，切开球海绵体肌，显露球部尿道并向近端尿道潜行分离。从尿道口和膀胱造瘘口分别插入尿道探子行会师，探明狭窄段和瘘管，术前从膀胱注入美蓝，使瘘管蓝染或从瘘口插入导管，更能易于辨认。切除狭窄段尿道和瘘管，用可吸收缝线吻合尿道，尿道内置入相应的导尿管作支架，修剪直肠瘘口，用可吸收线分别缝合瘘口的直肠黏膜和浆肌层，尽量使尿道吻合口与直肠吻合口错位。切取会阴阴囊隔皮瓣（注意保留阴囊后动脉和会阴横动脉，去除皮瓣表皮）间置于尿道与直肠吻合口之间，放置橡皮引流条，逐层缝合会阴切口。1例瘘口位于前列腺部尿道，1年前曾经从会阴途径修复瘘口失败，给予行经括约肌直肠修补尿道直肠瘘术（York Mason术）：俯卧臀高双下肢外展位，常规消毒术野直肠肛门，于肛门12点处向近端后矢状入路取切口长约4cm，逐层切开至直肠后壁，向下延长切口切开肛管。牵开直肠侧壁，直视下找到瘘口位置，以导尿管作支架，用电刀环形切开瘘口周围直肠黏膜并潜行分离，使尿道壁与直肠壁分离，用可吸收线间断缝合尿道壁，尽量使正常直肠壁对位于尿道缝合口，再分两层缝合直肠壁，并注意不同层次的缝合互相交错。仔细对位缝合齿状线及肛门括约肌，逐层关闭切口。

本组7例，均为男性，年龄4～47岁。均为后天因素所致：医源性4例，为肛门直肠手术或肛瘘。

穿刺治疗所致；外伤性3例，2例为直肠贯通伤，1例骨盆骨折损伤，其中2例并发尿道狭窄。7例患者术前均行尿道造影，即排泄性加逆行性尿道会师加压造影，尿道与直肠间可见点状显影，直肠内有造影剂，同时行膀胱尿道镜检，瘘口位于球部2例，膜部4例，前列腺部1例，瘘口直径0.4～1.5cm。

总结1997年6月～2002年6月采用改良的经会阴皮瓣间置修补6例低、中位尿道直肠瘘和经括约肌直肠后矢状入路修补1例高位尿道直肠瘘的治疗结果。结果：所有患者均治愈。结论：采用改良的经会阴皮瓣间置修补低、中位尿道直肠瘘和后矢状入路修补高位尿道直肠瘘，效果满意。

尿道直肠瘘临床虽少见，但处理起来相当棘手，且手术失败率高。就其位置而言，分低位、中位和高位 3 类。尿道直肠瘘多为外伤和医源性损伤所致。外伤性可出现于直肠穿通伤和骨盆骨折刺伤或移位撕裂伤，导致尿道直肠损伤，本组 3 例。医源性损伤可见于直肠及会阴部手术，肛瘘注射治疗，还可见于泌尿系检查和治疗，如膀胱镜检查、尿道扩张术、尿道内切开术、前列腺增生的手术或前列腺癌根治术等。近年来医源性损伤所致的尿道直肠瘘似乎有增多的趋势，本组 7 例中医源性损伤多达 4 例。目前尿道直肠瘘的手术方式众多。我们认为其术式的选择应根据瘘口的位置、大小及其周围的情况而定，而且术者的常用手术习惯和经验也相当重要。本组 7 例在综合各种因素的情况下，选用经会阴皮瓣间置瘘修补术和经括约肌经直肠瘘修补术，手术均一次成功，取得了很好的疗效。我们的体会如下。①术前常规行粪尿改道和造影及膀胱镜检查是手术成功的首要环节。只有明确瘘口的位置、大小及其周围的情况手术才能有的放矢，而且是选用何种术式的重要依据。②选择适当的手术方式是手术成功的关键。对于瘘口位于尿道球、膜部的低、中位尿道直肠瘘者，采用改良的经会阴尿道直肠瘘修补术，即经会阴修补术后采用去表皮会阴阴囊隔皮瓣间置于两瘘孔之间，皮瓣血运丰富，取材方便，操作简单，而且可大大增强尿道与直肠两瘘孔间的屏障，提高手术的成功率，不失为一种理想的手术方式。对于瘘口位于前列腺部尿道的高位尿道直肠瘘患者，采用 York Mason 术，可显露肠腔侧的瘘口，直视下进行分离及修补，显露良好，操作容易，手术成功率高，并且文献报道用 York Mason 术式修补的尿道直肠瘘患者术后全部保留正常的排便控制功能，一致认为此术式入路合理，安全可靠。Bukowski 等（1995）认为 YorkMason 术式缺乏带蒂组织来源，故不适用于瘘口周围广泛纤维化的病例，如再次手术或前列腺癌盆腔放疗的患者，然而 Stephenson 等（1996）结合剥去黏膜的直肠壁瓣下移，York Mason 术式仍可用于局部组织缺损严重的尿道直肠瘘。Kulshrestha 等在运用 York Mason 术式时，将直肠与瘘口周围的尿道完全分离，这样就可使尿道瘘缝合口错位于正常直肠壁，消除了瘘再复发的可能。本组 1 例再次手术患者，第 1 次经会

阴途径，后瘘口复发，经术前仔细检查讨论后采取 York Mason 术式，术中可见瘘口周围瘢痕严重，彻底清除瘘口周围瘢痕，并向上完全分离尿道直肠壁，使两缝合口完全错开，尿道缝合口位于正常直肠壁处，术后随访 3 年未见瘘复发。③术中找准瘘管是手术成功的重要环节。术中寻找瘘管，有时十分困难，尤其对于瘘管小、位置高的病例。盲目切除瘢痕，不但容易扩大瘘口，增加手术难度，而且造成不必要的并发症。除了根据术前检查加以判断外，术前从直肠瘘口或者膀胱镜直视尿道瘘口插入输尿管导管于瘘管内，术中经膀胱造瘘管注入美蓝，可使尿道直肠瘘管染蓝，术中容易辨认，都是辨认瘘管的诀窍。④掌握好手术技巧是手术成功的重要保证。手术中完全清除瘘口周围的瘢痕，并钝性分离出瘘口周围尿道直肠间隙相当重要，只有如此才能确保尿道直肠端端吻合无张力，两缝合口相互错开。在取会阴皮瓣时，应取会阴阴囊中隔皮瓣，去除表皮保留血供，转移于吻合口之间，封闭间隙，消除死腔。本组 6 例采用此技巧，均取得一次性成功。Yamazaki 等也报道经会阴阴囊中隔间置修补术没有出现任何晚期并发症。在 York Mason 术中，向上分离直肠时一定在直肠外膜间隙进行，以免损伤直肠形成新的瘘道，向下移动正常直肠宜充分覆盖尿道缝合口，另外仔细对位缝合肛门括约肌是保证术后有效控制排便的关键，必要时可请有经验的肛肠专家上台指导。

齐范，等.中南大学湘雅医院泌尿外科（长沙，410008).男性尿道直肠瘘的治疗探讨临床泌尿外科杂志，2003 年 6 月第 18 卷第 6 期 357。

3.病例分享　直肠尿道瘘膀胱瘘一例手术报道。

患者，男，59 岁。2014 年 10 月 25 日因排尿时伴肛门漏尿 20 年入院。20 年前因肠道蛔虫症于当地医院口服药物驱虫治疗，有蛔虫自尿道外口排出。此后每次排尿时均伴有肛门漏尿，非排尿时伴有少量肛门漏尿，射精时有少量精液自肛门流出，大便时有少量粪便自尿道外口流出，上述症状呈进行性加重。

查体：阴茎及会阴部皮肤完整。直肠指检前列腺 I 度大，质软，未及肿物，指套有少许淡黄色液体。CT 检查：膀胱内高密度影，大小分别为 2cm×3cm、3cm×4cm，考虑为膀胱结石。膀胱尿道镜检查：前尿道无异常，前列腺部尿道大部分缺损，并可见直肠黏膜层，精阜完整，输尿管间嵴靠近左

侧壁有一通道与肠道相通，瘘口直径 3cm。肠镜检查：距肛门 10cm 处见管腔狭窄，炎症明显，肠镜无法通过，考虑可能与直肠瘘口狭窄有关。

术前诊断：直肠尿道瘘、直肠膀胱瘘、膀胱结石。拟一期行膀胱切开取石术+膀胱造瘘术+结肠造瘘术，3 个月后二期行直肠膀胱瘘修补术。患者及家属拒绝，仅要求行膀胱切开取石术+结肠造瘘术。全麻下行耻骨上膀胱切开取石术+膀胱造瘘术+结肠造瘘术。手术过程顺利，术后 10d 患者出院，随访 3 个月，膀胱造瘘管通畅，结肠造瘘口无异常。

4.讨论 前列腺癌行根治性前列腺切除术和放疗是导致直肠尿道瘘的常见病因。本例患者病因罕见，考虑可能与既往蛔虫感染进而导致膀胱、后尿道与直肠形成异常通道有关，属复杂性直肠尿道瘘。

直肠尿道瘘的诊断主要依靠病史及临床症状，典型的临床症状为排尿时伴肛门漏尿。膀胱尿道镜和肠镜检查可明确直肠尿道瘘或直肠膀胱瘘的大小、部位、程度。该病的病因复杂多样，应根据镜检结果、既往外伤手术史、局部组织瘢痕情况、是否伴有尿道狭窄等因素，选择个体化治疗方案。对于瘘口小、不伴尿路感染的患者可选择保守治疗。手术治疗采用经腹、经会阴、经肛门等路径。本例同时合并直肠膀胱瘘，病情复杂，且患者及家属拒绝拟行术式，仅行膀胱造瘘+结肠造瘘术以改善症状。

[付伟金，吴潇芸，刘德云，等.中华泌尿外科杂志，2015，36（11）；853]

（陈少明　潘　姣　陈　鹏）

直肠膀胱瘘是指膀胱与直肠出现异常的通道，肠内容物进入膀胱经尿道排出，并引起感染、体液丧失、内稳态失衡、器官功能受损及营养不良等改变的病理状态和临床表现。（图 16-1）

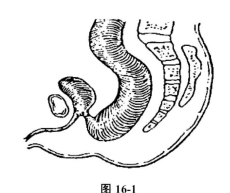

图 16-1

第一节　病因病理

临床上膀胱瘘患者较常见，除肠道相通外，其也可与皮肤、女性生殖器官相通。原发病往往是泌尿系统外疾病。常见病因有：①原发肠道疾病——憩室炎占 50%～60%；结肠癌 20%～25%，克隆氏病 10%；②原发的妇科疾病——难产引起的压迫性坏死，进展期宫颈癌；③子宫切除术后，低位剖腹产或肿瘤放疗术后；④损伤。结肠、小肠、阴道和宫颈的恶性肿瘤坏死糜烂、膀胱重度损伤引致膀胱周围脓肿的形成，可向会阴或腹腔破溃。在妇产科阴道手术时可能意外损伤膀胱。另外膀胱切开取石术，前列腺摘除术后也可致经久不愈的瘘管形成。

第二节　诊　断

一、临床表现

可出现膀胱刺激症状、粪漏和尿道排气等症状，常伴有原发肠道疾病引起的大便习惯的改变，体格检查可发现有肠梗阻体征。若系炎症性疾病引起者可发现腹肌紧张表现。尿样检查常提示合并感染。钡灌肠、乙状结肠镜检查可显示瘘管的存在，一般在钡剂灌肠后，取尿样离心后行 x 线检查发现有不透光的钡剂可确诊有膀胱结肠瘘，膀胱镜检查有很重要的诊断价值，可帮助瘘道的定位，镜下可见膀胱壁呈明显炎症改变。经瘘管插管灌造影剂常可帮助确诊。

二、诊断与鉴别诊断

钡灌肠、乙状结肠镜检查可显示瘘管的存在，一般在钡剂灌肠后，取尿样离心后行 X 线检查发现有不透光的钡剂可确诊有膀胱结肠瘘，膀胱镜检查有很重要的诊断价值，可帮助瘘道的定位，镜下可见膀胱壁呈明显炎症改变。经瘘管插管灌造影剂常可帮助确诊。

临床上应注意膀胱阴道瘘与输尿管阴道瘘相鉴别。口服吡啶姆使尿呈橙黄色，一小时后置 3 个棉球于阴道内，然后将甲基美蓝注入膀胱，嘱患者稍散步后检查棉球，若最外侧棉球被湿染成橙黄色，即提示为输尿管阴道瘘，若最内侧棉球被染成蓝色，则可诊断为膀胱阴道瘘，若仅为最外侧棉球呈蓝色，患者可能为尿失禁。

第三节 治 疗

若病变位于直肠、乙状结肠处，可先行近段经肠造瘘，待炎症消失后再行病变肠段切除关闭瘘口，以后再关闭结肠造瘘口，有些学者提出全部手术应一期完成，小肠或阑尾膀胱瘘需行部分肠段或阑尾切除术，关闭膀胱瘘口。

良性疾病或手术创伤引起的膀胱瘘，外科修复成功率非常高。由于放疗后引起的组织坏死，往往预后较差。继发于浸润性癌肿的瘘口处理比较困难。

1.一般护理 保持患者、居室的卫生，学会对体温、呼吸、脉搏、血压等生命体征的观测，告知患者及家属疾病恶化或发生并发症的简单表现。

2.饮水护理 指导患者每天多饮开水，每日至少饮 2 000ml，使尿量增多、造瘘管通畅，达到生理冲洗目的，以防止感染或结石形成。

3.皮肤护理 保持造瘘口敷料的干燥，开始 2 周切口隔日换药，形成窦道后，每周 2 次换药，2 个月伤口无分泌物后每周 1 次换药。每次换药以消毒棉签清洁造瘘管周围，防止感染。换药可在社区医疗站或医院进行。嘱患者及家属注意观察造瘘口周围皮肤情况，如出现潮红、湿疹等，局部可涂氧化锌软膏。本组两例出现湿疹，经上述处理好转。

附：临床报道

直肠膀胱瘘 1 例报告

2012-11-15 来源：《安徽医学》2009 年 01 期

男，25 岁。因"尿频、反复肉眼血尿 3 年"于 2004 年 12 月入院。患者 8 月前因咳嗽、尿频、血尿，外院诊断"肺结核"、"泌尿系统结核"予以抗结核治疗，咳嗽、咳痰、肉眼血尿消失，仍尿频。查体：T36.6℃，营养差，巩膜无黄染，浅表淋巴结不大，双肺呼吸音清晰，腹软，肝脾未触及，全腹无压痛，右肾区叩击痛（+），脊柱无畸形。IVU 示：右肾不显影，左肾轻度积水，膀胱容量显著缩小。彩超示：右肾全部肾盏积水，肾盂挛缩伴有钙化灶，左肾轻度积水，膀胱挛缩。胸片示：左上肺结核灶（趋于钙化）。诊断：①右肾结核无功能，左肾轻度积水，结核性膀胱炎，挛缩膀胱。②肺结核恢复期。经继续抗痨后行右侧无功能肾切除术。9 个月后再次行乙状结肠膀胱扩大术，近端残留乙状结肠与直肠端端吻合。术后低热，切口感染每天换药。1 个月后突然从切口流出粪样物，保留导尿见尿液混有粪便沉渣。拟诊：①直肠膀胱腹壁瘘。②盆腔残余感染、切口用酚红排泄试验诊断膀胱直肠瘘。

试用酚红排泄试验（简称 PSP 试验）诊断膀胱直肠瘘获得成功，原理：酚红为一无害染料，注入人体后，大部分与血浆中白旦白结合，除极少部分从胆计排出外，主要由肾脏排泄。其中 94%由近曲小管排泄，仅 6%由肾小球泸过。含酚红的尿液可通过瘘管流入直肠与大便混合，故于大便中检出酚红，即可证实有膀胱直肠瘘存在。方法：采用萧（Show）氏静脉注射法。①嘱患者饮水约 400ml，以利排尿。②约 20 分钟后排尿弃去，随即静脉注射 0.6%酚红溶液 1ml，并记录时间。③注射酚红 1 小时后，令患者解大便收集于白色便盆中（白色弯盘亦可）。不可与小便混合，以便观察。

（李进安 金 纯）

直肠阴道瘘是直肠与阴道相通，若瘘口大、排粪无阻，除粪便从阴道排除外可以无其他症状。直肠阴道瘘大多发生于先天性肛门直肠畸形。

第一节　病因病理

导致直肠阴道瘘的病因很多，如：①先天性畸形；②分娩伤，最为常见，包括滞产和产科手术；③妇科手术损伤，经腹或经阴道盆腔妇科手术；④炎症性肠病；⑤药物腐蚀或异物；⑥癌肿侵蚀或放射疗后；⑦其他穿入或闭合性损伤；如骑跨伤或强奸亦均可形成此种瘘。在诸多病因中，3 度会阴撕裂、产科手术如会阴切开，特别是会阴直肠切开，很易发生直肠阴道瘘。对这些损伤未及时发现，或及时修补，或修补后发生感染，终将发生直肠阴道瘘。阴道或直肠手术，特别是靠近齿状线者亦常发生瘘管。

第二节　诊　断

一、临床表现

直肠阴道瘘临床表现为从轻度溢粪到显著溢粪不等。瘘口小或肛门狭窄或肛门闭锁时则表现为慢性不完全性肠梗阻。在出生后数日甚至数月或 2～3 岁后，小儿发生排便困难，有顽固的大便秘结有时必须灌肠或用泻剂才能排便。若瘘口很大则无梗阻症状但有排便位置异常、排便疼痛和粪便变形症状。

二、检查方法

（1）探针检查：对于瘘口的位置应以探针插入瘘口探其走行。或在直肠镜下观察。必要时行瘘管造影以确定瘘口的位置。

（2）阴道指诊：有时可在阴道后壁触及瘘口。

（3）阴道窥器检查：大瘘孔，可在阴道窥器暴露下看到，瘘孔较小，或可见到一处小的鲜红的肉芽组织。

（4）亚甲蓝注射试验：在阴道内放置纱布，经直肠内注入亚甲蓝 10ml，几分钟后取出纱布观察是否蓝染可确定有无阴道瘘。

（5）探子探查：用子宫探子经阴道瘘口插入，另一手指伸入肛门时，指端可触及探子头。

（6）钡剂灌肠造影：有直肠阴道瘘存在时，可见钡剂流入瘘管。

三、分类

直肠阴道瘘可根据其位置、大小及病因作以下的分类。

1.按瘘位置分类　直肠远端 2/3 的直肠前壁是与阴道后壁相连，根据其病因，直肠阴道瘘可发生于 9cm 的直肠阴道隔的任何部分，一般将直肠阴道瘘分为 3 型。

（1）低位：瘘口位于齿线处或其上方，在阴道开口于阴唇系带处。也有人提出，瘘在直肠的下 1/3，在阴道的下 1/2，易于从会阴部修补。

（2）高位：瘘在直肠的中 1/3 及阴道后穹隆处，近宫颈处，需经腹修补。

（3）中位：即在低位及高位之间。

2.按瘘大小分类　直肠阴道瘘的大小约 1～2cm 直径，可以分为 3 型：①小型：瘘口直径＜0.5cm；②中间型：0.5～2cm；③大型：＞2.5cm。3 度缺损包括整个阴道后壁，直至宫颈处。

四、病例图谱

见图 17-1～17-14。

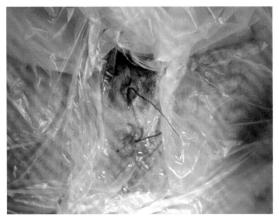

图 17-1　溃结术后直肠子宫瘘

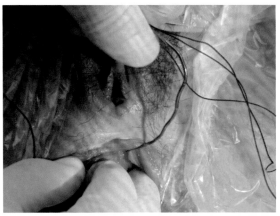

图 17-2　直肠阴道瘘检查

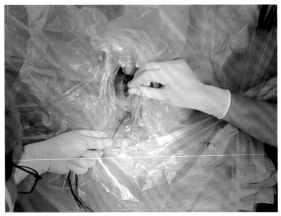

图 17-3　直肠阴道瘘探针检查

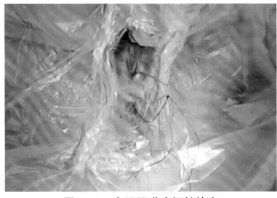

图 17-4　直肠肠道瘘探针检查

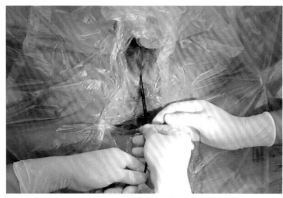

图 17-5　直肠阴道瘘引线

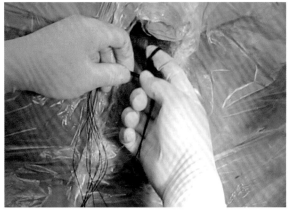

图 17-6　直肠阴道瘘挂浮线

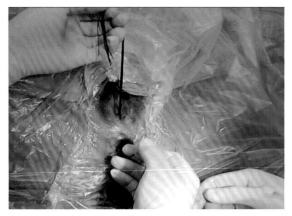

图 17-7　直肠阴道瘘多线引线

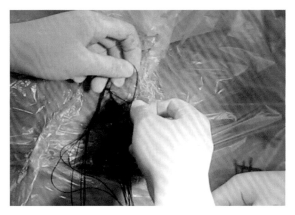

图 17-8　直肠阴道瘘引线打结

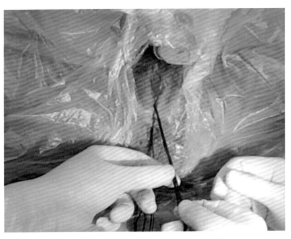

图 17-9　直肠阴道瘘引线打结

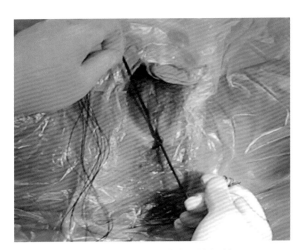

图 17-10　直肠阴道瘘引线打结

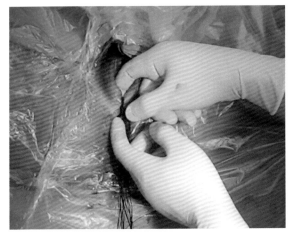

图 17-11　直肠阴道瘘多线引线完成

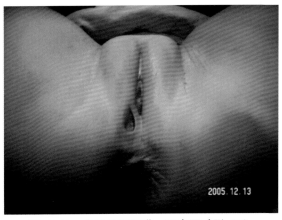

图 17-12　先天性双阴道、双直肠畸形（1）

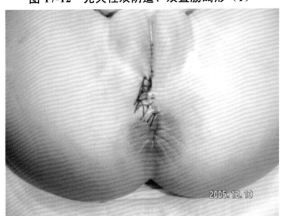

图 17-13　先天性双阴道、双直肠畸形术后（2）

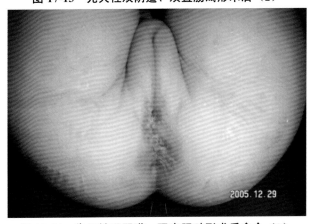

图 17-14　先天性双阴道、双直肠畸形术后愈合（3）

五、诊断方法

根据临床表现和原有疾病症状一般可以诊断直肠阴道瘘，但对于瘘口的位置需准确定位以便于确定治疗方案。对于瘘口的位置应以探针插入瘘口探其走行；或在直肠镜下观察；必要时行瘘管造影以确定瘘口的位置。在阴道内放置纱布，直肠内注入美蓝 10cm 几分钟后取出纱布观察是否蓝染可确定有无阴道瘘。

第三节 治 疗

一、治疗原则

各种类型的先天性肛门直肠畸形者均需手术治疗。但根据畸形的不同类型，瘘管的大小等可有不同的手术时间和手术方式。手术的目的不仅是恢复有正常控制能力的排便功能，而且需要关闭瘘口并保护阴道功能。直肠阴道瘘由于成因复杂、种类繁杂、手术后感染、复发率高，手术难度较大，要达到一次成功，术式的选择是极其重要的。

对于先天性肛门畸形、直肠阴道瘘者应注意：①手术方式与操作方法；②直肠末端游离是否充分；③避免严重感染；④充分松解直肠粘膜末端达缝合无张力。

肛门闭锁合并低位直肠阴道舟状窝瘘：对瘘口很小，出生后即有排便困难的病例，则可在新生儿期造口。若瘘口与阴道口相距很近则在4～5岁后再作肛门成形术。如果阴道瘘较大，粪便排出通畅不必早期手术，至3～5岁时手术较为合适。

对于后天性直肠阴道瘘，特别是医源性直肠阴道瘘者应慎重选择手术时机，切勿因患者迫切要求而立即手术。手术应等待所有炎症消退、瘢痕软化，在受伤或已行修补术后3个月后进行。如果瘘管大要等待6个月。同时所有炎症一定要做适当引流。

二、手术方法

（一）瘘管切除分层缝合术

将瘘管切除后分层缝合，可经阴道或直肠修补。优点是手术简单，操作容易。缺点是复发率高，由于缝合时有张力，分离直肠或阴道组织分离不均，因此粘膜肌肉瓣要有充足的血液供应。

1.手术方法 游离直肠盲端后侧及二侧然后分离直肠阴道瘘之周围，游离瘘管结扎切断后用细肠线间断缝合直肠阴道隔，然后，充分游离直肠使其无张力与下端粘膜肌层缝合。术后保持创面清洁干燥，创口一期愈合。术后2周开始扩肛。扩肛不应少于6个月以防肛门狭窄。该术式适合于低位肛门闭锁、低位直肠阴道瘘或直肠前庭瘘者。年龄越大手术成功率越高。

2.疗效各家报告不同 Lescher 等报告术后复发率为84%，Given 报告为30%。Hibband 报告14例第一期愈合。虽然有人不主张手术用于高位直肠阴道瘘，但 Lawson 报告53例高位直肠阴道瘘，有42例成功，他建议切开直肠子宫陷凹，这就便于缝合瘘管。本手术的要点是缝合时不能有张力，缝合部位不能有缺血。

（二）直肠移动瓣修补术

1902 年 Noble 首先采用直肠移动瓣修补术治疗直肠阴道瘘。近来多数学者，认为此法对修补低位直肠瘘应首选。

麻醉满意后行俯卧位、首先探清内外口，瘘道内插入探针，直肠黏膜瓣采用"U"形切口，瓣长宽比不能大于 2∶1，并保证足够的血液供应。粘膜下注射 1∶20 000 肾上腺素以减少出血。分离内括约肌，并在中线缝合。瘘口周边切除宽约 0.3cm 粘膜组织形成创面，然后将移动瓣下拉覆盖内口创面，用 2-0 或 3-0 肠线间断缝合，恢复粘膜与皮肤连接的正常解剖学关系，阴道伤口不缝合，作引流用。

（三）骶腹会阴手术

由于新生儿肛提肌仅距肛门 1.5cm 左右，故在会阴部分离直肠时极易损伤耻骨直肠环。骶尾部切口可以清楚辨别耻骨直肠环，又易游离直肠，对瘘口较高的瘘管也较容易分离剔除。手术适合于生后6个月以上的患儿。骶尾部皮肤纵切口长约3～5cm，横形切开骶尾软骨，暴露直肠盲端；沿直肠盲端纵形切开在肠腔内找到瘘口，分离瘘口，将其切断后缝合。游离直肠至能松弛地下降达肛窝皮肤平面。肛窝皮肤作 X 形切口，暴露外括约肌，将直肠从耻骨直肠环中间通过缓慢地牵拉至肛门，注意肠段勿扭转，并避免手指在肠环内强力扩张。直肠壁与肛门皮下组织用丝线缝合几针，直肠全层与肛门皮肤用 3-0 肠线或丝线间断缝合。依次关闭骶尾部伤口。

三、手术图谱

1.一例直肠阴道瘘术后复发患者的再手术（图17-15～17-19）

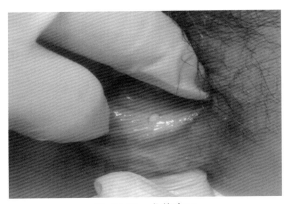

图 17-15　术前瘘口

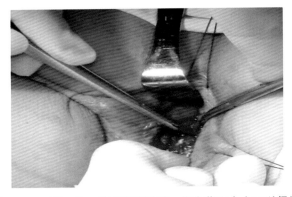

图 17-16　折刀位。分离直肠粘膜，分离范围大小可以保证将瘘口以上黏膜无张力拉至齿状线处缝合。分离过程中避免直肠壁或阴道壁破损

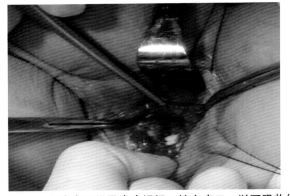

图 17-17　切除瘘口周围瘢痕组织，扩大瘘口。以可吸收线间断缝合阴道壁

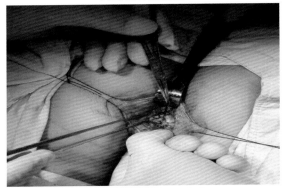

图 17-18　缝合后的阴道壁。

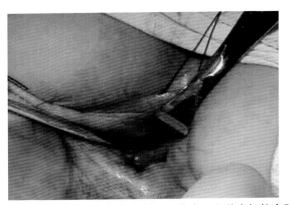

图 17-19　分离齿状线处直肠粘膜，将瘘口上游离好的直肠粘膜拖至齿状线处，以可吸收线将其间断缝合，将瘘口完全覆盖。手术后注意肛门减压。

　　2.推移粘膜瓣修补治疗直肠阴道瘘（17-20～17-27）

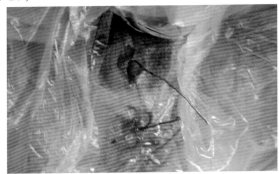

图 17-20　探针检查直肠阴道瘘

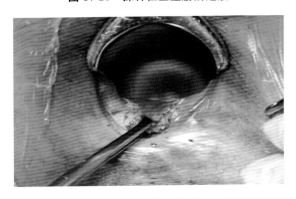

图 17-21　在内口上方做一底边（上方）三角形的黏膜瓣

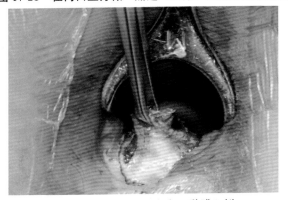

图 17-22　向近端分离直肠黏膜肌瓣

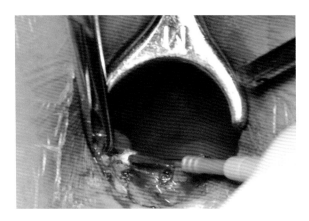

图 17-23　侧方做黏膜下游离

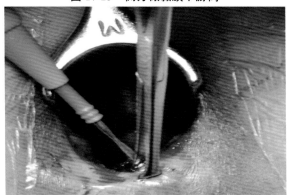

图 17-24　内口远端方做黏膜下游离

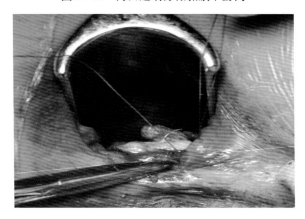

图 17-25　肌层缝合加固

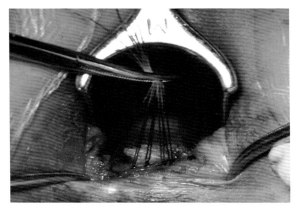

图 17-26　肌层缝合加固

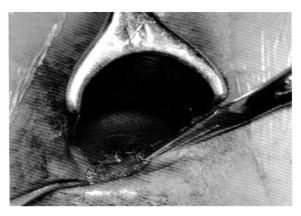

图 17-27　把直肠黏膜瓣向下牵拉覆盖内口

另外高位直肠闭锁和直肠阴道瘘亦可在新生儿期做腹会阴肛门成形术，直肠阴道瘘修补术和结肠造口术，但限于实际条件，手术死亡率高故不易为家长接受。

所有高位瘘的主要手术并发症是感染和瘘管复发，再次手术难度较大。应对每个具体病例根据其病情和实际条件制定治疗方案，选择合适的手术方法。

对于后天性直肠阴道瘘者要视其病因加以治疗，由炎症引起者则积极治疗肠炎后根据病情确定选用修补、肠切除和肠造口等术式。

由产科手术及外伤所致直肠阴道瘘者在炎症控制的情况下行经直肠或阴道修补术。切开并分离直肠和阴道壁的边缘，关闭直肠壁作横行卷入内翻。纵行对合阴道粘膜下组织，横行关闭阴道粘膜。

放射性直肠阴道瘘者局部修补是极其困难且常不可能做到，故应作结肠造口术。

异物或电灼等造成的直肠阴道瘘必须时先做一期结肠造口术，二期修复瘘管和肠吻合或拖出术。

目前直肠阴道瘘的手术方法很多，但要根据具体病例选择最佳术式以最小损伤，取得最好的效果。

（曹云桂　邓娟）

四、PPH 手术修补直肠阴道瘘

术者需要对荷包的缝合深度有较好的感觉和掌控能力，缝针在粘膜下，带一些浅肌层。对于超低位的，接近齿线的荷包缝合，需要荷包包绕阴道直肠瘘和齿线区域。

典型病例报告：女性，21 岁，未婚无性生活史。出生时家长发现阴道有大便流出，但是逐渐变少，甚至有一段时间消失。但是近两年来又有大便从阴道流出，尤其是稀便时。诊断为阴道直肠瘘。检查所见：膝胸位齿线 6 点处可见小孔，探针可以通过到达阴道。患者拒绝经阴道修补。修补的方法：常规肠道准备后，联合腰麻下手术。扩肛，以阴道直肠瘘孔为中心做两个平行的荷包缝合，缝线的深度在阴道直肠瘘孔处为粘膜下，其余的部位可以略带浅肌层的少量肌纤维，切割完毕检查黏膜环完整。手术后康复良好，阴道瘘消失，粪漏停止。

PPH 手术并发的阴道直肠瘘不能使用，为什么？请大家思考。

（陈少明）

五、病例传真

高位直肠阴道瘘诊治分析

摘要目的：探讨总结高位直肠阴道瘘的治疗方法。方法：对我院自 2005 年 6 月至 2011 年 6 月共收治高位直肠阴道瘘 12 例患者资料进行回顾性分析。结果：患者术后均进行随访，本组 12 例无一例手术死亡及严重手术并发症。其中术后 1 年有 3 例患者死于新生恶性肿瘤或肿瘤复发，余患者随访至今大便均正常，无 1 例再瘘患者。结论：据患者全身状况、病因及瘘的情况进行个体化治疗，必要时多科室协作治疗以及分期手术治疗的方法以降低术后复发率。

直肠阴道瘘（rectovaginal fistula，RVF）是盆腔手术常见的术后并发症，多由妇科肿瘤手术、放疗、产伤引起，亦可见于直肠肿瘤术后及炎性肠病。不同于中低位直肠阴道瘘，高位相对少见，临床研究不多，我院自 2005 年 6 月至 2011 年 6 月共收治高位直肠阴道瘘 12 例，现报告如

1.资料与方法

（1）一般资料：12 例直肠阴道瘘，平均年龄 38.5 岁。1 例行直肠癌根治术后，3 例行子宫附件全切术后；1 例为直肠阴道瘘修补术后复发，1 例为金属异物直接穿过所致；2 例为盆腔感染、脓肿形成所致；2 例为直肠肿瘤直接侵犯；2 例为宫颈癌行中子刀放疗所致。阴道内排气及排粪液 11 例，1 例出现尿路感染，所有患者均经临床症状及体格检查确诊，部分患者通过内镜检查及亚甲蓝试验证实。本组所有患者均为高位 RVF。

（2）治疗方法：本组 12 例患者均行开腹手术治疗，近侧肠道去功能性造口加修补术 5 例；瘘管切除修补再吻合术 1 例；腹腔镜下修补 1 例；组织瓣转移修补 2 例；永久性造瘘 3 例。

2.结果 患者术后均进行随访，本组 12 例无一例死亡及严重手术并发症。其中术后 1 年有 3 例患者死于新生恶性肿瘤或肿瘤复发，余患者随访至今大便均正常，无 1 例再瘘患者。

3.讨论 瘘口位于阴道中上 1/3（6cm）以上者为高位 RVF，临床中相对少见，好发于医源性损伤、盆腔肿瘤放疗后、盆腔感染、直肠癌低位吻合口的感染、直肠周围脓肿以及复合外伤等。有文献撤道 RVF 发生率仅为 0.1%～0.3%。目前对其诊疗过程缺乏统一标准，众家各执一词，本文结合既往病例诊疗过程及文献做以下探讨。

大多数学者都认为 RVF 不能自愈，均需进行手术治疗。不同于中低位瘘，高位瘘因解剖不清，经会阴操作困难多采用经腹手术途径。二次手术无论术中操作、风险，还是患者家属的接受程度均要增加。应根据患者的年龄，营养状况及全身脏器功能、瘘口大小及位置、致病原因并结合自身经验制定个体化手术方案，施行个体化治疗，并与患者家属妥善沟通。在方案中，手术时机及手术方式的选择对患者的预后至关重要。直肠阴道瘘形成后不建议立即手术，急性期因组织水肿、感染重，治疗后复发率极高，应在急性炎症期治疗 3～6 个月后待炎症消退，感染控制后再进行手术以减低再瘘几率。个别患者盆腔污染重，以致有感染性休克风险，亦须急诊行转流手术。

对于择期手术多以修补术为主，手术操作关键分离瘘孔周围组织使阴道后壁与直肠壁分隔开，瘘口切除，再分别缝合直肠壁，缝合阴道黏膜。本手术成功率高，患者易接受。晚期肿瘤所致直肠阴道瘘为难愈性瘘，多采用转流手术，本组 2 例晚期肿瘤浸润所致直肠阴道瘘采用乙状结肠双腔造瘘，后经随访，分别于术后 4 个月及 1 年死亡。

随着腹腔镜技术的提高，其手术适应证日益扩大，因二次手术腹腔粘连及污染重等原因，目前腹腔镜下修补仍适合简单的高位 RVF，本组腔镜修补病例为青年患者，金属异物外伤所致，就诊早，组织炎性反应轻。相关文献报道腹腔镜下修补手术适应证相对严格，对患者瘘口大小、位置、原因及括约肌功能、腹腔条件和整体的健康状况等均有限制，同时需操作者具备很高的腹腔镜操作技巧。

术后复发问题一直是 RVF 治疗的难点，对于复发瘘、复杂瘘，彻底切除瘘管及瘘管四周的瘢痕组织，将直肠阴道壁的缺损部分在无张力状态下缝合

修补是手术成功的关键。全层肠片修补法采用经腹修补术后填充大网膜或折叠下翻的腹直肌等改善缺损张力及血供，不但具有推进瓣技术的优点，而且可以改善局部的血供，减低术后复发几率，本组复发病例采用此方案，术后随访治愈。

目前直肠阴道瘘的治疗众说纷坛，无统一治疗规范。我们认为对每一位患者，应仔细评估患者全身状况并明确病因及瘘的情况，同时重视围手术期处理和治疗时机的选择，制订出一个科学、安全、有效的个体化方案，必要时还需考虑普外科、泌尿科等多科室协作治疗以及分期手术治疗的方法以降低术后复发率，提高患者生活质量使之受益。

摘自 李洋,任武.高位直肠阴道瘘12例诊治分析.中国实用医药.2012，07（29）

（曹云桂 邓 娟 胡建文 陈 侃）

第十八章 直肠子宫瘘

直肠子宫瘘是直肠与子宫间的异常相通而形成的病理性通道瘘管。

第一节 病理病因

直肠子宫瘘是直肠与子宫间的内瘘类型。先天、外伤、肿瘤等因素均可引起直肠子宫瘘。

先天性直肠子宫瘘的胚胎学基础：正常胚胎于第 3 周末，后肠末端膨大与其前的尿囊相沟通，形成泄殖腔，从而逐步发展直肠与肛管。发育一般可分成三阶段，即泄殖腔的形成，尿生殖窦和直肠发育及肛管发育。泄殖腔形成后其末端被外胚层一层上皮细胞所封闭，称之泄殖腔膜，使之与体外相隔。第 4 周位于泄殖腔与后肠间的中胚层皱襞形成并向尾侧生长，同时间充质于泄殖腔二侧壁的内方增生形成皱襞，向腔内生长，这些构成尿直肠隔将泄殖腔分为前后二部分，前者为尿生殖窦，后者为直肠，使两个系统的交通越来越小，逐渐形成一个小管道，称泄殖腔管，于第 7 周时完全封闭。尿直肠隔与泄殖腔的中央处融合，并向外突出成为会阴距状突——未来会阴的胚芽，同时泄殖腔膜也被分为前后二部分，前者为尿生殖窦膜，后者为肛膜，第 7、8 周时两个膜先后破裂。从第 5 周开始，肛膜上形成肛凹，且逐渐加深接通直肠，肛膜破裂后便与直肠相通，形成肛门。胚胎第 4 个月时，会阴向前后方向迅速增长，最后使肛门后移到通常位置。

直肠子宫瘘是肛门直肠畸形中一种罕见的类型。直肠子宫瘘的发生是因为胚胎在第 7 周尾肠、原始肠、肛膜及间质的分隔中胚胎组织发育紊乱所致。在胚胎第 3 周末，后肠末端膨胀与前面的尿囊相互交通，形成泄殖腔，第 5 周末泄殖腔隔形成将泄殖腔分为前方的尿生殖窦和后方的直肠，但二者间尚存一小的管道称为泄殖腔管，此管于第 7 周末完全封闭，若此管位于直肠子宫之间且闭合不良即形成直肠子宫瘘。

第二节 诊 断

一、临床表现

先天性直肠子宫瘘患者自幼出现阴道内流粪及排气。其他类型直肠子宫瘘有外伤、手术史，可能有肌紧张、压痛及反跳痛，是否有腹膜刺激征及腹膜刺激征范围取决于直肠及子宫瘘口的大小、子宫引流是否通畅。数天后患者腹膜刺激征往往不甚明显，因为大网膜包裹等原因，炎症可局限于盆腔并形成包块。妇科检查宫颈口有粪性物，指检直肠前壁可能触及瘘口或条索状物。B 超可能在子宫后发现炎性包块，肠镜检查可在直肠部位发现瘘口，经直肠瘘管造影可以发现瘘管走行做出明确诊断。

二、检查与诊断

先天性直肠子宫瘘往往患儿自幼即出现阴道内流粪，同时合并有肛管直肠畸形、生殖器官畸形等症状。其他类型直肠子宫瘘往往有外伤史或相关疾病病史。患者往往有左下腹压痛但瞋肌紧张及反跳痛不明显。有时可在左下腹部触及包块，常伴压痛。B 超、CT 检查对该病诊断有辅助作用。明确诊断需行瘘管造影，在肠镜引导下自直肠瘘口插入导管，注入造影剂可显示出瘘管形态、位置及长短。

第三节 治　疗

1. 对于先天性直肠子宫瘘，可在处理其他器官畸形的同时治疗，一期瘘管切除，用子宫、直肠分别修补的方法治疗。

2. 对于外伤性直肠子宫瘘，若患者腹痛明显、腹膜刺激征严重、经过保守治疗病情无明显缓解，需急诊手术治疗，可考虑分期手术，一期修补子宫及直肠处破口并行乙状结肠造口，二期还纳造口结肠，单纯一期修补有可能导致肠瘘复发。若患者经过保守治疗腹部症状缓解，可考虑 3 个月后再行手术治疗。择期手术术前患者需进行肠道准备，手术方式选择取决于患者直肠瘘口高低及瘘口周围肠管情况。

3. 对于肿瘤原因引起的直肠子宫瘘，是否有手术时机取决于患者的全身情况。对于肿瘤可以手术切除的患者，在切除肿瘤的同时切除瘘管。术中直肠的处理方式同外伤性子宫直肠瘘择期手术。

直肠子宫瘘的主要手术方式如下。

（1）直接瘘切除、直肠及子宫瘘口修补：适用于直肠瘘较小、瘘口周围无水肿患者。

（2）直肠部分切除术：适用于直肠瘘口较大、与周围组织粘连较严重的患者，于盆腔内游离直肠后切除部分直肠，若瘘口位较高可在腹腔内吻合两腘肠管断端，若瘘口位置较低可选用结肠脱出与直肠残端或肛管吻合。

（3）乙状结肠造口：适用一般状况差、盆腔直肠水肿明显、污染较重的患者。

各种类型的先天性肛门直肠畸形者均需手术治疗。直肠子宫瘘由于成因复杂、种类繁杂、手术后感染、复发率高，手术难度较大，要达到一次成功，术式的选择是极其重要的。

[吴印爱.直肠肛管瘘的外科治疗.北京：人民军医出版社，2006]

病例 1：女，55 岁，直肠癌术后三年，在沈阳三甲医院诊断子宫直肠瘘。患者目前腹痛五个月，从阴道内排出稀便样物质一周，乏力，食欲差，无发热。

曾经治疗情况和效果：患者 2008 年 10 月发现直肠癌，同年 12 月在当地医院放疗一次，2009 年 1 月因肠梗阻施造口术，2009 年 8 月行肿瘤及双侧附件切除术，2010 年化疗一次，后因反应太大没有继续化疗，11 年 4 月局部又放疗一次。患者目前盆腔有占位，附近有肿大淋巴结，腹痛，阴道内排出稀便样物质，乏力，食欲差，无发热。

病例 2：女，29 岁。因自幼阴道内溢漏稀粪便而来院就诊。平素月经规律。妇科检查：阴道在窥器暴露下未见异常，宫颈光滑，在宫颈周围可见到少量稀粪便，子宫平位，略小，于宫体后方触及一5cm×6cm 的包块。超声检查：子宫大小约6.0cm×3.8cm×3.3cm 平位，宫腔内未探及异。

病例 3：人工流产术致直肠子宫瘘 1 例

患者刘某某，孕 3 产 2。于 1999 年 2 月 8 日因孕 3 个月在某乡计划生育指导站行人工流产术，术后一直有下腹部疼痛伴腹泻及阴道流液，于术后 7 天入院查体：体温 37.8 摄氏度，脉搏，呼吸，血压均正常，心肺未见异常左下腹肌略紧张，似有不规则包块，压痛明显，无反跳痛及移动性浊音，肠鸣音亢进妇科检查可见阴道及宫颈口有稀水样大便流出，味恶臭子宫呈水平位，子宫后部有一不规则包块相连，压痛明显 X 线检查未见异常。B 超显示直肠前壁有长约 4 厘米的裂口与子宫后壁相对应实验室检查：Hb100g/L，WBC17.6x109/L，中 0.90 性。入院后在硬膜外麻醉下行剖腹探查术，术中见子宫如 2 个月孕大小，后壁与直肠粘连，分离后见子宫后壁有一 3cm×1cm 的纵行破口，直肠有长 3.5 厘米的破口形成瘘管与子宫腔相通，术中诊断人工流产致子宫直肠穿孔、直肠子宫瘘，用甲硝唑溶液清洗宫腔及腹腔，修补子宫及直肠处破口，并行乙状结肠造口术，于术后半年再次行造口关闭术，术后恢复良好。

[苗希珍《实用妇科杂志》，2000，03（16）：133]

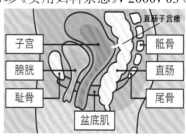

图 18-1

（曹云桂　邓　娟）

第十九章　克罗恩氏病和肛肠瘘

第一节　克罗恩氏病（Crohn's Disease）

克罗恩氏病最初是在 1932 年由 CrohnGinzburg 和 Opperheimer 报道的，当时他们观察到了一种发生于末端回肠的穿透肠壁的炎症。随后 Crohn 和他的同事们证实了其发生的部位是小肠，但仍有部分病例中病变可累及大肠，甚至累及胃与食管。

1951 年 Marshak 发现了关于结肠肉芽肿病的放射学改变，这是一种临床上完全不同于溃疡性结肠炎的病变。到 1959 年当 Morson 和 Lockhart-Mummery 描述了其病理学特征时才被普遍接受，因此，对我们来说对这种疾病的认识还不到 70 年。

关于克罗恩氏病（CD）的发病率、流行病学在国内国外有很大差异，据报道，IBD 在欧美的发病率为 10 万分之 4~6，患病率为 10 万分之 40~60，在我国 CD 病仍属少见病。由于人种不同，国内的 CD 仅占 IBD 中极少数，本人治疗炎症性肠病（IBD）三十年，三十余万人次，也仅见到 CD 二十余例，而在白人中其 CD 约占 IBD1/2~1/3。

至于病原学和发病机理至今不明，分子生物学研究也只证明 CD 患者的血清中 TNF-α、INF-γ 以及 IL-4、IL-6、IL-10 等细胞因子增加为主，以 Th1 型细胞反应为主。

一、检查

CD 患者经常出现腹部痉挛性疼痛、包块以及梗阻半梗阻症状。

1.胃镜检查　排除食管，胃与十二指肠病变。

2.肠镜检查　判断大肠是否存在病变。

3.胶囊内镜检查　判断小肠是否存在节段性病变。

CD 在内镜下的特征：①节段性溃疡与狭窄，两段之间存在正常黏膜的肠管。②沿肠系膜纵轴呈条状溃疡。③透壁裂隙状溃疡。④纵横交错的黏膜溃疡与增生使黏膜表面凹凸不平呈"鹅卵石"状。

4.X 线检查　X 线检查是最廉价且实用的检查方式，可广泛用于 IBD 的初查，钡餐后在动态下观察小肠影像其诊断价值不亚于胶囊内镜，不仅可以观察到小肠节段性狭窄与扩张，还可以观察有无肠瘘的形成与窦道走行。但在胃与大肠的诊断上不如内镜准确。

5.CT、MRI 检查　可以显示肠壁增厚，淋巴结肿大，腹腔内脓肿，以及腹腔内外瘘和直肠肛门瘘道。

6.实验室检查　到目前为止还未找到 CD 的特异性的血清学标记。

7.术后标本所见

（1）肠管节段性地狭窄或扩张，病变小肠外包网膜"脂衣"。

（2）纵向剪开肠管暴露出凹凸不平的溃疡黏膜，呈纵向分布，肠壁增厚。

（3）可见透壁性裂沟溃疡。

（4）与病变肠管病变相应的肠系膜充血水肿质脆，可见肉芽肿结节。

（5）扩张的肠管呈正常的黏膜像。

8.组织学所见　CD 主要有三种组织学表现：①肠壁的全层性炎症。②纤维性肉芽肿形成。③窄而深的穿透性溃疡或称为裂沟。

CD 的黏膜炎症不同于典型的溃疡性结肠炎改变，早期仅有少量的隐窝脓肿，较少充血，杯状细胞保存很好。肉芽肿可以发生在肠壁的任何部分，大约 2/3 的 CD 有肉芽肿存在，在鉴别克罗恩病和溃疡性结肠炎时，取活检很难钳取到黏膜下层，因此不可以把肉芽肿作为 CD 诊断的必要条件。

CD 肉芽肿的组织学特点是非干酪性的：由淋巴细胞、成纤维细胞、各种炎性细胞增生而形成的致密细胞结节；而结核病形成的朗罕氏结节是由巨噬细胞、上皮样细胞包裹，中心坏死呈干酪样的。

窄而深的穿透性溃疡或称为"裂沟"，是 CD 的重要特点，裂沟可以穿透内外肠肌层，在放射影像中钡灌肠见到如毛刺状，窦道可以存在于临近肠壁脂肪中而裂沟可以穿透肠壁，当这一切发生后，窦道钻入另一器官形成瘘。

二、体征，症状和表现

CD 患者症状较溃疡性结肠炎典型：①腹痛、包块、梗阻与半梗阻症状。②消瘦与低蛋白血症。③骨关节病变等肠外并发症。④内镜见节段性溃疡。

三、CD 的肠外并发症

CD 的肠外并发症大约有数十种之多，本文只作重点介绍：

1.骨关节病变　IBD 与关节炎和风湿病相互关联，大约有四种临床模式：①滑膜炎，红肿热痛约占 15%～20%。②关节僵硬，脊柱炎变形 3%～6%，还有一些小关节如膝、踝、肘、腕、指、趾也经常疼痛，但不变形。③骨关节肉芽肿、骨膜炎、骨软化、骨质疏松、双髂关节炎 5%～15%。④可有杵状指。

2.肝病变　CD 病和溃疡性结肠炎患者的肝功能经常不正常，Cohen 和助手对 50 个 CD 的肝功能进行前瞻性研究，发现 30%不正常，最常见的是血清碱性磷酸酸升高，肝活检发现 15 例有胆管周围炎，病因是受损的黏膜失去屏障功能，门脉菌血症是反复胆管炎发生的基础。1/3 的 CD 合并有胆石症，由于胆固酸的溶解度受胆汁酸的影响，Lorussso 认为胆管炎影响胆汁酸分泌与流通，加之胆管周围炎内皮的破坏都会促使胆石的形成。胆管炎、胆石症会引起肝硬化，约有 10%的患者死于胆汁性肝硬化，LaRnsso 和他的同事报道 70%的硬化胆管炎患者是 IBD 患者。

3.脓皮病与大疱疮　本人已经观察大约 5%～15%的 CD 患者合并有皮肤病，轻的有牛皮癣，结节性动脉炎，重者则出现大疱疮，皮肤隆起，呈大疱状，早期内含浆液、中期融会成大片，内含浓汁，晚期大片坏疽脱落，裸露皮下真皮层，有的坏死呈黑色，极易发生菌血症和败血症，使用大剂量激素和抗生素有效。

4.口腔病变　口腔的炎症改变甚至可能是疾病的初起阶段，Basu 和 Asqaith 回顾总结了 IBD 的口腔表现，包括有反复的口腔溃疡、坏疽性脓皮病、素食性口炎，出血性溃疡、舌炎、舌肥大和口腔念珠菌病。超过 20%的患者可以有口腔疾病。最常见

的部位是颊部甚至有鹅卵石样改变，前庭（线性增生皱裂）以及嘴唇水肿。素食性脓性口炎是 IBD 的少见表现，特殊的口腔肉芽肿是非常重要的，因为它可能是 CD 的首先表现，应该想到。

5.泌尿系并发症　炎性肠病合并泌尿系并发症最常见。包括慢性间质性肾炎，慢性肾盂肾炎，急性肾小球坏死，泌尿系瘘，输尿管梗阻和肾结石。输尿管梗阻在 CD 患者很常见，溃疡性结肠炎中也多见。有一组患者报告发病率 50%。CD 患者体检发现包块，多在回肠末端，偶尔也可见乙状结肠，二者均可梗阻输尿管，其中右侧比左侧多见。压迫的输尿管积水，肾盂积水，继而形成肾盏扩张。大多是由于炎性包块压迫膀胱才出现明显的腹痛症状，而非输尿管梗阻的症状。

单纯肾结石和膀胱结石在炎性肠病患者中大于 5%。对于结直肠切除和回肠造瘘的患者可能患泌尿系结石。慢性炎性肠病患者泌尿结石造成的原因主要有尿量减少、晶体浓度增加、介质和 pH 值改变和反复泌尿系感染。由于尿稠因而炎性肠病患者中多为尿酸钙结石。

6.眼科病变　眼科疾病包括眼眶充血，葡萄膜炎，结膜炎，虹膜炎，角膜炎。在炎性肠病患者中眼科疾病发生率超过 10%。其中最常见的是巩膜外层炎，一种发生在巩膜外层结膜以下的炎症。其表现为在眼睛的某一区域增厚，呈深红色表现，起初症状为烧灼感，发痒和疼痛，患者就诊通常是因为眼局部发红，发痒和疼痛，治疗可以选择类固醇或抗炎症反应药物。巩膜外层炎经常随潜在的炎性肠病加重而出现，但与炎性肠病的范围和程度无关。这些并发症可形成脉络膜视网膜炎，因而患者应及时就诊。

葡萄膜炎会引起眼痛，视力模糊和头晕，无论潜在的炎性肠病发病与否均可以产生，用裂隙灯检查，就可以明确诊断。治疗包括散瞳以解除痉挛和视觉斑点以及皮质类固醇的渗透。

7.腰大肌脓肿　长期以来一直被认为腰大肌脓肿是 CD 的并发症。现在发现，溃疡性结肠炎也可以合并腰大肌脓肿，Clevelan 医院一组 CD 患者 73%有腰大肌脓肿。一般人认为腰大肌脓肿是在 CD 基础上右侧的末端回肠或左侧的空肠乙状结肠形成瘘或脓肿继发形成的。其症状为髂窝处，腹部腹股沟或髂关节处疼痛。伴有寒战，发热，腹部或侧腹部包块，偶尔合并皮肤瘘。治疗主要是脓肿引流和适

当的肠切除。此外还包括长期的抗生素使用。腰大肌脓肿进一步发展会引起硬膜外脓肿，这种情况下需要急诊行椎板切除术。

8.血栓形成　IBD 的患者的血小板反应性升高，局部呈高凝状态，时常出现股静脉血栓形成，我院已遇多例，所以我们常规地使用抗凝剂。

9.CD 与癌的关系　许多年来，一直认为 CD 患者癌变危险性没有增加，然而自从 20 世纪 60 年代以来的一系列报道综合来看其发病率是增加的，一些人认为这可能仅仅是巧合，然后多数人认为这种癌变率增高是存在的。这种关联性存在的慢性溃疡性结肠炎身上得到的结论是肯定的。

发生癌变很少能看到特殊的指征，慢性化特别是对处于静止期的患者都应该警惕，发生梗阻后经过适当的减压仍不能缓解，应注意有无癌变的发生。

儿童和青少年患者：儿童时期发病，其发病及进展均较青年期迅速。青年期发病易转变为慢性，导致患者生长发育缓慢，智力水平下降，体质也较同年龄人差。正因为这样，无论是要素饮食还是胃肠外营养都对这一年龄组患者的治疗尤为重要。为了达到最大限度的有效治疗，必须进行最合理的处方调剂，如果内科治疗无效，手术治疗可能是唯一有效的方法。

Elliott 和其同事报道了 57 例大肠 CD 患者，对病程 6 个月内的患者进行了随访，其中 5 年内接受手术的占 35%，10 年内占 39%，他们的结论是大约一半的此种患者可以不通过手术得到成功的治疗，而对于儿童和青少年的慢性患者更倾向于经过一个相对短暂的内科治疗，再接受手术治疗，对于这些青少年患者来说，生长发育的受阻是其不同于成人的一个手术适应证。

同成人一样，儿童 CD 手术的效果主要决定于其病变是否局限及手术方法本身的选择。术后效果如何更取决于术后的内科治疗，即能否维持在稳定状态。

妊娠期患者：Zetzel 认为，那些处于稳定期的孕妇在妊娠期和分娩中一般不会发生什么问题。相反，如患者处于活动期，则要看患者对孕产的态度和意志。如患者强烈要求有子女，则可以使用恰当的药物治疗，目前已知皮质激素、5-ASA 类、6-MP 是安全的。即使是这样，正常的妊娠和分娩也只有50%。对那些病情严重的需外科治疗的妇女来说要说服其避孕。Lindhagan 等对 78 例 CD 术后妇女的生育能力和结果进行评价，无论是婴儿的成活率、流产率都较正常人高的多。但 Mayo 医院还报道了 20 名、Gottborg 也报道 28 名 CD 术后成功妊娠与分娩的患者，看来"仁者为医"在欧美更有体现。

第二节　克罗恩氏病肠瘘

CD 性腹腔脓肿与肠瘘是严重的并发症或许也是致命的并发症。国外报道却有 60% 的治疗缓解率且能保持稳定，而我国目前没有实行免费医疗和单病种资助，所以大部分 CD 患者由因病致贫到因病致死，其生活质量和生命难以保障。

CD 性肠瘘的基本病因是透壁性裂隙溢出肠内容物，引起腹腔（肠外）感染，形成脓肿，脓肿再侵蚀并穿透邻近器官或组织，形成肠间瘘、腹壁外瘘、肛瘘等等。

一、胃十二指肠 CD 与瘘

胃十二指肠 CD 并不少见，自从 1937 年 Gottlieb 和 Alpert 最早报告以来，已有一系列的病例报告，1981 年 Korelitz 和同事对 CD 患者进行了随机内镜检查和胃十二指肠黏膜活检，在显微镜下经常可见有改变，显示炎症在上消化道中已有反应。临床上 CD 患者胃十二指肠炎性肠病的发生率约 2%～3%，这种情况也可以在其它消化道没有表现的情况下单独存在，但相当的罕见。

患者通常有上腹部症状、恶心呕吐、进食后症状加重以及体重减轻。症状与溃疡病相类似，可以合并梗阻、穿孔、瘘和出血，形成胃瘘后可以有粪便样物呕吐、打嗝和有臭味。十二指肠 CD 病的并发症主要是十二指肠瘘，但是在有十二指肠瘘的患者中要判断其瘘是由于十二指肠外肠道炎症引起还是十二指肠本身疾病引起的，这一点很重要。大多数人认为胃和十二指肠内瘘一般是由于肠道 CD 引起。

Cohen 总结了胃十二指肠 CD 的放射学表现，包括胃窦的炎症、相邻的十二指肠疾病、胃窦黏膜皱襞增厚呈鹅卵石样改变、胃窦扩张性减低或狭窄和胃窦溃疡。

内镜检查可见到溃疡，鹅卵石改变或狭窄，同食道克罗恩病一样，没有肉芽肿并不意味着不能诊断克罗恩病，Nahentand Roy 发现 76 例患者中 37 例有肉芽肿，发生率为 49%。

治疗一般包括抗酸和 H2 受体阻滞剂（同溃疡病治疗）、类固醇、5-ASA、营养支持和外科治疗，最初手术适应症包括梗阻和瘘形成，如果出血不能通过内科方法控制可以选择外科手术切除或缝扎止血。在一般情况下，对早期胃十二指肠 CD 病手术是没有必要的。

1.十二指肠狭窄的处理 关于这种情况的处理及评价已经有很多病例报告和观点，Nugen 和同事报道 18 例 Lahey 医院的 CD 的患者因十二指肠狭窄接受了手术，他们选择的方法是胃空肠吻合术。有 25 例患者接受手术的报道。短路手术的患者约 1/3 因边缘性溃疡和胃十二指肠梗阻需要再次手术。其作者感觉到附加迷走神经切断可防止随后发生边缘性溃疡，他们现在建议实行迷走神经切断术，Shepherd 和 Alexander-Willianms 进一步支持迷走神经切断术的必要。他们报道了一例患者在接受了胃肠吻合术未行迷走神经切断术，术后 8 周出现了胃溃疡。他们的研究进一步表明当技术条件许可时，行狭窄成形术治疗十二指肠狭窄较短路手术更优越。

2.胃、十二指肠瘘的处理 瘘通常继发于肠道 CD 的发展，手术时只需要单纯闭合胃十二指肠瘘口加病变肠管切除。胃瘘一般是由于肠道 CD 引起，因而胃瘘口可以采用楔形切除即可，偶尔十二指肠瘘口难以闭合，如临近胰腺，在这种情况下，十二指肠就会有较大的缺损。可以采取网膜或空肠修补，还可以行十二指肠空肠吻合术。Lee 和 Sehraut 报道了 11 例合并有胃瘘的患者，1 例死于十二指肠肠瘘，Greestein 回顾了 1480 例 CD 其中仅有 9 例发生胃瘘。

二、肠间瘘

肠间瘘分为小肠——小肠瘘，小肠——大肠瘘，由于 CD 性肠瘘与腹腔脓肿未接受有效的内科治疗和外科引流，使得小肠襻之间肠壁破溃贯通而产生小肠内食糜运行短路。

1.小肠——小肠瘘 小肠间瘘根据其窦道是否贯通，分为短路和尚未短路，短路就是上段食糜直接进入下段肠管；如果是近端空肠与远端回肠直接相通，食糜没有经过大部分小肠进行有效吸收，则患者出现营养不良，需要外科手术予以纠正。

2.小肠——大肠瘘 小肠与相邻的大肠粘连并相互穿孔即形成小肠——大肠瘘，在肠镜和 X 光下可见大肠某个部位有窦口并流出小肠内容物。这样的短路也是根据部位灵活处置，如果是小肠末端和大肠发生贯通性窦道则对消化吸收不构成大碍，内科治疗就可以了，若是空肠段和大肠发生贯通瘘，大量肠内营养物直接流失，则需要外科处理。

3.腹壁外瘘 腹壁外瘘通常是小肠 CD 形成腹腔脓肿，长期得不到有效治疗及早期引流而穿透膜壁肌层及皮肤，轻者仅流出脓性液体，重则流出粪水。此病重在早期内科干预和积极的外科治疗，Bemstein 和 Presentir 认为腹部开窗用蘑菇头引流冲洗和内科药物治疗是恰当的，60%能实现缓解，15%还能闭合。当然也有严重的需外科闭合内口。

4.CD 性腹膜后脓肿和侵蚀 常造成多个器官的脓肿和瘘，沿着腰大肌流窜可形成多器官损伤。

（1）可侵蚀肾盂、肾盏并形成肠——肾盂瘘，患者可有脓血尿等。

（2）脓肿可使输尿管肿胀闭塞形成肾积水。

（3）直肠膀胱间隙或直肠子宫间隙脓肿可以形成肠——膀胱瘘，排除恶臭脓汁。

（4）直肠尿道瘘和直肠前庭瘘：直肠前壁溃疡可形成肛管前间隙脓肿，脓肿进一步侵蚀至尿道即是直肠尿道瘘和女性直肠前庭瘘。该瘘会在会阴部形成多个瘘口甚至引起阴囊及和筋膜坏死。

（5）脓肿可以下窜到盆腔子宫附件，个例报道 CD 脓肿侵蚀输卵管引起肠——子宫瘘（少见）。

（6）脓肿还可经腹股沟下注至大腿内侧深筋下，形成大面积坏死。

（高恒清　王晓强）

第三节 克罗恩氏病肛瘘

克罗恩氏直肠肛管瘘实质上是肠瘘的一种表现形式：直肠 CD 发生肛瘘约为 22%～52%。同其他炎性肛瘘一样。也都存在高中低位之别，且更复杂顽固，窦道两端常常是贯通的，漏气漏便，有的患者的窦道很粗，组织和皮肤缺损，形成第二个肛门。因此，手术治疗 CD 性肛瘘要万分小心，容易造成医源性肛失禁。CD 性肛瘘的成因不一定是肛隐窝感染、沿着肛腺扩散的，大部分是直肠壁溃烂，直肠通向间隙。有不少 CD 性肛瘘是以首发症状出现的，临床医生要注意鉴别，出现切口不愈的患者要做病理切片。切口不愈合或愈合慢，加之术后污便、失禁、复发等并发症，更使外科医生倍受责难。

一、分类

Parks 和他的同事们对感染性肛瘘和炎症性肛瘘提出了完整性的分类。

1.括约肌间瘘 单纯低位瘘、高位盲道瘘、开口于直肠的高位瘘、无会阴开口的高位瘘、盆腔疾病引起的瘘、直肠外或盆腔支管的高位瘘。

2.经括约肌瘘 非复杂性瘘、高位盲道瘘。

3.括约肌上瘘 非复杂性瘘、高位盲道瘘。

4.括约肌外瘘 继发于经括约肌瘘、继发于创伤、继发于克罗恩氏病、继发于盆腔炎症。

5.马蹄型肛瘘 括约肌间瘘（低位）、经括约肌瘘（中位）、括约肌上（外）瘘（高位）。

马蹄型肛瘘往往是复杂的肛瘘，且有一个以上外口并窦道弯曲，无法通达内口，治疗难度大，遗留纠纷多，一些有经验的医生在对瘘管进行探查之后往往嘱其患者带瘘生存。马蹄型肛瘘存在三个平面：①括约肌间瘘（低位），其感染灶往往位于肛尾后位内外括约肌间隙形成中央间隙小脓肿，然后向肛尾浅间隙扩散并于肛缘俩侧或一侧穿出皮肤，低位马蹄型肛瘘可以行瘘管直接切开或分段切开治愈。②经括约肌瘘（中位），肛后位的中央间隙小脓肿经联合纵肌间隙上行，于外括约肌中间或上方侵入肛尾深间隙，再向双侧或单侧坐骨直肠间隙扩散并穿出皮肤。③括约肌上（外）瘘，也称骨盆直肠间隙瘘，或直肠后间隙瘘。肛后位的中央间隙小脓肿经联合纵肌间隙上行，越过耻骨直肠肌或肛提肌，首先形成直肠后间隙脓肿，然后向双侧或单例的骨盆直肠间隙扩散，最后穿透肛提肌经由括约肌外侧穿出皮肤。在解剖学上这三个平面间隙是可以相通的。

Parks 的分类概念繁杂，大多数学者采用如下六种分类：①黏膜下或皮下瘘；②括约肌间肛瘘（图19-1）；③经括约肌肛瘘（图 19-2）；④括约肌上肛瘘（图 19-3）；⑤括约肌外肛瘘（图 19-4）；⑥穿越肛提肌的括约肌外肛瘘（图 19-5）。

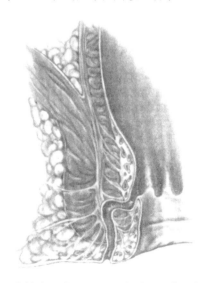

图 19-1 瘘管穿过内括约肌和外括约肌皮下部到皮肤

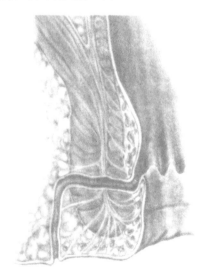

图 19-2 肛瘘横穿过内外括约肌，侵入坐骨直肠窝到穿透皮肤

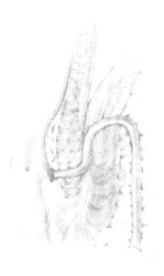

图 19-3　瘘管开始作为一括约肌间肛瘘穿过内括约肌后，沿内外括约肌间隙向上方越过肛提肌或耻骨直肠肌，经外括约肌上缘，经外括约肌上缘，然后向下通过坐骨直肠窝到皮肤

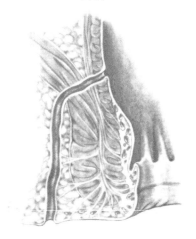

图 19-4　括约肌外肛瘘。内口在肛提肌水平的上方，瘘管穿过骨盆直肠间隙下方及外括约肌深部、经坐骨直肠窝到皮肤

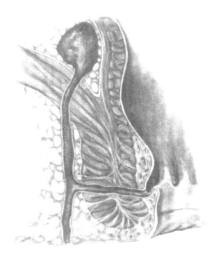

图 19-5　主瘘管是经括约肌瘘形成坐骨直肠间隙脓肿，然后上行感染穿透肛提肌，又形成骨盆直肠间隙脓肿，继之下行穿出皮肤。此为多间隙感染的复杂高位瘘。

二、瘘管的探查

瘘管探查的目的是查清窦道的走行与跨越部位以及内口的位置，判断肛瘘的类型，制定治疗的策略。①小弯止血钳探查，既经济又方便。②小弯刀探查，低位瘘可以直接切开。中位瘘可以挂线慢切开。③各种形状的探针探查，可内外口同时探查，采用牵拉，压低与上提等操作技巧，尽量平直瘘管并行牵线传递，完成瘘管内正确引流或挂线慢切。其他各种类型的仪器探查方法最终还得依赖手工器械探查。④注射染色剂探查内扣。⑤注射显影剂行X线造影。⑥超声探查 cheong 和 Chcon 等向瘘管内注入过氧化氢以加强组织界面回声行超声探查。⑦Lunis 和 Beckingham 等使用磁共振探查，认为灵敏度为 97%，特异性为 100%，所有上述探查方法都应根据病情需要，由简到繁地进行。

（李宇栋）

第四节　克罗恩氏病肠瘘的内科治疗

CD 性肠瘘（肛瘘）的预后取决于内科药物治疗而不是外科手术。围手术期的有效内科治疗可以促进炎症的消退和吸收，为择期手术做好准备，术后效果也不完全取决于手术本身，很大程度上依赖药物发挥预想的术后结果。如果没有有效的药物维持，外科手术只能临时改善症状，还可能出现术后肠瘘，脓肿或切口不愈。

内科药物治疗是控制 CD 活动期和维持缓解的主要方法，探索和发现新的药物是医药工作者的迫切任务，利用现有药物进行合理有效的组合是临床医生的职责。本文对治疗 CD 的药物作一下归纳：

一、一线药物

几十年来，Bemstein 等临床医生根据药物的疗效、毒副作用、价格等因素，依次将其分为一、二、三线，便于临床医生参考使用：

1.5-ASA 类　5-ASA 类包括单分子的 5-氨基水杨酸肠溶片如美沙拉嗪和双分子氮健偶合的奥柳氮、巴柳氮，国外使用 40 年，国内使用 20 年，总体疗效率据 Camprily 报道在 50% 左右，对活动期的 IBD 几无疗效，但复合组方可提高疗效，几乎所有的 IBD 都首先使用 5-ASA，因该药的优点是安全性高、价廉。常用剂量为 2～4g，日三次分服。用于 CD 缓解期的维持治疗，可长期服用。仅有个别患者出现过敏或白细胞减少。

2.咪唑类　咪唑类的衍生物有多种，如甲硝唑、替硝唑、奥硝唑等

甲硝唑不仅有抗厌氧菌作用而且还有抗真菌、抗梭杆菌作用。因此长期使用不产生二重感染。值得重视的是甲硝唑有致神经纤维脱髓鞘的毒副作用，我院曾多次发生过。大约有千分之几的末梢神经炎发生，一旦发现手足麻痛立即停药，并给予甲钴胺治疗。临床经验告诉我们，甲硝唑的毒副作用一旦发生，停药也来不及了，手足麻痛至少在半年以上才逐渐消失，容易发生医疗纠纷。因此，使用甲硝唑三周时最好间停一周。甲硝唑类的常规剂量是 1200～1500mg/日，分三次口服或静滴。Goliher 等对术后 14 个 CD 患者给甲硝唑治疗。12 个肛瘘切口完全愈合。Eisenberg 等对术后 17 例 CD 患者单独使用甲硝唑共有 11 例获得满意效果。

3.喹诺酮类及其衍生物　左氧氟沙星等喹诺酮类对 IBD 的治疗作用越来越受到重视，Feagan 等对北美 CD 患者进行多中心研究认为，左氧氟沙星治疗 CD 功效是肯定的，比起其他抗菌素都具有优越性，我院对 1425 名 IBD 患者单独使用左氧氟沙星 0.2gBid 口服或注射，缓解率达 50%，疗效不低于 5-ASA。

一线药物是一种组方：5-ASA+咪唑类+喹诺酮。我院把一线药物联合应用于 IBD 和 CD，缓解率能达到 70%～80%，但都是轻中型患者，对重症活动期患者可以作为辅助用药。所以，一线药物主要是用于轻中型 IBD 和处于缓解期 CD 的长期或终身用药。

二、二线药物

一线药物虽然疗效欠佳，但其安全性较好，且是经济廉价的。二线药物就是在疗效、毒副作用、价格方面同时上升一个台阶。

使用的抗 CD 二线组方：吗替麦考酚酯（MMF）500mg，每日两次，肌注和口服均可，奥扎格雷钠 40mg，每日两次静滴，替硝唑 0.4g，每日两次静滴。此组方使用 7～15 天后可视患者情况给予增减停或改为口服

二线药物的核心是 MMF，该药是用来抑制肝肾移植后的排异反应。该药有特异性抑制嘌呤碱的 DNA 合成，从而限制了 T 淋巴和 B 淋巴细胞的增殖，同样也抑制了各种致炎细胞因子的生成，而对体内其他稳定的淋巴细胞影响较小。徐子鹏的研究已经证实了这一点（Internation Journal of Molecular Sciences 2015.16）。该药最大的优点是安全性和有效性，我院 5 万人次使用证明：肝功能、血常规、神经系的副反应不足 20% 而且都是可逆性的，今天停药数天内即可恢复，而 MTX 和 6-MP 却不是，一旦发生毒副作用，则要数周才能转归。

目前国际上只有 9 篇文章共 169 例用 MMF 治疗 CD 的报道，因为样本小，没有形成气候。国内的医生顾忌使用 MMF 是因为在商品化之前未做 IBD 的 I、II、III 期临床试验，说明书中未提及 IBD，因而没有列入医保目录。

徐子鹏已经常规地把 MMF 应用于临床和门诊，十年来未发生一例严重的不良事件，对中重度 IBD 和 CD 的缓解率 80%～90% 以上。目前，还有两例 CD 性内瘘术后继发腹壁外瘘转入我院，正在接受 MMF 组方进行药疗闭瘘观察，已有显著改善。

二线药物也是一种组方：一般是由 MMF 500mg Bid 静滴或口服，奥扎格雷钠 40mg Bid 静滴或口服，抗菌药有甲硝唑和左氧氟沙星序贯使用，三药联用互相协调，灵活调节。

二线药组方中的主药 MMF 也是可替换的，若个别患者不能耐受 MMF 的毒副作用，我们还可以用他克莫司（TCM）取代。若患者对他克莫司也不耐受，我们还可以用环孢菌素 A（COA）取代。组方中的奥扎格雷钠是一种抗凝剂，用于改善微循环的，三十年来我一直使用抗凝药，开放对比试验治疗 IBD，可以明显缩短疗程。

组方中的咪唑类或奎诺酮类，序贯使用是用来

抗二重感染的，并且可以避免甲硝唑的毒副作用。在使用免疫抑制剂时要警惕感染的扩散。

二线组方中我们还会间歇性使用氟康唑和阿昔洛韦，目的是用来防治真菌、艰难梭状芽孢杆菌、巨细胞病毒的机会性感染。在 CD 症状没有明显改善的情况下，我们还会临时使用几天皮质激素，或者将 MMF 增量到每日 1.5～2.0g，据 MMF 用于肝肾移植 20 年的经验报道，有患者接受 MMF 治疗十余年未发生严重副作用，也没有发现在实验鼠身上发生肿瘤的报道。

三、三线药物

国外几十年一直使用硫唑嘌呤（AZA）及其代谢产物 6-巯基嘌呤（6-MP）来治疗 CD，大多数是和甲硝唑、皮质激素联用的。Present 和同事们对 83 例 CD 用 6-MP 治疗，剂量为 200～300mg/d，据说有效率达 67%，6 个月以后肛瘘疾病，肠瘘疾病有所缓解，瘘管闭口率达 30%，当然，大多数是同皮质激素、甲硝唑联用。对 276 例 CD 观察单独使用 6-Mp 的毒性问题，胰腺炎约占 3.3%，白细胞减少 2%。Theodor 等回顾 35 例使用 AZA 治疗 CD 患者，也表明有明显疗效，但有 2 例死于败血症，7 例未缓解而做了肠切除。Markruitz 等报告单独使用 6-MP 治疗 36 例青少年患者，剂量为 1.5mg/kg，最大使用量 75mg/d，据说未发生严重的毒性反应，随防一年 77% 的 CD 患者未复发，他认为 6-MP 是有效安全的，而且胜于皮质激素。至于使用甲氨蝶呤（MTX），kozarek 和 Feagan 等进行一系列的公开试验及多中心的双盲对照研究，在使用强的松的基础上，给予每周注射 50mgMTX，共 16 周，据说有明显改善作用并能明显减少强地松的用量。由于人种不同，体格体重也有很大差异，所以国人对 AZA、6-Mp、MTX 相当敏感或不耐受。几十年来我院对这儿种抗代谢药进行了多方面的探索，其中有不少有益的经验也有惨痛的教训，有 2 个患者仅服用 6-MP100mg/d、MTX25mg/d，不到一周时间就发生严重的骨髓抑制，白细胞所剩无几，口腔、食管、胃肠黏膜大面积溃疡，还有十余例患者发生严重的末梢神经炎，约经半年时间才逐渐恢复。给本院造成极大的经济损失，但也有意外的收获是 CD 或 IBD 的活动期症状竟奇迹般转归。经过多年的摸索，我们用微量 6-MP，每天 10mg 灌肠或每天 50mg 口服；甲氨蝶呤 25mg 每 3 天注射一次或 50mg

每周注射一次，没有发现毒性反应且有一定疗效，可连用四周为一个疗程。

正因为 6-MP、MTX 有很严重毒副作用而且在短期内不可逆的，所以国内医生都不愿使用它。

四、生物药物治疗

美国学者用了大量的精力研究细胞致炎因子的一系列抗体，目前已有数种生物制剂应用于临床，本文仅叙述 2 种常用生物制剂。英夫利昔是人鼠嵌合型 TNF-α 抗体，阿达木则是人源性 TNF-α 抗体，这俩种抗体制剂已广泛使用国内临床，肿瘤坏死因子（TNF-α）是由单核/巨噬细胞所分泌，通过刺激细胞间黏附分子增加 T 细胞等粒细胞在炎症部位聚积和活化，促进炎细胞增殖，放大炎症级联反应，IL-18、IL-12 促进 NK 细胞，T 细胞释放干扰素（IFN-γ），刺激成纤维细胞和吞噬细胞释放蛋白酶，溶解破坏肠组织。

英夫利昔和阿达木单抗治疗 IBD 的机理如下。

（1）与跨膜性和可溶性 TNF-α 结合，使之失去活性。

（2）激活补体依赖的细胞溶解和抗体依赖细胞介导的细胞毒作用，促进 T 细胞和单核细胞凋亡。

（3）降低趋化因子和黏附分子水平，抑制炎细胞的聚积。

（4）下调炎细胞因子水平，如 IFN-γ，IL-1、6、12、18 等。

（5）调节凋亡蛋白基因转录，诱导炎性细胞凋亡并减少肠上皮细胞凋亡。

（6）降低肠上皮通透性。

英夫利昔的一般用法是：剂量在 0、2、6 周静脉使用 5mg/kg，其后每 8 周注射一次。阿达木的剂量是：前两周皮下注射 40mg/80mg/160mg，诱导缓解后隔周注射 40mg，应答减弱时可改为每周一次 40mg，在欧美的多中心开放实验中，不同时使用激素，AZA 的情况下使用一年的缓解率仅有 20.9%。另外几组的缓解率是 39%、67%、81%、48%、45% 等等，有报道瘘管的闭合率达 50%。依据十余年生物制剂的疗效报道并不优于 MMF，而且副作用多于 MMF。

面对这种消耗性顽疾，生物制剂的价格也不是普通患者所能承受的。

五、营养支持疗法

在我国 CD 患者大多数因梗阻、肠瘘、短肠综合症。最后饥饿衰竭而亡，因此营养支持对维系 CD 的生命也很重要。胃肠外营养（静脉营养 TPN）只适用于围手术期支持，而长期实行 TPN 则很难维持患者的生命。

肠内营养或家庭营养刚应用时间不长，主要是适应短肠综合症，就是在有限的肠管长度内能吸收人体所需的能量及营养素。过去医院内使用的肠内营养液价格偏高，患者难以接受，现在很多营养学家已经研制出适合家庭使用的高营养口服液，其蛋白、脂肪、糖、微量元素和各种维生素都能长期满足短肠者的需要，如娃哈哈营养快线系列等，它可以低廉价格供应短肠 CD 患者。

六、生长抑制素

生长抑制素是 64 肽的生长激素释放抑制因子，它有强烈的抑制胃肠内分泌液体与电解质的作用，因此可以减少胃肠腔内液体。减少肠瘘外流液体量，可以用于肠瘘。静脉注射 250mg/h 可以减少引流量，深圳某医院报道有些病例可以导致自发性闭瘘。现在已有人工合成 Sandostatin，它的半衰期更长，可以延长胃肠道的通过时间及增加水和电解质的吸收，其包装为 1ml，可以使一些小的肠瘘、肛瘘闭合。

（徐子鹏　陈　蔚　徐德峰）

第五节　克罗恩氏病肠瘘的外科治疗

CD 的好发部位是回肠和回盲部，起始时仅有右侧腹部隐痛，继之可触及腹部包块，进一步发展到阵发性绞痛，呕吐等半梗阻、梗阻症状，此时患者可以发热、消瘦等伴随症状。CD 患者的最佳治疗时机是早期发现与早期内科干预，防止疾病进展到手术适应症。

虽说内科治疗 CD 是主要手段，但不排除积极的外科治疗，在急性梗阻，腹腔脓肿等急症情况下即采取手术措施，挽救患者的生命。

肠梗阻是 CD 患者较早出现症状，在内科治疗无效且持续加重的情况下，还是应该尽早开腹以减少患者的消耗。在微创外科盛行的今天，具体术式应当由临床医师灵活处理。

一、小肠狭窄段成型术

对于小肠多个局限性狭窄段，为了更多的保护小肠长度，不一定做狭窄段切除吻合术，可以简单地在狭窄段纵行切开、横行缝合，配合有效的药物治疗，尽量减少肠瘘的发生。Clevelend 医院报道了 162 例患者行 698 次狭窄成型术，平均每例患者实施成型术 3 次（CD 患者常同时患有多处狭窄）没有手术死亡病例，98% 的病例术后梗阻消失 5 年内复发手术率为 28%，与那些同时行肠切除的复发手术率为 27%。

二、小肠间断切除术

小肠间断切除术是传统的手术方式，只不过术者要根据 CD 多节段病变易复发的特征灵活处理。

传统的观点认为截除肠段应超过病变处 5～6cm，或较近的俩处狭窄（30cm）应一并切除，尽量减少吻合口瘘的发生，但随着科技的进步，药疗经验不断丰富。大多数学者认为应尽量多保留正常的肠管，以备复发后手术再切除的余地。随着腹腔镜、超声刀、吻合器的广泛使用，外科医生可以在该术式上充分发挥高超的艺术技巧。

三、短路或旷置

对于有严重腹腔感染（腹腔脓肿）并伴有梗阻 CD 患者，实行肠管切除吻合术容易发生后吻合口瘘并发症，不得已的情况下可以采用短路或旷置术。这种情况常见于回肠末端、回盲部的 CD 梗阻，偶见于十二指肠 CD 梗阻，也用于老年体衰姑息性治疗。该术式相对简单，手术创伤较小，常见于回结肠吻合、回肠末端或回盲部旷置术，胃空肠吻合、十二指肠旷置术。而现在这样手术很不受赞赏，因为术后吻合口远端的肠腔内容物反流常招致吻合口感染，吻合口近端的肠腔分泌物也会因滞留而感染，笔者曾遇一位 85 岁高龄妇女，因结肠肠瘫，为其做了回肠乙状结肠吻合、近端结肠（升、横、降结肠）旷置，术后三个月患者感觉良好，但三个月后腹部日渐膨隆，6 个月后旷置的结肠发生破裂，再次手术发现旷置结肠极度扩张，内含大量反流性粪便。

四、肠瘘的切除及修补术

大约 30% 的 CD 患者将发生肠瘘，其三分之二为内瘘，三分之一为外瘘。三分之二的内瘘首先发生腹腔内脓肿后继发腹膜腰大肌脓肿、继之出现肠间瘘或少见的肾、输尿管瘘、膀胱瘘、盆腔瘘与之相关的子宫阴道、直肠前凹瘘等等。三分之一的外瘘大多为腹壁外瘘、少数为腰背部皮肤破溃形成外瘘。肠瘘的治疗原则是早期发现早期引流，避免继发性内外瘘发生，在微创技术高度发展的今天，为需要反复手术的 CD 患者提供了小创伤的便利条件，同样也减少了许多复杂的内外瘘并发症。Mayo 医院一组 85 例肠瘘患者中，经引流和有效的内外科治疗，有 69 例成功闭合。有人总结 100 个内瘘中的 74 例治疗经验，通过手术切除病变肠管，成功闭合受累器官缺损 41 处，其中肠段纯缝合修补闭合的 59 处。当然，这都离不开术前术后的引流冲洗和药物治疗，经过对比观察单纯缝合修补术并不增加术后并发症的机率。

五、节制性回肠造瘘术

回肠储袋肠瘘吻合术过去有很多这种用于 IBD 的较为复杂的术式报道。50 多年来，有人（Toronto）

总结其失败率达 45% 以上，失败率必然伴随着严重的并发症和死亡率，紧跟其后的就是医疗纠纷，所以，一些有经验的、有名望的外科医生都拒绝做这样的手术。

Cleveland 医院对收治的 615 例 CD 患者进行分析研究，统计出 CD 患者有以下几种临床类型：回肠结肠型占 41%，小肠型占 28.6%；结肠型占 27%；肛门直肠型占 83.4%。在发病后 10 年接近 70% 的回肠病变或结肠病变需要手术治疗，而结肠型和小肠型的复发率分别为 45%。Fazio 和 Wu 总结出以下的 CD 病特征：①大多数病例在某时需要手术；②永远有再次手术的可能；③始发病变的类型不同，预后和复发也不同。

客观地讲，由于我国 CD 病较少，无论在理论上或临床上都是借鉴国外经验为主，尚无自己独特的治疗观念，虽然目前尚无一例 CD 被药物所治愈也无一例被手术所治愈，但未来不总是黑暗的，各国学者都不断探索新的治疗方法。许多免疫抑制剂的临床应用都处于试验阶段，有些化学药物和生物制剂已初步见效，相信在不远的将来内科治疗将成功的治愈 CD 病，而外科治疗仅用于 CD 晚期形成器官损毁后切除。

第六节　克罗恩氏病肛瘘的外科治疗

CD 性肛瘘的实质是肠瘘的一种形式，其治疗不等同于感染性肛瘘，其原则是以引流冲洗为主，辅以必要的切开与挂线慢切。

（1）黏膜下和皮下瘘可以直接切开，中低位肌间瘘可以挂线引流，视其情况给予慢切开或不切开（图 19-6、19-7）

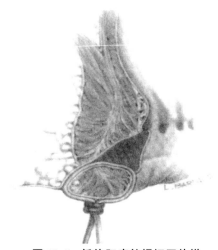

图 19-6　低位肛瘘的慢切开外挂

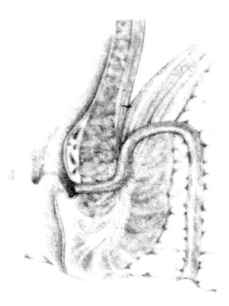

图 19-7　括约肌上瘘

（2）括约肌上瘘及括约肌外瘘的挂线引流（图 19-8～19-10），肛提肛上瘘（脓腔）的引流与冲洗（图 19-11）。

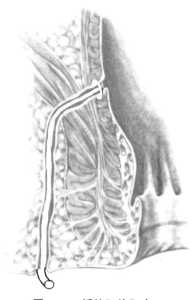

图 19-9　括约肌外肛瘘

括约肌外肛瘘。内口在肛提肌水平的上方，瘘管穿过外括约肌深部。到达坐骨直肠窝穿破皮肤，Parks 认为这类肛瘘少见，只能占 1%～3%，且多是 CD 性的、外伤、医源性的，这种瘘道的引流可用带气囊导尿管堵位直肠内口引流。

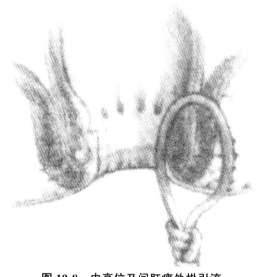

图 19-8　中高位及间肛瘘外掛引流

括约肌上瘘。瘘管从肛隐窝沿括约肌间隙上行并穿越肛提肌和耻骨直肠肌，侵入坐骨直肠窝，形成脓肿后穿破皮肤。其窦道呈弯勾形，挂线引流很需技巧。用一带线弯勾由内口处穿入窦道向上向外，抵达肛提肌外，用一小弯钳从外口穿入，夹住线头，拽出引入胶皮管或引流管，完成挂线管引流。

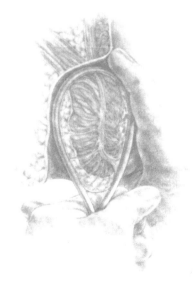

图 19-10　括约肌上瘘和括约肌外瘘的一般外挂引流图示

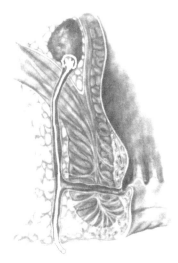

图 19-11 提肛肌上脓肿和瘘管用蘑菇头导管进行外引流，这种不常见的途径一般在克罗恩病的并发症时使用，通常需长期引流

（3）马蹄型脓肿肛瘘的挂线引流技术（图19-12～19-14）。

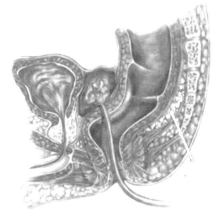

图 19-12 男性直肠膀胱凹脓肿腔内用蘑菇头导管引流冲洗。直肠后内隙及肛管深间隙脓腔可以联合引流

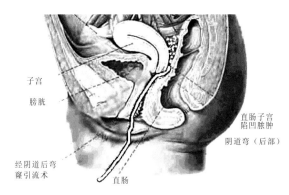

图 19-13 女性直肠子宫可以把气囊尿管经后穹隆插入直肠子宫凹引流冲洗

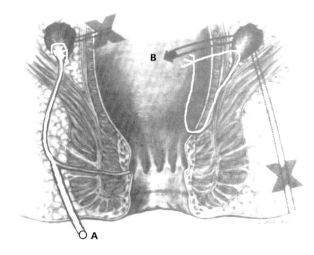

图 19-14 骨盆直肠间隙（提肛肌上）脓肿（瘘）内外引流方式

A.继发于通过括约肌肛瘘的应开窗隧道插入蘑菇头至骨盆直肠间隙经会阴引流冲洗。B.尚未形成括约肌外侧瘘的骨盆直肠间隙脓肿可以行直肠内引流，不做创伤性外引流。

（李宇栋　徐子鹏　陈少明）

本病又称为直肠舟状窝瘘，属中位畸形。由于肛门肛管发育不全，直肠盲端在阴道下端附近，其瘘管开口于阴道前庭舟状窝部，耻骨直肠肌已包绕直肠远端。由于肛门发育不全，直肠末端异常开口前庭部，临床上比直肠阴道瘘多见。

第一节　病因病理

直肠前庭瘘的病因尚不明了，与地理区域性有一定的关系，在亚洲多发，而西方国家发病率很低，主要的病因学说有：①免疫低下学说；②先天缺陷学说；③后天感染学术。直肠前庭瘘属于中位畸形，肛门肛管未发育，直肠盲端位于阴道下端附近，其瘘管开口于阴道前庭舟状窝部，耻骨直肠肌已包绕直肠远端。

第二节　诊　　断

一、临床表现

会阴无肛门，正常肛门部位稍凹陷，患儿哭闹时凹陷处可外突，扪之有冲击感。前庭舟状窝处可有粪便存在，仔细检查可在阴道口后方正中或稍侧面发现瘘口。瘘口大小不一，大者婴儿早期基本可以维持排便，瘘口窄小者则可在几日内很快出现低位肠梗阻症状。由于瘘口无括约肌制约，经常有粪便流出，污染外阴部，可致外阴部皮肤潮湿糜烂，容易继发生殖、泌尿道感染。

二、检查与诊断

直肠前庭瘘有两种类型，一种是先天性肛门闭锁合并直肠前庭瘘，一种是肛门外观正常的直肠前庭瘘，是女性患儿常见的一种肛门周围疾病之一，表现为肛门外观正常，直肠与阴道前庭之间形成一瘘管，多数瘘管直径在0.5cm以下，排稀便时有粪便从瘘管排出，会阴部潮红；粪便干硬时，无特殊临床表现，但也有个别患儿瘘口直径在1.0cm以上，多数粪便从瘘口排出，可完全表现为大便失禁状态。

出生后无肛门，前庭部瘘口流粪，探针检查，经瘘口插入探针后，探针向患儿头侧方向走行，肛区不能触及探针头，如经瘘口造影摄片或倒置位X线摄片，直肠末端正位于耻尾线或稍下方。

肛门正常伴先天性直肠前庭瘘，一般大便时前庭会有大便，诊断一望而知之。有时，瘘口很小，可以在麻醉下往直肠置入美兰染的纱布，若前庭有蓝染，即可明确诊断。同理，术中直肠泛影葡胺造影也可以确诊。一般用pena手术来解决，最好不要直接修补瘘口，因为这样复发率比较高。

第三节　治　　疗

直肠前庭瘘一旦形成，很难愈合，均需手术治疗，要根据患儿的年龄、瘘管的位置，瘘管的直径，局部有无炎症，选择合适的手术方法。常用的手术方法有：①瘘管切除分层缝合术，将瘘管切除后分层缝合可经阴道或直肠修补优点是手术操作简单瘘管容易切除缺点是复发率高；②直肠全层或黏膜覆盖法。优点是手术简单，复发率较低；缺点是不适用瘘管直径较大的病例，阴道前庭处遗留有瘘口；③直肠肌鞘内脱出法。优点是复发率低，可治疗瘘管直径较大、瘘口较高的病例，缺点是手术操作复杂，出血多，术后对排便功能有一定的影响；④"H"形会阴体成形术。优点是复发率低，原位解剖对合；缺点是有会阴感染裂开的危险，对术者手术操作技术和经验要求较高。

无肛合并前庭瘘是女婴先天性直肠肛门畸形中最常见的一种类型，且多为中低位的无肛。其手术方法较多，以往较多采用的后切和骶会阴肛门成形术，因不能保证瘘口处内括约肌的完整性，术后会阴外观或排便功能不满意。目前主要有两类手术方法，即后矢状入路肛门直肠成形术（PSARP）和前会阴入路肛门直肠成形术。前者由 deVries 和 Pena 于 1982 年提出，是治疗肛门直肠畸形的主要手术方式，该术式的优点是术中显露好，能够在直视下重建盆底肌肉结构，而且由于切口位于正中位矢状线上，最大限度的避免了盆腔血管神经的损伤[2]。但该术式也有某些缺点，比如它需要切断再缝合肛提肌复合体，以至于导致一些并发症；另外在切除瘘管的同时也切除了瘘管末端的肛门内括约肌和神经末梢感受器。

前会阴入路肛门直肠成形术是由 Mollard 于 1978 年提出，前会阴入路可以完整的保留瘘管。目前对于是否保留瘘管以及直肠盲端尚存有争议。有研究认为，无肛前庭瘘瘘口有发育良好的内括约肌和齿状线结构，直肠静息压 75%以上由内括约肌维持，齿状线分布着高度特化的感觉神经终末组织带，是排便反射的诱发区，因此保留内括约肌和齿状线是维持正常排便机制的重要基础。但 Gangopadhyay 等发现虽然瘘管有括约肌和感觉神经末梢，但多发育不良，因此认为保留瘘管及直肠盲端可能是术后便秘的原因之一。在本组病例中，我们尽量保留瘘管，术后无一例出现便秘，亦未出现大便失禁。

直肠肛门畸形手术成功的关键是在尽量减少盆腔组织损伤的前提下，充分显露盆底肌肉和直肠肛管，并恢复它们之间的正常解剖关系，正是基于此种考虑，Pena 采用了正中矢状位切口。同样，日本学者 Okada 在前会阴入路的基础上亦采用了正中矢状切口，即前矢状入路肛门直肠成形术（ASARP），该术式除了具有前会阴入路手术的特点外，亦能充分显露和恢复肌肉和直肠肛管的关系；另外该术式仅切开横纹肌复合体的前部分，不损伤耻骨直肠肌，与 PSARP 相比，对肛提肌的损伤较小，从而最大限度的保持了排便控制机制。随后又有多位学者在前会阴入路的基础上提出了多种手术方式，这些手术方式的特点是为了能充分显露，均在会阴体作了不同的切口，这不仅影响女婴的会阴外观，更重要的是不同程度的破坏了会阴体。

为了避免这一不足，我们试图经前庭瘘口来显露和恢复肌肉和直肠肛管的正常解剖关系。王大勇等运用 CT 测量耻骨直肠肌和肛门括约肌群，结果显示中低位无肛肌肉发育良好，耻骨直肠肌已围绕于直肠，外括约肌有不同程度的发育，内括约肌发育多已形成，瘘管结构近似肠管，只是开口位于括约肌中心部的前方。因此我们认为经前庭瘘口和肛隐窝切口将直肠肛门置于括约肌中心具有理论可行性。根据我们术中的体会，经肛隐窝切口完全可以显露和分离肌肉复合体，经前庭瘘口分离和显露瘘管和直肠末端，将瘘管和直肠末端向后拖至肛隐窝切口处，并向上分离直肠少许即可。整个手术过程均在直视下进行，视野显露良好。本组结果亦表明除了 2 例因未按要求扩肛而出现肛门狭窄外，术后未出现严重并发症，无一例出现大便失禁，也未出现直肠回缩、脱垂，36 例临床评分均为优。本组病例虽然未与 PSARP 及前矢状入路方式作比较，但根据我们初步随访结果，所有病例均获得较理想的治疗效果，可以作进一步研究以获得更多的临床比较和长期随访结果。

国内石造计报道的治疗方法是在总结上述方法的基础上采用改进的瘘管内口封闭，会阴重建，直肠粘膜旋转覆盖法，具有手术创伤小，操作简单，复发率低，外观好，便于护理，适合于各种类型的直肠前庭瘘的优点，复发率小于 10%。最佳手术年龄是 6 个月以后手术最佳。

先天性肛门闭锁的直肠前庭瘘，吴印爱提倡选用瘘管后移肛门成形术。在新生儿期行此手术较易失败，造成瘘管复发，应尽可能在 6 个月后进行。也可采用骶会阴肛门成形术。（图 20-1）

1.解剖 瘘管在舟状窝沿瘘口周围环行切开，游离瘘管至直肠，注意不要损伤阴道后壁和肛门外括约肌。如游离困难，可在瘘管周围注人少量 0.5%普鲁卡因，使组织与瘘管分离。

2.会阴部切口 会阴肛区做"X"形切口，切开皮肤及皮下组织，以外括约肌中心向上分离，找至直肠盲端。仔细游离直肠前壁及两侧壁，前壁游离至瘘管上方 1.5～2cm，后壁稍加游离。将已游离的瘘管及直肠盲端后移到会阴切口。

3.肛门成形　将直肠肌层与周围皮下组织缝合固定数针，十字切开瘘管至直肠壁，使直肠末端口径能放入 1 个食指。直肠与肛区皮瓣交叉对合缝合，将瘘管切口皮下软组织及肌肉组织 M 断横向缝合数针，填充于阴道与直肠之间的空隙内，皮肤切 U 间断缝合。

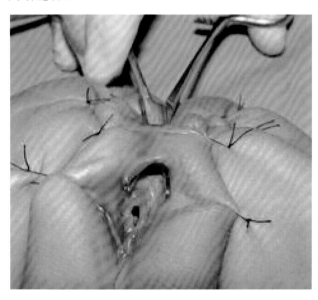

图 20-1　直肠前庭瘘的诊断图谱

病例手术介绍

患者，女，21 岁，直肠前庭瘘，未育，有性生活史。

术前准备：半流质饮食、口服甲硝唑及氟派酸、阴道碘伏擦洗 3 天，术前一天流质饮食，术晚口服 33%硫酸镁 100ml，术晨清洁洗肠，阴道碘伏擦洗。

（1）患者取俯卧斜坡位，肛门扩肛．分别用 7 号线于肛缘缝 4 针牵引缝线，将牵引缝线缝合到距肛缘 7cm 的皮肤上（此法比肛拉勾更有效），盐水纱布填塞直肠上方，以防术中肠内容物溢出污染手术野。

（2）由瘘管外口引入弯血管钳并找到其内口，肛管前面的黏膜用加了盐酸肾上腺素的盐水溶液浸润，以瘘内口为中心在其上缘的直肠黏膜上作横弧形切口，切口两端向下止于齿状线，长度约为肛门周径的 1/3。在瘘内口周围黏膜缝一荷包牵引线，线尾由瘘外口引出，游离瘘管黏膜并随牵引线翻向瘘外口引出。

（3）切除弧形切口以下的直肠黏膜及瘘管周围的瘢痕组织，剖面电凝止血。横向双层缝合瘘内口周围组织关闭瘘内口。在弧形切开的直肠黏膜近端由黏膜下层向上潜行游离约 15～25cm，使游离后的半圆形黏膜瓣拖至肛缘且无张力。在黏膜下与肛门剖缘固定数针，将黏膜与肛门皮肤全层缝合。翻转患者体位，由瘘外口剪除外翻之瘘管粘黏膜，瘘外口不缝合待其自愈。

（4）术毕取出直肠内盐水纱布．代之以凡士林纱布卷，置入肛门低位的直肠阴道瘘采用这种手术方式有以下优点：①手术的创伤小，会阴部及阴道内无手术疤痕。②手术成功率高，因为和肛瘘的原理一样，内口位于肛管直肠的高压区，内口的成功处理是手术成功率的决定因素，经肛门直肠瓣前移修补术能比经阴道手术更好地处理肛管直肠的内口，而阴道的外口可无需处理。③经肛门直肠瓣前移修补术的粘膜瓣是缝合在肛管齿线上，与粘膜下肌层的缝合不在同一平面上，（这就使肌层缝合口上面有一层完整的粘膜覆盖），这样伤口不易感染。④术后禁食 3 天，第三天可进半流质饮食，术后 3 天可以通便，一般不会有问题。

直肠前庭瘘术后最主要的并发症就是瘘的复发，造成瘘复发的主要原因是感染。多出现于术后 7d 左右，先有局部感染，继而漏气漏粪。防止瘘复发之关键在于：手术时注意清洁肠道，做局部直肠内填塞，防止操作过程中污染切口；游离时在直肠阴道间隔平面分离，不能仅游离黏膜；保持切口在无张力下缝合。在保持清洁、控制感染以后，50% 可自行愈合。

（高恒清　李宇栋　李炼松　王　威）

病例报道

前矢状入路直肠肛门重建术（ASARP）在无肛直肠前庭瘘的应用

（赵成鹏　王　雅　杨　军　马从乾
段永福　时名涛　吕中俊）

探讨应用前矢状入路直肠肛门重建术治疗肛门闭锁直肠前庭瘘的临床价值。方法总结我院 2003 年 7 月～2006 年 5 月收治的 21 例肛门闭锁直肠前庭瘘临床资料。采用前矢状入路直肠肛门重建术治疗肛门闭锁直肠前庭瘘 21 例。结果本组 21 例术后获随访 2 月～3 年，按李正评分法，肛门功能临床评分达优 16 例，良 5 例；切口感染 2 例。结论本方法操作简单，一期手术取得成功，不损伤耻骨直肠肌，术后排便控制能力优良，会阴外观正常，无瘘管复发，疗效满意，是治疗肛门闭锁直肠前庭瘘较佳的手术方式之一。

作者单位：南阳市中心医院小儿外科。

《医学信息》，2009，22（8）：1537-1538

无肛并前庭瘘经瘘口入路手术体会

（彭　荣　杨星海　黄　姗　张伊凡）
湖北省妇女儿童医院外科　湖北武汉　430070

探讨经瘘口前会阴入路治疗先天性无肛并前庭瘘的手术方式和效果。方法：设计经瘘口前会阴手术径路，对 36 例先天性无肛并前庭瘘的患儿均采用该入路行直肠肛门成形术，对手术后效果及排便功能进行分析。结果：36 例未出现感染、大便失禁以及直肠回缩和脱垂，2 例肛门狭窄扩肛后缓解。18 例随访超过 3 岁患儿中，15 例排便功能临床评分均为优，3 例为良。结论：该手术方式对会阴体的创伤较小，术中显露好，能够恢复肌肉和直肠肛门的正常解剖关系，术后可获得较满意的排便功能。

一、资料与方法

1.一般资料　2007 年 2 月至 2012 年 4 月我院共有 36 例先天性无肛并会阴瘘女婴采取经瘘口前会阴入路作直肠肛门成形术。其中日龄小于 30 天 22 例，120 天～180 天 10 例，11 月以上 4 例。15 例新生儿体重 2.1kg～3.4kg，余 7 例在同龄儿正常体重范围。36 例均无合并畸形。

2.手术方法　手术前一天口服庆大霉素溶液，术日前晚及当日晨分别经瘘口作清洁灌肠 1 次。手术取截石位。将探针置入瘘管作指引，瘘口缝 4～6 根牵引线（图 20-2）。沿瘘口周缘环形切开一圈，分离瘘管壁，显露直肠盲端。向上游离直肠，其中直肠阴道间隔较紧密，我们用 20 万分之一的肾上腺溶液注入直肠阴道间隔，既能帮助分离直肠前壁与阴道后壁，有能起到局部止血的作用。肛穴处以皮肤收缩中心为中点作 X 形切口，切口长约 1.5cm，与中线夹角为 45°。钝性分离皮下组织，显露肛门外括约肌，在肛门外括约肌中线位置钝性分离一小孔，将血管钳经此孔向前插入作钝性分离，直至能无张力地将已分离的瘘管及直肠盲端经此孔拖至肛穴切口

处。尽量保留瘘管，若瘘管细小，则切除瘘管及直肠盲端少许。将外括约肌与直肠浆肌层等分间断缝合四针固定，将直肠与对应的肛穴皮肤、皮下组织和外括约肌作全层间断缝合（图 20-3）。再用可吸收线间断缝合原前庭处创面，置肛管。术后第二天即开始进食，伤口不覆盖敷料，保持局部清洁干燥。静脉用抗生素 3～5 天。术后第二周开始扩肛，维持 6 月～12 月。

经瘘口前会阴入路作直肠肛门成形术。其中日龄小于 30 天 22 例，120～180 天 10 例，11 月以上 4 例。15 例新生儿体重 2.1～3.4kg，余 7 例在同龄儿正常体重范围。36 例均无合并畸形。

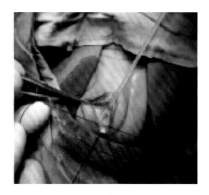

图 20-2

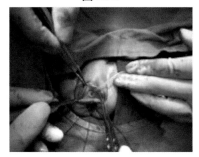

图 20-3

二、结果

本组所有病例均未出现伤口感染及裂开。36 例均获得随访，无一例出现瘘管复发、直肠脱垂及肛门回缩。有 2 例因未按要求扩肛出现肛门狭窄，重新予以扩肛后，肛门狭窄缓解。本组有 18 例患儿随访超过 3 岁，采用 Kelly Score 评价肛门功能，其中 15 例为优，3 例为良。另 18 例未超过 3 岁，肛诊时均可感及括约肌强烈收缩，大便每日 3～7 次。

三、讨论

无肛合并前庭瘘是女婴先天性直肠肛门畸形中最常见的一种类型，且多为中低位的无肛。其手术

方法较多，以往较多采用的后切和骶会阴肛门成形术，因不能保证瘘口处内括约肌的完整性，术后会阴外观或排便功能不满意。目前主要有两类手术方法，即后矢状入路肛门直肠成形术（PSARP）和前会阴入路肛门直肠成形术。前者由 deVries 和 Pena 于 1982 年提出，是治疗肛门直肠畸形的主要手术方式，该术式的优点是术中显露好，能够在直视下重建盆底肌肉结构，而且由于切口位于正中位矢状线上，最大限度的避免了盆腔血管神经的损伤[2]。但该术式也有某些缺点，比如它需要切断再缝合肛提肌复合体，以至于导致一些并发症；另外在切除瘘管的同时也切除了瘘管末端的肛门内括约肌和神经末梢感受器。

前会阴入路肛门直肠成形术是由 Mollard 于 1978 年提出，前会阴入路可以完整的保留瘘管。目前对于是否保留瘘管以及直肠盲端尚存有争议。有研究认为，无肛前庭瘘瘘口有发育良好的内括约肌和齿状线结构，直肠静息压 75% 以上由内括约肌维持，齿状线分布着高度特化的感觉神经终末组织带，是排便反射的诱发区，因此保留内括约肌和齿状线是维持正常排便机制的重要基础。但 Gangopadhyay 等发现虽然瘘管有括约肌和感觉神经末梢，但多发育不良，因此认为保留瘘管及直肠盲端可能是术后便秘的原因之一。在本组病例中，我们尽量保留瘘管，术后无一例出现便秘，亦未出现大便失禁。

直肠肛门畸形手术成功的关键是在尽量减少盆腔组织损伤的前提下，充分显露盆底肌肉和直肠肛管，并康复它们之间的正常解剖关系，正是基于此种考虑，Pena 采用了正中矢状位切口。同样，日本学者 Okada 在前会阴入路的基础上亦采用了正中矢状切口，即前矢状入路肛门直肠成形术（ASARP），该术式除了具有前会阴入路手术的特点外，亦能充分显露和恢复肌肉和直肠肛管的关系；另外该术式仅切开横纹肌复合体的前部分，不损伤耻骨直肠肌，与 PSARP 相比，对肛提肌的损伤较小，从而最大限度的保持了排便控制机制。随后又有多位学者在前会阴入路的基础上提出了多种手术方式，这些手术方式的特点是为了能充分显露，均在会阴体作了不同的切口，这不仅影响女婴的会阴外观，更重要的是不同程度的破坏了会阴体。

为了避免这一不足，我们试图经前庭瘘口来显露和恢复肌肉和直肠肛管的正常解剖关系。王大勇等运用 CT 测量耻骨直肠肌和肛门括约肌群，结果显示中低位无肛肌肉发育良好，耻骨直肠肌已围绕于直肠，外括约肌有不同程度的发育，内括约肌发育多已形成，瘘管结构近似肠管，只是开口位于括约肌中心部的前方。因此我们认为经前庭瘘口和肛隐窝切口将直肠肛门置于括约肌中心具有理论可行性。根据我们术中的体会，经肛隐窝切口完全可以显露和分离肌肉复合体，经前庭瘘口分离和显露瘘管和直肠末端，将瘘管和直肠末端向后拖至肛隐窝切口处，并向上分离直肠少许即可。整个手术过程均在直视下进行，视野显露良好。本组结果亦表明除了 2 例因未按要求扩肛而出现肛门狭窄外，术后未出现严重并发症，无一例出现大便失禁，也未出现直肠回缩、脱垂，36 例临床评分均为优。本组病例虽然未与 PSARP 及前矢状入路方式作比较，但根据我们初步随访结果，所有病例均获得较理想的治疗效果，可以作进一步研究以获得更多的临床比较和长期随访结果。

《医药前沿》2013 年 11 月第 32 期

（陈少明　李进安　周　扬）

肠瘘（fistula of intestine）是指肠管之间、肠管与其他脏器或者体外出现病理性通道，造成肠内容物流出肠腔，引起感染、体液丢失、营养不良和器官功能障碍等一系列病理生理改变。肠瘘可分为内瘘（internal fistula）和外瘘（external fistula）两类。肠内瘘是指肠管之间或者肠管与其他脏器之间出现的病理性通道，肠内容物不流出腹壁，如小肠间内瘘、小肠结肠瘘、小肠胆囊瘘、小肠膀胱瘘等。肠管与体外相通则称肠外瘘。

肠瘘是临床较难处理的疑难病。近年，由于感染控制、营养支持和手术技术的进展，特别是生长抑素、生长激素和介入治疗等方法的应用，其临床治疗效果有所提高。

第一节　病因病理

1.病因　肠瘘的常见原因有手术、创伤、腹腔感染、恶性肿瘤、放射线损伤、化疗以及肠道炎症与感染性疾病等方面。临床上肠外瘘主要发生在腹部手术后，是术后发生的一种严重并发症，主要的病因是术后腹腔感染，吻合口裂开、肠管血运不良造成吻合口瘘。小肠炎症、结核、肠道憩室炎、恶性肿瘤以及外伤伤道感染，腹腔炎症、脓肿也可直接穿破肠壁而引起肠瘘。有些为炎性肠病本身的并发症，如 Crohn 病引起的内瘘或外瘘。根据临床资料分析，肠瘘中以继发于腹腔脓肿、感染和手术后肠瘘最为多见，肠内瘘常见于恶性肿瘤。放射治疗和化疗也可导致肠瘘，比较少见。

2.病理　典型肠瘘的发生发展一般经历 4 个阶段，相继出现以下病理改变。

腹膜炎期：主要发生于创伤或手术后 1 周以内。由于肠内容物经肠壁缺损处漏出，对漏口周围组织产生刺激，引起腹膜炎症反应。其严重程度依瘘口的位置、大小、漏出液的性质和数量不同而异。高位、高流量的空肠瘘，漏出液中含有大量胆汁、胰液，具有强烈的消化、腐蚀作用，而且流量大，常常形成急性弥漫性腹膜炎。瘘口小、流量少的肠瘘则可形成局限性腹膜炎。

局限性脓肿期：多发生于肠瘘发病后 7~10 天。由于急性肠瘘引起腹腔炎症反应，腹腔内纤维素渗出，引流作用，大网膜的包裹，肠漏周围器官的粘连等等，使渗漏液局限、包裹形成局限性脓肿。

瘘管形成期：上述脓肿在没有及时人为引流情况下，可发生破溃，使脓腔通向体表或周围器官，从肠壁瘘口至腹壁或其他器官瘘口处，形成固定的异常通路，脓液与肠液经过此通道流出。

瘘管闭合期：随着全身情况的改善和有效治疗，瘘管内容物引流通畅，周围组织炎症反应消退以及纤维组织增生，瘘管将最后被肉芽组织充填并形成纤维瘢痕而愈合。

病理生理改变肠瘘出现后，除了原有疾病引起的病理生理改变外，肠瘘本身也会引起一系列特有的病理生理改变，主要包括：水电解质和酸碱紊乱、营养不良、消化酶的腐蚀作用、感染以及器官功能障碍等方面。依据瘘口的位置、大小、流量以及原有疾病的不同，对机体造成的影响也不相同。瘘口小，位置低、流量少的肠瘘引起的全身病理生理改变小；高位、高流量的瘘则引起的病理生理改变比较明显，甚至出现多器官功能衰竭（MOF），导致患者死亡。

水电解质和酸碱紊乱：肠瘘按其流出量的多少，分为高流量瘘与低流量瘘。消化液丢失量的多少取决于肠瘘的部位，十二指肠、空肠瘘丢失肠液量大，也称高位肠瘘，而结肠及回肠瘘肠液损失少称低位肠瘘。大量肠液流失引起脱水、电解质和酸碱紊乱，甚至危及患者生命。

营养不良：因肠液丢失，肠液中营养物质和消化酶丢失，消化吸收功能发生障碍，加上感染等因素,更是加重了营养不良,其后果与短肠综合征相同。

消化酶的腐蚀作用:肠液腐蚀皮肤可使皮肤发生糜烂和溃疡甚至坏死,消化液积聚在腹腔或瘘管内,可能腐蚀其他脏器,也可能腐蚀血管造成大量出血,伤口难以愈合。

感染:肠瘘一旦发生后,由于引流不畅而造成腹腔内脓肿形成。肠腔内细菌污染周围组织而发生感染,又因消化酶的腐蚀作用使感染难以局限,如肠瘘与胆道、膀胱相通则引起相应器官的感染,甚至发生败血症。

水电解质和酸碱平衡紊乱、营养不良和感染是肠瘘患者的三大基本病理生理改变,尤其是营养不良和感染在肠瘘患者往往比较严重,而且互为因果,形成恶性循环,可引起脓毒血症和多器官功能障碍综合征(MODS),最后出现多器官功能衰竭(MOF)而死亡。

为了便于指导临床治疗,根据肠瘘的全身及局部病理变化过程,可把整个病理过程分为 3 个阶段。

第一阶段:从肠瘘的发生到病情稳定,一般为 2~3 周。这一阶段的主要矛盾是腹膜炎、腹腔脓肿和由于丢失大量肠液所造成的水、电解质失衡。在治疗上应针对上述几个矛盾采取积极有效的措施,力争使病情早日稳定。

第二阶段:腹膜炎已得到控制,脓肿已被引流,肠液的丢失开始减少,病情相对稳定。随着病期的延长,营养问题将转为主要矛盾,应把减少肠液的丢失、补充营养、促进肠瘘的缩小及伤口愈合放在重要地位。如果此阶段旷日持久,仍可发生其他并发症,甚至导致患者衰竭而死亡。

第三阶段:全身情况从稳定转向好转,体重开始增加,瘘口局部随着肉芽组织的增生和瘢痕的形成而逐渐缩小,大部分管状瘘可自行闭合。不能自行闭合的管状瘘以及唇状瘘,也具备了进行手术修补的条件,经过必要的准备可择期进行手术治疗。

肠瘘本身的病理改变:肠瘘的发展变化与其最终结局总是与肠瘘所在部位的肠管与邻近组织的病理情况密切相关。在早期,肠瘘附近的肠管多有水

肿和炎症,并常伴有相应的动力障碍,因而导致肠内容物的滞留以及肠内压的增高,使瘘口继续增大,瘘出液亦增加。经过引流及抗感染等其他治疗后,肠壁及周围组织的炎症及水肿逐渐消退,肠道的通畅性恢复,瘘口亦随之缩小,流出量开始减少。肠瘘周围粘连、肉芽组织增生形成管状瘘,最后瘘管被肉芽组织填充并形成纤维瘢痕而愈合。这是小肠瘘由小变大,经过妥善处理后再由大变小而最终愈合的过程。

有一部分瘘不能自然愈合,需进一步手术治疗。

肠瘘的分类:临床上,根据瘘口所在部位、经瘘口流出的肠液量、肠道瘘口的数目、肠道是否存在连续性以及引起肠瘘的病变性质等,将肠瘘分为高位瘘与低位瘘、高流量瘘与低流量瘘、单个瘘与多发瘘、端瘘与侧瘘以及良性瘘与恶性瘘等。瘘口位于 Treitz 韧带 100cm 近侧者称高位肠瘘,包括十二指肠瘘及近端 100cm 内的空肠瘘;肠瘘在其远侧者称为低位肠瘘。高位肠瘘肠液丢失多,产生的后果严重,处理亦较困难。如果肠壁部分缺损造成瘘而肠道连续性仍存在者称为侧瘘;如果肠管完全横断或接近横断,肠内容物完全经瘘口流出则称为端瘘,也称完全性瘘。将 24h 空腹肠液排出量>500ml定为高流量瘘,<500ml 称为低流量瘘。肠壁上的瘘口只有 1 个者称为单发瘘,肠壁上瘘口为多个则为多发瘘。由良性疾病所引起的肠瘘称为良性瘘,由恶性肿瘤引起的肠瘘称恶性瘘。

肠瘘的分类可从不同角度进行,常用的分类方有以下几种。

(1)根据病因分类:可分为损伤性、炎症性和肿瘤性等 3 种。

(2)根据解剖部位分类:根据瘘的原发部位而命名。如十二指肠瘘、空肠瘘、回肠瘘和结肠瘘等。有人把十二指肠及十二指肠悬韧带下 100cm 范围内的肠瘘称为高位小肠瘘,远端回肠瘘则称为低位小肠瘘。这种分类主要着眼于可能引起的水、电解质失衡的性质和程度,便于指导临床治疗。

(3)根据肠瘘与皮肤相通的情况分类:可分为间接性(亦称为复杂性)和直接性(亦称为单纯性)。

第二节 诊 断

一、临床表现

肠瘘的临床表现比较复杂，其病情轻重受多种因素的影响，包括肠瘘的类型、原因、患者身体状况以及肠瘘发生的不同阶段等。肠间内瘘可无明显症状和生理紊乱。肠外瘘早期一般表现为局限性或弥漫性腹膜炎症状，患者可出现发热、腹胀、腹痛、局部腹壁压痛和反跳痛等。手术后患者的病状和体征与原有疾病的症状、体征难以区别，临床医师对患者诉腹胀、没有排气排便缺乏足够的重视而将此归结为术后肠蠕动差、肠粘连等，往往失去了对肠瘘的早期诊断。

在瘘管形成、肠液溢出体外以后，则主要表现为：瘘口形成与肠内容物漏出、感染、营养不良、水电解质和酸碱平衡紊乱以及多器官功能障碍等。

1.瘘口形成与肠内容物漏出 肠外瘘的特征性表现是在腹壁可出现一个或多个瘘口，有肠液、胆汁、气体、粪便或食物流出。唇状瘘可在创面观察到外翻的肠黏膜，甚至破裂的肠管。瘘口周围的皮肤红肿、糜烂。由于消化液的作用，可出现大片皮肤或腹壁缺损。十二指肠瘘和高位空肠瘘，流出量可很大，达 4000～5000ml/d，含有大量胆汁和胰液，经口进食的食物很快以原形从瘘口排出；低位小肠瘘，流出量仍较多，肠液较稠，主要为部分消化的食糜；结肠瘘一般流出量少，呈半成形的粪便，瘘口周围皮肤腐蚀较轻。肠间内瘘可表现为不同程度的腹泻，应用止泻剂无效。肠道与输尿管、膀胱或者子宫发生的瘘，则可出现肠内容物随尿液或者从阴道排出，或者尿液随大便排出。

2.感染 感染是肠瘘发生和发展的重要因素，也是主要临床表现之一。腹腔感染，特别是腹腔脓肿可引起肠瘘。肠瘘发生初期肠液漏出会引起不同程度的腹腔感染、腹腔脓肿，如病情进一步发展还可出现弥漫性腹膜炎、脓毒血症等临床表现。

3.营养不良 由于肠内容物特别是消化液的漏出，造成消化吸收障碍，加上感染、进食减少以及原发病的影响，肠瘘患者大多出现不同程度营养不良，可有低蛋白血症、水肿、消瘦等相应的临床表现。

4.水电解质和酸碱平衡紊乱 依肠瘘的位置类型、流量不同，有程度不等的内稳态失衡，可以表现多样，常见的是低钾、低钠、代谢性酸中毒等。

5.多器官功能障碍 肠瘘后期，病情得不到控制，可出现多器官功能障碍，较易出现胃肠道出血、肝脏损害等。此外，肠瘘患者还可能存在一些与瘘发生相关的疾病，如消化道肿瘤、肠粘连、炎性肠病、重症胰腺炎以及多发性创伤等，出现相应的临床表现。

十二指肠瘘发生后，患者常表现为突然出现的持续性腹痛，以右上腹最明显，局部腹壁肌肉紧张、压痛、反跳痛，可伴有高热、脉速，白细胞升高。一般发生于十二指肠溃疡穿孔、胃切除术后十二指肠残端吻合口瘘、盲襻梗阻、十二指肠憩室以及内镜检查损伤等。症状的严重程度与漏出液的多少有关。瘘孔较小，漏出物仅是少量的黏液和十二指肠液，症状较轻，愈合较快；若瘘口较大则有大量的水样胆汁漏出，伤口附近的皮肤很快发生糜烂，大量消化液的流失，很快发生水、电解质紊乱，甚至导致死亡。

空肠回肠内瘘常有腹泻，外瘘则有明显的肠液外溢，瘘口皮肤红肿、糜烂、疼痛，并常有腹腔感染。长期外瘘，肠液丢失量大则出现不同程度的营养不良。当肠腔与其他脏器，如泌尿系等相通时，常出现相应器官的感染症状。肠瘘的远端常有部分或是完全性梗阻。持久的感染、营养摄入困难可造成营养不良，体重迅速下降。

（陈 鹏 韩 佳 段 然）

二、检查方法

瘘管造影：通过口服染料或者通过插入瘘口的导管或直接用注射器注入瘘管内，行瘘管造影。口服经过稀释的骨炭粉或亚甲蓝后，定时观察瘘口，记录骨炭粉或亚甲蓝排出的量和时间。如有染料经创口排出则肠瘘诊断明确；根据排出时间，可粗略估计瘘的部位；根据排出量的多少，可初步估计瘘口大小。瘘管造影有助于明确瘘的部位、大小、瘘管的长短、走行以及脓腔范围，还可了解与肠瘘相关的部分肠襻的情况。

三、其他辅助检查

1.腹部平片　通过腹部立、卧平片检查了解有无肠梗阻，是否存在腹腔占位性病变。

2.B超　可以检查腹腔内有无脓肿及其分布情况，了解有无胸腹水，有无腹腔实质器官的占位病变等，必要时可行B超引导下经皮穿刺引流。

3.消化道造影　包括口服造影剂行全消化道造影和经腹壁瘘口行消化道造影，是诊断肠瘘的有效手段。常可明确是否存在肠瘘、肠瘘的部位与数量、瘘口的大小、瘘口与皮肤的距离、瘘口是否伴有脓腔以及瘘口的引流情况，同时还可明确瘘口远、近端肠管是否通畅。如果是唇状瘘，在明确瘘口近端肠管的情况后，还可经瘘口向远端肠管注入造影剂进行检查。

对肠瘘患者进行消化道造影检查，应注意造影剂的选择。一般不宜使用钡剂，因为钡剂不能吸收亦难以溶解，而且会造成钡剂存留在腹腔和瘘管内，形成异物，影响肠瘘的自愈；钡剂漏入腹腔或胸腔后引起的炎性反应也较剧烈。一般对早期肠外瘘患者多使用60%泛影葡胺。将60%泛影葡胺60～100ml直接口服或经胃管注入，多能清楚显示肠瘘情况。肠腔内和漏入腹腔的泛影葡胺均可很快吸收。不需要将60%的泛影葡胺进一步稀释，否则造影的对比度较差，难以明确肠瘘及其伴随的情况。造影时应动态观察胃肠蠕动和造影剂分布的情况，注意造影剂漏出的部位、漏出的量与速度、有无分支叉道和脓腔等。

4.CT　CT是临床诊断肠瘘及其并发腹腔和盆腔脓肿的理想方法。特别是通过口服胃肠造影剂，进行CT扫描，不仅可以明确肠道通畅情况和瘘管情况，还可协助进行术前评价，帮助确定手术时机。炎症粘连明显的肠管CT检查表现为肠管粘连成团、肠壁增厚和肠腔积液。此时手术，若进行广泛的粘连分离，不但不能完全分离粘连，还会造成肠管更多的继发损伤，产生更多的瘘，使手术彻底失败。

5.肠镜检查　对于小肠和结肠相通的肠瘘和结肠和其他器官相通的肠瘘有直观的诊断意义。（图21-1～21-5）

6.其他检查　对小肠胆囊瘘、小肠膀胱瘘等应进行胆管、泌尿道造影等检查。

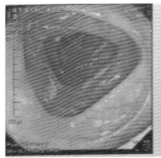
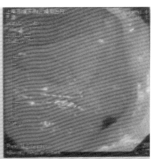

图21-1　结肠镜检查见：慢性结肠炎、结肠瘘口形成

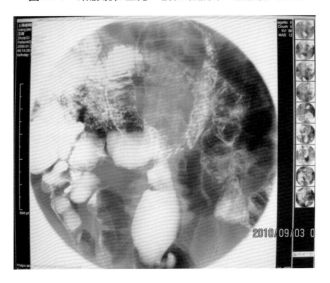

图21-2　结肠气钡双层造影：经肛门注入钡剂，见部分造影剂于乙状结肠远端直达空肠，造影剂在乙状结肠远端和空肠瘘管处进入。未见造影剂向周围组织及间隙扩散

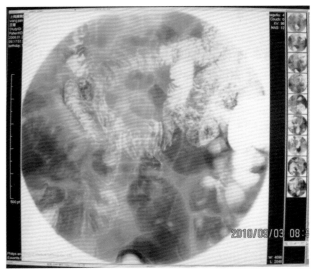

图21-3　结肠气钡双层造影：经肛门注入钡剂，见部分造影剂于乙状结肠远端直达空肠，造影剂在乙状结肠远端和空肠瘘管处进入。未见造影剂向周围组织及间隙扩散

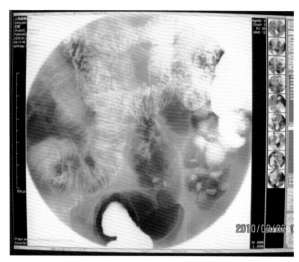

图 21-4 结肠气钡双层造影：经肛门注入钡剂，见部分造影剂于乙状结肠远端直达空肠，造影剂在乙状结肠远端和空肠瘘管处进入。未见造影剂向周围组织及间隙扩散

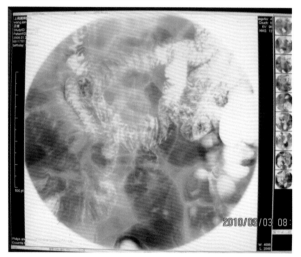

图 21-5 结肠气钡双层造影：经肛门注入钡剂，见部分造影剂于乙状结肠远端直达空肠，造影剂在乙状结肠远端和空肠瘘管处进入。未见造影剂向周围组织及间隙扩散

四、鉴别诊断

1.消化道穿孔 可突发剧烈的腹痛，腹部透视可发现膈下游离气体，具有腹膜炎的体征。

2.肠道炎性疾病 包括细菌性痢疾、溃疡性结肠炎、克罗恩病等，这些疾病可出现腹痛、腹泻、黏液血便，结肠镜检查可资鉴别。

3.结肠癌 两病的好发年龄相近，偶可同时存在，临床表现部分重叠，都可出现肠梗阻、出血、穿孔及瘘管形成等并发症。钡剂灌肠有助于鉴别，黏膜不规则，肠腔充盈缺损系结肠癌的放射学征象。结肠镜检查及黏膜活检对于结肠癌有诊断意义。

4.结肠克罗恩病（Crohn's disease） 结肠克罗恩病有腹痛、发热、外周血白细胞升高、腹部压痛、腹部包块等表现，瘘管形成是其特征，这些症状、体征与憩室炎相似。内镜和 X 线检查可发现铺路石样改变的黏膜，较深的溃疡，病灶呈"跳跃"样分布有助于鉴别。内镜下黏膜活检如发现非干酪性肉芽肿则有诊断价值。

5.溃疡性结肠炎 可表现为发热、腹痛、血便，外周血白细胞增多，结肠镜下可见黏膜呈弥漫性炎症、充血、水肿。随病情发展，可出现糜烂、溃疡、假性息肉，溃疡之间残存黏膜萎缩，晚期有肠腔变窄，结肠袋消失等表现。病检可见杯状细胞减少及隐窝脓肿等改变。

6.缺血性结肠炎 缺血性结肠炎好发于老年人，可与结肠憩室病同时发生。临床表现多为剧烈腹痛后解黑大便。钡剂灌肠检查见到特征性的拇指纹征象可诊断缺血性结肠炎。结肠镜检有助于诊断本病。

第三节 治 疗

一、治疗原则

肠瘘的治疗目的是设法闭合瘘管，恢复肠管的连续性，纠正肠液外溢所致的各种病理生理改变。20 世纪 70 年代以前，治疗肠瘘的首选方法是紧急手术修补肠瘘，当时公认的原则是"愈是高位的瘘，愈要尽早手术"。但是，由于对肠瘘的病理生理学了解不够，将肠瘘的处理原则等同于十二指肠溃疡穿孔、外伤性肠穿孔等，希望能一次修补成功，而事实上由于腹腔内感染严重，肠襻组织不健康且愈合不良，早期手术失败率高达 80%。

20 世纪 70 年代初期，随着 TPN 的临床应用，肠瘘患者的营养障碍问题可得到解决，加上各种抗生素的应用，对肠瘘感染的有效控制，肠瘘的治疗策略出现了根本性的转变，以采用各种非手术治疗促进肠瘘的自行愈合为主，而确定性手术治疗是最后的选择措施。TPN 不仅可以改善患者营养不良，而且可减少肠液分泌量 50%～70%，有利于肠瘘的愈合。20 世纪 80 年代后期，生长抑素应用于肠瘘的治疗，使肠液的分泌再减少 50%～70%，24h 空腹肠液流出量由 2000ml 左右减少至 200ml 左右。20 世纪 90 年代以后，重组人生长激素应用于临床，可促进蛋白质合成与组织修复，使肠瘘非手术治疗的治愈率进一步提高。

目前，肠瘘的基本治疗原则是：根据肠瘘的不同类型和病理生理情况，采取有效的营养支持、抗感染、减少肠液分泌、封堵瘘管、维持内环境稳定、促进瘘管愈合以及选择性手术治疗等综合措施，以提高早期治愈率。一些研究正在探索在有效的营养支持和抗感染前提下，通过生长抑素和生长激素的适当联合应用，对肠外瘘患者实施早期确定性手术，提高早期手术修补肠瘘的成功率和早期治愈率，并缩短疗程。

二、治疗措施

（1）纠正水电解质和酸碱平衡紊乱：水电解质和酸碱平衡紊乱是高流量肠瘘的严重并发症，也是肠瘘早期死亡的主要原因。其病因包括消化液的大量丢失；严重腹腔感染所致的高分解代谢；胰岛素拮抗，糖利用障碍，出现高血糖；难以纠正的酸中毒；以及在肠瘘的治疗过程中，不恰当的营养支持和液体补充等。因此，肠瘘所致的水电解质和酸碱平衡紊乱比较复杂，形式多种多样，并且贯穿整个病程和治疗过程中，随瘘流量的改变，感染控制程度的不同，紊乱的程度也会发生改变。在肠瘘的治疗过程中，必须自始至终注意纠正水电解质和酸碱平衡紊乱。

维持水电解质和酸碱平衡的基本措施是保证正常的水电解质和酸碱补充，控制肠液漏出，及时发现和纠正水电解质紊乱。对肠瘘患者应注意监测 24h 出入量、血电解质、血气分析、血细胞比容、血浆渗透压、尿量、尿比重、尿电解质等。特别要注意有无低钾血症、低钠血症和代谢性酸中毒。

肠瘘治疗过程中既可出现高钾，也可出现低钾，而患者可无明显症状。由于细胞内外钾离子的交换是缓慢的，并需消耗一定的能量，因此血清钾并不能完全代表和反映总体钾的量及其变化。在肠瘘的治疗过程中，随着感染的控制，机体由分解代谢转向合成代谢，对钾离子的需求也会增加。在临床上

补钾时应当多作监测，并不宜在短期内将所缺失的钾全部补充。补充钾的制剂一般应用 10%氯化钾加入液体中。对并发有高氯血症的患者可用谷氨酸钾。补充的途径可经外周静脉、中心静脉和经瘘口灌入或口服。对于需大量补钾的患者一般采用中心静脉给予，并应当进行心电监测，防止引起心律失常。

（2）营养支持：肠瘘患者营养支持的目的是改善营养状况和适当的胃肠功能休息。有效的营养支持不仅使患者营养状况改善，促进合成代谢，而且增强机体免疫力，使感染易于控制，提高肠瘘的治愈率。营养支持基本方法包括肠外营养（PN）和肠内营养（EN）两种，但所用的营养成分组成和具体途径可以多种（参见肠内肠外营养）。

1）肠瘘营养支持的原则：肠瘘营养支持，应当根据患者全身状况、肠道功能情况和治疗阶段与治疗目的，在适当的时机选择适当的营养支持方式，添加适当的营养物质，以达到最佳的营养支持效果。

A.肠瘘早期（严重感染期）：由于大量肠液丢失引起严重的水、电解质和酸碱平衡紊乱，严重的腹腔感染，甚至出现低血容量性或感染性休克。此时的治疗重点是维持生命体征，纠正内稳态失衡，改善腹腔引流以及抗感染治疗，营养支持一般不作为治疗重点。在休克和内环境紊乱的情况下，不适当地进行营养支持反而使病情复杂化，加重机体代谢紊乱。

B.慢性肠瘘期：此期大致在肠瘘发生 3～5 天以后。机体仍然存在感染但相对较轻，由于肠液漏出，营养障碍比较明显，机体代谢率提高，处于高分解代谢状态。此阶段由于腹腔感染存在，肠功能差，肠外营养成为惟一的营养支持方式。此时的营养支持应当遵守代谢支持的原则：降低非蛋白热量（NPC）和葡萄糖负荷，适当增加脂肪比例，提高氮量，避免"过度营养"。为提高营养支持的效果，也可加用环氧化酶抑制剂如吲哚美辛（消炎痛）等进行代谢调理，减少蛋白的丢失。

C.肠瘘康复期：病情稳定，感染和内环境紊乱得到适当控制，瘘口开始缩小，漏出液减少，肠瘘成为可控制的瘘。应根据肠瘘的部位、类型和肠道通畅情况，选择合理营养支持方式。对于多发瘘、完全性瘘、瘘的远端肠梗阻等肠功能障碍者只有继续行肠外营养，以平衡型营养液为主，即糖、脂与氮的比例、氨基酸的组成均按正常需要配制，可以提高热卡，加用生长激素，促进蛋白质合成。在肠

道功能基本康复，肠道连续性恢复后，特别是瘘口已经进行了有效封堵后，可行 EN。D.围手术期：根据病情可选用 PN，或 PN EN，或 EN。

2）肠外营养（PN）：PN 用于肠瘘患者具有以下优点：①营养素全部从静脉输入，胃肠液的分泌量明显减少，经瘘口溢出的肠液量也随之减少。②补充水、电解质比较方便。③由于营养素可经肠外补充，肠道可以得到适当休息，也可不急于手术恢复肠道连续性。④部分肠瘘经过 PN，溢出的肠液减少，感染控制，营养改善而可以自愈。⑤围手术期应用 PN 提高了手术成功率。

肠瘘患者进行 PN 一般时间较长，也有不足之处：肠瘘大多并发严重的感染，全身营养和免疫功能较差，PN 时导管败血症发生率较高；在腹腔感染时，应用 PN 容易产生淤胆、PN 性肝病等代谢并发症；长期 PN，还可引起肠黏膜萎缩，肠屏障功能受损和细菌易位；另外，PN 的费用比较昂贵。为了克服上述缺点，可以采取 3 个方面措施，一是严格的无菌技术，尽量缩短 PN 时间；二是改变 PN 的配方，如添加特殊营养素、药物等，减少并发症；三是尽快过渡到 EN 或肠瘘患者肠外营养的基本要求：确定合理的热量、氮量；尽可能测量患者静息能量消耗（REE）并据此确定热量的补充量，无条件者可按照患者的应激状态粗略计算供给量。一般轻度至中度应激者给予的非蛋白质热量分别为 104.6～125.5KJ/（kg·d）及 125.5～146.4kJ/0.2～0.3g/（kg·d）。

三、手术治疗

（1）肠瘘手术治疗的适应证：随着非手术治疗方法和效果的提高，肠瘘的手术治疗适应证明显减少，但在下列情况下，应考虑手术治疗：为控制感染而行脓肿手术引流或者腹腔造口引流；为补充营养而行空肠造口术；为控制肠瘘并发的胃肠道或腹腔大出血而行相应的手术；肠瘘经非手术治疗后不愈合，患者全身情况良好，无重要器官功能障碍等禁忌证，并具有以下适应证：①肠瘘的远端肠管有梗阻。②瘘管周围瘢痕组织过多，瘘管内已经上皮化。③瘘口的黏膜外翻与皮肤愈合，形成唇状瘘者。④瘘口部有异物存留。⑤肠瘘附近有脓腔、引流不畅。⑥肠襻上有多个瘘存在，即多发性瘘。

继发于特殊病因的肠瘘，如肿瘤、溃疡性结肠炎、局限性肠炎、肠 Behcet disease 等。

（2）肠瘘手术治疗的基本方式：

1）肠切除吻合术：方法是切除包括肠瘘在内的楔形肠壁或部分肠管后行肠吻合。这是最常用、效果最好的一种方式，其手术创伤小、损失肠管少，适用于大多数空肠瘘、回肠瘘和结肠瘘。

2）肠瘘修补术：包括带蒂肠浆肌层片覆盖修补术和肠襻浆膜层覆盖修补术。对十二指肠、直肠上段等部位的瘘，在广泛粘连的情况下，行切除吻合较困难，可行带蒂肠浆肌层片覆盖修补术，其方法是：将瘘口缝合后，在其附近截取一段肠管制成带蒂肠浆肌层片覆盖瘘口之上，可使瘘口较好愈合。这一术式操作简单，成功率高。肠襻浆膜层覆盖修补术的方法是将一段肠襻上提覆盖于缝合的瘘口上，一般采用 Roux-X 式肠襻。这一术式由于需游离大段肠管，应用有时较困难。

3）肠瘘旷置术：方法是将瘘口所在肠襻的远、近侧肠管行短路吻合以旷置肠瘘所在的肠段，待以后再行二期手术切除，或等待肠瘘的自愈。适用于粘连严重、无法进行肠瘘部肠襻分离的肠瘘。旷置术的具体吻合方式有 3 种：①瘘口的远近侧肠管侧侧吻合。这种方式的转流效果不完全，瘘口仍有肠液流出，仅在远、近侧肠管游离困难时选用；②近侧肠管切断，近瘘的一端封闭，另一端与远侧肠段行端侧吻合；③远、近侧肠段切断，近瘘的两残端封闭，另两端作对端吻合。这种方式转流效果较好，此较常用。

4）十二指肠空肠 Roux-Y 式吻合术：当十二指肠瘘的瘘口较大，切除缝合有困难时，可以将空肠上提与十二指肠瘘作端端或端侧吻合术，使十二指肠液进入空肠。由于十二指肠瘘口组织不够健康，愈合力差，有再瘘的可能，效果不及带蒂肠浆肌层片修补术。

5）其他手术方式：包括瘘管切除、切开引流和肠造口术等方法。

（3）肠瘘手术治疗围手术期处理：术前应对患者全身情况认真评估，了解瘘管、瘘口和胃肠道功能情况，并行严格的肠道准备。

加强营养支持和防治感染（具体原则和方法同上）。

注意防治手术并发症。肠瘘手术的常见并发症是感染、肠管损伤和肠梗阻，应注意观察和防治。

四、其他治疗

肠瘘的治疗还应注意对其他器官功能维护和病变的治疗。由于肠瘘属胃肠科疑难病危重病，尤其是早期未能发现，导致腹腔严重感染和多发性脓肿形成的患者，可能存在不同程度的心、肺、肝、肾等器官功能障碍，在治疗过程中应注意监测和维护。

五、并发症

1.肠瘘患者大多出现不同程度营养不良　可有低蛋白血症、水肿、消瘦、低钾、低钠、代谢性酸中毒等。

2.肠瘘　病情进一步发展还可出现弥漫性腹膜炎、脓毒血症等。还可能存在一些与瘘发生相关的疾病，如消化道肿瘤、肠粘连、炎性肠病、重症胰腺炎以及多发性创伤。

六、预后

肠瘘是多种疾病和损伤引起的一种复杂的并发症，常常在原发病的基础上又出现新的病理生理学改变，其治疗一直是胃肠内外科临床的一个难题。肠瘘的病死率在 20 世纪 60 年代时相当高，高达40%～65%；70 年代以来，由于治疗策略的改进、有效的营养支持方法的应用、重视患者整体情况的监测治疗和有效的抗感染等等，肠瘘的病死率明显下降，一般在 5.3%～21.3%。

决定肠瘘预后的主要因素是肠瘘发生部位、肠瘘类型、引起肠瘘的原因、腹腔感染的严重程度以及肠瘘的治疗策略和方法等。肠瘘的 3 大死亡原因是水电解质和酸碱平衡紊乱、营养不良以及感染。

水电解质和酸碱平衡紊乱、营养不良和感染是肠瘘患者的三大基本病理生理改变，尤其是营养不良和感染在肠瘘患者往往比较严重，而且互为因果，形成恶性循环，可引起脓毒血症和多器官功能障碍综合征（MODS），最后出现 MOF 而死亡。

肠瘘治疗失败的原因有：感染未能得到有效控制，感染及感染引发的多器官功能障碍综合征（MODS）是治疗失败的主要因素，占死亡患者的90%。

特殊病因引起的肠外瘘，如 Crohn 病、放射性损伤、恶性肿瘤等，缺乏有效的治疗措施。

并发其他重要脏器病变，如肿瘤、肝病和心血管病变。

（彭　杰　陶晓兰）

附：病例报道

一例复合型复杂性肠瘘病例（浦南医院肛肠科）

患者：王某，男，46 岁，大便次数多，伴反复出血，门诊以小肠瘘、乙状结肠瘘、痔疮于 2008年 1 月 24 日入院。

患者 4 年前因自残吞食牙刷，当时未排出，此后反复发作腹痛，未做特殊治疗，约五月后大便时牙刷排出，此后腹痛症状未在出现，但大便次数增多，一天大便 5～6 次，先排稀水样大便，然后排出成型大便，有时大便出血，约一月一次，出血量不多，色鲜红，未做检查治疗。查体：腹平，未见胃肠型蠕动波，未见腹壁静脉曲张，全腹无压痛及反跳痛，无肌卫，肝脾肋骨下未及，墨菲氏征阴性，肝区无叩击痛，肾区无叩痛，五移动性浊音，肝浊音届正常，肠鸣音 5 次/分，肛肠专科检查。膀胱截石位，肛周见混合痔脱出，指诊直肠正常。结肠镜检查（2005 年）示：乙状结肠瘘，钡灌肠检查（2005年）报告：乙状结肠小肠瘘。

入院后检查：2008 年 1 月 22 日，粪常规：黄糊状，隐血阴性，血常规正常，肝功能正常，肾功能正常，血糖 6.1mmol/L，凝血酶原时间正常，肠镜提示慢性结肠炎，结肠瘘口形成，心电图报告窦性心动过缓，肢导联低电压，逆钟向转位，B 超肝、胆、胰腺、脾、前列腺正常，2008-1-24BE（195121）乙状结肠小肠瘘形成。（图 21-6～21-11）

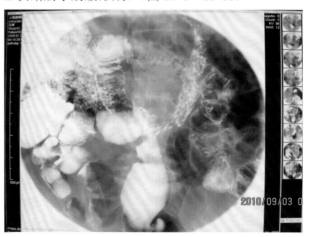

图 21-6　结肠气钡双层造影：经肛门注入钡剂，见部分造影剂于乙状结肠远端直达空肠，造影剂在乙状结肠远端和空肠瘘管处进入。未见造影剂向周围组织及间隙扩散

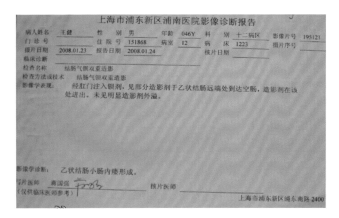

图 21-7 乙状结肠小肠内瘘形成

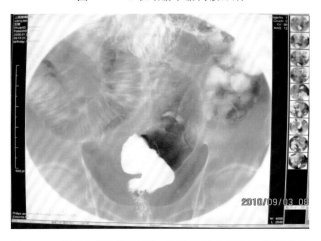

图 21-8 结肠气钡双层造影：经肛门注入钡剂，见部分造影剂于乙状结肠远端直达空肠，造影剂在乙状结肠远端和空肠瘘管处进入。未见造影剂向周围组织及间隙扩散

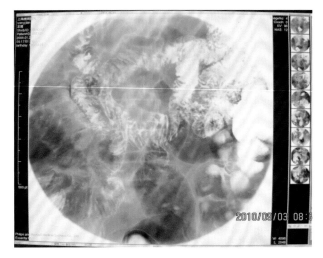

图 21-9 结肠气钡双层造影：经肛门注入钡剂，见部分造影剂于乙状结肠远端直达空肠，造影剂在乙状结肠远端和空肠瘘管处进入。未见造影剂向周围组织及间隙扩散

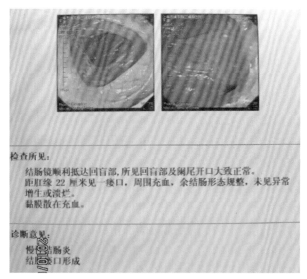

图 21-10 结肠瘘口形成

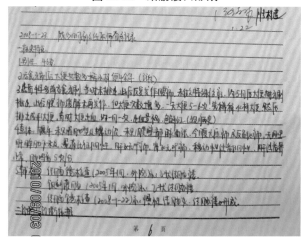

图 21-11 原始门诊病例

完善检查，进一步明确诊断，排除手术禁忌证，于 2008 年 1 月 30 日手术，剖腹检查：取左下腹，经腹直肌切口长约 12 厘米，逐层切开，进入腹腔，见腹腔内无渗液，距腹膜返折上约 10 厘米处乙状结肠与空肠间形成内瘘，瘘口直径 1 厘米，周围肠壁和肠系膜形成粘连。分离粘连，解剖瘘口，切开使空肠和结肠分解。空肠瘘口用 3-0 可吸收线连续锁边缝合，浆肌层内翻加固，结肠处同样方法缝合。检查修补处肠管血运好，无狭窄，无张力。检查术野无出血，术尔泰冲洗腹腔，吸尽液体，在修补处放置乳胶引流管一根，左下腹造口引出固定，连续关闭腹膜，缝合腹壁各层。

乙状结肠小肠瘘管切除＋小肠乙状结肠修补术，手术顺利，术后康复良好，无不良反应，切口 II/甲愈合，住院 19 天痊愈出院。

（陈少明）

内镜下发现十二指肠-结肠瘘 1 例

（聂川等中华消化内镜杂志）

病历摘要：患者男，78岁，因腹痛伴呕吐、间断黑便、消瘦2个月余前来就诊。患者既往有高血压病史。入院查体：体温36.8cc，脉搏90次/mm，血压140/80mmHg（lmmHg=0.33kPa），心肺未见明显异常，腹平软，脐周压痛，右上腹可扪及可疑包块，伴有深压痛，无反跳痛，移动性浊音阳性，肠鸣音减弱。胃镜检查：十二指肠降段近水平段见一直径约1.5cm的瘘口，间断见乳糜样液体流出（图21-12）。

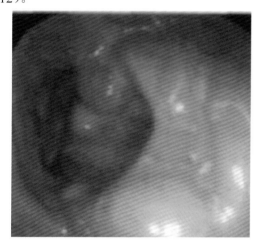

图 21-12　内镜诊断：十二指肠-结肠瘘

即行消化道造影检查：钡剂可顺利通过食管，食管边缘光整，黏膜显示清晰，无破坏中断；胃呈钩型，蠕动波符合生理，管壁光滑柔软，未见充盈缺损或龛影，胃窦部钡剂涂布不均，黏膜结构粗糙，小沟小区不等，底体部正常；十二指肠球部显示扩张，十二指肠降段可见一瘘口，直径约2cm，钡剂通过瘘口流入升结肠（图21-13）。

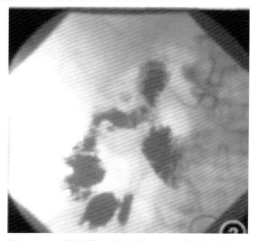

图 21-13　消化道造影诊断：十二指肠-结肠瘘

进一步肠镜检查：进境至肝区，局部黏膜糜烂质脆，表面附着白苔，肠腔狭窄，镜身不能通过（图21-14）。

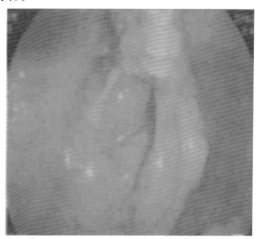

图 21-14　肠镜检查

腹部立位片检查：腹部可见大量肠气及内容物分布，双侧膈肌下未见游离气体，肠腔未见气液平面（图21-15）。

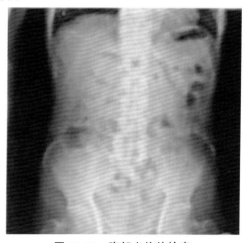

图 21-15　腹部立位片检查

结合内镜及影像学检查基本确诊为十二指肠-结肠瘘，请外科会诊后转普通外科手术治疗。

术中见肝脏右前叶与结肠肝曲及十二指肠紧密粘连，可触及一硬质包块，考虑为肠道肿瘤，行肝部分切除后分离粘连肠管，见结肠肝曲约4.0cm×4.0cm瘘口，与十二指肠降段相通，肿瘤侵犯十二指肠降段外侧壁，至远端明显狭窄，行肝部分切除术、十二指肠切除一吻合术、右半结肠切除术。

术后诊断：结肠癌肝十二指肠侵犯，十二指肠-结肠瘘。

术后病理：结肠腺癌。

结肠癌是发生于结肠部位的常见的消化道恶性肿瘤，好发部位为直肠及直肠与乙状结肠交界处。

大肠癌的转移途径主要有直接蔓延、淋巴转移、血道转移、种植转移4种，本例患者属直接蔓延，癌浸润到浆膜后，直接蔓延到十二指肠、肝脏，并与十二指肠形成瘘，为肿瘤较晚期才会出现，临床上极为少见。公认的治疗结肠癌的方法是以手术为主，并辅以化疗、免疫治疗、中药以及其它支持治疗的综合治疗。本例术中探查发现有完整切除可能，遂行肿瘤切除术。

附：临床传真

29例腹部手术后肠外瘘的治疗分析

沈健，张超. 第三军医大学学报，2007，29（17）：1733-1734

腹部手术后并发肠外瘘不多见，但却非常严重，其病死率为15%～20%。随着对肠外瘘的病理生理改变的进一步认识，肠外瘘的治疗逐渐发展为有营养支持、控制感染、生长抑素、生长激素、外科手术的联合治疗，提高了肠外瘘的治愈率。

腹部手术后并发肠外瘘不多见，但却非常严重，其病死率为15%～20%。随着对肠外瘘的病理生理改变的进一步认识，肠外瘘的治疗逐渐发展为有营养支持、控制感染、生长抑素、生长激素、外科手术的联合治疗，提高了肠外瘘的治愈率，本科自1999年1月至2005年11月共收治腹部手术后并发肠外瘘患者29例，我们对该组临床资料进行分析，探讨治疗方法，现报告如下。

1.资料与方法

（1）一般资料：本组肠外瘘29例，其中男性22例，女性7例，年龄18～76（44.2±7.6）岁。高位小肠外瘘6例（瘘位于近端空肠100cm以内），低位小肠外瘘10例，结直肠外瘘13例，其中高流量瘘（>500ml/d）10例（34.5%），其他19例为低流量瘘；管状瘘为24例，唇状瘘5例；腹部手术的原发疾病主要是肠梗阻5例，腹部外伤4例，胃肠道肿瘤3例，胃肠道良性疾病7例，炎性肠病5例，胆道疾病3例，胰腺疾病2例；致瘘的主要原因为吻合口破裂（含阑尾残端瘘）11例（37.9%），手术损伤9例（31%），腹部外伤（未经处理或遗漏）4例（13.8%），肿瘤复发（由于肿瘤切缘距离不够而致残留）3例（10.3%），急性胰腺炎2例（6.9%）。发生瘘的时间为术后第1天至术后1个半月。

（2）治疗方法

1）非手术治疗：①禁食，持续胃肠减压2周左右；②持续通畅的腹腔引流；③加强抗感染；④颈内静脉插管行全肠外营养（total parenteral nutrition，TPN），每日补充非蛋白质热量104.67～125.60kJ/（kg·d）；蛋白质为15g/（kg·d），具体补液方案如下：11.4%复方氨基酸500ml、10%（或20%）脂肪乳500（或250）ml、10%葡萄糖1 500～2 000ml、谷氨酰胺100ml、复合微量元素10ml、水溶性维生素467.07mg、脂溶性维生素10ml、胰岛素注射液20～32U，混合液热量6 012.24～6 849.60kJ。支持时间为16～45d，等到引流量减少到100ml以下，腹壁窦道形成，腹腔感染局限时，逐渐应用肠内营养（enteral nutrition，EN），即6例高位瘘患者经瘘口向小肠远端置入内径为1mm的硅胶或聚氨酯的喂养管予以肠内营养。肠内营养液开始时可用12.5%～15.0%的浓度，温度40℃左右，每小时滴注40～50m，1以后逐渐增加滴入量和浓度，最多每日可供能量10 467～12 560kJ。⑤生长抑素、生长激素序贯治疗，6例高流量瘘在感染基本控制后，予思他宁（Stalin，生长抑素14肽）首剂250μg静推冲击量，然后6mg静脉泵入维持24h（250μg/h），疗程7～19d。之后3例患者待血象恢复正常，胃肠功能基本正常，引流量明显减少（100ml/d）后再给予生长激素肌注，8～10U/d，连续使用12～18d。

2）手术治疗：29例中，瘘口不能自愈行确定性手术11例，距第1次腹部手术时间为1～36个月，平均3.5个月。其中6例行肠切除吻合术，3例行肠修补术，1例行肠短路吻合术，1例行肠造口术。

2.结果 本组经非手术治疗的18例中，瘘口自愈12例，平均自愈时间28d，死亡2例，4例带腹腔引流管出院恢复性治疗。11例手术中，9例成功，死亡2例。死亡原因：腹腔感染引流不畅继发脓毒血症3例，重度营养不良引发多器官功能衰竭1例。

3.讨论

（1）感染的控制：感染是肠外瘘患者治疗失败的主要原因，本组中3例是由于腹腔感染时用烟卷引流，引流不畅继发脓毒血症而致死亡。早期有效的用双套管负压深坑引流（sumpdrain）或三腔管负压引流是控制感染的关键；另一方面，早期根据腹腔感染主要为革兰阴性杆菌及大量各类厌氧菌混合感染的特点，选择强力广谱抗生素（第3代头孢菌素或喹诺酮类药物）与抗厌氧菌药（甲硝唑）联合应用，再根据腹腔脓液及血培养结果调整抗生素种类和疗程，注意二重感染，这样有效降低感染及炎性刺激所致组织蛋白的丢失，直接提高生存率。

（2）营养支持：营养状况的改善在整个疾病预后中占有非常重要的地位，本组死亡1例就是因为患者因为经费原因拒绝支持治疗而出现重度营养不良引发多器官功能衰竭。全肠外营养（TPN）在保证水、电解质平衡以及人体所需各种营养物质供应和能量供应充分的前提下，使胃肠道分泌量大为减少，加用生长抑素可进一步减少胃肠外瘘的分泌及消化酶的含量，有助于合并的严重感染得以控制，对提高管状瘘的治愈率与确定性手术的成功率都起着积极的作用。而近年来发现肠内营养支持不仅可以纠正治疗对象的营养不足，而且还能通过其中特异营养物的药理学作用达到治疗目的。等到患者肠功能康复后逐步过度到肠内营养。本组均先后在患者肠外瘘引流明显减少（<100ml/d，排除引流不畅的可能），感染局限，腹膜炎症状消失，腹壁窦道形成，造影确定肠瘘远端肠道通畅，应用了肠内营养。对高位肠瘘，可通过瘘口置营养管到远侧肠腔灌注要素膳、匀浆膳及混合配方膳等肠内营养制剂，显著提高瘘的自愈率和手术的成功率。本组患者经非手术治疗18例中，瘘的自愈率为66.7%（4例带腹腔引流管出院恢复性治疗），经手术治疗11例，成功率为81.8%。

（3）生长抑素和生长激素的应用：生长抑素能抑制各种胃肠激素分泌，减少肠液溢出量，有利于胃肠黏膜微循环改善及黏膜修复，促进肠外瘘形成完整的瘘道。生长激素可以提高肝细胞中mRNA的表达，促进蛋白质合成，有利于创面和肠黏膜的生长可促进组织修复，两者序贯应用可促进肠外瘘愈合，即先用生长抑素减少引流量，再用生长激素促进上皮增生。本组6例高流量瘘在感染基本控制后，予以思他宁首剂250μg静推冲击量，然后6mg静脉泵入维持24h（250μg/h），疗程7～19d，之后3例患者待血象恢复正常，胃肠功能基本正常，引流量明显减少（100ml/d）后再给予生长激素肌注，8～10U/d，连续使用12～18d，瘘口自愈。

（4）适时的手术治疗：本组中1例肠梗阻术后瘘1个月即行肠切除肠吻合术致更严重的多发瘘，再瘘后4d又手术，但失败。可见把握手术时机和手术指征十分重要，任建安等认为，应从下面几个方面把握手术指征：①肠外瘘已无自愈可能；②大多数唇状瘘不易自愈；③瘘口远端肠道有梗阻；④瘘

管周围疤痕组织过多，管内已有上皮增生或有异物残留；⑤继发于特殊疾病如肿瘤、结核、局限性肠炎等的肠瘘也多需手术治疗。值得提出的是在严重腹腔感染或全身感染，低蛋白，内环境紊乱的状况下，任何手术都难以获得成功，应引起临床医师高度重视。当然，现在有些学者认为在具备以下条件者亦可进行早期确定性手术：①瘘发生后2周以内；②除腹腔感染外，无其他严重并发症；③无严重营养不良；④确定性手术不复杂；⑤应用生长抑素和生长激素序贯使用治疗。

总之，腹部手术后肠外瘘的发生，往往伴随很长的住院时间和巨额的医疗费用。因此，在研究如何提高肠外瘘治疗水平的同时仍应强调术中肠外瘘的预防。

参考文献

[1]EversBM. Smallbowel[M]Townsend CM，BeauchampD R，EversM B，et al. Sabiston Textbook of Surgery. 16th ed. Philadephia：SaundersCompany，2011：873-916.

[2]黎介寿，任建安，尹路，等.肠外瘘的治疗[J].中华外科杂志，2012，40（2）：100-103.

[3]张超，蔡志明，余佩武.28例小肠瘘的肠外营养治疗分析[J].重庆医学，2011，33（1）：84-85.

[4]任建安，黎介寿.感染患者的营养支持策略及途径选择[J].中国实用外科杂志，2013（2）：68-70.

[5]隋芳，彭南海.肠瘘患者肠内营养实施途径及护理[J].实用临床医药杂志，2011，9（6）：1-2.

[6]Fagniez P L，YahchouchyE. Use of somatostatin in the treatmentofdigestive fistulas. Pharmacoeconomic issues[J]. Digestion，1999，60（Suppl3）：65-70.

[7]ShimodaN，Tashiro T，YamamoriH，et al. Effects of growth hormoneand insulin-like growth foctor-1 on protein metabolism，gutmorphology，and cell-mediated immunity in burned rats[J]. Nutrition，1997，13（6）：540-546.

[8]任建安，黎介寿.肠外瘘多次手术治疗的经验[J].中国实用外科杂志，2002，22（4）：209-211.

（陈少明　李进安　陈　鹏）

当小肠道与其他空腔脏器或与体表间存在异常的通道时即为小肠瘘。因为小肠在整个肠瘘中占比例大，和全身整体情况联系复杂，肠液外泄电解质紊乱失衡，和其他脏器联通出现并发症多，所以重点和肠瘘分章论述。

第一节　病因病理

引起小肠瘘的原因很多，大致可分为手术、外伤、疾病引起和先天性四类。

1.手术因素　胃肠道手术是小肠瘘最常见的原因。有资料表明，80%的肠瘘发生在手术后，且多发生在一些常见手术后。

胃肠道的吻合为最常见导致吻合口瘘的原因。除患者全身营养状况欠佳，愈合能力下降之外，主要是由于手术技术操作上的欠缺所致，如吻合两端管径相差过多、对合不均、吻合过密或过稀等。吻合口血供不良或张力过大、吻合部肠壁充血水肿、瘢痕或有癌浸润，以及术后吻合口远端肠道有梗阻等也易致瘘发生。

由于十二指肠仅有部分腹膜覆盖，无浆膜层，在吻合或缝合后易发生瘘。按瘘发生于残端缝闭处或肠壁切开缝合处可分为端瘘和侧瘘两种。端瘘多发生于胃切除术后，残端有瘢痕组织，或血供不良，或缝合技术不当等易致端瘘发生。侧瘘多发生在经十二指肠壶腹括约肌切开成形术后。此时可由于遗漏缝合而产生的十二指肠后壁瘘，也可为前壁瘘。右肾切除术或右侧结肠手术时也有可能误伤十二指肠。

腹部手术时麻醉欠佳而致显露欠佳，或因广泛肠粘连，或因术者经验不足、操作粗暴损伤肠壁或致血供不良而造成肠瘘。术中不恰当地作肠管切开减压，也可导致肠瘘发生。

术中遗留异物大多造成腹腔脓肿，进而导致肠瘘。腹部手术放置引流管，由于引流管太硬，紧压于肠壁上而形成肠外瘘。腹腔内引流管用负压吸引时可能吸住肠壁，引起肠壁缺血坏死而穿孔。

2.外伤造成　无论是锐性还是钝性腹部外伤均有可能损伤肠管而致肠瘘，尤其是部分位于腹膜后的十二指肠，因其活动度小，较为固定而易受挤压致破损。腹部放射治疗也有可能损伤肠壁而致肠瘘。如果是自残性损伤，可能导致更为复杂的瘘发生。

3.疾病引起　急性阑尾炎穿孔形成阑尾周围脓肿，当脓肿引流后常可形成阑尾残端瘘。Crohn病、肠结核等炎性肠病和肠道肿瘤均可致肠穿破和肠瘘。Crohn病和腹腔脓肿等炎性疾病亦可造成不同肠段间的内瘘。当胆囊因炎症与十二指肠发生粘连后，胆囊内结石可压迫胆囊粘连处而造成缺血、坏死而成为内瘘，即胆囊十二指肠瘘。胆囊也可与胃或结肠形成内瘘。十二指肠球部溃疡亦可合并胆囊或胆管十二指肠瘘。急性出血性坏死性胰腺炎并发脓肿后也可使肠道溃破形成肠瘘。

4.先天性异常　由于胚胎发育时卵黄管未闭，可造成先天性肠瘘。

近年来由于腹部手术范围的扩大、病情的复杂、手术难度的增加以及围术期的放疗、化疗等应用，小肠瘘70%～90%系医源性的，即手术引起的。也有是患者自残，吞服硬器物品导致。20世纪60年代其病死率为50%～60%，以后治愈率逐步提高，迄今各治疗中心的治愈率已达80%～90%，这是由于应用了有效的营养支持、重视患者的整体情况和加强监测、维持内稳态的平衡和有效应用抗生素等的结果。但是10%～20%的病死率仍偏高，对这一问题仍需强调预防并进一步提高其疗效。

小肠瘘发生后机体可出现下面一系列的病理生理改变。

（1）体液、电解质的紊乱和酸碱失衡：成年人每天胃肠道分泌量为7000～8000ml，其大部分在回肠和近端结肠重吸收。所以十二指肠和空肠上段高位小肠瘘者每天丢失肠液量较多，可高达数千毫升。因此，如患者未能得到及时适量的补充，很快即可出现明显的脱水以及酸碱失衡表现，严重者可导致周围循环和肾功能衰竭、低血容量性休克，甚至死亡。

在丢失大量水的同时尚有电解质的丢失，具体视瘘的部位而异。如主要丢失胃液则电解质丢失以 H^+ 和 Cl^- 为主，如损失的以肠液为主则以 Na^+、K^+ 和 HCO_3^- 为多。随着电解质的丢失必然会影响酸碱平衡。大量碱性肠液的丢失则引起代谢性酸中毒，如主要丢失酸性胃液则产生低钾性碱中毒。

低位小肠瘘的水、电解质丢失较少，如远端回肠瘘每天失液量仅 200ml 左右，很少引起严重的生理紊乱，因而对全身的影响较小，适当补充后多能维持平衡。

高位小肠与结肠间的内瘘使一长段具有重要消化吸收功能的肠段旷置，可产生严重腹泻及水、电解质失衡和营养障碍。

（2）感染：肠瘘发生后，肠内容物流入腹腔，常引起急性弥漫性腹膜炎，如不及时引流则可导致中毒性休克，甚至在短时期内死亡。如瘘的位置较低、瘘口小、流量低，则可先引起局限性腹膜炎，随后发展为腹腔脓肿，脓肿穿破后形成肠外瘘。如引流不及时或不通畅，感染可继续加重，发展为败血症。亦可伴发应激性溃疡出血、肝功能受损、ARDS 以及多器官功能衰竭。腹膜炎及腹腔脓肿是肠瘘早期最主要的病理损害，早期发现和及时有效的引流极为重要，可中断其发展，为下一步治疗提供有利的条件。

（3）营养不良：由于瘘出液中大量消化酶的丢失，不仅使肠道消化吸收功能严重受损，而且会丧失大量的蛋白质。同时肠瘘患者常不能进食，因此必然造成显著的负氮平衡，出现不同程度的营养不良。患者体重急剧下降，贫血，低蛋白血症，器官萎缩。不但伤口愈合不良，而且由于免疫功能低下而发生严重感染。过度的消耗最终致恶病质而死亡。这种改变在高位小肠瘘较低位瘘为突出。

（4）瘘口周围皮肤糜烂：受消化液中酶的消化腐蚀，瘘口周围皮肤常出现潮红和不同程度的糜烂。其范围逐渐扩大，难以控制和治疗，且疼痛剧烈难忍。低位小肠瘘瘘口周围皮肤亦可发生湿疹和皮炎，或发生疖肿及蜂窝织炎等软组织感染。

（5）肠瘘本身的病理改变：肠瘘的发展变化与其最终结局总是与肠瘘所在部位的肠管与邻近组织的病理情况密切相关。在早期，肠瘘附近的肠管多有水肿和炎症，并常伴有相应的动力障碍，因而导致肠内容物的滞留以及肠内压的增高，使瘘口继续增大，瘘出液亦增加。经过引流及抗感染等其他治疗后，肠壁及周围组织的炎症及水肿逐渐消退，肠道的通畅性恢复，瘘口亦随之缩小，流出量开始减少。肠瘘周围粘连、肉芽组织增生形成管状瘘，最后瘘管被肉芽组织填充并形成纤维瘢痕而愈合。这是小肠瘘由小变大，经过妥善处理后再由大变小而最终愈合的过程。有一部分瘘不能自然愈合，需进一步手术治疗。

（刘春贵　金　纯　郑浙彬）

第二节　诊　断

一、临床表现

小肠瘘的临床表现因不同部位、不同病因而异，而且瘘形成的不同时期亦有不同表现。

一般于胃肠道手术后 2～7 天，患者主诉不适，腹胀，胃肠功能未恢复，体温持续在 38℃ 以上，脉搏每分钟 >100 次，白细胞计数增高。表现为恶心、呕吐，无肛门排便、排气，或大便次数增多，但量少，为水样稀便，解便后仍感腹部不适。腹部体征呈腹腔感染、腹膜炎、肠麻痹表现。腹部切口红肿，为典型的切口感染。当切口穿破后可排出脓血性液体，24～48h 后流出大量液体，即肠液。经引流后，患者发热和白细胞计数增高等症状可有所好转。

由于丢失大量肠液，可造成严重的水、电解质失衡，甚至出现低血容量性休克。患者不能进食，加上营养补充又困难，很快出现体重下降、消瘦，表现为营养不良。患者又可并发脓毒血症和（或）败血症，以致多器官功能衰竭而死亡。如引流通畅，感染得到控制，一般情况好转，又能及时有效地补充营养，瘘口可自行关闭。

另由于大量肠液自瘘口流出，因此瘘口周围皮肤往往潮红、糜烂，呈湿疹样改变。

引流量的多少，对于估计瘘位置的高低很有价值。一般讲，高位小肠瘘引流量多而质稀薄，内含胆汁及胰液，而低位小肠瘘的引流物较少且质稠。切口筋膜裂开的引流液较清，多发生于术后 2～5 天。因此，发生时间有助于鉴别切口筋膜裂开还是早期肠管破裂。

二、检查与诊断

小肠瘘有内瘘和外瘘之分，小肠外瘘是指穿破腹壁与外界相通的肠瘘，以往多因为腹部创伤引起。小肠内瘘是小肠因为病理溃疡或吞服硬器所造成在腹腔内的穿孔，有时和邻近空腔器官如结肠、直肠、子宫等形成复合复杂性多脏器瘘管。小肠瘘又可根据和何段小肠相通而分为十二指肠瘘空肠瘘和回肠瘘，当肠瘘与其他空腔脏器如胆道、尿路、生殖道、或其他肠段相通时称为内瘘；反之如与体表相通则外瘘。十二指肠及屈氏韧带下方 100cm 范围内的肠瘘为高位瘘，远段回肠瘘则为低位瘘，根据小肠瘘排液量的多与少又可分为高流量瘘和低流量瘘。常见诊断肠瘘性质、分类的检查方法有：

1.口服染料试验 乃最简便实用的方法，给患者口服不吸收的染料，如亚甲蓝、骨炭末、刚果红或靛胭脂等，观察有无染料从瘘口排出，并根据排出的时间推测瘘的部位高低，排出染料数量的多少也可作为推测瘘口大小的一个因素。

2.瘘管造影 是更可靠更直接的检查方法。从瘘口插入一根细塑料导管，瘘口用金属物作标志。从导管注入造影剂如泛影葡胺、12.5%碘化钠或碘油等，同时在荧光屏上观察造影剂的走向，此时可调节寻管插入深度、造影剂注入数量和病者体位。挑选合适时间摄片，并在几分钟后可重复摄片，据以了解瘘管长短、通向何段肠道、有无脓肿存在等。

3.胃肠道钡剂造影 亦可显示肠瘘的部位。但由于钡剂较水溶性造影剂为稠，较难完整显示整个瘘管和脓肿。但可观察有无瘘远侧肠道梗阻。另一方面小肠内瘘无法作上述瘘管造影等检查，胃肠钡餐检查就成为主要的诊断检查措施。如怀疑结肠瘘时也可作钡剂灌肠检查。如为胆系肠道间内瘘，腹部平片就可见到胆道内气体显影，在钡餐时则可见到钡剂通过胃肠道瘘口向上进入胆囊或胆管而证实诊断。

4.CT、B超检查 B超有利于腹腔脓肿的定位诊断。肠袢间隐匿部位的脓肿因肠腔的积气而影响检查时，腹部 CT 检查帮助诊断。

（曹云桂　邓　娟）

第三节　治　疗

肠瘘的治疗可分为局部治疗与全身治疗两个方面，应根据不同阶段的病理特点，把局部治疗与全身治疗有机地结合起来，方能收到良好的治疗效果。

（一）小肠内瘘的治疗

首先要解决原发病变，如为肠 Crohn 病或其他腹腔内炎性病变所致，应先控制原发病的急性病变，然后施行手术治疗。可施行单纯瘘口修补术，如胆囊十二指肠瘘可在分离二者间粘连后切除十二指肠瘘口四周的疤痕组织后横行缝合创口，再切除病变的胆囊。如内瘘处肠管有疤痕狭窄、肿瘤或重度炎症等，宜切除病变肠段作对端吻合。

（二）小肠外瘘的治疗

因不同病期而异。以下分三个时期来叙述，但需指出，下述时间的划分只是大致的，是可以根据不同患者而变化的。

1.早期 腹膜炎期，大致在发病后 2～4 周以内。治疗的关键是及早通畅地引流，控制感染，同时纠正低血容量和水电解质紊乱，注意保护瘘口周围皮肤。

（1）发现腹腔脓肿，即予彻底引流：诊断腹膜炎或腹腔脓肿后，可作短时间准备后及早剖腹引流。吸尽脓液，找出瘘口，冲洗腹腔后安置双套管引流。注意有多发脓肿的可能而勿遗漏。引流管宜放到瘘口附近的最低位。最好在双套管上另固定一根细塑料管以作冲洗用，可不断用含抗生素的无菌水冲洗脓腔和引流管，以保证良好引流。

（2）纠正低血容量和水电解质紊乱：很多肠瘘患者有血管内和组织间液的重度丢失。所以在剖腹引流前应首先纠正低血容量，并补充足量的等渗液。同时安放胃肠减压使胃肠道处于功能静止状态，减少分泌，减低丢失量。引流术后的补液量和组成可参考肠瘘引流量和胃肠减压量，尿量，皮肤的弹性等加以调节，尚可测定电解质和血气分析以了解电解质和酸碱平衡的紊乱程度，必要时亦可测定中心静脉压。一般在治疗头几天内即可完全纠正，以后再根据丧失量予以补充以维持内环境稳定。

（3）应用抗生素以控制感染扩散：可应用一种广谱抗生素和一种氨基甙类药物，如疑有厌氧菌可加用甲硝达唑。必须强调的是，抗生素不能替代手术引流，只能作为手术治疗时的辅助措施。如经过上述治疗后仍继续有感染中毒现象，提示尚有腹腔脓肿存在的可能，须重复摄片及 B 超检查，必要时作 CT 检查以发现脓肿予以处理。

（4）控制肠瘘，防止皮肤糜烂：小肠瘘尤其高位肠瘘由于含大量消化酶，极易引起皮肤糜烂，患者深感痛苦，且影响瘘管的手术治疗。对不同患者应设计不同的收集肠瘘液的方法。除最常用的双套管负压持续吸引的方法外，尚可让患者俯卧在分开的被褥上，让瘘口处于身体的最低位。每日记录引流液量以了解瘘的发展，并据以决定补液量。瘘口周围皮肤必须涂氧化锌软膏，Karaya 胶等以防止皮肤糜烂。

2.中期　大致为病后第 2、3 个月。腹腔内感染已基本控制，外瘘已形成。此期除继续注意保持良好引流和控制感染外，继续保护瘘口旁皮肤。更重要的是补充营养，增强体质，争取肠瘘自行闭合。

肠瘘的死亡原因除感染未能控制而合并脓毒症外，另一重要原因乃营养不良，体重减轻，贫血和低蛋白血症。这是由于从肠瘘丧失过多，而热卡的摄入不足。很多作者强调治疗肠瘘时改善营养的重要作用。南京军区总院报告血清白蛋白低于 2.5g/dl 者 33.8% 死亡，而高于 2.5g/dl 者仅为 1.6% 死亡。

补充营养的方法有多种，应根据具体情况予以选择。

（1）静脉营养：肠瘘初期不可经口进食，因为食物可在肠道内刺激消化液分泌而增加肠液的丢失，加重营养不良。所以在肠瘘的初期安放胃肠减压让胃肠道休息是必要的。在水和电解质紊乱纠正后即可开始静脉营养。祇需控制感染，静脉营养完全可以使患者获得正氮平衡并保持满意的营养状态。如有必要，静脉营养可在肠瘘的整个治疗过程继续应用。肠瘘患者每日需要热卡 3000 卡以上，外周静脉补液难以完成这一要求，需在中心静脉内插管。长期大静脉内插管要注意防止导管感染。

（2）经导管或经口进食：从长远看，经消化道给营养优于经静脉营养，因为肠粘膜自身的代谢很大部分依靠肠腔内营养物。方法根据瘘位置而异。高位瘘可经口插管至瘘口下方灌注高热量高蛋白流质食物或混合奶，亦可在瘘远端作空肠造口灌注营养。低位瘘如回肠远段或结肠瘘可经口进正常饮食或要素饮食。中段肠瘘的营养补充较为困难，往往除静脉营养外以给要素饮食效果较好。要素饮食含有大多数为单纯分子形式的营养物，包括寡肽氨基酸，三酸甘油酯、脂肪酸、低聚糖等，并按需加无机物和维生素。

通过以上治疗，约 40%～70% 的肠瘘可自行愈合。

3.后期　指肠瘘发生 3 个月后。此时营养维持满意，胃肠道功能已恢复，如肠瘘未愈合，可进行手术治疗。

在手术前可试用较简单的堵塞疗法：肠瘘远侧应当无梗阻，局部无肿瘤，脓肿或异物。当瘘口不大，瘘管尚未上皮化时，可用各种简单的堵塞瘘口的方法，如油纱布填塞，医用胶填塞，橡胶片堵塞等等。如仍无效，可施行手术治疗。

（1）单纯肠瘘修补术：适用于瘘口较小、周围感染基本控制者，应切除瘘口周围疤痕后再缝合，否则易失败。多数小的内瘘适宜于施行修补术。一些手术后吻合口漏的早期也可试行修补术，但失败率高。近年来用肠段浆膜片贴补覆盖修补处，可提高修补成功率。

（2）瘘口部肠段切除吻合：是肠瘘手术治疗最常应用的方法，也是效果最好的方法。

（3）肠瘘旷置术：适用于瘘口部肠曲粘连成团难以分离时，在粘连团外分离出远近侧两肠段予以切断后将远近两游离肠段对端吻合恢复肠通路，粘连团两端残端或缝闭或作腹壁造口，待瘘愈合后再作二期手术切除粘连肠团。

四、并发症

肠瘘早期的并发症主要为腹腔感染，如腹膜炎、腹腔脓肿等。中晚期，由于肠液的大量丢失和营养补给困难，患者多发生营养不良和电解质紊乱。

五、预后

小肠外瘘的死亡率为 10%～20%，在其预后因素中，患者的年龄、肠外瘘的病因、腹腔感染、瘘口的部位和数目、肠液引流量的多少均是影响其预后的因素。如 70 岁以上的小肠外瘘死亡率达 62%；高流量瘘的死亡率超过 20%；多发瘘的死亡率高于单发瘘；正常肠段的肠瘘死亡率不足 20%，而病例肠段可达 48%，放射性肠炎达 77%，新生物肠段为 54%；急诊手术引起肠瘘的危险性较择期性手术增加 3～4 倍；伴有腹腔感染者的肠瘘死亡率高。

小肠外瘘多数是在腹部手术发生的，其主要原因有机体内环境、营养状况和免疫功能等。除急诊手术时间紧迫外，对择期手术应作充分的术前准备，纠正水电解质紊乱，改善营养，控制感染，将有效地减少肠瘘的发生。

对广泛的腹腔粘连手术，操作要耐心细致，减少肠壁的损伤，范围小的浆肌层破裂要予修补，损伤范围较大而其累及的肠段不长者，可考虑切除粘连肠段。对炎症性肠梗阻的手术指征要严格掌握。

吻合口破裂是导致肠瘘形成的主要原因之一。吻合口破裂导致肠瘘的原因很多，吻合技术是其中关键，缝合过密反导致局部组织缺血而愈合不良，缝合过疏可引起吻合处渗漏。术后有效的胃肠减压是预防吻合口瘘的有效措施，控制腹腔内感染是保证吻合良好愈合的要素。必要的腹腔引流也是重要的。

（陈少明　刘春贵　金　纯）

膀胱和阴道之间存在异常瘘道，称为膀胱阴道瘘。膀胱阴道瘘的临床表现为尿液的持续逸出。尿瘘的发生可出现在损伤时，或损伤后数天和数周内。尿瘘的严重程度取决于瘘道的大小和位置。瘘孔小者，溢尿症状较轻，患者可能有正常的排尿，但是持续漏尿，同时伴有正常的排尿泡提示有输尿管阴道瘘的可能。

第一节　病因病理

膀胱阴道瘘是最常见的获得性尿瘘。生殖道与泌尿道之间的任何部位形成通道就构成了尿瘘。在发展中国家，绝大多数尿瘘由产伤引起。膀胱阴道瘘形成的主要原因是胎头骨盆不对称导致产程延长的梗阻性分娩，胎儿压迫使阴道前壁、膀胱、膀胱颈和近端尿道缺血坏死。而发达国家，膀胱阴道瘘形成的主要原因是妇产科、泌尿外科等盆腔手术损伤膀胱所致。最常见的手术是妇产科的子宫切除术，其它手术有阴道前壁悬吊术、阴道前壁膨出修补术以及各类尿失禁手术。膀胱阴道瘘的其它原因还包括恶性肿瘤、盆腔放疗、结核、药物腐蚀性尿瘘。

膀胱阴道瘘多由于高位难产或剖腹产时并发子宫颈裂伤累及膀胱所致。

引起膀胱阴道瘘的原因有四大类：

（1）妇科损伤；难产或产程过长时，膀胱和阴道过度受压损伤而导致膀胱阴道瘘。

（2）外科手术损伤。

（3）放射性损伤，多见于妇科恶性肿瘤放射治疗后。

（4）盆腔恶性肿瘤。常见于晚期盆腔恶性肿瘤侵蚀膀胱和阴道时。

第二节　诊　断

一、临床表现

主要表现为膀胱内尿液会通过瘘道从阴道流出，瘘道较大时患者甚至不能自主排尿，尿液全部从瘘道流出。膀胱阴道瘘主要原因，有产程过长、肿瘤浸润以及盆腔放疗等。产程过长时由于胎儿头部会压迫阴道壁，导致局部组织缺血、坏死，引起膀胱阴道瘘。膀胱以及妇科肿瘤可以侵犯局部组织，引起膀胱阴道瘘。盆腔肿瘤放疗时会引起膀胱、阴道相邻组织受损，容易引起膀胱阴道瘘。膀胱阴道瘘需要做膀胱镜检查，检查时可以发现膀胱与阴道之间有瘘道，一般需要手术修补。

二、检查与诊断

应用探针检查尿道是否通畅，及有无闭锁、狭窄或断裂，注意剩余尿道的长度。口服吡啶姆使尿呈橙黄色，一小时后置3个棉球于阴道内，然后将甲基美蓝注入膀胱，嘱患者稍散步后检查棉球，若最外侧棉球被湿染成橙黄色，即提示为输尿管阴道瘘，若最内侧棉球被染成蓝色，则可诊断为膀胱阴道瘘，若仅为最外侧棉球呈蓝色，患者可能为尿失禁。

1.美蓝试验　目的在于检查肉眼难以辨认的膀胱阴道小瘘孔、多发性小瘘孔，或疤痕中瘘孔等；或鉴别膀胱阴道瘘与输尿管阴道瘘。

方法：患者取膝胸卧位，通过尿道插入导尿管，将美蓝稀释液（2ml 美蓝加入 100～200ml 生理盐水中。如无美蓝可用稀释龙胆紫溶液或灭菌牛奶）注入膀胱内，夹住导尿管。注入过程中，提拉阴道后壁，观察阴道前壁、前穹窿及宫颈口有无蓝色液体流出。自阴道壁有蓝色液流出者为膀胱阴道瘘。同时可知瘘孔数目及部位。自宫颈口或其裂伤中流出者，可为膀胱宫颈瘘或膀胱子宫瘘。如无蓝色液体流出，则应怀疑为输尿管瘘。此时可拔除导尿管，如蓝色液体迅速从尿道口溢出，进一步检测，排除输尿管阴道瘘，也应想到为压力性尿失禁的可能性。

2.靛胭脂试验　目的在于诊断输尿管瘘。凡经美蓝试验阴道无蓝色液体流出者，可静脉注入靛胭脂 5ml，5 分钟后观察阴道有无蓝色液体流出，有则可诊断输尿管阴道瘘。此法也可诊断先天性输尿管口异位于阴道者。

3.膀胱镜检查　一般经上述检查可以查明瘘孔部位、大小、膀胱容量、粘膜情况等。高位者可借助于膀胱镜检查定位，并明确瘘孔与输尿管口的关系，作为修补时的参考。在有条件的单位，即使阴道内找到瘘孔，亦宜采用膀胱镜，检查膀胱内瘘孔的情况。此举似乎多余，实则不然，因为这对有些病例可起到诊治方面的决定性作用，如有人指出：①可查明瘘的性质，他们有数例阴道瘘检查时只发现一个瘘孔，而通过膀胱镜检查发现有多个瘘；且有一些瘘的位置过高，不宜采用经阴道途径处理；②能发现膀胱内异常情况，如膀胱粘膜有无炎症(有炎症可致手术失败)，膀胱内有无结石(有结石的亦可致手术失败)。他们发现有一例膀胱结石压迫宫颈致成的尿瘘患者，其膀胱畸形，因而采取输尿管移植到腹壁的处理方法；③可以明确瘘孔与输尿管的关系。应仔细在瘘孔边缘寻找输尿管口（观察到阵发性喷尿），也可行输尿管导管插管，明确其关系，以免在尿瘘修补时缝闭输尿管口。尿瘘修补术伤及输尿管者，时有发生，宜加警惕。

输尿管阴道瘘者，可在膀胱镜检查下逆行插入输尿管导管检查。顺利插入者，一般为健侧。而患侧则插入受阻，其受阻部位即瘘孔位置及与膀胱之距离。如为膀胱阴道瘘与输尿管阴道瘘并存时，通过膀胱镜检查及输尿管插管检查也多可明确诊断。膀胱镜检查找不到输尿管开口时（宫颈癌根治术后往往不易找到），可做静脉肾盂造影。

4.静脉肾盂造影　有助于明确输尿管损伤侧别、部位及肾功能情况，以及损伤侧输尿管有无狭窄、扩张或梗阻等状况。方法是静脉内注入泛影酸钠，行肾、输尿管、膀胱 X 摄片，据显影情况做出诊断。

在静脉肾盂造影前，患者宜先行一次 B 超检查，了解其双肾、肾盂及输尿管、膀胱等的大体情况。个别病例有时也用膀胱逆行造影。

5.肾图　目的在于了解肾功能及上尿路通畅情况，如输尿管瘘所致处狭窄或梗阻，可致患侧肾功减退或肾脏萎缩、肾功丧失。

6.膀胱阴道瘘的鉴别诊断

（1）尿道阴道瘘或尿道部分缺损：位于尿道内口以下者，尿道内括约肌未受损伤，排尿功能尚可得到一定的控制，漏尿现象尚不严重。

（2）高位膀胱阴道瘘或膀胱宫颈（或子宫）瘘：平卧时漏尿，而站立时可暂无漏尿。

（3）输尿管阴道瘘漏尿：特点是患者有漏尿，但同时能自行排尿，系因一侧输尿管被损伤，尿液流入阴道，另一侧正常输尿管将尿液输入膀胱而经尿道排出。但如系双侧性输尿管损伤的输尿管阴道瘘，则完全失去膀胱定期排尿的功能，而只表现为阴道漏尿。

（4）一侧输尿管腹腔瘘：在未与阴道相通前，表现为发热、腹胀、腹水等。患者可自行排尿。当瘘与阴道相通，则阴道漏尿、发热、腹水随之消失。

（5）膀胱结核或阴道结核所形成的尿瘘：无难产史或手术损伤史。膀胱结核多有长期膀胱感染症状，尿频、尿痛、脓血尿等。阴道结核所致的瘘管可无明显前驱症状。两种情况都可能有其他部位的结核病灶或结核病史。

（6）膀胱结石所形成尿瘘：常有尿痛、排尿困难及血尿病史。检查时甚至可看到露于瘘孔的结石或触及膀胱内结石（经瘘孔或用金属导尿管经尿道插入膀胱触及）。

肿瘤所致者：多属晚期肿瘤，从病史和体征不难辨认。

检查宫颈往往有裂伤或宫颈前唇有缺损，看到尿液由颈管处流出而阴道前壁确无瘘孔。如有疑问，也可从尿道注入有色液体来证实。

应用探针检查尿道是否通畅，及有无闭锁、狭窄或断裂，注意剩余尿道的长度。

第三节　治　疗

一、手术治疗

目前，主要的治疗方法为手术治疗。一般术中或术后 24 小时内发现泌尿道损伤应立即修补手术。但术后数天或数周之内发展尿瘘并有明显的炎症和水肿，即刻手术困难，应延迟 3 个月后再进行修补。放射性损伤因瘘道大小常发生变化，因此修补手术应延迟至发病后 6～12 个月。

膀胱阴道瘘处理原则：确诊后应根据具体情况制定处理方案，少数早期、小的膀胱瘘孔可安置导尿管，持续引流 2 周左右，瘘孔可能自行愈合。修补手术时机，依瘘形成原因及发现时间而定，新鲜的创伤性瘘（妇科手术损伤、外伤或 24h 内确认的膀胱阴道瘘，均可立即进行修补，修补成功的关键在于：①充分术前准备：包括术前控制感染、给予适当支持治疗；②明确损伤或瘘孔部位，恰当选择术式，瘘口距输尿管开口较近或伴输尿管瘘时，分离缝扎时应输尿管插管；③瘘口完全切除，并充分游离瘘口周围组织，使膀胱阴道各层次分明；④各层组织分层无张力缝合，各层尽可能在互相垂直方向缝合，避免缝合缝重叠；不留间隙，促进组织愈合。缝合阴道黏膜，膀胱黏膜时创沿对齐，避免内翻；⑤充分膀胱引流，膀胱损伤修补后应留置导尿管引漏，必要时放置膀胱造瘘管，并保证引流道通畅。为防止尿路感染，应行间断膀胱冲洗；⑥加强术后护理。

麻选择醉：①持续硬脊膜外腔阻滞麻醉。②气管内插管全身麻醉。

手术时机：①外伤所致膀胱阴道瘘应立即进行手术。②手术或产伤所致的膀胱阴道瘘，应在 2 个月后才能考虑行瘘孔修补术。③阴道癌或宫颈癌放疗后发生的瘘孔，应在停放疗后 6～12 个月才可手术。④生育年龄患者，手术宜在月经后 5～7 天进行。

术前准备：术前 3 天清洁阴道和使用肠道抗生素。

手术步骤：经阴道修补术有两种术式。

切除-分离法适用于各种大小的瘘孔，最常用。

1.体位及消毒　取截石位，暴露困难者可取俯卧位。常规消毒外阴及阴道。

2.暴露术野　将小阴唇缝合固定在大阴唇外侧皮肤上，以阴道拉钩暴露瘘孔，用宫颈钳牵引宫颈，用金属导尿管探查瘘孔，了解其大小、部位、数目及有无瘢痕。

3.切口　于尿道口下方，沿中线切开阴道前壁，切口深度不超过达黏膜层为度（约 0.3cm）。沿瘘孔边缘作环形切口，并沿阴道前壁中线向上下延长。

4.分离阴道壁　沿切口于阴道壁与膀胱壁间隙进行分离，分离宽度约 2cm，牵拉阴道壁暴露瘘孔和膀胱壁。

5.瘘孔边缘处理　一般孔缘不需修剪，因修剪后瘘孔变大，增加缝合张力。但如果组织有富余，且瘢痕硬而多，可作适当修剪。

6.缝合瘘孔　分三层缝合，即膀胱壁两层、阴道壁一层。

（1）第一层缝合：采用减少张力的横行褥式缝合，针距约 0.5cm. 仅缝肌肉和筋膜层，而不穿过膀胱粘膜以免术后发生缝线结石。

（2）第二层缝合：仍采用间断褥式缝合，缝合缘距第一层约 0.5cm，缝针应与第一层缝针错开。

（3）第三层缝合：间断缝合阴道壁。缝合方向与膀胱缝合方向垂直或平行均可，以张力小为宜。如阴道粘膜张力较大，亦可开放不缝合。

7.试漏　完成第二层缝合后，以美蓝稀释液 60～100ml 注入膀胱，速度要慢，以免压力大使液体漏出。如有漏液者，相应位置再加缝针。

8.阴道内置纱条　术毕留置导尿管，阴道塞纱条。术中出血较多者，应在手术结束时即用无菌生理盐水将膀胱冲洗干净。

高位阴道闭合术主要用于子宫切除后，阴道残端的高位膀胱阴道瘘。

二、并发症

1.出血与血肿　各种不同的膀此阴道屡修补术皆因手术野小，粘连重，暴露困难，误伤周围较粗血管，或因周围疲痕组织较硬止血困难，而造成木中出血不止或术后渗血形成血肿，所以剥离组织必须谨慎仔细，不能大片剥离，任何出血点都应彻底止血，如遇到渗血而不能自上时可用盐水棉垫加压，止血海绵或孟氏液等帮助止血。缝合应仔细，勿遗留空隙，以防渗血。

2.感染 膀胱阴道瘘患者皆合并不同程度的尿路感染，瘘修补后创面仍接触被污染的尿液，以及手术对组织的损伤，使无活力组织增多或用多股丝线缝合造成创口内异物残留，以上种种因素都可使修补的痕口感染化脓，导致愈合不良，再次形成病口。手术操作一定要符合无菌要求，组织损伤要降低到最小程度，采用单股无创伤缝合线，做好引流保持膀胱的空虚状态，这是预防瘘修补失败的主要措施。

3.尿失禁 膀胱颈部尿瘘因组织缺损，修补极为困难，即使修补成功，术后也容易发生尿失禁，但是用修补阴道缺损的办法，重建膀胱和尿道的连续性手术易获成功。鲁卫民报告9例，大部分病例膀胱颈部缺损达台左右，由于手术时重建了膀胱颈部，无一例发生尿失禁。对于那些膀胱颈部无缺损的病例也可由于内括约肌长期废用，膀胱颈部松弛或尿道过短，手术后出现的压力性尿失禁，可将膀胱颈部固定于耻骨骨膜同时做尿道延长术，可以防止压力性尿失禁的发生。

4.输尿管口狭窄 对开口于输尿管口边缘的病例，若不给予妥善处理，手术后可导致管口狭窄和闭锁。对此可做输尿管膀胱移植术，但此手术较复杂，不但加大了患者的负担，也有可能发生输尿管道瘘或形成新的尿瘘。为减少输尿管逆流的发生，可绕输尿管半周做长约 1.5cm 的"U"字形切口，将输尿管远端游离约 1.5cm 长，用细肠线缝合切口粘膜，使输尿管远端呈乳头状突出于膀胱内，这种方法简单易行，效果好。

5.输尿管损伤 因双侧输尿管末端经阴道侧穹窿进入膀胱，与阴道上部展孔非常邻近，尤以巨大病孔常与一侧甚至双侧输尿管口相接。特别当膀胱粘膜水肿时，输尿管开口不易看见，手术中稍有不慎很易造成损伤。为此，马毅等（1987）提出以下措施：①手术中注视膀胱三角区，等待喷尿。②静脉注射靛胭脂，见到蓝色尿喷出当更为清楚。③见到输尿管开口后，立即插入输尿管导管。此时进行手术，输尿管开口在术者目视之下，损伤是可以避免的。此外，在缝合膀胱壁时，当膀胱粘膜水肿，外翻或边缘靠近输尿管口时，缝针不穿透粘膜，即可避开输尿管口的损伤。

三、预防

针对膀胱损伤的主要原因，预防措施如下。

（1）不断提高产科质量，做好产前检查，早期发现骨盆狭窄及胎位不正。加强妇保工作管理，争取做到科学接生，防止滞产和第二产程延长，避免膀胱充盈。

（2）难产手术后常规进行阴道检查，疑有膀胱受压或损伤者，留置尿管，使膀胱空虚，改善局部血运，防止尿瘘形成。

（3）遇子宫破裂者，应检查输尿管、膀胱有无损伤，及时处理。

（4）尿瘘修补术后。再孕需剖宫产术，已有子女者，建议绝育术，术后3个月禁止性生活及阴道检查。

（曹云桂　邓　娟）

结直肠吻合口瘘是低位直肠癌术后常见并发症之一，国外报道吻合口瘘发生率为 4%～25%，国内报道在 5%～10%。吻合口瘘发生与全身状况、术前肠道准备、手术操作、吻合口血运和张力、吻合质量、盆腔感染及引流不畅等因素有关。常发生于术后 4～9 天，个别患者在 10 天左右。重视预防、早期发现、恰当治疗是关键。左半结肠由于血运较差，粪便中含有较多量细菌，术后吻合口瘘多见，右侧结肠切除相对少见。也是术后死亡的主要因素。（图 23-1～23-2）

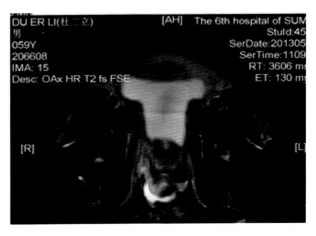

图 23-2　直肠癌术后吻合口瘘

产生吻合口瘘的原因一般分为：吻合口血运不良；肠系膜损伤；吻合口张力过大，可影响血液循环；缝合技术问题导致吻合不良。吻合针距过大，容易渗漏，过紧过密，则影响血运，端端对拢不整齐，嵌入软组织等。肠道准备欠佳，盆腔感染腐蚀吻合口，患有糖尿病、营养不良或者长期应用激素等也可造成愈合不良。

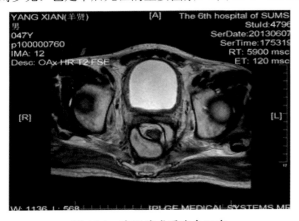

图 23-1　直肠癌术后吻合口瘘

第一节　病因病理

结直肠肿瘤手术后吻合口瘘发生的原因有：①患者全身营养状况差。结肠癌多发于中老年，常合并有糖尿病、肝硬化等慢性消耗性疾病，而肿瘤本身也引起患者的过度消耗。这些都使机体的修复和抗感染能力严重下降，从而引起吻合口愈合不良。肠道梗阻和肠功能紊乱也导致全身营养状况差、消瘦、蛋白质及多种营养物质缺乏，直接影响组织的修复功能和机体的免疫功能。②左半结肠癌大多伴有不同程度的梗阻，术前肠道准备往往不能达到清洁肠道的目的。需要急诊手术时，因为肠腔粪便含菌量高，术中难以彻底减压。如术后肠腔积粪、积气，可导致吻合口张力增加，同时吻合口污染也增加了吻合口瘘的发生机率。③肠吻合口血运欠佳，

吻合口张力大，或者缝合欠妥当等原因也可造成吻合口瘘的发生。良好的血供是保证吻合口正常愈合的重要因素，术中过多游离肠管断端肠系膜或过多的切除结肠吻合口周围的脂肪组织，损伤结肠系膜血管，缝合不够严密或过于稀疏，均可影响吻合口的愈合。在充血、水肿、严重感染或者肿瘤残存的肠管上作肠吻合，术后一般肠壁组织愈合不良，易发生吻合口瘘。④个别患者术后早期出现排气，往往导致吻合口瘘的发生。这类患者早期排气并非肠道准备不充分，可能是患者个体差异造成的。⑤电凝损伤：电凝主要通过局部加热使组织结构破坏或凝固的电灼疗法和电凝固术，通过连续正弦波使组织气化的电切割。电刀在预定靶组织上应用时还可

对周围组织器官引起损伤。主要是密闭体腔内的"趋肤效应",即电流在人体内流动是沿着电阻最小途径进行的。这些导体内的电流移向其表面,引起肠管损伤。由于体内高频电流返回途径很难预言,所以不容易避免这类损伤。选择适当的功率可减少周围组织的灼伤。

1.局部因素

(1)吻合口位置:吻合口位置越低,瘘的发生几率越高,Pakkastie 报道 134 例,吻合口距肛缘均<7cm,瘘的发生率 11.94%,Drtry 报道吻合口<5cm 者发生率 11.4%,而>5cm 者 2.2%,考虑远端直肠血供较差,手工操作困难,吻合器虽便利但有一定难度,加之吻合口的张力,男女性骨盆的差异。

(2)吻合口血运:在 TME 术中,要求完整切除直肠系膜>5cm,肠管的距离>2cm,降低了远端直肠血供,低位的吻合口又靠近肛管,直肠上动脉、侧韧带的血供、子宫阴道或男性膀胱之间的吻合支已完全切断,吻合器旋紧对局部血管内皮损伤。

(3)吻合口张力:Karanjia 报道游离和不游离结肠脾曲,吻合口瘘发生率分别为 9%和 22%。

(4)两吻合口端直径:术前有梗阻症状,发生瘘的几率 14.3%~24%。

(5)术后远端梗阻:肠管痉挛或耻骨直肠肌肥厚导致肠腔内压力增高。

(6)局部感染:肠道准备不充分、术中污染、术后引流不畅、盆底积液积血等,直接导致吻合口及周围感染。

(7)电凝损伤。

(8)引流管应用不当。

2.全身因素

(1)营养状况:肿瘤患者常伴消瘦、蛋白质及多种营养物质缺乏,术后影响组织修复和机体免疫功能。

(2)伴随疾病或服激素类药物:糖尿病、肝硬化等。

周灿综合国内 19 篇相关文献,总结直肠癌术后吻合口瘘的高危因素:年龄≥60 岁,男性,糖尿病,术前放化疗,肿瘤距肛缘<7cm,DukesC 或 D 期,恶性程度及急诊手术。

第二节　诊　　断

一、临床表现

吻合口瘘典型的临床表现一般在术后第 5~8 天出现,包括腹痛、腹胀、压痛、反跳痛及脓性引流液等。当上述典型症状出现时,患者实际情况已非常危险,因此,吻合口瘘的早期诊断和及时治疗格外重要,可以显著降低病死率。考虑到吻合口瘘的位置、程度及距离手术的时间等诸多因素,患者的个体差异极大,需要外科医生根据临床表现,并结合影像学和实验室检查进行综合判断。

结肠吻合口瘘因肠内容物呈液态,且含较多的酶,故可发生严重的腹膜炎。多表现为腹膜刺激症状,全身中毒症状较重。腹腔内吻合口瘘一般有不同程度的腹膜刺激症状,伴有全身中毒症状,腹膜外的吻合口瘘一般以局部症状为主,肛门指检可发现指套染有脓血,肠镜可见吻合口处有脓液流出。

二、检查与诊断

1.实验室检查　急性炎性反应相关的实验室检查指标均有助于吻合口瘘的诊断。其中研究最多且预测效果最好的是 C-反应蛋白(C-reaction protein,CRP)。大多数研究认为,CRP 在术后第 3~4 天高于 120~190mg/L 应高度怀疑吻合口瘘。此外,引流液中细胞因子的检测能反应局部炎性反应的情况,因而可以用于吻合口瘘的早期诊断。吻合口瘘一般于术后第 5 天开始出现临床表现,但是引流液中细胞因子在术后第 1 天即可升高。常检测的细胞因子包括 IL-1、IL-6、IL-10 及 TNF-α 等。

2.影像学检查　可选用的检查手段包括 CT 和消化道造影。CT 是诊断吻合口瘘最常用的手段。行 CT 检查时,肠腔内显影是吻合口瘘的直接表现,但见于 10%的吻合口瘘。若结合腹盆腔积液和腹腔内游离气体等间接表现,CT 能达到 84%~100%的诊断准确率。消化道造影则不推荐常规用于吻合口瘘的诊断,原因是术后 5d 内使用造影剂对吻合口本身可能存在不利影响,而在更晚的时间使用则失去了早诊早治的时效性。

患者术后第 5~8 天出现,包括腹痛、腹胀、压痛、反跳痛及脓性引流液等。当上述典型症状出现时，根据吻合口瘘的位置、程度及距离手术的时间等因素，患者的个体差异极大，根据临床表现，并结合影像学和实验室检查进行综合判断。

第三节　治　疗

1.手术治疗　下列情况应积极准备行结肠或末端回肠造瘘：①全身中毒症状明显，术后5～7天体温升高或术后持续高热，伴白细胞和中性粒细胞升高。②弥漫性腹膜炎体征。③原引流管已拔除或脱落，局部处理困难。④感染引起大出血者。

2.非手术治疗　症状较轻，无腹膜炎体征，吻合口在腹膜返折以下。处理：早期使用有效抗生素，保持引流管通畅，生理盐水加甲硝唑低压冲洗。对肠功能恢复者可进少量无渣流质，促进肠黏膜功能，防止细菌移位。非手术治疗症状较轻的亚临床瘘，无腹膜炎体征，吻合口在腹膜返折线以下可以非手术治疗。具体包括：初期可使用抗生素，有助于炎症局限和吸收。确保引流通畅，每天2次或2次以上应用含有庆大霉素的生理盐水或甲硝唑自瘘前引流管冲洗，冲洗时不要用力过大。肠功能恢复者，可嘱进流质少渣饮食，促进肠黏膜康复，防止细菌移位，同时可口服大便收敛剂使大便成形，酌情使用生长抑素使消化液减小达到功能性分流。并可口服思密达，促进大便收敛。辅以肠外营养支持。辅以肠外静脉营养。一般经2周左右瘘口可愈合。

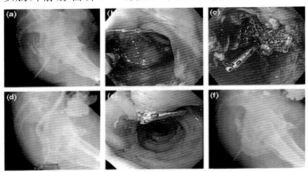

图23-3　内镜针状刀法

a.造影示吻合口瘘；b.将瘘口敞开；c.于切缘上2个夹；d.7周后瘘显著减少；e.内镜下所见；f.15周后完全愈合

3.内镜针状刀（needle knife）及其他方法　与EMR相比，ESD有如下优点：ESD可整块切除范围更广（>2cm）的病变，并可进行病理组织学检查，评价切缘有无癌细胞残留。（图23-3）

4.预防　引起吻合口瘘的原因多与手术失误和处理不当有关，预防吻合口瘘的发生，需术者对患者高度负责，认真对待每一个影响吻合口愈合的因素，就能够减少吻合口瘘的发生。

充分肠道准备是预防吻合口瘘最主要的措施。目前国内肠道准备的方法很多，但无论是哪种方法，都应将机械性肠道准备和药物性肠道准备相结合。手术前要确保肠道空虚，无液体积存，更不允许有粪便的残留，绝对不在肠道积满粪便的情况下勉强进行吻合。对于术前有不完全梗阻的患者，应在术前4～5日开始给予少渣流质饮食，并进行肠道外营养支持，或在术前4～5天口服肠内营养制剂。术前1天可进行清洁灌肠。良好肠道准备的情况下，术中如用吻合器吻合，从肛门中退出吻合器时，不应有肠内容物沿吻合器流出。

吻合口瘘一旦确诊，应采取积极有效的治疗措施尽早治疗，防止更为严重的并发症发生而危及患者生命。首先应改善患者全身状况，加强营养支持疗法，提高机体抗感染能力，维持水电解质平衡。因吻合口瘘引起腹腔感染大多为混合感染，故提倡联合使用抗生素，尤其应使用抗厌氧菌药物。积极治疗各种合并疾病，特别是控制好血糖水平。严格禁止使用各种影响患者免疫机能的抗癌药物。

右半结肠切除即使发生肠瘘，大多也能用非手术治疗的方法治愈，尤其是全肠道外营养支持治疗的完善和发展，更使得吻合口瘘的治愈率得到很大提高。

左半结肠切除术后发生的吻合口瘘，腹腔内污染重，腹膜炎症突出。因此放置腹腔引流管，密切观察引流液量、味、色的变化，对术后及早发现吻合口瘘有非常重要的作用，一般将引流管留置6～7天。一旦发生吻合口瘘，如抗生素治疗后不见好转，症状加重，应及时做近端肠造口术，以双管造口较好，可使转流充分并可通过远端进行冲洗，以清洁瘘口促进愈合。如患者情况差，病情不允许同时处理吻合口病变时，待瘘口部感染局限后再做二期处理。结肠癌手术中，如果吻合缝合不完善，患者情况较差估计有瘘发生可能者，就应同时在吻合口上段行肠造口术，予以保护。

直肠前后中线处无吻合支，仅有很少的血管，且吻合口后方缺少支持的组织，故发生吻合口后壁瘘的可能性大于前壁。因积液易造成感染，从而增加胶原酶的活力，影响吻合口的愈合，这种情况发生于直肠 Dixon 手术，因此术中应结扎确实，适当放置引流，在相当程度上可以避免骶前间隙积液、感染引发的吻合口瘘。

（1）进食或禁食：以往对结直肠肿瘤术后均采用禁食预防吻合口瘘。近研究表明，无论术前或术后，禁食 5～7 天者肠黏膜将发生萎缩，肠屏障功能减退，可导致细菌或毒素异位。吴肇汉等认为直肠肿瘤术吻合口位置低，在实施肠内营养时不必顾虑对吻合口造成瘘的影响，完全可在术后早期进食流食，改善患者营养。

（2）精细操作：术中操作精细，要充分游离左半结肠，减少吻合时的张力。结扎肠系膜下动脉时，要注意保护左结肠动脉升支，以保证边缘动脉构成的血管弓供血。手法缝合时要注意针距及线结松紧度。盆底腹膜化时要注意清除积血和缝合确切，有利于一旦发生瘘时，为非手术治疗提供条件。

（3）正确与通畅的引流：肛门内放置引流管，以缓解肠内压力。盆底双套管引流从肛旁引出，以利引流通畅。

（4）熟练吻合器和电刀的使用：吻合器应灵活选择合适的口径，不拘一格。旋转松紧度要合适、快速击发以缩短吻合器对肠管的压迫时间。缓慢旋转退出、防止吻合口撕裂，必要时可行手工加固。电刀根据不同组织调节功率、减小周围组织灼伤。

（5）肛门内注气试验或亚甲蓝显影法：肛门内注入空气，观察有无气泡或肛门内注入亚甲蓝，观察吻合口外有无染色。

（6）预防性造瘘或肠道暂时阻断法。

（7）正确安置引流管，将引流管自骶前经肛周引出置于腹腔外，克服了自腹膜外经耻骨上引出而使引流不畅的缺点。引流管不能低于吻合口，防止术后负压吸引吻合口。

（陈　鹏　朱智宇　连少雄）

临床集锦

附：患者男性，47 岁，术前体重 55kg，身高约 170cm，1 周前在当地医院因"结肠多发息肉病癌变"行全结肠切除术，末段回肠、直肠端端一期吻合。3d 前出现腹痛、发热，急诊转入我院。入院查体：体重 47kg，体温 38.6℃，心率 120 次/min，呼吸 28 次/min，血压 96/61mmHg，双肺呼吸音粗，下腹部肌紧张，压痛、反跳痛，肠鸣音弱，1 次/min。盆腔引流引出暗红色浑浊液体。实验室检查：细胞 16.7×10^{12}/L，中性粒细胞 82.1%，总蛋白 44.0g/L，白蛋白 22g/L。血钾 2.8mmol/L，血钠 130mmol/L。入院诊断：①感染性休克；②全结肠切除术后吻合口瘘；③低蛋白血症，入院后立即予抗感染、补充血容量、纠正电解质紊乱等治疗，并予肠外营养支持，造影检查证实为直肠吻合口瘘，瘘口直径约 1.0cm。

方法：应用能全素口服配合局部冲洗引流的非手术方法治疗直肠前切除低位结肠直肠吻合术后发生吻合口瘘的患者 12 例。结果：12 例均能适应能全素的口感，口服能全素后 6 天 10 例、7 天 2 例引流管中无粪便样物引流出，均治愈。发生瘘到治愈时间最短者 12 天，最长者 28 天。结论：能全素口服配合局部冲洗引流治疗低位结肠直肠吻合口瘘安全可行。

第二十四章　主动脉肠道瘘

主动脉肠道瘘（AEF）是指主动脉与邻近肠道发生的病理性沟通。根据发病原因可分为原发性和继发性 2 种，原发性 AEF 即无主动脉手术病史，而是由于主动脉本身的病变致动脉壁侵袭直接穿破至邻近肠腔，临床多见于十二指肠；继发性 AEF 则是由于主动脉手术后，移植血管吻合口处形成假性动脉瘤等，继而破裂穿入肠道，故继发性 AEF 又称移植物（人工血管）肠瘘。继发性的 AEF 较之原发性AEF 者较多。

第一节　病因病理

（一）病因

1.主动脉病变　原发性 AEF 多发生于腹主动脉，常因动脉粥样硬化性的腹主动脉瘤（肾下型）扩张侵蚀直接穿破入肠道。比较罕见的原因是真菌性的、梅毒性的或者外伤性的动脉瘤发生破裂所致另外原发性主动脉炎动脉的恶性肿瘤或转移性肿瘤亦为主动脉肠道瘘主要原因。

2.胃肠道病变　如肠系膜结核、沙门菌（Salmonella）、梅毒和真菌病等并发肠道穿孔时，侵蚀腹主动脉壁而发生内瘘。亦有十二指肠憩室炎穿孔、胃十二指肠溃疡穿孔等侵蚀腹主动脉的报道。

3.胆道和胰腺疾病　如胆石症、坏死性胰腺炎胰腺癌等胆道系统和胰腺病变也可因侵蚀腹主动脉而穿破。

4.主动脉手术　随着血管外科的广泛开展，动脉内膜切除、动脉瘤切除术后并发动脉肠道内瘘，已屡见不鲜。并发其原因是多方面的，如切除或血管移植的技术不当，吻合口周围形成脓肿或者缝线不牢固而发生断裂，血管吻合处或自体血管移植后继发假性动脉瘤或系手术时误伤十二指肠或十二指肠血供等，均可形成内瘘。据报道此瘘多半发生于动脉瘤破裂的急诊切除术后，而择期手术则较少发生。

（二）病理

原发性 AEF 有一半以上是由于肾下型腹主动脉瘤扩张侵蚀或直接穿破入肠道内，多数发生于腹膜后第 3 段和第 4 段十二指肠（60%～70%）。Reckless 等（1972）对腹主动脉瘤自发性破入肠道的 131 例做了总结发现 57% 破入十二指肠第 3 段或第 4 段，其次为空肠以及乙状结肠。十二指肠容易受侵犯是与第 3、4 段横过腹主动脉如同进入拱门那样，解剖位置固定且又位于腹膜后有关。

继发性 AEF 则发生于腹主动脉重建后，可发生于移植后的几个月甚至几年后。发病机制虽不完全明了但其基本的发病因素是移植的腹主动脉机械性侵蚀十二指肠形成假性动脉瘤所致。不断扩大的动脉化性动脉瘤或不断扩张的移植血管压迫前面的十二指肠或其附近的肠管，侵蚀肠道壁致溃烂而成AEF，引起消化道出血另一种发病的因素是由于血管移植吻合口发生崩裂，导致腹膜后血肿及假性动脉瘤形成，炎症反应，或吻合口与其前面的肠管发生粘连，机械性的压迫而导致肠后壁变得薄弱，含细菌毒素和消化酶的肠内容物渗出，周围炎症感染成一脓腔蔓延至吻合口处，使肠腔与假性动脉瘤相通，最终形成 AEF。假性动脉瘤不一定同时有感染。

第二节　诊　断

一、临床表现

原发性和继发性 AEF 最常见的症状是胃肠道

出血，腹部搏动性肿物和感染、体温升高。患者常常主诉消瘦、无力、体重减轻、发热、腹痛或腰痛，但这些都不是其特异症状，若这些症状发生于腹主动脉移植后的几个月或几年，则应早期给予检查是否 AEF 的可能，绝大部分继发的 AEF 病者表现为胃肠道出血，可以为大量的出血，但亦可为少量的出血，表现为大便潜血多数出血初为间歇自限性的即所谓信号性出血。若出血严重可导致心肌缺血，下肢坏死，肾功能衰竭或出现不可逆性休克。报道 AEF 患者 66% 有胃肠道出血，48% 表现为急性出血，其他则为慢性、陈旧性或反复出血。但亦有报告 94% 表现为出血症状由于移植血管或吻合口处形成的假性动脉瘤内的血肿细菌感染（源于手术的污染或附近肠道的渗出），故有患者为寒战、发热、乏力或旧切口处有引流液流出。

二、检查与诊断

（一）检查

1.血常规检查　假动脉瘤继发血肿感染时，白细胞计数增加，中性粒细胞比例增加。

2.细菌学培养　发生血肿感染时，血培养和伤口分泌物培养可有细胞生长。多为金黄葡萄球菌、表皮葡萄球菌或大肠埃希菌。术前血液细菌培养与再次手术时的移植血管及其周围组织培养，菌种一致。

3.食管胃十二指肠镜（EGD）　是最常应用的检查方法，其可深达十二指肠第 4 段，排除其他胃、十二指肠的出血。若发现十二指肠第 3 或第 4 段有黏膜缺损、血块或发现移植血管壁或其吻合口的缝线，则可明确诊断。EGD 检查的确诊率约 80%。在手术室中检查最理想。

4.增强CT检查　腹部及盆腔CT对于不明原因的败血症有一定的帮助，在 AEF 的患者，CT 检查可发现于移植血管的周围有液体或气体，除此，CT 检查若发现移植血管周围组织肿胀或炎症，动脉钙化边缘周围气体，假性动脉瘤，附近肠道壁增厚等。

5.血管造影　有时可见血管吻合口的远或近端的假性动脉瘤和造影剂流入肠管，则可明确诊断。但因血流速极快，很少见到典型的 X 线征。虽如此，血管造影可提供动脉解剖的特征及设计再手术。

6.磁共振（MRI 成像）　MRI 成像检查有可能准确检出移植血管是否有感染。若 MRI 检查发现移植血管周围于手术后 3 月仍有积液，则提示有感染，结合临床的其他指征可作出诊断。

7.其他检查　若病情稳定，不是大量消化道出血，可应用标记白细胞扫描，检出其出血部位。另外结肠镜、腔窦 X 线照相（Sinogram）等亦均有助于诊断。

（二）诊断

病史或检查中有下列线索，应怀疑主动脉肠道瘘。

1. 患者原仅有无痛性（或略痛、不适）的腹部搏动性肿块病史，近期出现腹痛或疼痛突然加剧，并涉及到腰背部时，常是动脉瘤破裂先兆。

2. 腹部脐周可触及一膨胀性、搏动性肿块，并可听到收缩期杂音，但出血具有间歇性的特征。影像学检查和内镜可提供直接和间接的证据，然而，各种检查无一能够提示极其可靠的诊断，必须结合临床病征考虑，有时须剖腹探查才能获得诊断。

并发症：可并发出血性休克、败血症等疾病。

第三节　治　疗

在确诊为 AEF 或高度怀疑该病时，应行手术治疗。

1.术前准备　手术前必须行血培养或感染伤口分泌物培养及药物敏感试验，便于术中选择抗生素；矫正血容量及水电解质紊乱；鼻导管置入胃管减压；静脉给予广谱抗生素。

2.手术治疗　主动脉肠道瘘的患者不施行手术治疗常可致死，但手术危险性也很大。手术方法视下列具体情况决定。

（1）腹主动脉瘤系自发性破裂可施行Ⅰ期的动脉瘤切除、血管重建和十二指肠瘘口的修补缝闭。

（2）如无明显的局部感染和败血症血管重建外的吻合口破损是原先缝合线断裂，做局部修补效果良好。但多数需将一段新的人造血管移植入到原主动脉吻合口近端的新鲜创缘上（原断裂的吻合口做修整或切除）。

（3）若移植的血管有感染情况应将其切除，通过间接的人工血管旁道，代替腹主动脉的功能，即分别做两侧腋动脉的架桥（人造血管）转流术；或者一侧腋动脉与股动脉架桥和左、右股动脉之间架桥转流。

3.术后处理　术后必须继续进行持续胃肠减压；维持良好的血循环；注意观察双下肢的皮温、颜色、股动脉、N 动脉和足背动脉搏动情况；应用广谱抗生素，待药敏试验结果后进行调整；注意观察引流物的性质和引流量；定期应用 CT、MRI、超声等检测新移植的人工血管或动脉残端的情况，特别注意有无假性动脉瘤形成的征象。

（陈　鹏　陈富军　张书富　夏加增）

原发性主动脉肠道瘘的一例报道

一、案例描述

一名 54 岁女性因晕厥、吐血被送到急诊室就诊。既往病史不显著，唯一突出的特点是吸烟史，每年 34 包；饮酒史，每天 16g。就诊时，患者血液动力学稳定、无其他症状。体检无其他发现。全血检查示血红蛋白为 10.2mg/dl（2 个月前的值为 14mg/dl）。血凝指标正常。颅 CT 无病理发现。首次食管、胃、十二指肠内窥镜（EGD）示胃中有很多血道、单纯食管裂孔疝、无活动性出血发现。

住院观察 72h，尽管一些手段显示黑粪症，但无血流动力学的不稳定。血红蛋白水平稳定。入院 48h 后再次施行食管、胃、十二指肠内窥镜，示无血道、无其他病理发现，又鉴于无症状，患者出院。

患者 2 天后因晕厥再次就诊。就诊时，患者低血压（90/40mmhg）、心率为 92bpm。立即给予液体复苏、血液动力学到达稳定。血红蛋白为 8.4mg/dl，给予 2 个单位红细胞压积输注。患者又出现了一段时间的黑粪症。又一次施行 EGD，发现在十二指肠降部有一个搏动性的血管、无活动性出血的发现。

CT 发现一个不规则的梭形的主动脉瘤，最大直径为 63mm×41mm×54mm。动脉瘤与十二指肠的水平部相接触、向髂总动脉杈处延伸，右髂动脉包含一个 1cm 的附壁血栓。在远离双侧肾动脉起源处 4.3cm 发现一个来源于动脉瘤的主动脉空肠瘘（图 24-1）。

紧急施行剖腹手术，发现一个炎症性肾下主动脉瘤，结扎双侧髂动脉和肾下主动脉。使用聚四氟乙烯假体建立腋-双侧股动脉旁路以保证血管灌注。最终切除了主动脉空肠瘘，随后一期缝合修补缺损（图 24-2～24-4）。

术中，患者保持低剂量血管活性剂、另加输 5 个单位血细胞压积。术后送患者到加护病房，恢复良好。术后 6 天，鉴于患者血液动力学稳定及无症状，转入普通病房。术后 11 天，无活动性出血的征象、血红蛋白水平稳定，患者出院。

术中标本病理检查报道确诊了无病原菌性的主动脉-空肠瘘。培养示阳性的有革兰阳性需氧菌，草绿色链球菌、凝固酶阴性葡萄球菌，给予 4 周的帕拉西林/他唑巴坦。1.5 个月后随访 CT 没有显示复发的征象。患者状况保持良好，胃肠道出血无复发。

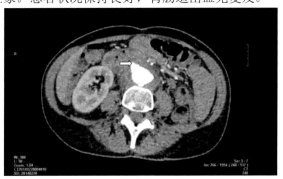

图 24-1　腹部 CT 静脉对比造影动脉期轴位示：与肾下钙化梭形动脉瘤相关的主动脉肠道瘘

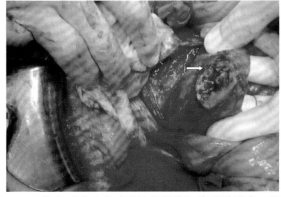

图 24-2　施行动脉瘤主动脉缺损整块切除后受影响回肠袢的外部视图

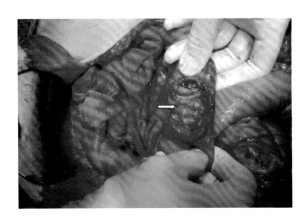

图 24-3　受影响肠段施行局部楔形切除后回肠肠内视图

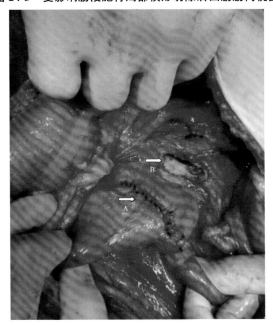

图 24-4　A 回肠缺损一期缝合。B 处于开放的动脉瘤主动脉缺损，示内层瘘管口

主动脉肠道瘘（AEF）是在 1829 年由英国外科医生 Astley Cooper 首次提出。主动脉肠道瘘可分为原发性和继发性，前者是无移植既往史的主动脉瘤腔与肠袢自发联通；后者发生在接受过血管重建的动脉瘤患者中。现今，继发性主动脉肠道瘘发生率为 4%，原发性占腹主动脉瘤的 0.1%～0.8%。

原发性 AEF 常由未治疗的腹主动脉瘤所致。随之而来说明动脉粥样硬化是原发性 AEF 最常病因。其他病因包括：癌瘤、溃疡、胆结石、憩室炎、阑尾炎和异物。尽管病理生理尚未明确，但一致认为 AEF 是因动脉瘤壁对消化道壁不断挤压，引起消化道壁缺血被侵蚀所致，最终导致两壁之间的连通。

临床典型三联征为：胃肠道出血、腹痛、搏动性团块。三联征不常见，发生率少于 40%。这致使诊断极度困难。正如案例中所见，主要的临床征象是"预示"出血，这是由于小型瘘被血栓填塞所致。其他还有的征象如败血症和低血容量性休克。

二、诊断

起初诊断为慢性富有争议，然而大部分学者把食管、胃、十二指肠作为诊断 AEF 的首要手段。尽管敏感性和特异性均很低，分别是 38%、18%～50%，但其确实为一项排除其他出血病因的有用手段。案例中，前两次的 EGD 都没用，但是第三次却提示了诊断。

有一些学者支持 CT 为检查不明原因出血的首要诊断方法。案例中，CT 明确了诊断，尽管没有诊断性检查能够预测瘘的级别。经皮血管造影术可有用处但价值不大。在很多案例中，决定性诊断是在手术室。

三、治疗

AEF 治疗的选择为紧急外科手术修复。动脉瘤切除和腋-双侧股动脉血管灌注是传统的手法选择。如果血流动力学允许，现今趋于施行原位再灌注。一些学者认为与以往手法相比，原位再灌注死亡率和并发症率均较低。考虑到消化道修复，一期缝合缺损通常不够充足。

AEF 另一个重要方面是抗生素治疗。术后需要细菌培养：如果为阴性，需要使用广谱抗生素一周；如果为阳性，需要 4～6 周的抗生素治疗。尽管施行了适当的抗生素疗法，但是术后感染并发症和瘘复发并不少见。案例的患者接受了 4 周的帕拉西林/他唑巴坦疗法，直到现在瘘无复发征象。

原发性主动脉肠道瘘（AEF）是一种极为少见的疾病；根据一般群体，尸检报道显示发生率小于1%，其中 80% 累及十二指肠，主要多发于水平部和升部。空回肠受累只占 4%。

（Sevilla International Journal of Surgery Case Reports 星恒译）

第四篇

肛肠疾病的诊疗特色技术

GANGCHANG JIBING DE ZHENLIAO TESE JISHU

第二十五章　EPH微创治疗学

第一节　套扎吻合技术的发展

中医学认为"痔久治不瘥变瘘"，并提倡"预防为主，防治结合""治未病"等理念，"治未病"包括未病先防和已病防变两个意思。本章介绍 EPH 新技术，既是给大家普及新技术，也是因为瘘管治疗和预防有密切联系。EPH 的意义即在于修复肛垫，预防痔的进一步发展和转变。

一、套扎吻合法治疗肛肠病的历史演变

套扎吻合法是在传统结扎基础上的发展，结扎疗法应用的是丝线，而套扎吻合疗法应用的是橡皮筋圈，后者可理解为是改进了的弹性结扎疗法。国外始于 20 世纪 50 年代的美国，1958 年 Blaisdel l 首先报告内痔结扎疗法（丝线）。1963 年 Barron 采用改进后的胶圈套扎吻合疗法治疗痔疮取得较好疗效，使得这一疗法得到迅速传播。1984 年 Goligher 赞成同时套扎吻合 3 个内痔，并强调应在尽量靠近齿线上 1-2 厘米的水平面进行套扎吻合，以避免术后不适。

在我国，始于 20 世纪 60 年代初，上海中医学院附属岳阳医院肛肠科的闻茂康医师和山东中医学院附属医院的黄乃健医师等最早研究使用该项技术，到 20 世纪 80 年代套扎吻合疗法在全国各地得到大力推广。以往，痔疮套扎吻合主要是对痔核套扎吻合，自 2000 年以后，随着肛垫学说的推广应用，指导临床，改进为"痔上黏膜套扎吻合法"，特别是陈少明医师创新的痔上黏膜环形错位套扎吻合术，代替痔上黏膜环切钉合术，实现了无钉吻合技术，彻底解决了二十年以来痔上黏膜环切钉合术金属钉植入人体中带来的后遗症。套扎吻合器械也从最初的手术钳套扎吻合发展到后来的套扎吻合器套扎吻合（套扎吻合器又可分为拉入式和吸入式两大类）。目前上海众仁生物医药科技研制出品的一次性全自动套扎吻合器，是目前唯一完成痔上黏膜环形错位套扎吻合术首选的器械。

由于套扎吻合治疗痔疮具有"简、便、廉、验"的特点，至今仍是非手术疗法治疗痔疮的主要手段，在国内外被广泛应用。

二、痔上黏膜环形错位套扎吻合术（东方 PPH）的产生背景

1.痔的发病机制　1975 年 Thomson 提出肛垫下移理论，认为肛垫是肛管的正常解剖结构，位于左侧、右前侧和右后侧，由扩张的静脉丛、平滑肌（Treitz's 肌）和弹性及结缔组织构成，主要起闭合肛门的作用，说明痔切除术后相当一部分患者肛门自制功能受损的原因。当 Treitz's 肌逐渐变性和断裂，肛垫会失去支持而下移形成痔。Hyams 和 Philpott（1970 年）认为排便努挣和不规则的排便习惯是造成肛垫下移和瘀血的原因。1975 年 Thomson 提出痔的肛垫下移学说，认为痔是肛垫病理性肥大、移位及肛周皮下血管丛的瘀血形成。使人们逐渐认识到痔的原发部位是属于有功能的正常组织在肛垫区的 ATZ（anal transitional zone，ATZ）上皮，即直肠肛管移形上皮。具有一定的内分泌及免疫功能，分布着高度特化的感觉神经组织，并有精细的辨别感，可诱发肛门反射，以维持正常的大便节制功能。在这一学说的指导下，国内外广大学者及时更新观念、改良术式，尽可能保留正常肛垫，减少损伤，取得了满意的临床效果。

2.痔的手术治疗　痔切除术是目前治疗Ⅲ，Ⅳ期痔最常用的方法，手术原则包括切除脱垂的血管垫或结合肛管上皮的复位和重建。

目前最常用的是 1937 年 Milligan-Morgan 的开放式切除术，这是许多改进的手术方式的基础。1956 年 Parks 介绍了一种黏膜下痔切除术（半开放式），重建肛管，被认为更好地保留了感觉性控便功能，减少了术后疼痛。方法：用血管钳夹住皮肤黏膜交界处，沿血管钳周围切开，再向上做垂直切口为 3～5cm 切口在末端分开像"Y"形，用剪刀在黏膜下

潜行分离痔丛，并沿内括约肌表面剥离含痔丛的黏膜下组织，在靠近肛管直肠环平面贯穿缝扎其蒂部，切除痔丛和黏膜下组织，缝合齿状线上黏膜，覆盖内括约肌表面切口。目的是尽可能保留齿状线部和齿状线上黏膜，保护感觉性控便功能。1959 年 Ferguson 和 Heaton 报道了闭合式痔切除术。该术式的优点是疼痛轻，愈合快，保留了肛管的感觉功能，但易发生切口裂开和感染，在美国应用最普遍。

Hosch 的一项前瞻性随机对照研究比较了 Parks 痔切除术和 Milligan-Morgan 手术，认为 Parks 手术减轻了术后不适，住院时间短，恢复工作快，同时又比较经济。

Arbman 和 Seow-choen 的一项前瞻性随机研究分别比较了开放式和闭合式痔切除术，认为闭合式手术切口容易裂开（50%）和感染，愈合时间长，在减轻术后疼痛方面与开放式手术相比无任何优点。所以 Milligan-Morgan 手术仍然是有价值的治疗方法，目前在欧洲应用最普遍。

3.痔上黏膜环切钉合术 1998 年 Longo 基于 Thomson 的肛垫下移理论介绍了一种新技术 PPH（procedure for prolapsed hemorrhoids），即痔上黏膜环切钉合术。根据肛垫下移理论，Treitz 肌变性断裂肛垫失去支持而下移形成痔。Longo 手术在 Whitehead 手术的理论基础上，进行痔上黏膜环切钉合术，不切除痔核本体，从而克服了 Whitebead 手术的缺点，达到悬吊和固定肛垫的作用，多项前瞻性随机对比研究比较了 Longo 手术和传统的 Milligan-Morgan 手术，认为 Longo 手术的短期效果要优于传统手术，其优点是术后疼痛轻，住院时间短，恢复工作时间快，还可以在门诊进行，经过 10 余年的大量临床，关于并发症、后遗症的报道剧增。

（1）痔上黏膜环切钉合术及优点：痔上黏膜环切钉合术（简称PPH）是近年来随着肛垫下移学说的兴起而发展起来的治疗痔的新技术。此手术由过去的以摧毁消除痔核为目的，改为消除症状为目的。由过去尽可能彻底的在解剖学上将痔切除的方法，改为通过手术将脱垂的肛垫复位，并在手术的过程中尽可能保留肛垫的结构，以达到术后不影响或尽可能少地影响精细控便能力的目的。其手术适应证：Ⅲ、Ⅳ期脱垂的内痔及以内痔为主的环型混合痔，嵌顿性内痔应在炎症消退后再行本手术；其他手术失败的Ⅱ、Ⅲ期痔；直肠黏膜脱垂。与传统手术相比该手术的优点是：手术简单，手术时间短，术中

出血少；治疗环形内痔脱垂和痔引起的出血效果明显；术后肛门部疼痛轻，时间短，远期并发症少；术后住院时间短，恢复正常生活和工作早。

（2）痔上黏膜环切钉合术存在的问题、缺点：上海中山医院姚礼庆等使用 PPH 术治疗 36 例重度内痔（Ⅲ度、Ⅳ度内痔），平均手术时间 10min，术后平均住 3～5 日，6 例术后第 27 日有便血，保守治疗后好转。12 例术后当天无肛门疼痛。随访 15 个月效果良好。此术式使用器材价格昂贵，远期疗效不确定，且可出现尿潴留、肛门部疼痛、吻合口出血及狭窄、急便感、术后感染、穿孔等并发症与后遗症。上海第二军医大学附属长海医院肛肠外科傅传刚报道：在作者的一组手术患者中，约 30%的患者吻合后可以在吻合口部位见到搏动性出血。据国内资料统计：①尿潴留发生率为 25.0%，可能因腰麻及术后肛门疼痛引起膀胱逼尿肌松弛和膀胱颈括约肌痉挛所致，因此术后注意防治尿潴留对于老年患者必要时留置尿管；②肛门疼痛发生率为 45.8%，可能与术中扩肛引起轻度肛门皮肤损伤有关；③出血主要位于吻合口部位，量较少，不需特殊处置；吻合后要认真检查吻合口处是否有活动性出血，对于有搏动性出血应局部丝线缝合；④吻合口狭窄或漏等并发症较少见；⑤个别发生术后吻合钉排异外出。

在普外科临床中常用的结直肠吻合术器械，由于金属钉吻合，钉子存在直肠黏膜下，易使吻合口伸展性差，而吻合口裸露于肠腔，与排泄物直接接触，还会引发感染。所以，目前结直肠吻合也已经尝试新技术——不用钉子钉合的技术（CDR）。

对 PPH 存在的主要问题总结如下。

（1）金属钉植入生物体内，给人类带来可能发生的反应和后遗症。

（2）吻合口出血、术后尿潴溜等并发症发生率高。

（3）环切后吻合口在一个平面上，容易形成直肠狭窄后遗症，临床发生率占 2%～3%。

（4）手术中固定的肛管扩张器需要用针线缝合固定，对人体有创伤。

（5）操作中需要 1～2 次对直肠黏膜的缝合，操作有难度，费时，缝合时不同医生操作差异较大，误差较大，方法不能规范统一。

在痔上黏膜环切钉合术（PPH）技术中，金属钉的缺点是显而易见的，创新更好的术式和方法替

换、淘汰金属钉植入人体是我们的使命和任务。

三、痔的胶圈套扎吻合术是微创手术疗法，也意味著微创技术符合发展趋势

1995 年 MacRae 和 Mcleod 对非手术治疗方法作了一项荟萃分析，认为应推荐胶圈套扎吻合作为 I、II 期痔的首选治疗方法，因为应用胶圈套扎吻合治疗的患者与应用硬化注射或红外治疗相比，很少需要做进一步治疗。

通过系统回顾胶圈套扎吻合法治疗痔疮的远期疗效，teinberg 发现在术后的 3～6.5 年内尽管仅有 44%的患者所有症状完全消失，但是有 89%的患者对术后疗效表示满意。只有 2%的患者后来又接受了痔切除术，12%的患者因为症状复发行保守治疗。对于以出血、疼痛为主症的患者，其治愈率和症状改善程度在 II、III 度痔之间无不同。Salvati 行 45 000 例胶圈套扎吻合术，只 1 例感染，经抗生素治愈，在随访的 595 例患者中，5～15 年控制症状达 80%。

Shanmugam 等于 2007 年发表在 The CochraneLibrary 的一篇系统综述对胶圈套扎吻合法（RBL）和痔切除术（EH）做了比较，证实 EH 的远期疗效优于 RBL，EH 更适合于严重的即III度痔疮，对于II度痔疮，EH 和 RBL 疗效相同，但是 EH 后疼痛感及并发症多于 RBL，也需要更多的休息时间，患者对于两种治疗手段的满意度相同。

系统综述指出，RBL 应该成为II度痔疮的首选疗法，对于套扎吻合后复发的痔疮或III度痔才推荐 EH；同时文章也指出，和 PPH 相比，3 种方法哪种最好，仍有待更多的观察和研究，方可得出结论。

四、传统胶圈套扎吻合优缺点

1.优点　套扎吻合法是在传统结扎基础上的发展，可理解为是改进了的弹性结扎疗法。因为套扎吻合具有"简、便、廉、验"的特点，术后肛门疼痛、排便困难、水肿等较其他手术治疗痔疮不明显，至今在国内外被广泛应用，主要适用于 I、II 期内痔及混合痔的内痔部分。

国外 Regan 报道了使用特制的吸引套扎吻合器械治疗内痔的方法，方法简单、无痛，使用的特制橡皮圈效果明显优于其他套扎吻合疗法使用的橡皮圈。国内许瑞云等报道应用自动痔疮套扎吻合器（EPH）对 156 例轻中度痔患者施行自动痔疮套扎吻

合术，满意者 149 例，基本满意 6 例，不满意 1 例。

2.缺陷　传统的套扎吻合仅仅只对痔核体，虽然最新的套扎吻合是倒三角，即在痔核上方直肠黏膜和痔核呈倒三角的地方套扎吻合直肠黏膜，个体的痔核倒三角套扎吻合有老方法阴影——痔核套扎吻合，破坏肛垫；和 PPH 手术环形切除钉合的悬吊、断流效果比较的力度不够，不能达到环周断流和悬吊效果。

五、痔上黏膜环形错位套扎吻合术式——东方PPH（EPH）

东方 PPH，是治疗直肠脱垂和痔疮的东方治疗技术（The east Procedure for Prolapse and hemorrhoids E-PPH，EPH）针对 PPH 手术的缺陷和传统套扎吻合术的不足，通过积极创新，弥补缺陷，我们设计了套扎吻合器痔上黏膜环形错位套扎吻合术式（简称 EPH）。

利用负压把痔上黏膜组织吸入套扎吻合器内，再套入高弹力橡皮筋，由弹力橡皮圈的收缩压使套扎吻合部分缺血坏死、闭合无伤口 7d 脱落，事实是一种慢性枯切黏膜和断流痔上动静脉血管的方法。

1.功能和优点　弹力胶圈套扎吻合具备 PPH 功能。

（1）套扎吻合后立即断流痔上血管功能。

（2）套扎吻合后有上提肛垫功能（悬吊）。每处套扎直径 1.0cm 的直肠黏膜球，球（圆）的最大一个截面周长为 3.14cm，也就是最大处的直肠黏膜悬吊 3.14cm.

2.弹力胶圈套扎吻合还有 PPH 不具备的优势

（1）无金属钉植入体内的缺陷；避免了遗留植入体内的金属异物的副作用。

（2）痔上黏膜错位套扎吻合，避免单平面痔上黏膜环切钉合术后发生狭窄的可能。

3.本项目的创新性

（1）环形错位套扎吻合实现无钉吻合。

（2）环形错位套扎吻合能避免或降低直肠狭窄的发生。

（3）首次设计痔上黏膜错位套扎吻合术的术式。

4.成果

（1）无钉植入套扎吻合。

（2）避免或减少吻合口出血和狭窄的发生。

（3）缩短手术时间。

（4）减少术后并发症和后遗症。

（5）降低耗材成本——经济。

应用非手术方法代替手术是微创理念下的微创技术。微创技术是现代医学最重要的内容之一，实现"尽可能少或小的创伤"使患者达到和保持最佳的治疗效果，"患者付出尽量小的代价"而达到同样良好的效果。微创在各个学科各个领域都在富有成效的推广，如心内科的冠状动脉血管堵塞，以往做心脏手术，创伤大，危险大，现代医学采用微创技术，用导丝放置支架，内科医师即可完成这个治疗。肛门是一个天然通道，实施微创或腔镜下治疗，将微创理念与微创技术应用于肛肠学科是我们积极、科学的探索方向，也是肛肠外科发展的终极目标。

《痔临床诊治指南（2006 版）》中明确指出：无症状的痔无须治疗；治疗的目的重在消除、减轻症状；解除症状较改变痔体的大小更有意义。在这一原则的指导下，应该摒弃"见痔就治"的传统观念，重视饮食调节、个人保健卫生、坐浴等基础治疗和药物等保守治疗，在必须手术时也要贯彻痔的微创治疗理念和方法。

目前临床应用的痔的治疗方法仍是名目繁多，每一种方法都有其优缺点，我们从套扎吻合疗法入手，套扎吻合既属非手术疗法，又能替代手术方法。

以前主要对 I 、II 期内痔，方法单纯，通过创新和硬件等方面的完善，高效手术器械东方 PPH 的问世，配合我们设计的痔上黏膜环形错位套扎吻合术不仅实现了扩大治疗范围到III～IV期内痔、混合痔、直肠黏膜脱垂、直肠前突，可代替 PPH 和 TST 技术，而且避免了并发症和后遗症，需要我们大力推广。

有学者临床总结改进后的肛垫上黏膜套扎吻合法疗效优于传统痔体套扎吻合法，各种内痔临床症状、体征改善明显，目前 EPH 的广泛开展也证明了肛垫上黏膜套扎吻合法的优势所在。

5.预期的社会、经济效益和应用价值 本课题研究的成功，将为痔疮患者带来一种无创或微创新术式。不仅有着很强的临床实用价值，而且还能产生良好的社会效益。成果易于向大、中型医院和基层医院推广。

国际强生医疗器械有限公司在世界上最先开发推广了成功的 PPH 手术，PPH 手术是一项国际成果推广项目。它不仅得到保护肛垫的理论的支持，而且它的优点和优越性得到广泛的认可，但是任何器械都是在不断的完善中发展成熟。我们在肯定 PPH 术式优点的基础之上，正确评价手术器械的缺点，可以更有效的将现有技术进一步的优化，扩大临床的应用价值，发挥更大的社会和经济效益。

第二节 套扎吻合治疗学

一、套扎吻合新概念

目前在肛肠学科中，使用弹力橡胶环对痔核或组织黏膜套扎称套扎吻合技术。

现代使用多个弹力橡胶环连续环绕直肠内一周对组织黏膜错位套扎吻合称痔上黏膜环形套扎吻合技术，因为它和PPH手术的机制一致，一则断流痔上血管，二则上提病理肛垫（痔），恢复到原来解剖部位，病理肛垫逆变到初始的正常肛垫。完全实现替代PPH手术，弹力胶环 7 天脱落，避免PPH手术器械中金属钉永久植入直肠黏膜下的弊端，它符合东方细腻、温和（吻合）无创的特色，故称东方 PPH技术。

这是套扎吻合疗法目前最具有突破性的一次创新，扩大了套扎吻合技术的适应范围。

常用器械：一次性使用负压吸引痔核钳（全自动套扎吻合器）、一次性使用多功能定位定量肛门镜（东方 PPH）、多环痔核吻合套扎吻合器械包（东方PPH）。

1.一次性使用全自动套扎吻合器 适合 I ～ II 期内痔、混合痔内痔部分、直肠息肉、直肠前突、直肠脱垂等的治疗。

（1）器械标准和准入制度：本标准规定了一次性使用负压吸引痔核钳的分类和命名、要求、试验方法、检验规则、标志、使用说明书、包装、运输和贮存。

本标准适用于一次性使用负压吸引痔核钳（以下简称负压吸引痔核钳），该产品主要用于肛肠科对轻、中度内痔患者进行内痔套扎吻合治疗时使用。

熟悉国家法律法规规定一次性使用器械的质量标准，特别是植入物和非植入物在人体内停留时间，可能发生的反应和副作用及其处理预案。

医疗器械标签、标记和提供信息的符号的意义一定要熟知和掌握。

（2）规格型号分类：熟悉和掌握一次性使用负压吸引痔核钳的规格和型号，才能根据不同患者不同病情选中最合适的器械，达到最佳治疗或手术效果。

（3）基本结构（图25-1）。

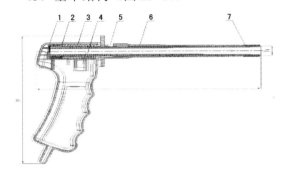

图25-1　负压吸引痔核钳结构示意图

1.通气手柄；2.内套管连接座；3.复位弹簧；4.通气开关按钮；5.内套管；6.外套管；7.弹力橡胶圈

（4）物理性能：见图25-2～25-4。

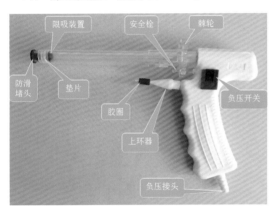

图25-2　负压吸引痔核钳结构图

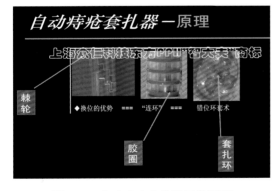

图25-3　自动痔疮套扎器工作原理

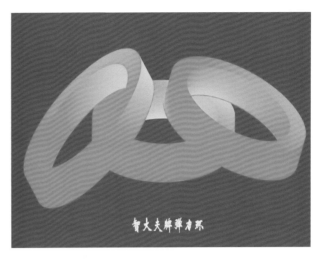

图25-4　自动痔疮套扎器弹力环

1）弹力橡胶圈：负压吸引痔核钳的弹力橡胶圈内径应能扩张到 φ16，且弹力橡胶圈不可断裂，承受拉力大于 2kg。

2）运动部件的灵活性：负压吸引痔核钳的各运动部件的动作应灵活，在模仿临床使用时不得有卡住的现象。

3）弹簧的弹性：扳动负压吸引痔核钳外套管的击发手柄，弹簧的弹力应能将套在产品最前端的弹力橡胶圈顺利射出，且其他弹力橡胶圈应能自动依次向前推进。

4）弹力橡胶性能：负压吸引痔核钳应有良好的弹力橡胶性，通过通气手柄接头与负压吸引装置相连接，在 0.08～0.1MPa 负压作用下保持 15s，负压能够持续稳定状态不变化。

5）外观：负压吸引痔核钳的外观应平整、光滑、无锋棱、毛刺及裂痕。

6）环氧乙烷残留量：若用环氧乙烷灭菌，负压吸引痔核钳产品经环氧乙烷气体灭菌后，其环氧乙烷残留量应不大于 10μg/g。

7）无菌：负压吸引痔核钳产品经环氧乙烷灭菌后，产品应无菌。

8）负压吸引痔核钳应由制造厂技术检验部门进行检验，开箱开包应该看到合格证方可使用。

9）负压吸引痔核钳必须成批提交检查，检查分为逐批检查（出厂检查）和周期检查（型式检查），开箱应该有检验报告和检验员签章。

（5）标志、使用说明书。

1）标志：负压吸引痔核钳的单包装上至少应有下列内容：①制造商名称、地址和商标；②产品注册号；③产品标准号；④文字说明内装物及规格型号;⑤"无菌"、"一次性使用"等字样或使用 YY 0466 中给出的图形符号;⑥灭菌方法的文字说明或使用 YY 0466 中给出的图形符号;⑦使用说明和注意事项,包括"包装破损及部件脱落禁止使用"和"用后销毁"的警示说明;⑧生产批号;⑨失效日期。

2)使用说明书。

A. 使用说明书的编写应符合GB/T9969中的规定。

B. 使用说明书应包括下列内容:①产品名称、规格及型号;②生产企业名称、注册地址、生产地址、联系方式;③产品注册号;④产品标准号;⑤产品性能、主要结构、适用范围;⑥注意事项:如:"一次性使用"、"用后销毁";灭菌方式,以灭菌字样或标记,灭菌包装损坏不得使用,其他需要警示或提示的内容;⑦医疗器械标签所用的图形、符号、缩写等内容的解释;⑧使用说明;⑨特殊储存条件;⑩有效期;⑪售后质量承诺。

(6)包装、运输、贮存。

1)包装。

A. 负压吸引痔核钳的单包装是供一次性使用的最小包装,包装形式为密封包装,应保证产品无菌直至开封。

B. 每套单包装应装入盒内,盒内应附有使用说明书和检验合格证。

C. 负压吸引痔核钳的大包装应能保证在正常运输、贮存条件下不损坏。大包装上的字样或标志应保证不应因历时较久而模糊不清。

D. 特殊要求的包装按订货合同的规定。

2)运输:负压吸引痔核钳在运输时应防止重压、阳光直射和雨水淋湿,并符合订货合同的规定。

3)贮存:负压吸引痔核钳应贮存在相对湿度不大于80%,无腐蚀气体和通风良好的室内。

4)有效期:负压吸引痔核钳经灭菌后,在遵守贮存规则的条件下,从灭菌之日起有效期为2年。

2.肛门扩张器肛门镜(东方PPH多功能定位定量肛门镜) 适合 I ～ IV期内痔、直肠脱垂、直肠前突、直肠息肉等检查、治疗、手术。

(1)肛门扩张器、肛门镜:部分产品规格型号说明。

1)肛门镜组合结构见图25-5。

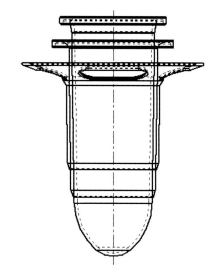

图 25-5 肛门镜组合结构图

2)肛门扩张器结构见图 25-6。

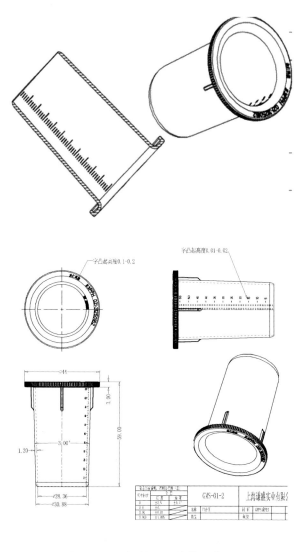

图 25-6 肛门扩张器结构示意图

三、套扎吻合最新技术——东方 PPH 技术（EPH）

（一）器械使用说明

见图 25-7。

1.适用范围　主要用于肛肠科对Ⅱ、Ⅲ内痔患者进行内痔套扎吻合治疗时使用。

2.使用方法

（1）沿包装启封口处撕开，取出负压吸引痔核钳。

（2）使用前，请仔细检查负压吸引痔核钳表面是否光滑、无锋棱、无毛刺。

（3）患者取截石位、膝胸位或侧卧位，手术部位常规消毒和铺垫巾。

（4）插入肛窥器，消毒直肠与肛管，显露齿状线和内痔块。

（5）将负压吸引痔核钳的负压吸引接头与外源负压抽吸系统相接。

（6）右手握住手柄，然后将内套管管口对准目标组织。

（7）将手柄上的通气开关按钮关闭排气孔，此时由于负压的抽吸作用，目标组织可被迅速吸入内套管内。

（8）右手拇指或示指转动击发手轮，在外套管的作用下，即可将弹力环释放并完成套扎吻合。

（9）打开手柄上的通气开关按钮，消除负压，由此可释放被套扎吻合的目标组织。

（10）依次按（6）～（9）的操作步骤，继续进行下一次套扎吻合。

3.贮存　贮存于阴凉干燥处，防止与挥发性物品如樟脑、松节油、氯仿等放在一起。

4.有效期限　在符合贮存条件下，灭菌有效期为两年。

5.符号说明　一次性使用。

6.禁忌证　①单纯性外痔不适宜采用；②混合痔的外痔部分不适宜采用；③肛乳头肥大不适宜采用。

7.注意事项

（1）打开单包装袋后立即使用，一次性使用，用后销毁，禁止重复使用或另作他用。

（2）单包装袋破损及部件脱落禁止使用。

（3）已经过环氧乙烷灭菌,无菌有效期为两年,必须在失效期前使用。

（4）在套扎吻合过程中切勿扎住齿状线或肛管皮肤，否则可引起剧痛或重度坠胀感。

（二）器械操作说明图谱

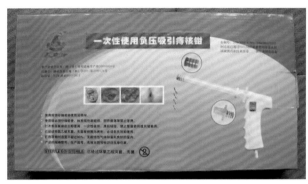
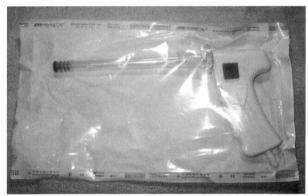
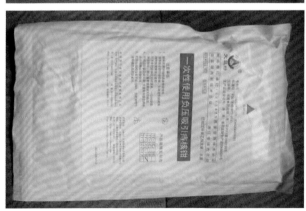

A.一次性使用负压吸引痔核钳

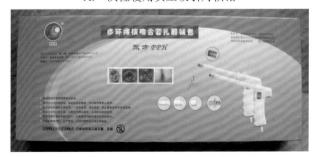

B.多环痔核吻合套扎吻合器械包（东方 PPH）

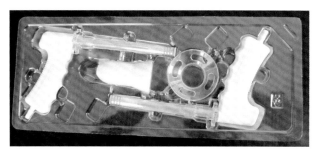

C.沿包装启封口处撕开，取出负压吸引痔核钳（两种包装）

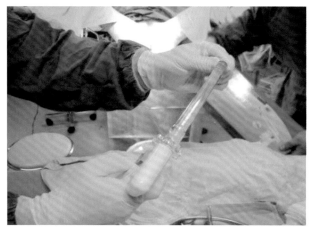

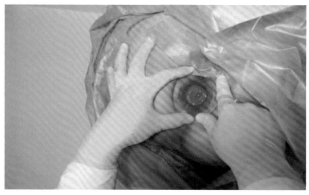

F.插入肛窥器，消毒直肠与肛管，显露齿轮线和内痔块

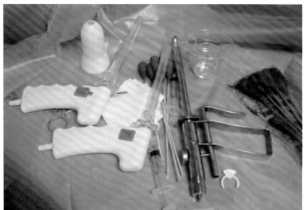

D.使用前，请仔细检查负压吸引痔核钳表面是否光滑、无锋棱、无毛刺

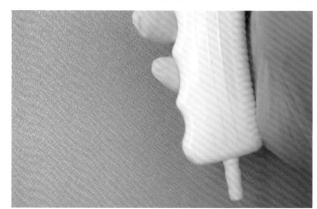

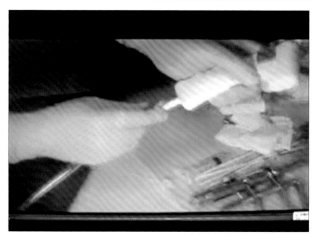

G.将负压吸引痔核钳的负压吸引接头与外源负压抽吸系统相接

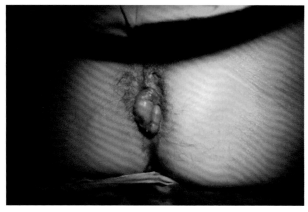

E.患者取截石位、膝胸位或侧卧位，手术部位常规消毒和铺垫巾

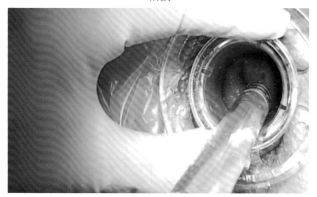

H.右手握住手柄，然后将内套管管口对准目标组织

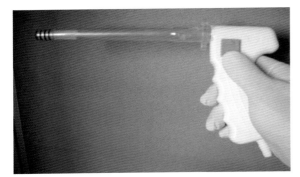

I.将手柄上的通气开关按钮关闭排气孔,此时由于负压的抽吸作用,目标组织可被迅速吸入内套管内

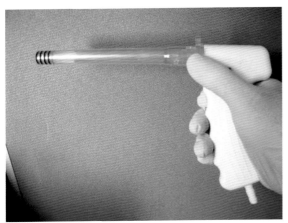

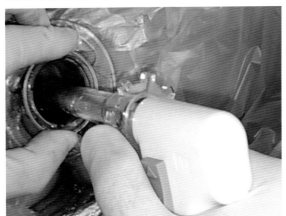

J.右手拇指或示指转动击发手轮,在外套管的作用下,即可将弹力环释放并完成套扎吻合

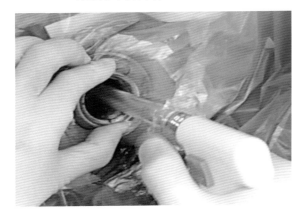

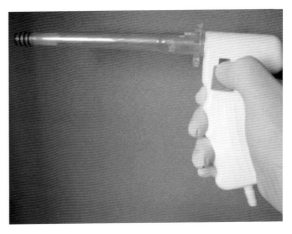

K.打开手柄上的通气开关按钮,消除负压,由此可释放被套扎吻合的目标组织

图 25-7　东方 PPH 技术器械使用说明

8.器械的握持方法及要领

（1）必须右手单手握持,养成良好习惯。

（2）右手拇指司管负压开关。

（3）右手拇指或食指司管击发环齿轮。

（4）压力不低于 0.08kPa,不高于 0.09kPa。

口诀:右手拇指、司令两关,零点零八,对准击发。

(三)痔上黏膜环形错位套扎吻合术及原理

1.术式原理　套扎吻合功能:①断流痔上血管。②上提肛垫（悬吊）。

2.弹力胶圈套扎吻合的独特优势

（1）无金属钉植入体内。

（2）无吻合口、无创面、手术无出血。

痔上黏膜环形错位套扎吻合术是最新套扎吻合方法（陈氏套扎吻合术原理）（图 25-8～25-14）:利用套扎吻合器（EPH）在齿状线上 2～4cm 的直肠黏膜上（PPH 环切钉合术环切平面处）上下错位 2～4cm 进行环形一周套扎吻合 8～12 个强力乳胶圈,通过器械作用紧紧套扎吻合在痔上黏膜的基底部,形成机械性的缩窄,使组织缺血坏死,继而脱落,最后创面逐渐修复痊愈。借瘢痕收缩将肛垫上提,套扎球直径 1 厘米,圆周长 3.14 厘米,悬吊 3.14 厘米。由于同时套扎吻合阻断直肠黏膜下供应痔的部分动脉,术后痔血供减少,肥大和充血的肛垫趋于萎缩变小。利用了 PPH 手术断流、悬吊的原理,又避免 PPH 手术金属钉植入人体组织中带来的弊端。

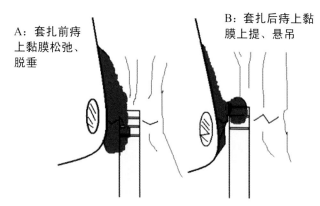

A：套扎前痔上黏膜松弛、脱垂

B：套扎后痔上黏膜上提、悬吊

图 25-8 痔上黏膜上提、悬吊、血管断流

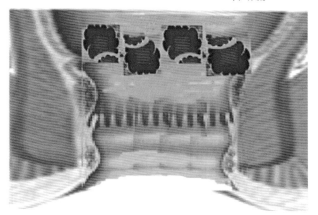

图 25-9 痔疮套扎吻合器痔上黏膜环形错位套扎吻合术

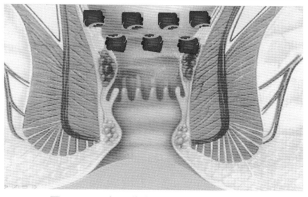

图 25-10 痔上黏膜环形错位套扎吻合术

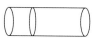

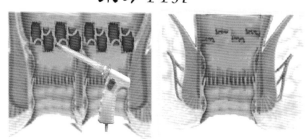

东方 PPH 套扎吻合术后错位瘢痕
无钉疤痕逐渐会消失无直肠狭窄

图 25-11 痔上黏膜环形错位套扎吻合术即东方 PPH 术

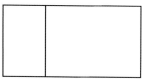

PPH手术吻合线

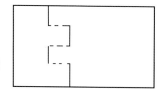

改进EPH错位吻合线

图 25-12 痔上黏膜环形错位套扎吻合术和 PPH 手术后物理变化

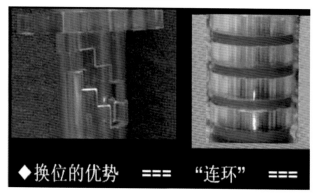

◆换位的优势 === "连环" ===

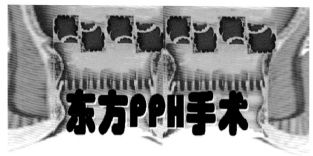

东方PPH手术

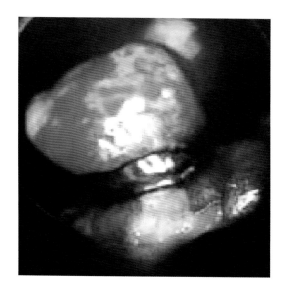

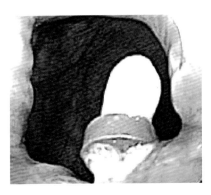

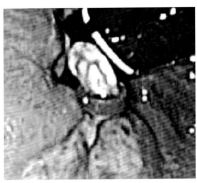

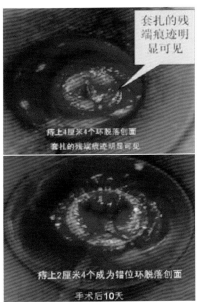

图 25-13　痔上黏膜环形错位套扎吻合术手术后病理变化一组照片

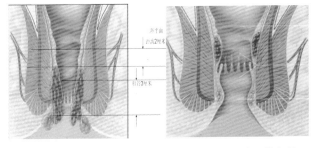

治疗前肛垫脱垂　　　　　治疗后肛垫复位

图 25-14　痔上黏膜环形错位套扎吻合术手术前后病理变化

2.手术适应证　符合"中华医学会外科分会结直肠外科学组制订的标准"中的Ⅲ、Ⅳ期脱垂的内痔、内痔为主的环型混合痔、嵌顿性内痔（应在炎症消退后再行本手术）、直肠黏膜脱垂。

3.治疗方法　必须使用专用的套扎吻合器（E-PPH），必须使用东方 PPH 专用的多功能多平面定位肛门镜，必须使用规范的东方PPH流程操作（必须执行三必须）。在痔上 2～4cm 的直肠黏膜处（PPH 环切钉合术）的平面上下错位 2cm 进行环形一周套扎吻合 8～12 个强力乳胶圈，通过器械作用紧紧套扎吻合在痔上黏膜的基底部，形成机械性的缩窄，使组织缺血坏死，继而脱落，最后创面逐渐修复痊愈。借瘢痕收缩将肛垫上提。由于同时套扎吻合阻断直肠黏膜下供应痔的部分动脉，术后痔血供减少，肥大和充血的肛垫趋于萎缩变小。

（四）操作步骤

（1）麻醉后采用选择好体位，根据医生个人习惯可以选择膀胱截石位、侧卧位、折刀位等。

（2）肛周 20cm 从外向内用碘伏等消毒剂反复消毒 3 次。

（3）使用三组合东方 PPH 肛门镜扩肛查看，首先使用内芯扩肛器插入肛管直肠内扩肛，根据肛门麻醉情况、肛门括约肌松弛情况在肛管直肠内停留 1～3 分钟，取出套上内层肛门镜进行扩肛，如果松弛可以套上外侧肛门镜继续扩肛，如果肛管深或有外翻的脱出黏膜组织必须在插入肛门镜之前用组织钳牵拉肛门缘的痔核或皮肤才能使肛门镜达到相应的深度，防止脱出物坠入直肠内影响套扎吻合的高度。

（4）放置好肛门镜后，取出内芯，用消毒液纱块反复消毒直肠黏膜后在内层肛门镜的定位（痔上 4 厘米）下用套扎吻合器的内吸口分别对准肛门镜上缘膀胱截石位 3、6、9、12 点处分次套扎吻合，套扎吻合完毕，取出内层肛门镜，在外层肛门镜的定位下（痔上 2 厘米），对准肛门镜上缘膀胱截石位 1.5、4.5、7.5、10.5 点处分次套扎吻合，2 个平面套扎吻合完毕，慢慢退出肛门镜，边退出边查看，查看是否有特别大的痔核可能影响回缩效果的，需要对部分的痔体补充套扎吻合。套扎吻合完毕，取出肛门镜，检查肛门外的外痔是否需要单独处理，根据情况做相应处理；

（5）肛门内放置碘伏纱条或特制肛门管，肛门处覆盖无菌纱块，胶布固定。

四、实际病例操作演示

见图 25-15～25-21。

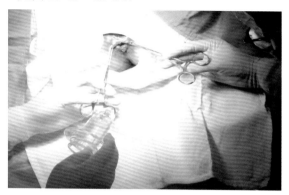

图 25-15 痔上黏膜环形错位套扎吻合术手术前准备

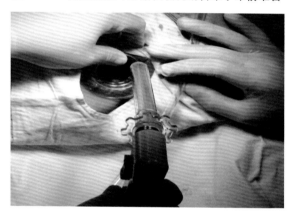

图 25-16 痔上黏膜环形错位套扎吻合术手术前准备

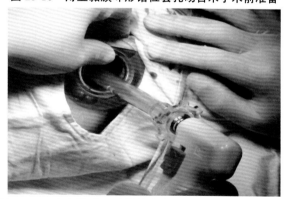

图 25-17 痔上黏膜环形错位套扎吻合术手术中对准目标

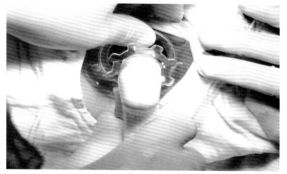

图 25-18 痔上黏膜环形错位套扎吻合术手术中管气门

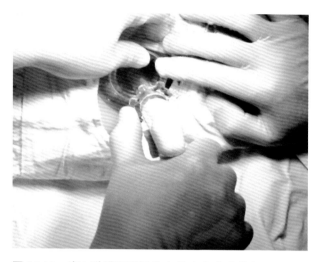

图 26-19 痔上黏膜环形错位套扎吻合术手术中击发射环

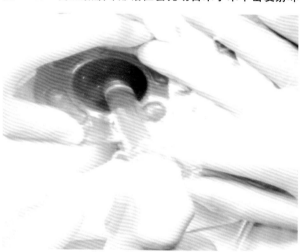

图 25-20 痔上黏膜环形错位套扎吻合术手术中

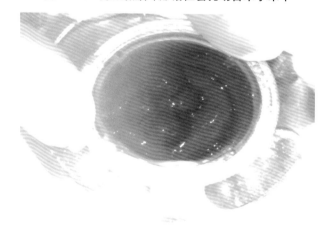

图 25-21 痔上黏膜环形错位套扎吻合术手术完毕

五、典型病例治疗前后图谱

见图 25-22～25-25。

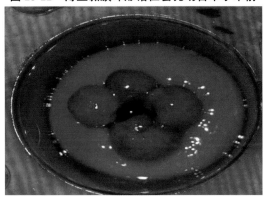

图 25-22　痔上黏膜环形错位套扎吻合术手术前

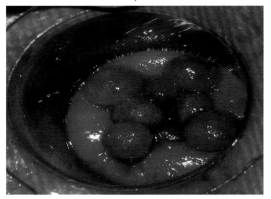

图 25-23　痔上黏膜环形错位套扎吻合术手术第一平面 4 个环

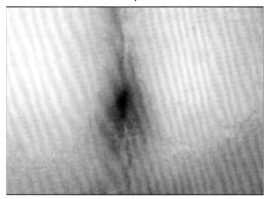

图 25-24　痔上黏膜环形错位套扎吻合术手术二个平面 8 个环

图 25-25　痔上黏膜环形错位套扎吻合术手术完毕

六、术后处理

新霉素（或红霉素、百多邦）软膏，1 支，套扎吻合后挤入肛门内。

甲硝唑栓涂以上药膏后塞肛内，1 枚，每天 4 次，用 3 天。

氟哌酸胶囊，2 粒，口服，每天 3 次，用 3 天。

科洛曲片，1 粒，口服，每天 3 次，用 2 天。

七、同类技术比较

（一）痔上黏膜环切钉合术（简称 PPH）

1975 年 Thomson 首次提出肛垫的概念，经过众多学者的不断完善，肛垫指的是"位于直肠末端的组织垫，为平滑肌纤维、结缔组织及血管丛构成的复合体，其功能是协助肛门括约肌完善肛门的闭锁"；痔是"由于支持组织松弛导致肛垫下移，因下移而出现充血、水肿、肥大和出血而形成"。以此为基础，1994 年 Londer 等提出了肛垫下移学说，并依据此学说原理设计研制痔上黏膜环切术钉合吻合器，此学说和吻合器受到许多国内外学者的支持，在我国肛肠外科学界亦逐渐得到普及和推广。

利用特制的吻合器经肛门在脱垂的痔上3cm环状切除直肠下端黏膜及黏膜下组织，同时完成对远近端肠壁黏膜断端的吻合，将脱垂的内痔悬吊上拉，恢复原来肛垫的正常解剖位置。由于同时切断直肠黏膜下供应痔的部分动脉，术后痔血供减少，肥大和充血的肛垫趋于萎缩变小。

此手术由过去的以摧毁消除痔核为目的，改为消除症状为目的。由过去尽可能彻底的在解剖学上将痔切除的方法，改为通过手术将脱垂的肛垫复位，并在手术的过程中尽可能保留肛垫的结构，以达到术后不影响或尽可能少地影响精细控便能力的目的。与传统手术相比，该手术的优点是：手术简单，手术时间短，术中出血少；治疗环形内痔脱垂和痔引起的出血效果明显；术后肛门部疼痛轻，时间短，远期并发症少；术后住院时间短，恢复正常生活和工作早（图 25-26～25-29）。

痔上黏膜环切钉合术存在的问题、缺点如下。

（1）尿潴留发生率为 25.0%，可能与腰麻及术后肛门疼痛引起膀胱逼尿肌松弛和膀胱颈括约肌痉挛所致。因此术后注意防治尿潴留，对于老年患者必要时留置尿管。

（2）肛门疼痛发生率为 45.8%，可能与术中扩肛引起轻度肛门皮肤损伤有关。

（3）出血主要位于吻合口部位出血（45%）。吻合后要认真检查吻合口处是否有活动性出血，对于有搏动性出血应局部丝线缝合。

（4）吻合口狭窄或瘘等并发症较少见。环切后吻合口在一个平面上，容易形成直肠狭窄后遗症，临床发生率占 2%～3%；

（5）金属钉如果裸露在直肠黏膜下，发生术后吻合钉排异外出，出血、下坠感等并发症。

（二）传统胶圈套扎吻合

套扎吻合法是在传统结扎基础上的发展，可理解为是改进了的弹性结扎疗法。因为套扎吻合具有"简、便、廉、验"的特点，术后肛门疼痛、排便困难、水肿等较其他手术治疗痔疮明显减少，至今在国内外被广泛应用，主要适用于Ⅰ、Ⅱ期内痔及混合痔的内痔部分。

PPH

   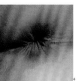

术前　　管型环切钉合器　　PPH环切组织　　术后

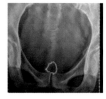 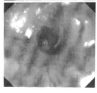 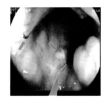

图 25-26　PPH 手术病理变化

东西方两种手术创口比较

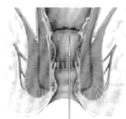 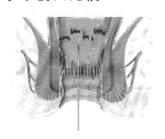

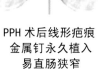

PPH 术后线形疤痕　　　　EPH 术后错位疤痕
金属钉永久植入　　　　　无钉瘢痕逐渐会
易直肠狭窄　　　　　　　消失

图 25-27　痔 EPPH 和 PPH 手术病理变化比较

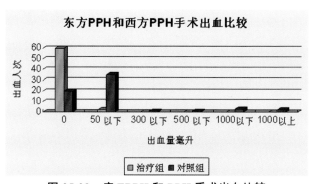

图 25-28　痔 EPPH 和 PPH 手术出血比较

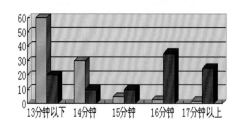

图 25-29　痔 EPPH 和 PPH 手术时间比较

国外报道了使用特制的吸引套扎吻合器械治疗内痔的方法。方法简单、无痛，国内学者等报道应用自动痔疮套扎吻合器（RPH）对轻中度痔患者施行自动痔疮套扎吻合术。智大夫牌 EPH 专用器械使用的特制橡皮圈效果明显优于其他套扎疗法使用的橡皮圈。

（三）痔上黏膜环形错位套扎吻合术

（EPH 原理，保护肛垫）

1.弹力胶圈套扎吻合具备 PPH 功能

（1）套扎吻合后有断流痔上血管功能。

（2）套扎吻合后有上提肛垫功能（悬吊）。

2.弹力胶圈套扎吻合还有 PPH 不具备优势

（1）无金属钉植入体内缺陷。

（2）痔上黏膜错位套扎吻合，避免单平面痔上黏膜环切钉合术后发生狭窄的可能。

但是传统的套扎吻合仅仅只对痔核体，虽然最新的套扎吻合是倒三角即在痔核上方直肠黏膜和痔核呈倒三角的地方套扎吻合直肠黏膜，个体的痔核倒三角套扎吻合（老方法阴影，破坏肛垫），仍然和PPH 手术环形切除钉合的悬吊、断流效果比较的力度不够！

套扎吻合仅仅只对痔核体，破环肛垫组织，脱下一个环需要转动 7～9 次，有时不脱，有时脱 2 个环

（称之："跳环"）

所以，针对 PPH 手术的缺陷和传统套扎吻合术的不足，通过积极创新，弥补缺陷，我们设计了套扎吻合器痔上黏膜环周错位套扎吻合术式（the east rubber band ligation and coincide of dislocation for Prolapse and Hemorrhoid，EPH）。

利用负压把痔上黏膜组织吸入套扎吻合器内再套入高弹力橡皮筋，由弹力橡皮圈的收缩压榨使套扎吻合部分缺血坏死、闭合无伤口性脱落。施行痔上黏膜一周的错位套扎吻合，即达到了 PPH 手术的一周环切钉合后痔上血管断流作用、使痔核萎缩；同时一周错位套扎吻合后，使套扎吻合的组织坏死脱落犹如 PPH 环切 2cm 痔上黏膜的悬吊功能；同时保留了肛垫组织的优点，又避免了 PPH 手术单平面环切钉合术可能发生的直肠狭窄；同时也避免了遗留植入体内的金属异物的副作用。

痔疮是人类的一种常见病和多发病，一直困扰着人类的生活，严重影响着人类的健康，能够找到一种新的术式，在保障疗效的基础上，降低或避免目前的术式的风险，弥补目前 PPH 术式的缺陷，将会对发展肛肠学科，对人类治疗痔疮产生积极的作用。

（陈少明　邹振明　刘春玲）

参考文献

[1]陈少明.痔上黏膜环形错位套扎吻合术与环切钉合术的 200 例对照研究中医肛肠.理论与实践，2010：248

注：本项目为上海市浦东新区科技发展基金创新基金项目，2014 年本项目获得上海市中西结合学会科学技术奖。（项目编号：PKJ2010-Y22）

第三节　EPH 技术解答

（2012 年 4 月 21 日修订）

陈少明教授设计的痔上黏膜环形错位套扎吻合术式（东方 PPH 即 EPH）和发明的专利产品一次性使用全自动负压多环套扎吻合器（又称多环痔核吻合套扎吻合器）已逐渐在中国和亚洲、欧洲推广和应用，2012 年选为国家一类继续教育项目，深受各地临床专家和医生的欢迎和好评。为了方便理解和推广，现在把 EPH 理论与实践等学术问题上存在的一些疑问和争议进行归纳整理和解答，仅供参考。

（一）"肛垫"的实质是什么

什么是"肛垫"呢？正常人在肛管和直肠末端的黏膜下有一种特殊的组织结构，由血管、平滑肌（treitz 肌）、弹力纤维和结缔组织等构成，在胎儿时已形成，其功能是协助肛门的正常闭合，起协调与节制排便的作用（就好像"水龙头的垫圈"一样），这个结构在医学上即称为"肛垫"（图 25-30）。正常情况下，肛垫附着在直肠肛管肌壁上，排便后借助自身的收缩作用又缩回到肛门内。所有动物都有肛垫，但是人类由爬行到直立行走后，肛垫方位受力发生了变化，尤其是重力和负压等因素，但当肛垫发生充血、肥大、松弛和断裂后，其弹性回缩作用减弱，从而逐渐下移、脱垂，并导致静脉丛瘀血和曲张，久而久之即形成痔疮（图 25-30）。

肛垫不等于痔，肛垫只等于正常组织，病理的肛垫等于痔。

根据文献考证，古代由于进化的时间短，肛肠疾病的发生率比现代更高，所以春秋以前，祖先对肛肠病的种类、证候特点、治疗方法等已有了相当重视和实践。

（二）痔上黏膜环切钉合术（PPH）手术原理及优缺点

PPH 是英文 Procedure for Prolapse and Hemorrhoids 的缩写，其中 Procedure 是"手术、操作"的意思；Prolapse 是"脱垂、下垂"的意思；而 Hemorrhoids 则是"痔疮、痔病"的意思。整个词组直译即"用于脱垂性痔疮的手术"。由此可见，PPH 从字面上已规定了其适用的范围，即仅限于那些"脱垂性痔疮"（即"重度痔疮"）的治疗，而并不建议用于轻、中度痔疮。

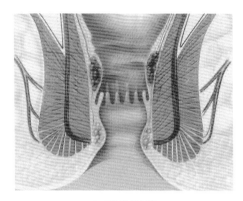

A.正常肛垫

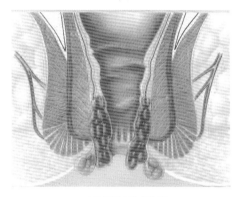

B.病理肛垫即痔

图 25-30　正常肛垫与病理肛垫图

在中国，目前通常将"吻合器痔上黏膜环切钉合术"或"痔上黏膜环切术"俗称 PPH。

PPH 是 2000 年从意大利传入中国的，其手术方法是采用一种特制的切割钉合器将直肠下端黏膜切掉一整圈。

PPH 优点：钉合术器痔上黏膜环切钉合术是建立在肛垫学说基础上的，运用钉合术器保护肛垫的治疗环状脱垂痔的新技术。意大利的医师隆哥于1993 年成功研制了一种专门用于治疗Ⅱ～Ⅳ度重痔，不破坏肛垫正常生理功能且显著缩短手术时间并极大减轻术后疼痛的痔上黏膜环切钉合术。它通过对直肠黏膜及黏膜下层组织进行环形切除，有效治疗重度脱垂内痔。PPH 即痔上黏膜环切钉合术，适用于重度痔疮，尤其是重度内痔和部分直肠黏膜脱垂的患者。其原理是：保留肛垫，将部分内痔及痔上黏膜、黏膜下组织环行切除同时进行同步钉合术。既阻断了痔的血液供应，又将滑脱组织悬吊固定，将病理状态的肛垫康复到正常的解剖状态。

PPH 缺点：PPH 的并发症，主要是因为器械的金属钉的副作用：如大出血（甚至休克）、感染、便次增多、里急后重、"气-粪"不分，内裤污粪，大便失禁、肛门吻合口狭窄、肛周持续性疼痛等。而

且，PPH 吻合器钛钉作为异物将永久性存留于直肠壁内，在直肠粪块及其细菌的长期作用下，其炎性反应将可能长期存在，远期并发症难于预测。PPH 术后直肠壁纤维化和硬化也是十分棘手的问题，痔疮一旦复发，后续治疗将十分困难。因此，自 2004年开始，PPH 在美国、欧洲和日本等发达国家已极少采用。

PPH 的治疗机制为环行切除痔核上方的一段黏膜，同时将远近两端直肠黏膜钉合，使脱垂的肛垫组织上提，另外因切除、吻合黏膜的同时也阻断了上下血液供应，使过分增生扩张的肛垫区血管因血供减少而部分萎缩，从而达到阻止肛垫下垂和肛垫增生。其最佳适应证应为三期内痔、环状混合痔内痔部分，直肠黏膜脱垂也是适应证。

作为一种新的治疗方法，因未损伤肛垫区组织，不影响其对排便的反射，肛垫对肛门的关闭增压作用亦未受到影响，因此从理论上说，此种治疗方法是符合现代痔治疗原则的。从手术结果来看，近期疗效不错。

该方法引进国内后观察，例如：术后并发大出血，直肠吻合口狭窄，吻合口感染等，另外我们从一些报道也发现，有些并发症相当严重，包括肠瘘、直肠阴道瘘、盆腔感染引致败血症等，而且还有死亡的报道。国外有专家介绍说，部分病例 16 个月后，有复发。

作者认为，无论治疗什么疾病，都应认真思考一下，是否符合以下五个最基本的原则：

（1）有效性原则：治疗是不是真正有效。

（2）简单化原则：治疗方法是否足够简单（当然是在不影响疗效的基础上），能有简单方法解决问题的，就绝不用复杂的方法。

（3）低代价原则：患者付出的代价是否足够低？包括组织损伤、功能保护、并发症多不多、严不严重等。

（4）前瞻性原则：治疗对未来的影响、对后续治疗的影响。

（5）经济学原则：性价比如何，疗效与价格是否成比例。

（三）什么是东方 PPH（EPH）技术？

与传统套扎吻合术有何异同

东方 PPH（EPH）技术内涵包括一项痔上黏膜

环形错位套扎吻合新术式和一套全自动套扎吻合器（国家注册商品名：东方PPH）。

发明本器械的有益效果是，设计了精准的等级错位推进控制开关和预设弹簧弹力及弹力胶环（世界首创）；轻轻触发，自动射环、精准控制、套扎吻合，连续操作，一次完成，实现痔上黏膜环形错位套扎，真正的吻合技术替代痔上黏膜环切钉合技术，使套扎吻合技术不仅治疗Ⅰ～Ⅱ期内痔，改进后扩大使用范围，可以治疗Ⅲ～Ⅳ期内痔、直肠黏膜内外脱垂、混合痔的内痔部分等，经济方便，缩短手术操作时间，提高工作效率。

针对传统套扎吻合术的缺点，陈少明教授于1999年发明了这种用于痔疮套扎吻合的新式器械——一次性使用全自动负压多环套扎吻合器（又称多环痔核吻合套扎器），此后多次对其进行了改良，多次获得国家专利，与此同时，陈少明教授还独创了与一次性使用全自动负压多环套扎吻合器配套的痔疮套扎吻合技术——痔上黏膜环形错位套扎吻合术，对传统套扎吻合方法进行了规范、改良与完善。

EPH是对传统套扎吻合技术的革新，与传统套扎吻合术相比具有很多优点：①胶圈可以连发射出（目前世界上独创的多发唯一弹射技术，无须线拉），套扎吻合过程自动化，十分省时、省力和简便，单人即可完成操作，耗时仅5～10秒；②改变了传统的单纯"痔块基底套扎吻合法"，创造了"痔上黏膜环形错位套扎吻合术"。这种新式痔上黏膜环形错位套扎吻合术实现了无钉吻合技术，无出血无吻合口狭窄并发症，可以代替西方的痔上黏膜环切钉合术（PPH），被国内专家称之为东方PPH技术（EPH），得到国内外专家学者临床医师认可和推广，不仅疗效大大提高，而且无痛苦，并发症少。术后不遗留瘢痕，不破坏直肠与肛管的结构和外观。

传统套扎吻合术是借助一些简陋的器械将橡胶圈套扎吻合于内痔块的基底部，利用胶圈的弹性收缩作用阻断（或部分阻断）痔的血供使痔块萎缩、脱落而同时破坏了肛垫组织。

目前用于传统胶圈套扎吻合的器械简陋，方法落后，胶圈只能单发（即术者每发射一发胶圈，须暂停操作，取出肛窥器和套扎吻合器，由助手另行安装下一发），这样操作起来不仅费时和费力，暴露病变部位困难，容易引起误操作和并发症。

目前国内外虽然有改进型多环套扎吻合疗器械，即使有多发的产品设计，仍然需要慢慢的用线拉

环的方法去套扎，存在弊端：①线进入负压密封系统，造成压力不恒定；②线拉时不能掌控脱环时间和时机，治疗容易失误。

（四）EPH如何操作

东方PPH技术（痔上黏膜环形错位套扎吻合术），是替代西方PPH（痔上黏膜环切钉合术）的无钉吻合技术。即在痔上2cm和4cm处分别2个平面上（膀胱截石位第一个平面痔上4cm，3点、6点、9点、12点共套扎吻合4个环；第二个平面痔上2cm，1.5点、4.5点、7.5点、10.5点）交错套扎吻合4个环，共8个环，完成这项无钉吻合技术。适用于重度Ⅲ～Ⅳ期内痔和内痔为主的环状混合痔（图25-31）。

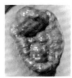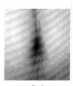

图25-31　EPH操作图

注意：实际操作时，是先套上方的点，再套下方的点（即先上后下）。否则，如先下后上，则容易因为肛窥器的过度摩擦导致胶圈滑脱。

（五）传统套扎吻合方法

手术操作要点如图25-32、图25-33。

（1）痔块直接套扎吻合法：即将枪管直接对准痔块组织进行套扎吻合（距齿状线至少1cm），一般一次可套扎吻合1～3个块。目前该法较少采用，但对于急性内痔出血，采用这种方法疗效比较直接快速。

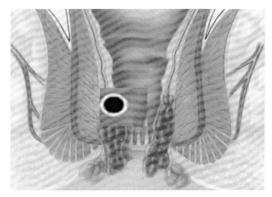

图25-32　直接套扎吻合法

（2）痔上黏膜套扎法：即将枪管直接对准痔块上方（距齿状线至少2～3cm）相对正常的黏膜组织进行套扎吻合。一般套扎吻合痔核上方和痔核呈等腰三角悬吊，一次套2～3个区域，适用于Ⅱ期内痔。

套扎吻合点一般选择膝胸位1～2点、5～6点和9点（即截石位3点、7～8点和11～12点），也可依痔块具体部位而定。一次治疗可套扎吻合2～3个点（初学者最好不要超过3个点；但熟练者可根据痔块脱垂情况酌情选择套扎吻合点数，最多可套5～6个点）。如一次治疗痔块回缩不完全，可重复治疗，两次间隔时间应在4周以上，直至症状好转或消失为止。对于Ⅰ～Ⅱ期内痔也可以选择这种方法。

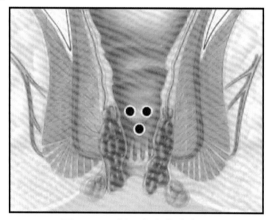

图25-33　倒三角套扎吻合法

（六）套扎吻合方法有哪些注意事项

据调查，套扎术后仍有一定的出血率（0.3%左右），且多发生于初学者。为减少出血的发生率，操作时应掌握好以下几个技术要领。

（1）套扎吻合位置：一定要在齿状线上1.5cm，不要套得太低。位置太低不仅容易发生术后激烈坠胀和急便感，还容易导致术后出血。

（2）套扎吻合组织不要太少。一般来说，套扎吻合组织至少应有直径0.7cm。如组织太少，胶圈就扎不牢，易滑脱。套入足量组织的技巧是，当枪管对准目标并开始吸引后，应一边吸引一边往外来回抽动枪管，这样可使吸入的组织越来越多（注意千万不要顶住肠壁吸，这样吸入的组织少，胶圈容易滑脱）。

（3）胶圈发射后，当打开负压开关并释放被套扎吻合的组织时，动作要缓慢进行，必须看到套扎吻合组织完全脱离套扎吻合器口时或等待负压表指针降至接近零点时，才可徐徐拔出枪管，不要操之

过急。否则如动作粗暴，可能将胶圈带出体外。

（4）在胶圈扎住痔块组织后，为防止胶圈滑脱和术后出血，还可于被套扎吻合的组织内注射"50%葡萄糖＋2%利多卡因"1∶1混合液2～3mL。注射后可见组织内明显胀大、变白，胶圈紧绷，很难滑脱。其次，葡萄糖溶液的高渗作用还能促进组织脱水和萎陷，加速血管闭塞与机化，术后出血发生率明显减少。此外，由于利多卡因对末梢神经的麻醉作用，套扎吻合后的坠胀感和急便感也会明显减轻（技术熟练可以不用）。

（5）注意千万不要直接正对痔核套扎吻合。内痔发生在齿状线以上2cm范围（即肛垫部位），正对痔核套扎吻合不仅直接损伤肛垫，而且离齿状线太近，容易将肛柱（甚至齿状线）套入其中。肛柱和齿线附近为移行上皮（不是黏膜上皮）覆盖，移行上皮术后愈合慢，出血发生率高，坠胀感和急便感也十分明显。如不慎扎住齿状线或肛管皮肤（表现为剧烈坠胀或剧痛），此时应尽快将胶圈拆除，以免引起上皮坏死、愈合延迟、感染、大出血等并发症（如果有一定经验可以尝试痔核减肥套扎）。

（6）套扎吻合后二周内最好不要随意做肛窥检查，因三周内创面愈合尚不满意，反复摩擦可能导致出血。

（7）患者经初次治疗后，一个月进行复查，如痔块回缩不全或便血未完全停止，可进行第二次套扎吻合（也可进行第三次或更多次套扎吻合）；两次间隔时间应在4周（一个月）以上，直至症状好转或消失为止。

（8）术后局部用药十分重要，建议每日两次使用甲硝唑栓、涂抗生素软膏持续两周，抗生素软膏即起到预防感染又方便栓剂润滑放入的作用，可大大减少术后出血的发生率。

（9）术前应嘱患者排空大便，术前晚八点电解质2包肠道准备（同肠镜检查前准备）或术前用开塞露诱便。术后保持大便通畅，可酌情口服软便药如麻宁软胶囊和痔宁片，禁食辛辣、酒类等食物，多饮水，多吃含纤维素高的食物，如蔬菜、水果、香蕉等；忌用热水坐浴。外用药膏或肛门药栓；口服抗生素3～5天。极少数患者如术后有急便感或坠胀感，可酌情对症处理。

（10）术后个别患者如发生出血，应嘱患者尽快复诊。小量出血一般问题不大，可能是原痔疮出血；如出血量较多，则必须当机立断在肛窥下查明

出血部位，用可吸收缝线做"8"字缝合止血，不要采用油纱布填塞或其他保守措施，以免延误病情。

（七）EPH治疗后究竟痛不痛

直肠和肛管以齿状线为界。齿状线以上为直肠，由自主神经支配，没有痛觉；齿状线以下为肛管，由躯体神经支配，痛觉敏锐。EPH由于将套扎吻合点定在齿状线上3～5cm处，所以术后一般不会引起疼痛，仅少数患者有坠胀感或急便感（越靠近齿状线越明显），程度因人而异，绝大多数症状轻微，数小时后可逐渐消失。但如果在EPH后于被套扎吻合的组织球内注入"高渗葡萄糖溶液＋利多卡因混合液"（注射方法见后），坠胀感或急便感将基本消失。

但有一点必须说明的是，套扎吻合点千万不能太低，如套住齿状线或肛管皮肤，可注射美兰＋1%利多卡因等量注射于套扎部位止痛。

（八）用EPH产品做手术，患者多久能痊愈

患者套扎吻合后痊愈有两种：临床痊愈和生理痊愈，临床症状消失一般术后3～7天，真正生理痊愈3周时间。如果套扎吻合成功，24小时套扎吻合的组织会坏死的。极少数会脱落，大部分在5—7天左右脱落。

（九）EPH手术会不会引起出血，原因有哪些

据调查，早年传统套扎吻合术的出血发生率较高，为0.9%～2%。而目前，由于EPH在套扎吻合方法上做了较大改进，且胶圈质量明显提高，故EPH的出血发生率降至0.1%～0.3%。如果将"套扎吻合"与"注射"联合实施，出血发生率基本上可以杜绝。

EPH出血发生率较低的原因在于，其将套扎吻合点定在齿状线上3～4cm或更高的位置，这里的组织为黏膜所覆盖。众所周知，黏膜的生长、愈合速度是非常快的（据研究，胃肠黏膜在活检损伤后，48h左右即可完全愈合），胶圈套扎吻合后黏膜一边缺血坏死，一边同步生长和愈合；在顶部黏膜坏死脱落的同时，基底部黏膜也几乎同步愈合，所以

EPH后一般不会出血。

但为什么临床医生仍时常反映有出血情况发生呢？这主要与以下几方面的因素有关：

（1）直接正对痔核套扎吻合：由于正对痔核套扎吻合离齿状线太近，很容易将肛柱甚至齿状线一并套入其中，此处覆盖的不是黏膜，而是移行上皮，其愈合速度慢，感染率也高，这是术后出血最主要的原因。

（2）胶圈质量不过关：胶圈质量低劣，弹性回缩力差，将使套扎吻合不紧，脱落后溃疡面大，根部血管闭合与机化不全，因而容易出血（被套扎吻合组织的根部血管是否快速闭合与机化主要取决于胶圈的弹性回缩力）。目前市面上有不少套扎吻合器是模仿的，其胶圈质量低劣，弹性回缩力差，容易老化和断裂，术后出血率高。

（3）术后肛门局部用药不当：术后适当的肛门内局部用药有利于防止感染，促进创面愈合。用药不当容易导致术后出血。肛门内常用药物有红霉素软膏、新霉素软膏等，建议持续使用至少2周。

（4）患者本身原因：如组织愈合能力不良（糖尿病、年老体弱）、凝血功能差、便秘、腹泻、饮酒、进食辛辣、局部感染等。

（十）EPH术后出血怎么办

EPH术后一旦发生出血，首先要辨别是原痔疮出血的继续，还是胶圈脱落导致的出血。前者一般出血量小，多发生在术后1～3天内；后者出血量较大，多发生在术后5～8天内。如判断为后者，建议不要观察或保守，应立即在直视下用可吸收线做"8"字缝合止血即可。

（十一）EPH为什么把套扎吻合点定在齿状线上3～4cm处，而不正对痔疮套扎吻合

前已述及，痔疮（内痔）实际上是肛垫组织发生了病变（肛垫下移和静脉曲张），正对痔疮套扎吻合就等于直接对肛垫进行套扎吻合，当套扎吻合次数多了势必破坏肛垫组织的正常结构，并由此损害肛门的正常闭合与排便功能。此外，在齿状线附近，还有很多特化的组织结构，如肛柱、肛瓣、肛腺以及各种神经与化学感受器等，其在排便感觉、反射、分辨、闭合等方面发挥重要作用。因此，把套扎吻合点定在齿状线上3～4cm处

（相当于痔核上缘2～3cm）即为避免对肛垫组织和齿状线附近的特化结构造成直接破坏，保护肛门的正常闭合与排便功能。

其次，如正对痔疮套扎吻合，势必离齿状线太近，必然将肛柱组织（甚至齿状线）套入其中，术后坠胀感和急便感明显，有时甚至引起剧痛。

最后，正对痔核套扎吻合必将肛柱一并套入其中，因该处覆盖的不是黏膜，而是移行上皮，其愈合速度慢，感染率高，加之痔核组织本身极其脆弱，血管丰富而曲张，术后容易出血。

（十二）EPH不直接套扎吻合痔疮，但为什么具有治疗作用呢

EPH虽不直接套扎吻合痔疮本身，但疗效比直接套扎吻合痔疮更好，并发症更少，恢复也更快。其治疗原理主要有以下三个方面：

（1）被套扎吻合的黏膜组织坏死脱落，致使黏膜皱缩，肛垫上提，痔块回缩（据研究，被套扎吻合的黏膜组织大小相当于一般直径为1cm以上，展开后形态呈圆盘状，直径2.5～3.0cm）。

（2）被套扎吻合的部位发生局限性、无菌性炎症反应，致使黏膜、黏膜下层与浅肌层粘连，肛垫固定于较高位置，阻止肛垫再次下垂和痔疮复发。

（3）胶圈套扎吻合于痔块基底部，阻断或部分阻断痔静脉倒流，从而减少痔的血流瘀滞，加速痔块萎陷。

总之，EPH的基本治疗原理可归纳为两点：一是"上提肛垫"（即套扎吻合后黏膜皱缩，肛垫上提固定，痔块回缩）；二是"断流"（即阻断痔静脉倒流，减少血流瘀滞，加速痔块萎陷）。这与PPH的治疗原理其实是一致的。但EPH使治疗目标更加局限化，针对性更强，创伤更小，操作更简单，不遗留异物，并发症明显减少，康复时间也大为缩短。

（十三）套扎吻合完成后，胶圈有时为什么即刻滑脱

套扎吻合完成后，胶圈即刻滑脱的原因主要有以下几方面。

（1）操作不当：因误操作使吸入的组织量太少，致使胶圈扎不紧而滑脱；或套扎吻合时反复抽动或转动肛窥器，因摩擦作用而导致胶圈松脱。

（2）套扎吻合位置太低：位置越低，黏膜张力越大，组织越不容易吸入，致使胶圈扎不紧而松脱。

（3）相邻套扎吻合点太近：相邻套扎吻合点太近势必导致黏膜张力增大，吸入组织不足。

（4）黏膜组织纤维化或硬化：如PPH（痔上黏膜环切术）术后或注射治疗后，直肠壁必然纤维化或硬化，致使组织无法吸入或吸入很少，胶圈极易滑脱。

（5）胶圈质量差：胶圈弹力与收缩力差，或放置时间太长致胶圈老化，套扎吻合后均容易滑脱。

因此，为加强疗效建议采用"套扎吻合"与"注射"联合的方法，即在套扎吻合完成后，于被套扎吻合的组织球内注射"50%葡萄糖溶液＋2%利多卡因"混合液2～3mL，这样胶圈会扎得更紧，滑脱的可能性很小。

（十四）EPH术后胶圈何时脱落，脱落期注意什么

EPH后，胶圈脱落时间一般为6～8天，少数3～5天（胶圈回缩力越强，脱落时间越早），这个时间为出血的高峰期，应加以注意和防范。但也有2周以后发生出血的个案报道，这种情况可能是套扎吻合点发生了慢性溃疡和感染的缘故，也可能是由于饮食不节（如喝酒、进食辛辣食物等）或大便干结摩擦所致。不过，只要EPH技术要领把握得当，加上胶圈质量过关，出血是完全可以避免的。

由于EPH将套扎吻合点定在齿状线上3～4cm处或更高，对肛管和肛门的静脉回流与淋巴回流没有任何影响，故不会引起肛门水肿。目前临床上也没有遇到过任何套扎吻合后引起肛门水肿的报道。

需要注意的是，千万不要扎住齿状线和肛管皮肤，否则水肿甚至坏死是完全可能的，这一点必须引起高度重视。

（十五）EPH负压值和吸入组织关系，负压值达到多少比较合适

EPH的负压吸引值和吸入组织量的多少是经过我们多年的研究才逐渐定型的。从理论上讲，负压吸引值越大，吸入的组织量越多，但这是在忽略"枪管口径"下的情形。如果将枪管口径因素考虑进来，情况就一样了。据研究，我们将枪

管口径（内径）定为小于 1cm，将负压吸引值定为-0.085～-0.095MPa（这是临床上常用电动负压吸引器的套扎吻合吸引常用的负压值），此时吸入的组织量是基本上固定的，即 1～1.5cm（展开后的直径为 2.5～3.0cm）。经临床观察，这个组织量是比较合适的，既能达到较好的治疗效果，又不至于引起患者过强的不适感（吸入的组织量越多，坠胀感越明显；吸入组织太多时甚至还会诱发阵发性腹痛）。

（十六）EPH 适应证及套扎吻合后外痔如何处理

内痔、混合痔和环形脱垂性痔都可以采用 EPH 进行治疗。混合痔患者如外痔较轻，在施行 EPH 后，由于肛垫上提，外痔大多可自动回纳肛内，无须额外处理。只有当外痔为结缔组织外痔或静脉曲张性外痔且特别巨大，或形成炎性外痔，或发生血栓性外痔时，才需另行处理（一般采用电刀灼切）。环形脱垂性痔照样可行 EPH，八个错位环外加对外痔分段电刀灼切术。

对于Ⅳ度环形脱垂性痔，EPH 一般需在麻醉下扩肛后进行，且常与外痔切除联合实施。具体做法是先于膝胸位 1～2 点、5～6 点和 9 点（即截石位 3 点、7～8 点和 11～12 点）。剥除时注意尽量保护皮肤，切口不要太大、太宽，不要越过齿状线；外痔剥除后皮肤切口可用可吸收线做间断缝合（经验表明，"缝合"比"不缝合"伤口疼痛更轻，愈合更快）。

总而言之，凡是 PPH 可以做的，EPH 同样可以做，凡是 PPH 不可以做的，EPH 同样也可以做。两者的治疗原理是一致的。

（十七）EPH 术后痔疮能得到根治吗

这里首先要澄清的一个观念是，痔疮治疗的原则不是"根治"，而是"消除症状"。一定要杜绝"见痔就切"和"根除痔疮"的认识误区，"痔疮能根治吗？"这样的问题本身就说明对痔疮的治疗原则模糊不清。

痔疮主要有两大症状：即"便血"和"脱垂"，这也是绝大多数患者就诊的根本原因。任何治疗方法，只要能控制"便血"和"脱垂"，就基本上达到了治疗目的，而不一定非要将"痔疮（病理性肛垫）"根除干净。要知道，根除痔疮的代价必然是"损害

功能"。记住，千万不要一味追求肛门的"外观漂亮"而导致功能严重受损，只有"消除症状"和"保护功能"才是痔疮治疗的根本。

（十八）痔疮注射疗法和 EPH 相比有何优缺点

痔疮注射疗法简便易行，效果也不错，同样是治疗痔疮的经典方法之一。但注射疗法有一个明显的缺点，即注射后导致直肠黏膜硬化和瘢痕化（PPH 也是如此），为后续治疗带来很大的麻烦。此外，注射后直肠黏膜易形成溃疡，感染的发生率也比较高，对排便有一定影响。国外甚至有直肠穿孔、肛周严重感染和败血症的报道。不过，注射疗法也有其优点，那就是出血发生率极低，价格也十分便宜。

与注射疗法相比，EPH 不仅操作简便，疗效好，套扎吻合后不遗留任何瘢痕，为后续治疗带来很大的便利，而且极少发生并发症。EPH 唯一令人关注的并发症就是偶发性术后出血，一般都发生在无经验或经验不多的医生身上。只要操作得当，经验丰富，EPH 的出血并发症一般是可以避免的。

（十九）EPH 除用于痔疮治疗外，还有其他什么用途

EPH 除主要用于痔疮治疗以外，还可用于直肠黏膜脱垂、直肠局灶性良性病变（如直肠息肉、直肠血管瘤或血管畸形等）的治疗。近年来，上海的专家将 EPH 用于"TST 技术"、"直肠前突"的治疗，据称取得了优良疗效。

（二十）一次性使用负压吸引痔核钳的技术原理

目前，用于套扎吻合痔疮的仪器主要是负压吸引和牵拉的两种类型，临床上大部分是靠手动拉线套环，或上一个环套一次，操作麻烦，器械使用的是不透光的材料，不能观察痔核套扎吻合的大小，只能靠感觉来掌握，准确性低，易套空和错位。金属牵拉式是多次用产品，容易消毒不严，而造成交叉感染。

针对目前套扎吻合治疗痔疮的缺陷，设计新型的一次性多发硅胶圈全自动套扎吻合器治疗内痔，

避免交叉感染，使用简单方便，便于观察痔核套扎吻合情况，提高套扎吻合的准确度和成功率。

本实用新型仪器解决上述问题所采取的技术方案是：内吸管是透明材料，前端从治疗头起始处向后有标示，且前端备用多发套有硅胶圈，硅胶圈之间有垫片分开。利用尾端连接电动吸引器，同时利用齿轮后预置的弹力，只需轻轻拨动一次左轮手枪手柄，上方外导管和内吸管之间的制动开关一次，外导管立即向前移动一个单位，弹力环自动射出，真正实现全自动。推移前方内吸管头上的一个硅胶圈，推落至痔核根部，一个痔核

套扎吻合治疗完毕，再次使用时重复操作，可以使治疗头端上的第二、第三……等个硅胶圈推落至痔上黏膜根部，达到同一个患者可以一次性多发硅胶圈治疗多个痔核。一个患者为一套一次性器械，避免和其他患者共同使用交叉感染。材料为透明材料，方便观察痔核吸入吸管内的准确位置和大小。

（二十一）东方 PPH 和 PPH 及 RPH 比较

见表 25-1。

表 25-1　东方 PPH 和 PPH 及 RPH 比较

类别 项目	东方 PPH	PPH	RPH
手术治疗部位	痔上黏膜	痔上黏膜	不全是
立即切除功能		是	
钉子植入		是	
胶环套扎吻合	是		是
环自动射出	是		
击发即射	是		
环精确			
胶环质量	＋＋＋		＋＋
专利保护	是		

（1）优势：瞄准精确，靶向治疗，成功率高，规避交叉，安全方便，科学设置，移行错位升级开关实现定位准确。

配以-0.085～-0.1MPa 的负压力的电动吸引器连接，是目前国际上最高效的套扎吻合技术，采用弹力线套扎吻合环，以-0.1MPa 的不间断压力吸引病灶处，在瞬间内实现套扎吻合吸入组织，使之固定、坏死。继而干结、分离、脱落。

该技术治疗过程具有定向性好、治疗时间短、无出血、安全可靠、无后遗症和并发症少等特点。

大量国内外临床论文和数据表明，套扎吻合能有效解决内痔困扰，风险小，并发症低。

（2）首次实现全自动：东方 PPH 真正实现一扣"扳机"弹力线圈就会射出，是因为科学设置预制的弹力实现自动化。这是目前世界上最先进的专科器械。

（3）线圈弹性和韧性最好：一次性的治疗器械

配备弹力线套扎吻合环，套扎牢固传承痔疮专家产品优异品质，保障最佳治疗效果，避免器械的用品途径的交叉感染，安全方便，规避风险！

东方 PPH 的优点（图 25-34、图 25-35）。

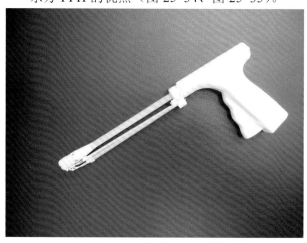

图 25-34　东方 PPH 2 型

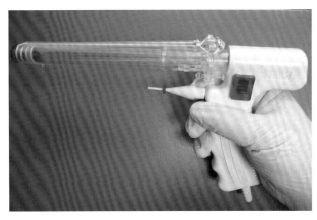

图 25-35　东方 PPH 3 型

（1）外观：东方 PPH 内外管部分全透明方便观察吸入组织多少。

RPH 内外管部分不透明，不方便观察吸入组织多少；并且使用的是不透光的材料，不能观察痔核套扎吻合的大小，只能靠感觉来掌握，准确性低，易套空和错位。

（2）自动化：RPH 不能实现一扣"扳机"自动套住痔疮，一般一次要转动 7～9 个或更多刻度即可释放胶圈，是通过转动轮子后通过线拉才能拉环下去，不能自动化。

东方 PPH 真正实现一扣"扳机"弹力线圈就会自动射出，是因为有预制的弹簧弹力实现自动化。

（3）专利：RPH 在内外都有专利技术，一样通过线拉作用实现弹力胶圈脱落；东方 PPH 独家专利，通过弹力和错位开关作用自动释放。本专利具备：①新颖性；②创造性。

（4）无钉吻合技术：PPH 的吻合技术是有钉合技术，金属钉植入人体内有不良反应；RPH 不能单独实现无钉吻合技术；东方 PPH 可以直接实现无钉吻合技术。

（5）无手术出血并发症：PPH 的吻合技术是有钉合技术，有吻合口出血并发症，发生率 50%；东方 PPH 可以直接套扎吻合出血点止血，无原发性出血并发症，继发性出血并发症发生率 0.3%。

（6）吻合口狭窄并发症：PPH 的吻合技术是有钉合技术，金属钉植入处无弹力，吻合口狭窄并发症 3%；东方 PPH 可以直接实现无钉错位吻合技术，错位是又一大优点。无吻合口狭窄并发症。

（二十二）东方 PPH 是不是只能套直肠黏膜而不能套痔疮

产品单支装就是套痔核和直肠黏膜两用，东方 PPH 包主要套直肠黏膜使用，但是可以灵活两种使用。

（二十三）负压吸引的时候，吸进枪管的黏膜组织多少为度

东方 PPH 前端是全透明的，我们可以直观地看到吸入 1～1.5cm 即可，目前参照其他类似产品主要是负压观察，负压达到-0.080～-0.090MPa 即可做参考。

第四节　套扎吻合技术典型图谱

一、器械

EPH 器械由高分子材料制造而成，共有内外管、齿轮、弹簧、垫片、弹力环、手柄、开关、固定卡等 20 余个组件、机关组成的世界上首个连续全自动套扎吻合器（图 25-36～25-42）。

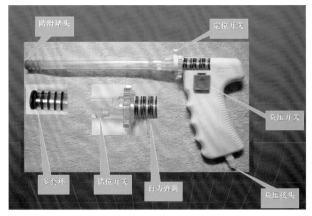

图 25-36　东方 PPH 包组合结构图

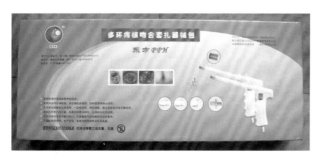

图 25-37　东方 PPH 外观

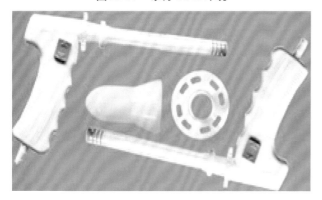

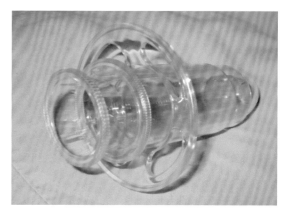

图 25-40　东方 PPH 定量定位多功能肛门镜组合

（1 外侧肛门镜 2 内侧肛门镜 3 扩肛器）

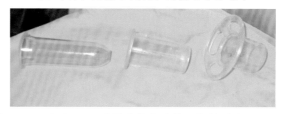

图 25-41　东方 PPH 定量定位多功能肛门镜分离（三项专利）

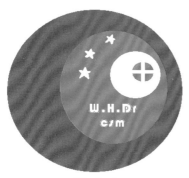

图 25-38　东方 PPH 多功能肛门镜结构图

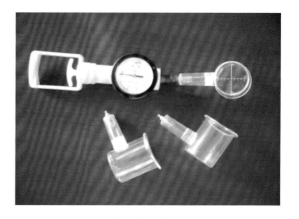

A.第一代自带负压

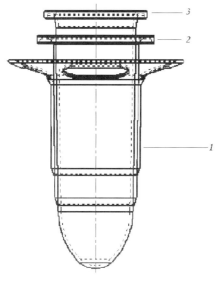

图 25-39　东方 PPH 结构图

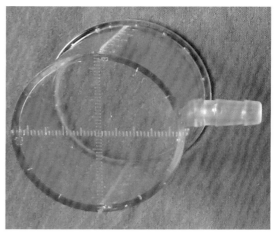

B.第二代外源负压

图 25-42　负压数码诊断型肛门镜

二、东方 PPH 套扎吻合术操作图解

见图 25-43。

1）病人取截石位、膝胸位或侧卧位

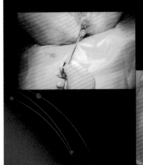
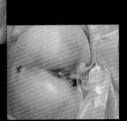

2）取出肛门扩张器，在肛门用手法扩肛后轻轻沿肛管方向插入肛门扩张器至肛门直肠内扩肛并停留1-5分min

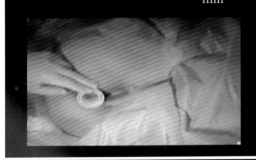

3）轻轻转动和抽送肛门扩张器，感觉肛管扩肛松弛后，取出肛门扩张器

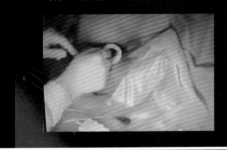

4）把肛门扩张器插入肛门镜内，再次轻轻沿肛管方向插入肛门扩张器和肛门镜组合至肛管直肠内，抽出肛门扩张器，助手固定肛门镜在肛管直肠内；

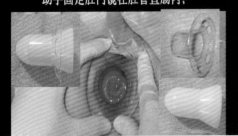

5）再次消毒直肠与肛管，显露齿轮线和直肠黏膜组织及痔核病理组织；

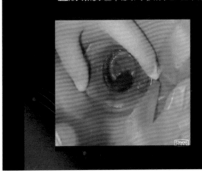

6）将负压吸引痔核钳的负压吸引接头与外源负压抽吸系统相接；

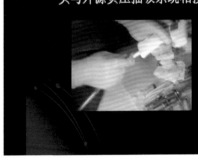

7）右手握住手柄，然后将内套管管口对准目标组织；将手柄上的通气开关按钮关闭排气孔，此时由于负压的抽吸作用，目标组织可被迅速吸入内套管内；

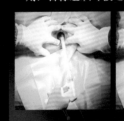
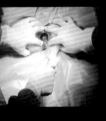

8）右手拇指或食指转动击发手轮（逆时针），外套管在预设的弹簧弹力作用下，即可将弹力环释放并完成套扎；

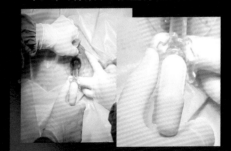

9）取下套扎器头端的垫片（如果脱落在
直肠腔内可用止血钳直接取出，）

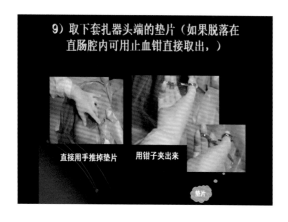

直接用手推掉垫片　　用钳子夹出来

垫片

10）打开手柄上的通气开关按钮，消除
负压，由此可释放被套扎的目标组织；

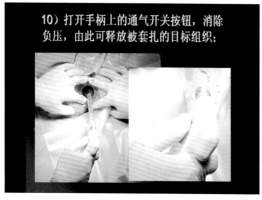

11）依次按5~10的操作步骤，继续
进行下一次套扎。

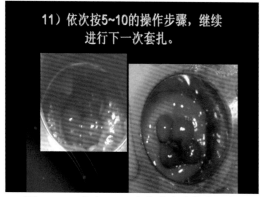

图 25-43　东方 PPH 套扎吻合术操作图解

（一）手术病例一

见图 25-44。

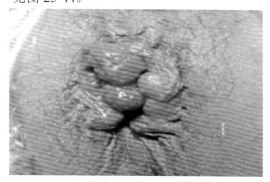

3 期内痔套扎吻合术前

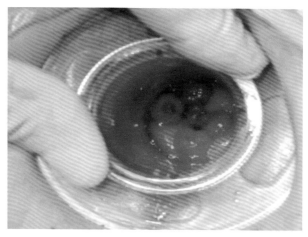

在痔上 4cm 肛门镜下套扎吻合 3、6、9、12 点 4 个环

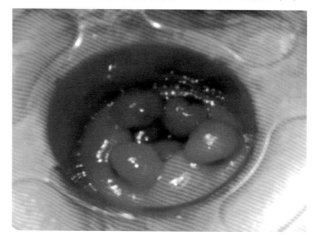

在痔上 2cm 肛门镜下套扎吻合 1.5、4.5、7.5、10.5 点 4 个
环

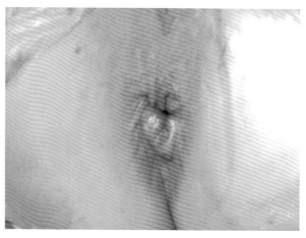

3 期内痔套扎吻合术后

图 25-44　东方 PPH 病例一

（二）手术病例二

见图 25-45。

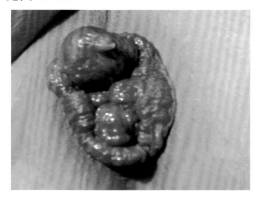

术前

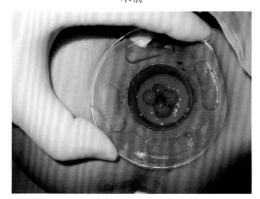

痔上 4cm 的 4 个环

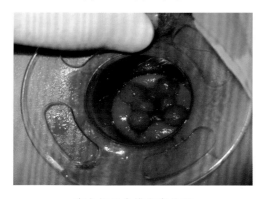

痔上的 8 个错位套扎环

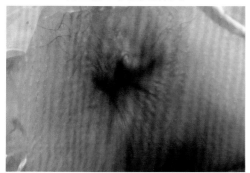

术后

图 25-45 东方 PPH 病例二

三、实验研究

见图 25-46、25-47。

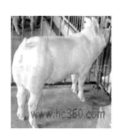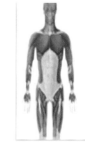

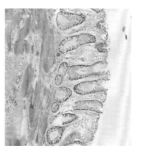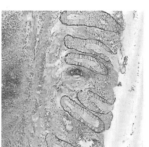

图 25-46 人和猪直肠黏膜病理形态

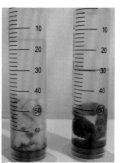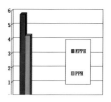

东方 PPH 　　PPH
套扎标本 　　环切标本
8 个环 　　　环型

PPH 痔上黏膜标本 10 例
EPH 猪直肠黏膜标本 10 例
PPH 痔上黏膜标本平均为
4.25mL，EPH 猪直肠黏膜标
本平均为 5.75mL。
P＞.005，无显著差异

图 25-47 切除标本实验比较

四、EPH 手术后病理变化过程

见图 25-48。

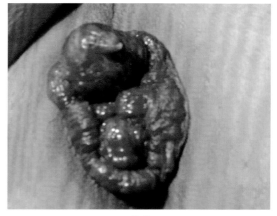

术前

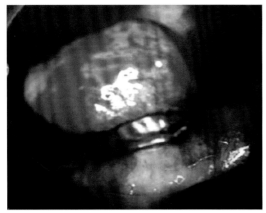

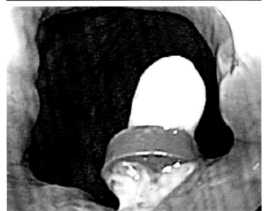

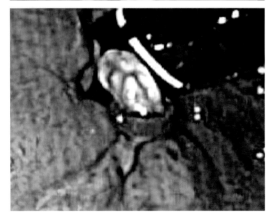

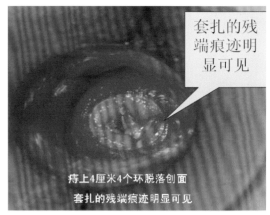

套扎的残端痕迹明显可见

痔上4厘米4个环脱落创面
套扎的残端痕迹明显可见

（1）

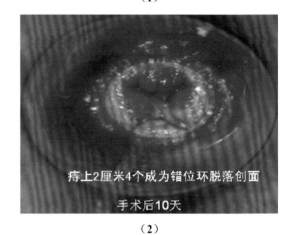

痔上2厘米4个成为错位环脱落创面

手术后10天

（2）

图 25-48　套扎吻合手术后病理过程跟踪

（陈少明　刘春玲　张民宝）

第五节　关于套扎和钉子哪种更符合吻合的概念

近年来随着医学科技进步，许多治疗手段和器械在不断更新，肛肠学科目前出现了二种新术式即：PPH 和 EPH。

PPH 的实质是痔上黏膜环切订书针钉合术式，即用一把环切钉合器械把直肠黏膜环形环切一段的同时同步用 32 枚金属钉把二个端钉在一起，中山医院姚礼庆教授撰写一本专著《痔上黏膜环形切除钉合术》上海科学技术出版社出版。

EPH 的实质是痔上黏膜环形错位套扎术式，即用多环吻合套扎器械（东方 PPH 器械）把直肠黏膜环形错位一周吸入器械内后再套扎结扎吻合在一起。（陈少明、田振国教授主编的《东方 PPH 微创治疗学》天津科学技术出版社出版）

PPH 术式是西方人隆哥（Longo）医师发明，EPH 术式是中国人陈少明医师发明。

目前 PPH 的术式，实质上是痔上黏膜环形切除钉合术。俗称："痔上黏膜环切吻合术"，器械是环切钉合器；俗称："环切吻合器"；

目前 EPH 的术式痔上黏膜环形错位套扎吻合术，器械是套扎器，俗称："套扎吻合器"。

PPH 术式中的器械功能：——把直肠黏膜环形切除 2～3 厘米宽一周后，二个断端再同步的钉合一起。黏膜端在外力作用下，强行（强奸）的钉在一起，现在称之"吻合"被临床接受。

EPH 术式中的器械功能：——把吸入（吸吮）套扎器管内的直肠黏膜结扎，套扎圈有弹力，轻轻的把黏膜组织收缩在一起，更符合"吻合"的概念，套扎吻合更能被临床接受。

通过以上分析可以知道套扎的方法更符合"吻合"的理念。

PPH 是里程碑保护肛垫——钉子钉合的新术式。

EPH 是里程碑保护肛垫——无钉吻合的新技术。

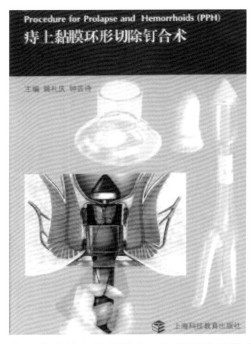

在痔发生的各种假说中，肛垫下移学说为广大学者所接受。据此，痔的治疗原则和手术指征也发生了很大变化：即无症状的痔无需治疗；只有合并脱垂、出血、嵌顿和血栓时才需要治疗；保守治疗无效后才考虑手术治疗。痔上黏膜环形切除钉合术（PPH）是在传统痔治疗方法之外提供了新的选择，被认为是痔手术发展的一个里程碑，近年在国内已广泛开展。姚礼庆教授的专著《痔上黏膜环形切除钉合术》，对痔病的新观点、盆腔解剖的新进展及PPH手术的来源、发展、手术技术、并发症防治和疗效评价作了系统介绍，是国内第一本系统介绍PPH的专著。

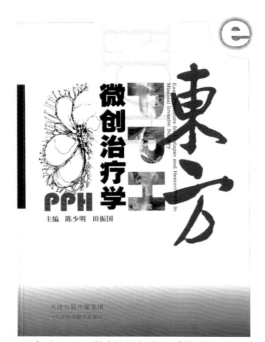

《东方PPH微创治疗学》系统地阐述了现代肛肠外科中微创手术治疗技术。依据当代肛垫学说、嵌塞学说作理论指导，对PPH手术原理和器械进行剖析，吸收其优点，摒弃其弊端。科学设计了东方PPH手术器械和痔上黏膜环形错位套扎吻合技术。突出特点为无钉吻合技术，治疗重度痔疮、治疗直肠脱垂，治疗直肠前突等肛肠常见和疑难疾病。我们遵循PPH原理理念，以东方民族细腻、温柔的特点，改进、创新、创造、发明出来的新术式——痔上黏膜环形错位套扎吻合技术称之为东方PPH（EPH）。这项技术自2012年起，被批准为国家级继续教育项目在全国普及，同时也在亚洲区域和欧洲地区进行国际学术交流。

套扎吻合法是在传统结扎法基础上的发展，结扎疗法应用的是丝线，而套扎吻合疗法应用的是弹力胶环现在改进为弹力线。后者可理解为是改进了的弹性结扎疗法，具有自动收缩，省时省力，是科技的进步必然，套扎吻合作用可以和丝线的结扎作用相媲美，两者相互弥补、相得益彰，现在的套扎吻合正在逐步的替代结扎疗法。

套扎吻合疗法在国外，尤其在欧美国家是治疗肛肠疾病中使用最多的一种方法，对一般内痔的治疗，英国圣·马克医院（Milligan1937）首先使用套扎吻合术。胶圈套扎吻合始于20世纪50～60年代美国，1963年Barron采用改进后的胶圈套扎吻合疗法，治疗痔疮取得较好疗效，并使得这一疗法得到迅速传播。

东方中国，弹力胶环套扎吻合器具和技术始于20世纪60年代初，早期使用该方法影响较大的是上海中医学院附属岳阳医院肛肠科的闻茂康先生和山东中医学院附属医院的黄乃健教授。70年代上海长海医院喻德洪、衡水芮恒祥、沈阳痔瘘医院、浙江医科大学第一附属院痔科，哈尔滨第三医院分别制成套扎吻合器。浙江陆琦研制成吸引套扎吻合器，其吸引部分主要由电动吸引器组成，福建邓正明利用拔火罐形成负压吸引的原理将电动吸引改为类火罐装置。

尽管套扎吻合技术在临床上广泛应用，但是由于器具的落后和理论研究的滞后，其发展缓慢甚至一度停滞不前，在20世纪80年代里，套扎吻合技术几乎没有新成果出现、没有发展。

在同时期，由于对肛垫理论认识的深入和结合实践的研究，意大利的Logno把胃结肠管型吻合器应用于痔的治疗上，首次提出了使用改进的管型吻合器实施的痔上黏膜环切钉合技术。由于该项技术是从根本上切断了由上而下的痔核供血血管，解决了今后痔上血管回流淤滞的难题，避免了痔的复发，另一方面手术没有破坏病理肛垫（痔）区域敏感的反射神经通路，使得排便的精细感觉不受损坏。真正实现治疗上的微创技术。

但是随着大量病例的观察，尽管痔上黏膜环切钉合术的理论是正确的，但是临床出现术后出血、吻合口狭窄、疼痛等并发症，甚至有造成死亡的病例。通过大量的观察研究，临床医师和专家一致认为主要是器械的缺陷所造成。

21世纪初，套扎吻合技术的理论也发生变化，痔疮套扎吻合有两种方法：传统的"痔核基底套扎吻合法"和改进后的"痔上黏膜套扎吻合法"。套扎吻合器械也从最初的单环发展到后来的多环套扎吻合器。

二〇〇〇年，由于对肛肠解剖生理的认识变化，对套扎吻合器械和套扎吻合技术又有新的创造，发明一次性全自动套扎吻合器（东方PPH）。新器械使得无钉套扎吻合才得以实现，从此痔上黏膜环形错位套扎吻合技术即东方PPH技术（EPH）诞生；其弥补了痔上黏膜环切钉合技术（PPH）中器械的缺陷，真正实现了无创或微创的无钉吻合技术，在疗效方面和当今风靡世界的PPH技术有异曲同工的效果；为古老的结扎、套扎吻合技术赋予新的生命力和活力。

第二十六章　外治微创治疗

第一节　永球外治微创治疗技术

主要利用物理热能技术和仪器，对老年斑、疣、痣、血管瘤、皮肤癌等疾病进行根治性治疗技术。利用超过皮肤细胞耐受最大热量介值，达到破坏病理细胞并使之最快完全坏死后促进正常细胞修复、康复、痊愈。

临床上疾病种类繁多，治疗措施因病而异，治疗效果不一而论。为有效治疗各种疾病，近年来，我们在肛瘘、皮肤肿瘤、老年斑、血管瘤、黑色素瘤等疾病的治疗方面进行了探索，找到了效果好、痛苦小、对正常组织基本无创伤的物理恒热微创治疗。

一、外治微创治疗仪

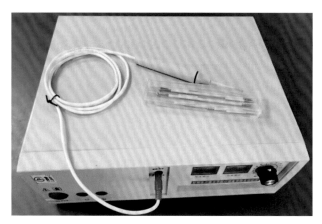

图 26-1　外治微创治疗仪

外治微创治疗仪（图 26-1）分二个部件：主机和治疗探头。主机能使电能转换为热能，并能按治疗所需调节治疗探头的温度。治疗探头为治疗用部件，治疗时探头能保持恒定温度。

（一）外治微创治疗仪的治疗原理

治疗仪的治疗原理是将电能转化为热能，使治疗探头达到治疗所需的恒定温度，凝固及剔除病变组织，从而达到治疗的目的。

（二）外治微创治疗仪在外治中的应用

外治微创治疗仪可用于：老年斑、血管瘤、黑色素瘤、皮肤肿瘤及其他皮肤病等的治疗。

（三）永球外治微创治疗方法及步骤

1.采用局部麻醉

（1）表皮麻醉：对于浅表外治，如：老年斑、黑色素瘤、疣及其他疾病可采用局部涂擦"冰美人"进行表皮麻醉。

（2）皮下麻醉：对于浸入皮肤较深的病变，如皮肤肿瘤等可采用皮下注射利多卡因等进行皮下麻醉。

2.治疗手法及措施　根据病变组织不同，将治疗探头调节到不同的温度，选择不同治疗手法。操作时用治疗探头凝固病变组织，手法轻巧地掌控治疗探头，将病变组织与正常组织分离。

3.治疗后创面处理　治疗后的创面涂擦永球自制外用药水，每日 2～3 次。连用 1～2 周。

（四）永球外治微创治疗的优点

（1）创伤小：除病变组织外，基本不损伤正常组织。

（2）出血少：由于治疗探头温度较高，治疗创面与探头接触能迅速形成一层固化膜，因而基本无出血。

（3）不缝合：治疗创面覆盖有一层完整的组织凝固膜，因而不需缝合处理。

（4）不植皮：到目前为止，所治患者治疗创面均不需植皮处理。

（5）不外敷：治疗后的创面坦露，不用外敷，涂摸永球自制药水即可。

（6）不感染：因治疗创面组织凝固形成薄膜，可浸水，不需担心创面感染。

二、永球外治微创治疗案例介绍

（一）老年斑

病例 1：图 26-2、图 26-3、图 26-4，分别是患者治疗前、治疗后和治疗后 3 个月的照片。

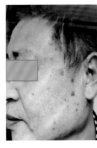 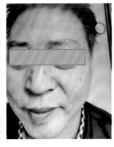 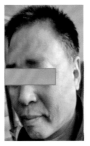

图 26-2 治疗前　图 26-3 治疗后　图 26-4 治疗后 3 个月

病例 2：图 26-5、图 26-6 分别为患者治疗前、治疗后 3 个月的照片。

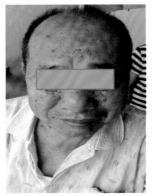 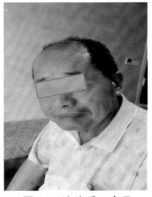

图 26-5 治疗前　　图 26-6 治疗后 3 个月

病例 3：图 26-7、图 26-8 分别为患者治疗前、治疗后的照片。

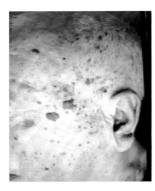 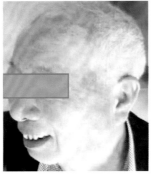

图 26-7 治疗前　　　图 26-8 治疗后

（二）色素沉积症

病例 4：图 26-9、图 26-10、图 26-11 分别为患者治疗前、治疗后、治疗后 3 个月的照片

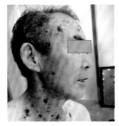 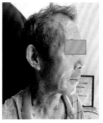 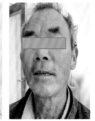

图 26-9 治疗前　图 26-10 治疗后　图 26-11 治疗后 3 个月

（三）血管瘤

病例 5：图 26-12、图 26-13 分别为患者治疗前、后的照片。

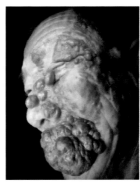 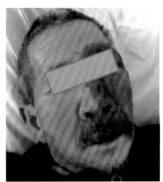

图 26-12　　　　　图 26-13

病例 6：图 26-14、图 26-15 分别为患者治疗前、后的照片。

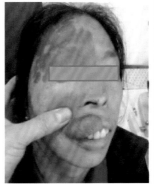 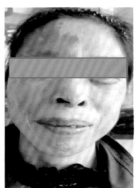

图 26-14 治疗前　　　图 26-15 治疗后

（四）黑色素瘤

病例 7：图 26-16、图 26-17 分别为患者治疗前、后的照片。

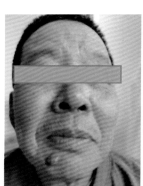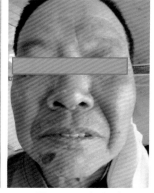

图 26-16　治疗前　　　　图 26-17　治疗后

病例 8：图 26-18、图 26-19 分别为患者治疗前、后的照片。

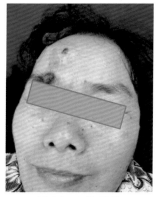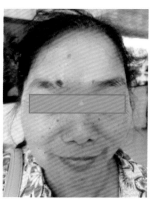

图 26-18　治疗前　　　　图 26-19　治疗后

病例 9：图 26-20、图 26-21 分别为患者治疗前、后的照片。

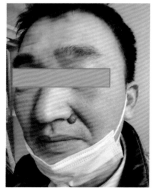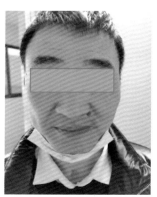

图 26-20　治疗前　　　　图 26-21　治疗后

（五）鳞癌

病例 10：图 26-22、图 26-23、图 26-24 分别为患者治疗前、治疗中、治疗后 3 个月的照片。

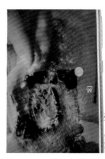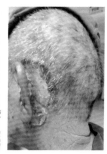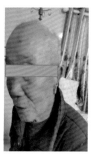

图 26-22　治疗前　图 26-23　治疗中　图 26-24　治疗后 3 个月

病例 11：26-25、图 26-26、图 26-27 分别为患者治疗前、治疗中、治疗后 2 个月照片。

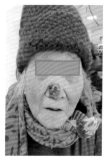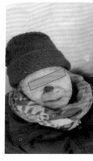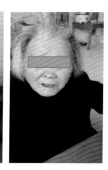

图 26-25　治疗前　图 26-26　治疗中　图 26-27　治疗后 2 个月

病例 12：图 26-28、图 26-29 分别为患者治疗前、后的照片。

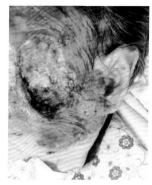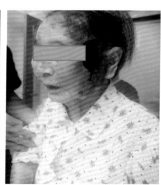

图 26-28　治疗前　　　　图 26-29　治疗后

（六）酒糟鼻

病例 13：图 26-30、图 26-31，图 26-32 为治疗前及后 6 个月的照片。

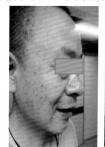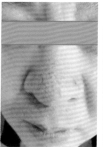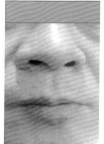

图 26-30　治疗前　图 26-31　治疗前　图 26-32　治疗后 6 个月

第二节 纳米电子微创治疗技术

纳米电子微创治疗仪器是博世医用仪器研究所少明博士研制。利用纳米电子在高频电容式电场下（通常产生物理化学性质显著变化的细小微粒的尺寸在 0.1 微米以下）瞬间产生的极大能量。通过对产热原理，对仪器的振荡频率、输出功率、治疗电极的进行设计，计算出痔疮组织在该仪器下的电离、电解、汽化常数。得到仪器、电极、组织三者最佳匹配。使治疗在最短时间内达到治疗部位组织坏死、干结、继而脱落的效果。单极输出、无需与人体连接形成回路，安全可靠、性能稳定。可用于手术切开，各种赘生物的气化切除。在肛肠科中多用于肛瘘、肛旁脓肿、肛裂、结缔组织外痔等的治疗。内源性高热量对较大血管的出血也有很好的止血作用。使出血的血管闭塞、粘合而不碳化。这点与传统高频止血原理不同，故止血可靠安全。

一、纳米电子微创治疗仪器

如图 26-33。

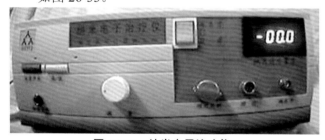

图 26-33 纳米电子治疗仪

二、治疗原理

利用纳米电子使人体病理组织发生电离气化反应，使病变处病理组织气化和断面组织内小血管的闭合，从而起到了痔切除的作用。本疗法可以有效而安全地引起无菌性炎症从而导致痔组织的进一步萎缩、这种无菌性炎症又可以导致肛垫粘连，从而治疗出血和防止脱出。

三、病例介绍

如图 26-34～26-37。

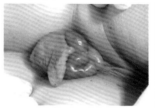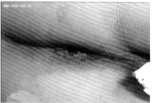

图 26-34 肛乳头、混合痔手术前后

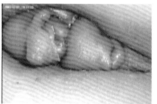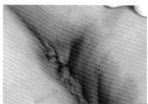

图 26-35 嵌顿混合痔手术前后

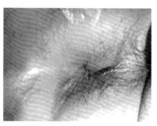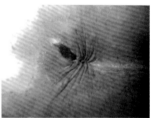

图 26-36 肛瘘手术前后

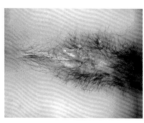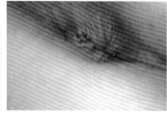

图 26-37 复杂性肛瘘手术前后

附录一 肛肠外治特色项目推荐

肛肠特色项目推荐的背景：在 2017 年 3 月 5 日开幕的第十二届全国人民代表大会第五次会议上，国务院总理李克强作政府工作报告时强调："深化医疗改革、医保、医药联动改革，增强基层服务能力，方便群众就近就医"。

一、万家肛肠

1.万家肛肠的理念 万家肛肠推进的"全国共建 10 000 家肛肠专科帮扶计划"就是响应"深化医疗改革、医保、医药联动改革，增强基层服务能力，方便群众就近就医。"服务于民的一项行动。

"共建 10000 家肛肠专科帮扶计划"是万家肛肠于 2016 年年初启动的一个项目，旨在实现"无痔中国梦"。在此之前，由中华中医药学会肛肠分会青委会副主任、全国中医肛肠学科名专家陈少明作为万家肛肠项目的技术顾问，对基层医师进行全国继续教育培训计划，并进行广泛的肛肠疾病防治宣传。目前，万家肛肠通过技术帮扶、培训，全国有千余人基层医师得到了万家肛肠的专业培训，惠及基层病人，至今 EPH 痔疮微创技术已为全国十万痔疮患者带来了微创治愈的关怀体验。

2.万家肛肠的技术项目 培训推广东方 PPH（EPH）系列微创技术：①门诊无痛肛肠诊治技术；②微创手术解决出口梗阻性便秘；③复杂性肛肠病一次性解决方案；④EPH 微创肛肠手术；⑤外治微创治疗技术治疗皮肤疾病；⑥慢性结肠炎中西药内外给药标本兼治项目推广。

门诊无痛肛肠疾病诊治项目，百姓病人乐意接受，是实现无痔中国梦的具体措施，是对肛肠疾病从检查（负压数码技术）、麻醉（中医针灸、穴位封闭）治疗一体化（EPH）的微创、麻醉、手术三步骤。术后：局部长效止痛。

术后愈合全过程均不感到疼痛，正常饮食，不控制排便，鼓励正常生活和工作。

3.临床应用

（1）肛肠疾病范围：痔疮、肛瘘、肛裂、脱肛、出口梗阻性便秘、肛周脓肿、肛乳头状瘤、肛门尖锐湿疣、直肠前突、直肠黏膜内脱垂等。

（2）术后长效镇痛：亚甲兰各种复合配方做肛周皮下组织及创缘的局部封闭，取得了较好的临床效果。术后止痛 2~3 周，保证了患者术后的长效止痛，是整个全程无痛肛门手术的重要环节。

4.EPH 微创技术的优点 一是没有破坏肛门的正常结构；二是病人不会觉得疼痛；三是手术做完后的闭合性吻合口恢复只要 7 天。

EPH 手术原理：依据肛垫下移（美国汤姆绅）、嵌塞学说（中国陈少明）对病理性肛垫（痔）进行：①直肠黏膜悬吊，②痔上血管断流。实施无钉吻合修复技术。

便秘的 EPH 手术治疗是通过肛管减压松解，直肠前突修补，恢复直肠顺应性，消除排便阻力，完成排便通畅的作用。便秘的手术治疗是一种微小微创手术，以无痛、微痛为特色，术后正常饮食，不控制排便，不影响生活。

5.主要适应证 内痔、混合痔、直肠前突、直肠黏膜内脱垂、直肠脱垂、出口梗阻性便秘。

6.技术队伍介绍

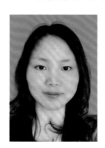

王燕，女，中医主治医师，曾在西南医科大学附属医院、泸州市中医院、重庆市医院等肛肠外科进修深造。STM 万家肛肠技术指导。从事肛肠外科手术近十年，对临床上各种肛肠疾病，有丰富的临床经验。

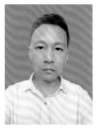

李天露，男，医师，中共党员，四川中医药大学毕业。曾在西南医科大学附属医院进修，擅长各种肛肠疾病的诊断和治疗。学习推广 EPH 微创技术，万家肛肠技术指导。

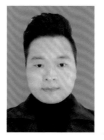

曾义波，男，医师，湖南中医药学院毕业，曾在湖南医科大学附属医院进修学习。擅长各种肛肠疾病的诊断和治疗。学习推广 EPH 微创技术，万家肛肠技术指导。

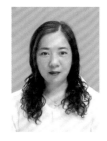

张珂，女，医师，河南新乡药学院毕业，先后在北京、上海医院肛肠科进修学习。从医十五余年，担任科室主任多年，在肛肠疾病的临床诊治中经验丰富。

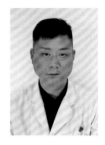

郑训，男，医师，中共党员，曾于泗县人民医院肛肠科进修，对各种肛肠临床疾病治疗经验丰富，多次获得"乡村优秀医生"称号。

二、马应龙肛肠诊疗技术研究院

马应龙将在全国范围内选取 100 家医院开展合作，以中华老字号"马应龙"品牌为核心，以马应龙肛肠诊疗技术研究院为平台，与县医院、县级中医院、城市公立医院建立技术合作发展模式，实行统一名称、统一标准、统一形象、统一管理，共同建设肛肠特色专科，以提高基层肛肠医疗服务能力，满足人民群众的健康需求，让患有常见肛肠病的群众能真正不出县就能享受到最好的专科治疗。为加快推进帮扶计划：①加强培训基地建设，加大培训力度；②一对一科室帮扶，加强动手能力；③邀请知名主任到新开业的合作医院查房带教；④安排全国知名肛肠专家到合作医院出诊；⑤派肛肠主任带技术团队巡视保证医疗质量安全；⑥每半年组织一次肛肠技术骨干巡回演讲，提升实操能力；⑦举办市级学术会议，加强学术影响；⑧探索城市二级医院肛肠+养老=转型升级综合合作发展模式；⑨探索"以区级医院为主、带动县医院、形成医联体"的复制裂变快速发展模式；⑩招聘、引进优秀肛肠专业人才，为医师合理流动提供多点执业的平台，以实现对县级医院人才输送和技术帮扶。

三、兰溪永球医院特色医疗

兰溪永球医院创建于 1979 年，是由宁永球及其团队共同打造的一家综合性的外科特色医院，是兰溪健康扶贫定点医院，兰溪医疗保险、工伤定点医院，兰溪农村合作医疗定点单位。2017 年 11 月，金华市人民医院与兰溪永球医院正式签订合作办医

协议，注重人才培养，打造特色科室。宁永球院长擅长全科医学，无论外科腔镜手术、妇科手术，五官科手术，或患者麻醉与管理都有丰富临床经验。院长宁永球，现为中国及浙江省民营医院管理协会委员，兰溪名医，《实用肛肠病治疗学》《现代肛肠肛瘘治疗学》执行主编，《现代肛肠外科学》《现代肛肠病治疗学》副主编。曾被 54 个国家邀请参加世界级医学峰会、学术交流及联合医疗等活动。从医 40 余年，发明创建了许多疾病独特的治疗方法。如在肿瘤（尤其是皮肤恶性肿瘤，不适合手术切除的病人）诊治方面，创制永球特色微创疾病治疗仪治疗，配以中药辨证论治，取得较好的治疗效果。在眼、耳鼻喉、普外、皮肤、痔疮、下肢血栓性静脉炎和血管瘤等疑难杂症的治疗上有独到之处，并得到国内外专家同行认可，其特色创新的治疗方法经临床验证被收录专业书籍中推广。每年接诊兰溪乃至全国各地的病人数万人次，手术数千人次。在兰溪及周边地市县民众中有较高声望和良好口碑。

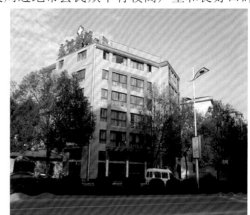

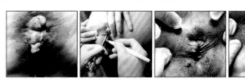

永球医院学习引进东方 PPH（EPH）治疗方法，治疗痔疮、脱肛、严重环状痔、肛瘘等形成特色的微创治疗方法，既快又好，病人术后恢复快，取得显著疗效。术后长期止痛治疗方法效果好，术后一周无痛苦。

四、北京东大肛肠医院

东大肛肠医院是一所集医疗、科研、预防、保健为一体的中西医结合肛肠专科医院。

医院秉承"以患者为中心、以专业塑品牌"的经营理念，以阵容强大的权威专家团队为依托，开设了痔疮疾病、肛门损伤、排泄疾病、女性诊疗中心等专业科室，坚持"病人至上，精益求精"的服

务宗旨，实行男女分诊的特色诊疗模式，希望为更多的肛肠疾病患者解除痛苦。

名医汇聚、树立医院新品牌。北京东大肛肠医院充分考虑每一位患者的需求，实行"全年节假日无休"制度，建立以病人为中心的合理就医流程，尊重和保护患者的个人隐私，实现全程导诊的贴心服务，与此同时，层流净化的手术室以及宽敞明亮的观察室和输液大厅让您免去了术中感染、术后观察休息等问题的担忧，为患者全力营造出舒适、温馨的就医环境。

五、医博肛泰医院连锁肛肠品牌

凭借全国统一的连锁品牌及标准化服务，致力于为肛肠患者带来良好的诊疗体验。医博肛泰医院2009年成立，已陆续在上海、长沙、南宁、南通、无锡、昆明、合肥、泉州、杭州、福州、兰州、青岛等10余座城市成立医院，可为患者提供门诊和住院服务。不断加强人才队伍建设和临床教学与科研，顺应时代要求，凝聚全院意志，进一步完善与加强医院管理，使医院在各个方面走上良性发展的道路。切实保障医疗质量，保障患者合法权益，努力为人民群众提供国际、现代、专业、舒适的医疗服务。

六、洛龙宝石花医院肛肠科

肛肠科颇具特色，内外结扎和EPH微创无痛技术深受患者好评。开展日常门诊及住院等医疗相关业务，收治城镇职工及城镇居民医保患者。宝石花医疗健康投资控股集团有限公司，是在国家全面深化国企改革背景下，以全面服务中石油医院社会化改革为使命而组建的医疗集团，实现社会效益和经济效益共享共赢的历史重任。希望趁着改革的东风，

搭上"宝石花"的航母，劈波远航，开辟更加广阔的天地。宝石花医疗集团已形成了拥有7家三级医院、18家二级医院等近200家医疗机构，正在为建设"国内领先、国际知名"品牌，为人民健康提供保障，洛龙宝石花医院隶属宝石花医院有限公司旗下医院，相信肛肠学科EPH技术会在全国近200家医院推广普及。

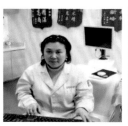
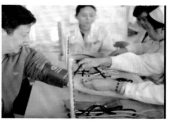
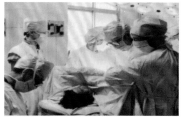
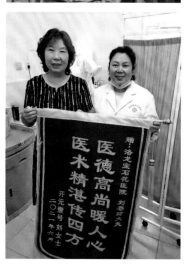

附录二 肛肠诊疗仪器推荐

一、痔疮负压数码检查仪

器械名称： 痔疮负压数码检查仪 商标：智大夫	 摄像头　　　　负压装置　　　　负压肛门镜
功能特点	逼真模拟排大便时态下痔疮动态脱出，并应用数码照相技术准确记录病理状态为临床医生和科研人员提供准确的数据、图像，方便临床和科研。 利用-0.02MPa 的负压下再现排便时态下的痔疮形态，避免了传统的筒状的、双叶的肛镜插入造成的创伤。 是一种一次性无痛无创检查技术，避免器械用品途径的交叉感染，安全性高。 是对痔疮的形态、大小首次实现了时态化、数据化。 是对肛肠学科提供规范诊断的良好器械。
适应证	肛肠疾病、痔核、息肉等 数据化　　　　　　动态化　　　　　　　　不漏诊 周围脓肿的检查　肛乳头瘤的检查　直肠腺瘤的检查　直肠脱垂的检查　外痔的检查 　　**技术特征**：利用负压原理逼真模拟排便时态下痔（病理性肛垫）等肛肠疾病动态脱出状态。利用现代数码技术和负压技术"定格""量化""冻结"和"存储"病理图片和图像，提高临床诊断技巧和服务科研。 　　**创新性**：①动态的观察，即模拟大便时态下观察；②量化、数字化，准确判断病理组织大小及方位；③定格，在定量负压下，固定疾病的动态特征；④存储，记录储存病理变化影像和图片便于研究、诊断、科研。
获奖	中华中医药科学技术奖；获上海市优秀发明二等奖励

二、东方 PPH（注册证商品名称）无钉吻合器

器械名称：一次性使用负压吸引痔核钳 多环痔核吻合套扎器 商标：智大夫	浙械注准 20162020123［原浙甬食药检械（准）字 2012 第 1090028 号］ 上海众仁生物医药科技有限公司研制 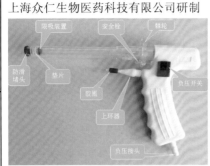 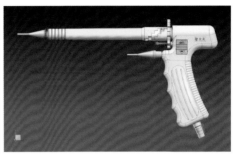
功能特点	采用天然橡胶套扎环，以-0.08MPa 的压力不间断吸引病灶处，在瞬间内达到吸引部位组织固定、分离、坏死。继而干结、脱落。该技术整个过程不用开刀、并具有定向性好、治疗时间短、出血少、安全可靠、无后遗症和并发症等特点。大量国内外临床论文和数据表明，套扎能有效解决内痔困扰，风险小，并发症低。一次性的治疗器械配备高效天然一次性橡胶套扎环，保障最佳治疗效果，避免器械用品途径的交叉感染，安全方便，规避风险！ 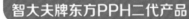 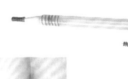 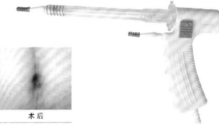 一次性使用负压吸引痔核钳　多环痔核吻合套扎器械包　东方 PPH　套圈痔核钳 国家专利咨询报告：①新颖性 ②创造性　专利号：2006200474259　2006200474263
适应证	肛肠疾病、重度痔、直肠脱垂、直肠前突、息肉等 唯一替代 PPH、TST 痔疮套扎器功能特点：①套扎治疗的全过程实现了自动化，省时，省力，实用，简便；②耗时仅 5 分钟；③无需住院；④痛苦轻微，并发症罕见；⑤术后不遗留瘢痕，不破坏直肠与肛管的正常结构和外观，为后续治疗带来极大的便利；⑥一次上 N 个环，多次使用。 替代 PPH、TST 产品和技术
获奖	上海市中西医结合科技奖

三、肛肠疾病诊断电子指诊眼

<table>
<tr>
<td rowspan="2">器械名称：

肛肠疾病诊断的利器——电子指诊眼

商标：智大夫</td>
<td>上海众仁生物医药科技有限公司
</td>
</tr>
<tr>
<td></td>
</tr>
<tr>
<td>【功能特点】</td>
<td>电子指诊眼替代传统指诊（专利：201120045468.4）
弥补目前的医师主观性指诊的误差，快速实施采集图像、动态化病理图像记录、准确诊断。测量病理组织面积、周长、长度，具有局部放大、标示、图像增强、锐化等功能，存储、诊断、报告、查询

肛乳头　　　内痔1期　　　内痔2期　　　肛窦炎　　　内痔3期

指诊眼（替代传统指诊）
弥补目前的医师主观性指诊的误差；
快速实时采集图像，动态化病理学影像的显示，准确诊断；
超大容量存储器，可存储大量超导图像及诊断报告，查询方便；
可测量病理组织面积、周长、长度；
具有图像局部放大、标识、图像增强、锐化等处理功能；
具有标准诊断并可自由追加诊断库，方便填写诊断意见，节省大量书写时间。</td>
</tr>
<tr>
<td>适应证</td>
<td>肛肠疾病、痔核、息肉等</td>
</tr>
<tr>
<td>获奖</td>
<td>上海市优秀发明二等奖励</td>
</tr>
</table>

四、马克胶囊

<table>
<tr>
<td rowspan="2">器械名称：
马克胶囊

商标：智大夫</td>
<td>
第一天　　　第三天　　　第四天</td>
</tr>
<tr>
<td></td>
</tr>
<tr>
<td>功能特点</td>
<td>慢传输实验能够检查结肠运转是否正常</td>
</tr>
<tr>
<td>适应证</td>
<td>是诊断慢传输型便秘的金标准</td>
</tr>
<tr>
<td>专利</td>
<td>201520030891.5</td>
</tr>
</table>

五、排粪造影装置

器械名称: **排粪造影装置**	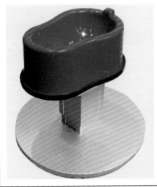 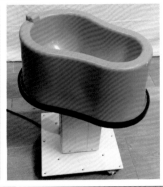 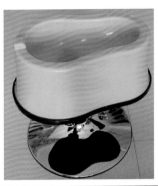
商标:智大夫	
功能特点	最新一代全自动 DS-IV 型排粪造影装置,全新升级仿人体高分子纳米工程材质,材质密度精准模拟人臀部软组织密度,拍摄病变组织更清晰;内置升级版数码 T/I 立体坐标,适合各类型号 X 光机测量,量化病变数据更精准;全电动无线遥控,精准定位,缓速升降和旋转,加宽坐桶,可选外置安全踏板,使检查更舒适,体感更安全,贴近病人日常排便习惯,消除紧张感,检查更精准。最新一代排粪造影装置的科学性,体现在造影桶的纳米材料上,选用对 X 光"既不能不透,又不能全透"的高分子仿人体组织的纳米工程材料制成,实现了"透视下观察,全过程照相"的目标。先进性主要体现在升降、旋转可由患者和医师随意掌控,病理组织由预制的数码坐标量化出准确的数据,不仅能准确操作和拍摄出最佳的片子,更能准确测量病变数据和判断病理性质。同时新的造影装置能以最直观的方式,观察到排便过程和排便前后直肠肛管所存在的种种问题,彻底解决便秘患者病因不明这一老大难问题,从而为便秘的临床诊治提供科学依据。上海众仁生物医药科技有限公司研制。
适应证	出口梗阻型便秘、直肠黏膜内脱垂、直肠前突等直肠形态和直肠动力学检查。
专利	排粪造影专利:201520030891.5

六、一次性使用管型吻合器

器械名称: 一次性使用管型吻合器	
商标:钱璟	
功能特点	其原理是:在保留肛垫组织情况下,将部分内痔及痔上黏膜、黏膜下层组织环形切除 2~4cm,同时吻合两端,在阻断痔供应血管血流的同时,达到将滑脱之组织向上悬吊固定的目的。将病理状态的肛管直肠,恢复到正常的解剖状态。 QYZ 型肛肠吻合器每把吻合器带一套附件 1。附件 1 由窥视套、支撑套、肛塞 1 和带线棒组成。 QWZD 型肛肠吻合器每把吻合器带两套附件(附件 1 和附件 2)。附件 2 由单开口肛门镜、双开口肛门镜、三开口肛门镜及肛塞 2 组成。江苏钱璟医疗器械有限公司研制。
适应证	内痔、混合痔、直肠前突、直肠黏膜脱垂
专利	专利:201520030891.5

七、电脑肛肠病检查治疗系统

器械名称: 电脑肛肠病检查治疗系统	
商标：智大夫	
功能特点	电脑肛肠病检查治疗系统检查部分：由计算机管理的手持 CCD 及乙状结肠镜和纤维结肠镜组成，检查中对病灶部分由计算机控制并屏幕显示，图像可冻结、存储、再现、治疗前后对比、即时打印结果、病案管理、查询、存储等；对同一患者在检查时可连续冻结 50 幅图像；尤其为治疗后产生的医患纠纷提供行之有效的治疗证据。 治疗部分：利用电容场产热原理，即：组织内带电离子和偶极离子在两极间高速振荡产生内源性的热，使组织液干结、组织坏死、继而自然脱落。治疗中自动控制、自动定量，具有时间短（每枚痔核 3～5 秒）、不碳化、不结痂、血管闭合好、术中术后不出血、患者无痛苦、无感染及并发症，无须住院等优点。宝兴医疗设备有限公司研制。
适应证	肛肠疾病诊断治疗

八、弹力线肛肠套扎器

器械名称: 弹力线肛肠套扎器	
商标：智大夫	
功能特点	①套扎治疗的全过程实现了自动化，省时，省力，实用，简便；②耗时仅 5～10 分钟；③无需住院，价格便宜；④痛苦轻微，并发症罕见；⑤术后不遗留瘢痕，不破坏直肠与肛管的正常结构和外观，为后续治疗带来极大的便利；⑥一次上一个环，多次使用。
适应证	适用于套扎治疗 II、III 期内痔及部分直肠、乙状结肠息肉。套扎治疗时，操作简便易掌握，适配光源任何环境均可进行治疗；患者无痛苦、不需麻醉、不吃药、不住院；从准备到套扎结束只需 6 分钟，套扎完整，可重复多次套扎，3～7 天即脱落。
专利	专利：201520030891.5

九、纳米电子肛肠综合治疗仪器

器械名称： **纳米电子肛肠综合 治疗仪**	
商标：智大夫	
功能特点	功能及特点：安全快捷（每枚痔核 3～5 秒）、不碳化、不结痂、血管闭合好、术中术后不出血、患者无痛苦、无感染及并发症。 产品适用范围是微电脑控制的最新一代电子痔疮治疗设备，其原理是通过小电流直接作用于痔核根部毛细管丛，形成血栓，阻断痔核血供，使痔核自行坏死萎缩，从而达到治疗痔疮的目的。 该仪器智能化程度高，具有自动安全保护和报警功能，患者安全无痛苦。触摸式按键可预置和调节电流大小以及治疗时间长短，数字显示治疗电流数值和治疗时间，冷光源和治疗机一体化，操作携带方便。经特殊设计的肛窥可固定治疗电极，大大减轻医生的劳动强度，并配有多种规格电极可供临床医生选用。
适应证	主治：临床上用于各期内痔、外痔、混合痔、息肉、肛乳头纤维瘤、肛裂、肛瘘、包茎、包皮过长、尖锐湿疣等（电刀部分可更换不同形状的刀头，扩大应用范围）。
专利	2006200474259　2006200474263

（邵彦辉）

附录三　克罗恩病肛瘘诊治共识

75 年前，Penner 而和 Crohn 最先描述了肛瘘为克罗恩病的并发症之一。据调查，20%的克罗恩病患者并发肛瘘，其中 30%的患者会反复发作。克罗恩病诊断 1 年时，肛瘘的发生率为 12%，当诊断时间达 20 年时，其发生率翻倍。

肛瘘给患者带来巨大负担，然而目前关于肛瘘的文献十分有限，为此，来自荷兰、英国、美国等多个国家的专家组成了一个工作组，搜罗了 4 680 篇相关文献，并进行总结，得出克罗恩病肛瘘分类、诊断及治疗的全球共识，于 2014 年 6 月 7 日在线发表在 Gut 杂志上。

一、分类及评分

1.一般分类和评分

（1）一套临床实用的克罗恩病肛瘘分类有助于医生选择最佳治疗方案。

推荐级别：1C。

（2）克罗恩病肛瘘活动评分必须能反应病情的严重程度。

1）一套临床实用的克罗恩病肛瘘分类有助于医生选择最佳治疗方案。

推荐级别：1C。

2）克罗恩病肛瘘活动评分必须能反应病情的严重程度及对治疗的反应。

推荐级别：1C。

讨论：目前已有好几套分类标准及评分系统来定量评价克罗恩病肛瘘的病变范围及严重程度。共识推荐最好分别制定分类标准及评分系统：制定分类标准时，应考虑解剖学因素；制定评分标准时，应评估肛瘘活动情况，并且能敏感地反应治疗效果。然而，其分类及评分都在一定程度上决定了最佳治疗方案的选择及预后。

2.肛瘘活动　肛瘘活动的评估必须同时参考临床及影像学表现（MRI）。

推荐级别：2C。

讨论：肛周疾病活动评分（PDAI）是根据患者生活质量（疼痛程度、活动及性生活受限）、肛周疾病的严重程度（瘘管流出情况、肛周疾病类型及硬化程度）制定的李克特五分量表。当 PDAI＞4 分为界值来判定瘘管引流及局部炎症活动时，其准确性为 87%。"瘘管引流评价"最初在英夫利昔单抗相关的一项 RCT 研究中用来定量评估瘘管愈合情况。瘘管闭合定义为无引流（手指轻压除外）；有反应定义为连续两次随访时引流量降低 50%以上；缓解指连续两次随访时未发现任何瘘管。然而之后的 RCT 研究中，也发现其存在一些缺点。MRI 研究显示内瘘愈合较临床愈合迟滞 12 个月左右，为了将瘘管的解剖学位置及炎症活动情况的影像学表现相结合，van Assche 等设计了一套基于 MRI 的评分。解剖学因素包括瘘管的数目及走形，活动程度则包括 T2 相高信号、脓肿及直肠炎来反映。上述评分虽然通过 PDAI 确认，但两者相关程度较低。近来，MRI 中测得的瘘管的长度可能在患者对治疗的反应中起预示作用，但仍需对现有方法及量表进行改进和完善，从而更好评估肛瘘活动情况。

3.瘘管解剖学

（1）分类时应考虑瘘管的走行及其与肛门括约肌和肛提肌板之间的关系。

推荐级别：2B。

（2）分类时应将经括约肌瘘管分开为的高位和低位瘘管，当瘘管通过肛门外括约肌的下 1/3 时称为低位瘘管。

推荐级别：2C。

讨论：Parks 等对 400 名肛瘘接受手术治疗的患者进行研究，发现瘘管的位置与术后患者尿失禁的发生率有关，贝克罗恩病肛瘘联合治疗流程。

4.直肠炎　直肠炎的存在，即直肠、肛管的溃疡、炎症或狭窄，是肛瘘评估的重要组成部分。

推荐级别：1C。

讨论：直肠炎的出现与瘘管的处理和预后高度相关，贝克罗恩病肛瘘联合治疗流程。

5.脓肿　脓肿的形成也为分类的重要标准。

推荐级别：2C。

讨论：肛瘘经常伴随着脓肿的形成，及时发现及治疗能将感染并发症发生风险降至最低。

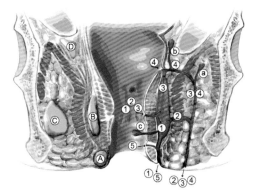

①～⑤是连接内口和外口的主管道，a-c 是盲端延伸的支管
A.皮下脓肿 B.黏膜下脓肿 C.坐骨头直肠窝脓肿 D.骨盆直肠窝脓肿

二、诊断与随访

1.内镜 通过内镜评估直肠情况对于选择最恰当的治疗方案来说是必需的。

推荐级别：1C。

讨论：内镜能评估肠腔内炎症的程度及范围、内瘘开口，并发现狭窄、肿瘤等其他并发症。直肠炎是瘘管经久不愈及直肠切除术的危险因素。

2.麻醉下检查（EUA） 麻醉下检查对于肛瘘的诊断及分类有着非常重要的作用，且其同时能实行脓肿引流、挂线等治疗。当怀疑有脓肿形成且MRI 不能马上执行时，可行麻醉下检查及脓肿引流术。如怀疑存在其他情况，则需行影像学检查。

推荐级别：1C。

讨论：经验丰富的结直肠外科医生对肛瘘、窦道及脓肿进行准确分类的可能性为 90%。英夫利昔单抗相关的一个研究表明，在使用抗 TNF 治疗前，行麻醉下检查及脓肿引流和挂线的患者的治疗成功率更高、复发率更低。

3.MRI 盆腔 MRI 是肛瘘诊断及分类的一种低侵袭性检查，具有准确度高的特点，因此被视为肛瘘影像学检查中的金标准。MRI 能提供肠腔疾病的病变部位、程度及积液等相关信息。

推荐级别：1B。

讨论：MRI 能准确地显示肛门括约肌、盆底肌、瘘道及脓肿的结构，其准确度在 76%～100% 之间。同时，MRI 能辨别不成熟脓肿及肠腔炎症。T2 相抑脂序列能较好观察瘘管。增强的 T1 相有助于区分脓液和肉芽组织。相阵控线圈能较好观察肛提肌上瘘管及内瘘开口，但是它们应用并不广泛，且视野欠开阔。

4.肛管内超声 超声内镜（EUS）同样有助于肛瘘的诊断，然而其准确性受其视野狭窄影响。

推荐级别：2B。

讨论：EUS 能够清楚看见肛门括约肌复合体的细节，以其分类的准确性为 86%～95%，识别内瘘的准确性为 62%～94%。三维增强 EUS 及彩色多普勒 EUS 均有助于改善视野。当回顾性比较三维增强 EUS 与 MRI 作为评价手术方式的参考时，他们的一致性为 81% 和 90%。

经会阴超声发现瘘管的能力可与 EUS 相媲美，但前者发现深部脓肿的准确率较低。一项 meta 分析比较了 EUS 和 MRI 发现肛瘘能力的大小，证实两者灵敏度相近，但 MRI 特异度稍高。究竟选择 MRI 还是 EUS 是由肛瘘的部位、专业知识及复杂程度决定。

5.瘘管造影和 CT

瘘管造影和 CT 对肛瘘诊断及分类的准确性较低，然而瘘管造影对于异常复杂的肛瘘能提供更多信息。

推荐级别：1C。

讨论：瘘管造影及 CT 在肛瘘的诊断评估中已过时，因其具有放射性且对瘘管与盆底肌群关系的显示欠佳。只有在某些特殊的情况下，瘘管造影才能对肛瘘提供更多信息、决定手术方式。

6.检查方法的结合 为了确保诊断的准确性及提供最佳治疗方案，各种检查方法相结合是共识所推荐的。如内镜与 MRI 或内镜与 EUS 等相结合。

推荐级别：2C。

讨论：一项前瞻性研究表明，32 名肛瘘患者经EUS、麻醉下检查、MRI 诊断的准确度分别为 91%、91% 和 87%。麻醉下检查与 MRI 或 EUS 相结合时，其准确度达 100%。下图展示了肛瘘诊断的相关流程。

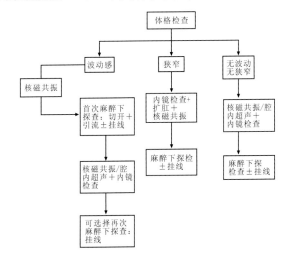

三、治疗

1.治疗目标 肛瘘短期的治疗目标是脓肿引流及缓解症状，长期目标是瘘管愈合、提高生活质量、避免直肠切除术等。

推荐级别：1C。

2.糖皮质激素及对氨基水杨酸制剂 糖皮质激素及对氨基水杨酸制剂对肛瘘的作用并不显著。

推荐级别：1C。

讨论：对氨基水杨酸制剂对肛瘘无明显临床价值，且糖皮质激素治疗可能加重瘘管情况、增加手术可能性。

3.甲硝唑、环丙沙星等抗生素 有助于改善症状、促进愈合。

推荐级别：2C。

讨论：早些时候，一些小样本、非随机研究证实，间断使用6周~8周的抗生素能改善肛瘘患者预后，且无严重副作用。只有一个小样本的RCT比较了全身性运用环丙沙星、甲硝唑及安慰剂治疗肛瘘10周后的效果，表明各组间无差异。也有小样本量的研究提示，局部或全身运用甲硝唑都不能改善PDAI。两项双盲的RCT研究比较了环丙沙星与抗TNF相结合治疗的效果。第一项研究表明，环丙沙星与英夫利昔联合治疗18周时，73%的患者有反应，在单独使用英夫利昔的患者中，其反应率为39%。另一项研究比较了环丙沙星联合阿达木单抗与单独使用阿达木单抗治疗12周的效果，证实前者对于瘘管引流的效果优于后者，停用抗生素后，两组差异消失。总之，这些结果支持抗生素能改善瘘管引流但不能促进其愈合的观点。

4.巯嘌呤类药物 对肛瘘的效果一般，甲氨蝶呤和环孢素相关研究有限，他克莫司对于活动性肛瘘有效，但需对药物浓度进行检测，以控制其毒性作用。

推荐级别：2C。

讨论：目前尚无前瞻性研究比较硫唑嘌呤和6-巯基嘌呤对瘘管作用作为首要研究目标的前瞻性研究。只有一些随机、双盲研究的亚组分析中得出31%接受6-巯基嘌呤治疗的患者肛瘘愈合，而这在安慰剂组中仅为6%。最近一项meta分析显示硫唑嘌呤对瘘管愈合无明显促进作用，而早先的一项meta分析提示，54%接受巯嘌呤类药物的患者中瘘管愈合，安慰剂组为21%。一项前瞻性、开放研究证实

抗生素与硫唑嘌呤相结合治疗优于单药治疗。目前无临床相关的研究表明甲氨蝶呤对瘘管引流的作用。在一项单中心的随机对照研究中，将50%以上瘘管闭合4周以上作为观察终点时，43%服用他克莫司治疗的患者能达此目标，而这在安慰剂组中仅为8%。然而，两组的完全愈合率无明显差别。他克莫司的肾毒性较大，但可以通过降低剂量解决。局部使用他克莫司无明显益处。几项观察性试验研究了环孢素对肛瘘的作用，证实环孢素能快速缓解肛瘘症状，但停药后复发率高，且其相关的副反应限制了环孢素的应用。

5.英夫利昔单抗和阿达木单抗 对肛瘘愈合的疗效中等，表明赛妥珠单抗有效的证据更弱（1C）。抗TNF与巯基嘌呤相结合的治疗方法较单种治疗方法效果更佳（2C）。

讨论：两项RCT研究比较了英夫利昔单抗对肛瘘的效果。将50%以上瘘管闭合4周以上作为观察终点时，56%~68%服用他克莫司治疗的患者能达此目标，而这在安慰剂组中仅为26%。38%~55%接受英夫利昔单抗治疗的患者肛瘘完全愈合。在CLASSIC-1和GAIN研究中，使用阿达木单抗4周对于肛瘘无明显改善。CHARM研究表明，33%接受阿达木单抗治疗的患者肛瘘完全愈合，安慰剂组为13%。也有研究表明，23%~29%对英夫利昔单抗无反应的患者使用阿达木单抗是有效的。两项大型研究PRECiSE1和PRECiSE2表明，赛妥珠单抗治疗26周时，36%患者肛瘘完全愈合，安慰剂组为17%。一项meta分析评估了抗TNF对肛瘘的作用，其中证实英夫利昔单抗有效的证据更充足。免疫抑制剂+抗TNF联合治疗对于肛瘘的效果存在争议。临床试验ACCENT II中的亚组分析提示，接受英夫利昔单抗治疗的患者，如同时加用免疫抑制剂治疗一年，反应率无明显变化。然而，有研究显示，联合治疗能使合并直肠炎的患者获益，最近也有研究表明，联合治疗与瘘管闭合是相关的。一项大型回顾性研究分析了手术治疗和手术治疗+生物治疗的效果（其中，手术治疗包括挂线、瘘管切开术、皮瓣移行治疗、瘘管切开术+挂线及其他手术方式），单纯手术组的临床反应率为35.9%，手术+生物治疗组的反应率为71.3%，说明手术+生物治疗效果更佳。

6.脓肿引流 在开始药物治疗时通常推荐肛周脓肿手术引流。

推荐级别：1C。

讨论：有症状的肛瘘患者通常伴有肛周脓肿，手术引流有助于减少由于使用免疫抑制剂引发感染性并发症的风险。

7.挂线 挂线对预防脓肿形成及复发有效。

推荐级别：1C。

讨论：由于瘘管是盆腔感染的潜在危险因素，保持其充分引流是必需的。松挂线能够保持窦道开放，限制脓肿反复发生，而切割挂线由于其后可能形成疤痕，有发生大便失禁的风险。挂线的一个缺点是，瘘管因挂线的存在而无法闭合，挂线移除的最佳时间目前仍不明确。

临床试验 ACCENT 2 中显示，挂线治疗 2 周后移除，新脓肿的发生率为 15%，而另一些研究则认为 2 周时间过短。总的来说，松挂线对肛瘘而言，是一种有效而安全的治疗措施，有人建议，挂线应维持至抗 TNF 完成诱导后。

8.直肠炎 肛瘘并发直肠炎的治疗只能采用脓肿引流和非切除性挂线疗法。只有当内镜下确认直肠炎已经缓解后，才考虑促进瘘管闭合的其他手术方式。

推荐级别：1C。

讨论：近端肠腔有活动性病变时会导致大便次数增加，并且直肠炎会影响瘘管愈合。直肠炎也预示着直肠切除术可能性增大，因此，肛瘘同时并发肠道活动性病变时应采取积极治疗措施。

9.瘘管切开术 瘘管切开术对于有症状的、表浅的瘘管，或者低位括约肌间型瘘管来说，是一种防止大便失禁发生的可考虑的治疗方式。低位的经括约肌型瘘管（特别是女性位于前面的瘘管）行瘘管切开术，有较大发生大便失禁风险。

推荐级别：2C。

讨论：对于有症状的、表浅的瘘管，或者低位括约肌间型瘘管来说，瘘管切开术是一种安全措施，它能促进瘘管愈合、降低复发率，且防止大便失禁发生。而高位经括约肌型瘘管、括约肌上瘘管及括约肌外型瘘管行瘘管切开术的效果不佳。另外，女性患者肛门外括约肌的前部较短，低位的经括约肌型瘘管行瘘管切开术发生大便失禁的可能性较大。

10.手术修复 肛瘘的手术修复包括瘘管切开术、皮瓣移行治疗、生物补片及括约肌间型瘘管结扎治疗。纤维蛋白胶及干细胞注射的应用价值尚未确定。

推荐级别：2C。

讨论：皮瓣移行治疗有助于关闭内瘘开口，它能使直肠黏膜覆盖主瘘管开口，而不影响括约肌复合体。一项系统评价显示，皮瓣移行治疗的成功率为 64%，大便失禁的发生率为 9.4%（各研究间差异较大），50% 的患者需要再次干预治疗。

生物补片，由胶原或猪肠黏膜下层组织制成，通过内瘘口塞入瘘道，而不改变括约肌结构。回顾性研究提示，生物补片的成功率为 24%～88%。有研究表明，22% 的失败病例是由补片移位导致。生物补片治疗有可能成为一线手术治疗措施，有效防止补片移位及术前运用抗生素能提高成功率及安全性，但其费用也是一个大问题。

当括约肌间型瘘管已经形成肉芽组织纤维化的管道时，可采用结扎治疗。该操作必须在内瘘闭合、经括约肌间途径去除感染组织后进行。根据回顾性研究结果，结扎治疗的成功率为 56%～94%，复发通常发生在术后 2 月内。纤维蛋白胶由纤维蛋白原和凝血酶组成，通过诱导血管生成及成纤维细胞生长而促进愈合。不同研究由于异质性存在的原因，结果差异较大。meta 分析显示，纤维蛋白胶治疗肛瘘的复发率及大便失禁发生率与传统手术相比，无统计学意义。已有研究表明，向瘘管内或瘘管旁注射自体脂肪干细胞或者骨髓干细胞是安全而可行的。最初的研究表明，干细胞±纤维蛋白胶治疗能使 56%～82% 患者的瘘管闭合，且其 1 年和 3 年的持续缓解率分别为 53% 和 30%。干细胞治疗似乎很有前景，但仍需 RCT 研究验证。一项单中心的、小样本回顾性研究提示，股薄肌移植治疗对于 64% 的复杂性肛瘘及 50% 持续不愈合的患者有效。

11.改道造口 临时改道造口对严重、复杂、难治性肛瘘患者来说，是一种可行治疗方案。

推荐级别：1C。

12.直肠切除术 直肠切除及永久造口术是严重、复杂、难治性肛瘘的最后手段。

推荐级别：1C。

讨论：回顾性研究显示，81% 的复杂、难治性肛瘘患者经造口术后可获得早期缓解，然而只有 26%～50% 的患者可获得持续缓解。许多接受了造口术的患者最终需要接受直肠切除术治疗。直肠切除术的主要风险包括盆腔神经损伤、骶前脓肿、会阴部切开伤口愈合延迟等。如患者并发不可控的败血症及组织损伤，应避免行改道造口术。对于某些结肠及肛门没有受累的患者而言，拉出式直肠切除术可以代替永久造口术。

四、结论

克罗恩病肛瘘的治疗需要多学科共同支持，多种检查技术相结合有助于提高诊断的准确性。对感染灶进行手术引流必须先于免疫抑制剂使用。抗生素及巯嘌呤类药物被推荐为辅助治疗药物。所有的

抗 TNF 治疗药物中，英夫利昔单抗效果最佳。抗 TNF 药物，同时选择性地运用抗生素或巯嘌呤类药物被视为一线治疗方案。口服他克莫司可避免难治性肛瘘患者行改道造口术。肛瘘的手术修复包括瘘管切开术、皮瓣移行治疗、生物补片及括约肌间型瘘管结扎及纤维蛋白胶注射治疗等，只有当肠腔无炎症时才予以考虑。直肠切除及永久造口术是严重、复杂、难治性肛瘘治疗的最后手段。

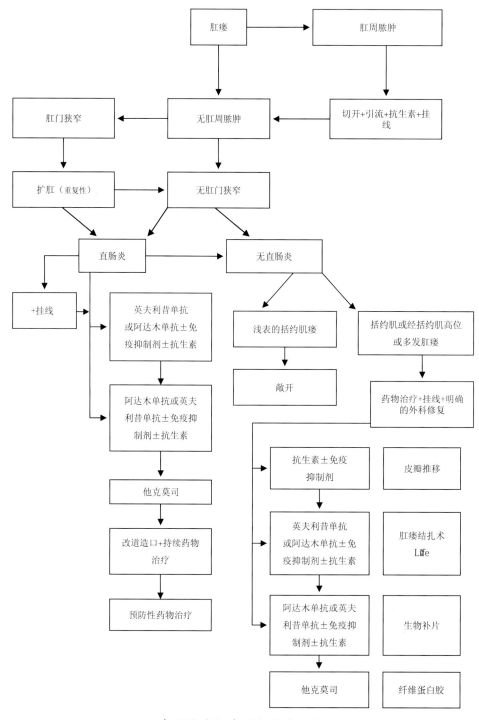

克罗恩病肛瘘联合治疗流程

附录四 痔、肛瘘、肛裂、直肠脱垂的诊断标准

肛肠专科近年来发展迅速，新理论、新学说不断涌现，为指导临床治疗提供了可靠的理论依据。根据肛肠学科发展需求，结合国家中医行业标准中关于肛肠病的诊断标准要求，中华中医药学会肛肠专业委员会在广泛征求专家、学者意见的基础上，几经修改诊断标准，于 2002 年 11 月在厦门市经肛肠专业委员会常务理事会讨论通过此标准。

一、痔

1.内痔 内痔是指发生于肛管齿线以上，直肠黏膜下的血管性衬垫病理性扩张或增生形成的隆起性组织，又称"里痔"。

诊断标准如下。

（1）Ⅰ期内痔：便血，色鲜红或无症状。肛门镜检查见齿线上直肠黏膜隆起，直径超过两个钟点位置，黏膜表面色淡红。

（2）Ⅱ期内痔：便血，色鲜红，大便时伴有肿物脱出肛外，便后可自行还纳复位。肛门镜检查见齿线上直肠黏膜隆起，黏膜表面色暗红。

（3）Ⅲ期内痔：排便或其他原因增加腹压时，肛内肿物脱出，需休息或手推方能还纳复位，黏膜表面暗红。

（4）Ⅳ期内痔：肛内肿物脱出，无论休息或手推均不能复位，黏膜表面糜烂。

2.外痔 外痔是指发生于肛管齿线以下，肛管部隆起性组织。根据组织的病理特点，又分为结缔组织性外痔、血栓性外痔、静脉曲张性外痔、炎性外痔四类。

（1）结缔组织性外痔：齿线以下有柔软的隆起性组织，表面覆盖皮肤，无疼痛，无红肿，又称皮赘。

（2）血栓性外痔：齿线以下突发性红肿包块.疼痛明显，皮下可触及硬结。

（3）静脉曲张性外痔：增加腹压时齿线以下形成隆起性包块，质地柔软，无压痛，皮下可见扩张的血管团。

（4）炎性外痔：齿线以下发生的红肿包块，起病较急，包块皮肤水肿潮红，压痛明显。

3.混合痔 混合痔是指齿线上下互相融合的隆起性组织，它具有内痔和外痔的临床特征。

在诊断混合痔时，应注明内痔的分期和外痔的分类。

中医病名诊断：内外痔。

中医证候诊断如下。

（1）风伤肠络证：大便滴血、射血或带血，血色鲜红，大便秘结，肛门瘙痒，口干咽燥。舌质红，苔黄，脉浮数。

（2）湿热下注证：便血色鲜，量较多。肛门肿物外脱、肿胀、灼热疼痛或有滋水。便干或溏，小便短赤。舌质红，苔黄腻，脉浮数。

（3）气滞血瘀证：肿物脱出肛外、水肿，内有血栓形成，或有嵌顿，表面紫暗、糜烂、渗液，疼痛剧烈，触痛明娩，肛管紧缩。大便秘结，小便不利。舌质紫暗或有瘀斑，脉弦或涩。

（4）脾虚气陷证：肿物脱出肛外，不易复位，肛门坠胀，排便乏力，便血色淡。面色少华，头晕神疲，食少乏力，少气懒言。舌淡胖，苔薄白，脉细弱。

二、肛瘘

1.低位肛瘘 分低位单纯性肛瘘和低位复杂性肛瘘。

（1）低位单纯性肛瘘：内口在肛门隐窝，仅有一个管道并通过外括约肌深层以下者。

（2）低位复杂性肛瘘：有两个以上外口，有两个或两个以上的管道与内口相连，肛瘘管道在外括约肌深层以下者。

2.高位肛瘘 分高位单纯性肛瘘和高位复杂性肛瘘。

（1）高位单纯性肛瘘：内口在肛门隐窝，仅有一个管道，走行在外括约肌深层以上，侵犯耻骨直肠肌/肛提肌以上者。

（2）高位复杂性肛瘘：有两个以上外口。有两个以上管道与内相连或并有支管空腔，其主管通过外括约肌深层以上。侵犯耻骨直肠肌/肛提肌以上者。

（3）中医病名诊断：肛漏或漏疮。

中医证候诊断如下。

（1）湿热下注证：肛门周围时常流脓水，脓质稠厚，肛门胀痛，局部灼热，肛周有溃口，按之有条索状物通向肛内。舌红，苔黄腻，脉弦或滑。

（2）阴虚内热证：肛周有溃口，颜色淡红，按之有条索状物通向肛内，可伴有潮热盗汗，心烦口干，舌红，少苔，脉细数。

（3）正虚邪敛证：肛周流脓水，质地稀薄，肛门隐隐作痛，外口皮色暗淡，漏口时溃时愈，肛周有溃口，按之较硬，或有脓汁从溃口流出，多有条索状物通向肛内，可伴有神疲乏力。舌淡，苔薄，脉濡。

三、肛裂

1.分期

（1）Ⅰ期肛裂：肛管皮肤浅表纵裂溃疡，创缘整齐，基底新鲜，色红，触痛明显，创面富于弹性。

（2）Ⅱ期肛裂：有肛裂反复发作史。创缘不规则，增厚，弹性差，溃疡基底部紫红色或有脓性分泌物。

（3）Ⅲ期肛裂：溃疡边缘发硬，基底色紫红，有脓性分泌物。上端邻近肛窦处肛乳头肥大，创缘下端有哨兵痔，或有皮下瘘管形成。

2.中医病名诊断　裂痔。

中医证候诊断如下。

（1）风热肠燥证：大便秘结，二三日一行，便时滴血或手纸染血，肛门疼痛，腹部胀满，溲黄，裂口色红。舌质偏红，苔黄燥，脉弦数。

（2）湿热蕴结证：大便秘结或不爽，便后肛门呈周期性疼痛，时带鲜血，肛门坠胀，裂口溃疡呈梭形，伴有潜行瘘道，Ⅲ度为直肠和部分乙状结肠及肛管脱出于肛门道，时流黄水，舌苔黄腻，脉数。

（3）血虚肠燥证：大便燥结，便后肛门绵绵作痛，出血量少色淡，面色萎黄，裂口灰白，边缘不整齐，肛门前后有哨痔及肥大乳头，舌淡苔薄略燥，脉细无力。

四、直肠脱垂

1.分型

（1）一型：不完全性直肠脱垂，即直肠黏膜脱垂。表现为直肠黏膜层脱出肛外，脱出物呈半球形，其表面可见以直肠腔为中心的环状的黏膜沟。

（2）二型：完全性直肠脱垂，即直肠全层脱垂。脱垂的直肠呈圆锥形，脱出部可以直肠腔为中心呈同心圆排列的黏膜环形沟。

二型根据脱垂程度分为三度：Ⅰ度为直肠壶腹内的肠套叠，即隐性直肠脱垂。排粪造影呈伞状阴影。Ⅱ度为直肠全层脱垂于肛门外，肛管位置正常，肛门括约肌功能正常，不伴有肛门失禁；Ⅲ度为直肠和部分乙状结肠及肛管脱出于肛门外，肛门括约肌功能受损，伴有肛门不全性或完全性失禁。

2.中医病名诊断　脱肛。

中医证候诊断如下。

（1）气虚下陷证：便后肛门有物脱出，甚则咳嗽，行走，排尿时脱出，劳累后加重，伴有脘腹重坠，纳少，神疲体倦，气短声低，头晕心悸，舌质淡体胖，边有齿痕，脉弱。

（2）肾气不固证：直肠滑脱不收，伴有面白神疲，听力减退，小便频数或夜尿多，久泻久痢。舌淡苔白，脉细弱。

（3）气血两虚证：直肠脱出，伴有面白或萎黄，少气懒言，头晕眼花，心悸健忘或失眠，舌质淡白，脉细弱。

（4）湿热下注证：直肠脱出，嵌顿不能还纳，伴有肛门肿痛，面赤身热，口干口臭，腹胀便结，小便短赤，舌红，苔黄腻或黄燥，脉濡数。

附录五　肛肠学科专家介绍

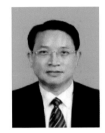

杨向东，杨向东，男，博士，主任医师、教授、博士生导师，全国便秘联谊会会长，中国民族医药学会肛肠分会执行会长，四川省中医药学会副秘书长。中华中医药学会肛肠分会副会长，世界中医药联合学会肛肠学会副会长。四川省卫计委医学领军人才，全国名老中医药专家师承导师。提出了"结肠瘫痪症（重度结肠慢传输性便秘）的概念"并首创选择性结肠切除治疗顽固性便秘。对难治性大肠肛门疾病：晚期大肠癌、重度痔疮、慢性顽固性便秘、复杂性肛瘘、直肠阴道瘘、肛门畸形矫正等卓有建树。

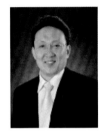

任东林，男，博士，主任医师，外科学教授，博士生导师。全国中医肛肠学科名专家，中国中西医结合学会大肠肛门病专业委员会主任委员，世界中医联合会肛肠专业委员会副主任委员，中华预防医学会盆底功能障碍防治专业委员会第一届委员会副主任委员，海峡两岸医药卫生交流协会消化道外科专业委员会副主任委员。擅长结直肠原发、或复发肿瘤的中西医结合治疗，对痔、肛裂、肛瘘、顽固性便秘等肛肠良性疾病有非常丰富的诊治经验。

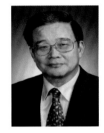

汪建平，男，博士，教授，博士生导师。现任中山大学附属胃肠肛门医院院长、中华医学会外科学分会结直肠肛门外科学组组长、亚太地区肠造口康复治疗协会中国区主席、美国外科医师学院会员（FACS）、《中华胃肠外科杂志》主编、《Gastroenterology Report》主编、《Techniques in Coloproctology》编委（SCI）、卫生部《结直肠癌诊疗规范》2010年版专家组组长。

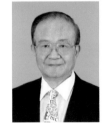

俞宝典，主任医师，上海中医药大学教授。全国中医肛肠学科名专家。中华中医药学会肛肠分会（第三届）理事、全国中医药高等教育学会临床教育研究会肛肠分会理事、上海市中西医结合学会外科学组第 1-2 届副组长兼秘书。擅长中西医结合解决顽固性便秘等肛肠病。国内创新开敞造瘘综合术治疗女性直肠前突、强力挂线快速松解术治疗耻骨直肠肌综合征、同期多侧挂线术治疗复杂性肛瘘。

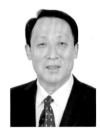

韩宝，男，解放军 301 医院中医科主任，主任医师，全军中医学会理事、全军肛肠学会副会长、中华中医药学会肛肠专业委员会原副会长兼秘书长、北京中医药学会肛肠专业委员会副会长、全国中医肛肠学科名专家。采用注射方法治疗直肠脱垂、直肠前突、内痔、曲张型混合痔；采用无痛疗法治疗肛门脓肿、肛瘘、肛裂 6000 多例，治愈率达97%。

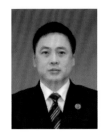

于永铎，男，博士，主任中医师、教授，博士研究生导师。中华中医药学会肛肠分会第七届主任委员（会长）、国家区域中医（肛肠）诊疗中心主任、全国中医肛肠学科名专家、名医工作室、中国中医药研究促进会肛肠分会副会长、全国医师定期考核编辑委员会副主委。首次发现并提出"隐性直肠前突"的新观点及手术新方法，提出便秘"久病血瘀，瘀毒损络"的新理论新疗法，多次应邀到世界各地讲学，其学术思想已被载入《中国当代医学思想宝库》。

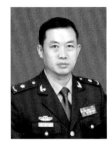

童卫东，男，教授、博士生导师，陆军军医大学大坪医院普通外科主任，国家卫健委能力建设与毕教后外科专业委员会委员，中华医学会外科分会结直肠外科学组委员，中国医师协会外科分会专业委员会副主任委员，中国医师协会肛肠分会常委，中国医师协会结直肠肿瘤分会委员，中国医师协会外科分会专业委员会常委，《中华消化外科杂志》编委，《中华胃肠外科杂志》编委，《World J Gastroenterology》编委，《Technique Coloproctocology》编委。

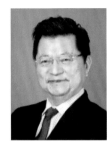

李华山，男，博士、主任医师，现任中国中医科学院广安门医院肛肠科主任，学科带头人，外科教研室主任，硕、博士研究生导师。兼任中国中西医结合学会大肠肛门病专业委员会副主任委员，中华中医药学会肛肠分会副主任委员，中国医师协会肛肠医师分会中西医结合专业委员会副主任委员，中国医师协会中西医结合医师分会肛肠病学专家委员会秘书长，北京中医药学会肛肠分会副主任委员兼秘书长，北京中西医结合学会肛肠分会副主任委员。

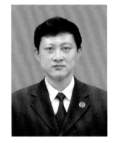

张虹玺，男，主任医师、博士、教授、硕士研究生导师，中华中医药学会肛肠分会秘书长，中国中医药研究促进会肛肠分会副会长，高等教育研究会临床分会肛肠专家委员会副会长，世界中医药联合会肛肠分会副会长，中国民族医药学会肛肠分会副会长，辽宁省中医药学会肛肠专业委员会副会长兼秘书长，《中华医学实践杂志》常务编委。主攻痔、瘘、裂等肛门病微创治疗，便秘、炎症性肠病中西医结合治疗。

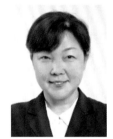

林爱珍，女，主任医师，教授，医学博士，博士生导师，昙华林名医，全国中医肛肠名专家，全国中医优秀临床人才，湖北省中医院肛肠科主任，湖北中医药大学中医外科学教研室主任。湖北肛肠专科联盟理事长。湖北省中西医结合学会肛肠专业委员会主任委员，湖北省中医药学会肛肠专业委员会副主任委员，中国中医药研究促进会肛肠分会副会长，中华中医药学会肛肠专业委员会常务委员。

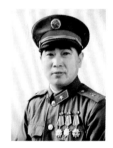

徐子鹏，男，第一军医大学毕业，主任医师，长春鹏程胃肠医院院长，中华中医学会肛肠分会理事、中华医学会消化专业委员会委员。从医40年，从事胃肠肛门疾病的临床治疗和探索，治疗IBD病人达30万人次，先后在《国际消化病杂志》《实用外科杂志》《中国肛肠杂志》《International Journal Molecular Science》等杂志发表论著30余篇，曾自行合成5-ASA、4，5，AID-Bis-Salicylic Acid等多种IBD治疗药物与缓释剂型。

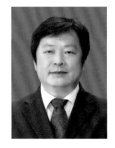

崔龙，男，外科学博士、教授、主任编委、主编。主要研究领域为结直肠癌和肛门良性疾病。主任医师、博士生导师，现任上海市医学会普外专业委员会结直肠肛门外科学组副组长，中华中医药学会肛肠分会副会长。在大肠癌的诊断、规范标准的手术操作及有效的综合治疗等方面具有很高的造诣。

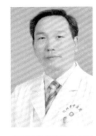

高纪华，男，主任医师，教授，医学硕士，博士研究生导师，中国中医肛肠学科名专家，中国中医药高等教育学会临床肛肠教育名专家，全国肛肠学科先进名医工作室"高记华名医工作室"，河北省中医院肛肠科主任，中华中医药学会肛肠分会副会长、中国中医药研究促进会肛肠分会副会长、中国民族医药学会肛肠分会副会长。

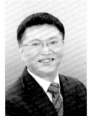

贺平，男，主任医师、教授、研究生导师、四川省名中医，全国中医肛肠学科名专家。成都肛肠专科医院副院长、曾任中华中医药学会肛肠分会副会长，中国便秘联谊会常务副会长兼秘书长，中国民族医药学会肛肠分会常务副会长兼秘书长，中国中西医结合学会大肠肛门病专业委员会副主任委员。

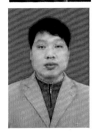

高恒清，男，医学硕士，硕士研究生导师，四川省自贡市中医医院肛肠科主任，川南肛肠病医院副院长、支部书记，自贡市"双千计划"优秀医学专家，专注微创微痛理念，兼任四川省中医药学会肛肠专委会常务委员，四川省医师协会肛肠专委会常务委员，中国便秘医学会常务委员。

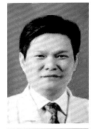

曹波，男，主任医师，教授，硕士研究生导师。全国中医肛肠学科名专家，肛肠教育知名专家，中华中医药学会肛肠分会副会长，中国中医药研究促进会肛肠分会副会长，全国中医药高等教育学会临床教育研究会肛肠分会常务理事兼副秘书长，中国中西医结合学会大肠肛门病专业委员会委员，贵州省中医药学会肛肠专业委员会主任委员。

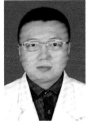

程先能，男，主任医师，重庆市中医院普外肛肠科主任，毕业于华西医科大学，现为中国健康促进与教育协会肛肠分会重庆市负责人，常务委员，重庆市中医肛肠专委会副主任委员，重庆市中西医结合肛肠专委会副主任委员，重庆市中西医结合胃肠专委会委员，重庆市抗癌协会造口专业委员会委员。对普外科胃肠、肛门部疾病有丰富的临床经验；对"肠造口"有很高的造诣。

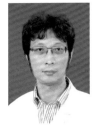

金纯，男，温州医科大学附属第二医院肛肠外科肛瘘痔病专科主任，温州医科大学中医肛肠研究所肛管病微创研究室主任。临床擅长肛瘘、痔病、脱肛、肛裂、藏毛窦、肠息肉等常见手术、结直肠肿瘤、便秘的中西医疗法（包括出口梗阻型便秘的手术治疗）、无痛肠镜单人操作检查与镜下息肉治疗等。创新的术式有"直肠黏膜分瓣移行术治疗肛瘘""环切联合肛管整形术治疗环状混合痔""聚桂醇注射术治疗小儿脱肛"。

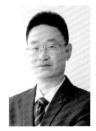

李进安，男，副主任医师，重庆大学附属三峡医院肛肠科主任、市级重点学科带头人、硕士研究生。中国西南西北肛肠协会副秘书长，中华便秘医学会理事，中国中医药促进会肛肠分会常务理事，中国西南西北肛肠协会青年委员会副主任委员。擅长高位复杂性肛瘘、Ⅲ度直肠脱垂、骶尾部藏毛窦、直肠阴道瘘、会阴撕裂的手术治疗。承担并完成重庆市卫计委科研课题 2 项，公开发表学术论文 10 余篇，其中 SCI 收录 2 篇。

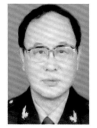

陈侃，男，副主任医师，河南省许昌市人民医院（原中国人民解放军第154医院）优秀医师，特技名医，全国外治微创技术研究应用专家协作组常务副主任，中国（上海）肛肠病EPH微创技术研发推广培训中心副主任，中国性学会委员，湖南省肛肠学会委员。擅长将微创美容概念用于肛门疾病的手术，创新用星状神经节注射加中西医结合治疗肠易激综合征和传输型便秘取得良好的临床疗效。

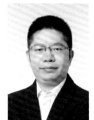

胡建文，男，副主任医师，中国民族医药学会肛肠分会理事，广东省中医药学会肛肠专业委员会委员，深圳市中医药学会外治法专业委员会委员，深圳市中医药学会外科学专业委员会委员。擅长内痔、外痔、混合痔、直肠脱垂、肛裂、高位复杂性肛瘘、肛周脓肿、藏毛窦、直肠神经内分泌瘤、肛管直肠黑色素瘤、结直肠息肉等疾病的诊断与治疗，擅长中医中药治疗老年性便秘等肛肠科疑难病症。

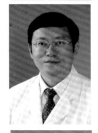

张振勇，男，主任医师，教授，硕士生导师，中华中医药学会肛肠分会常务理事，中国医师协会肛肠专业委员会常务委员，云南省医师协会肛肠科医师分会主任委员，云南省中西医结合学会肛肠专业委员会副主任委员。长期从事肛肠疾病的治疗与研究，对治疗重度痔疮、环状痔、嵌顿痔和东方PPH、PPH手术有丰富的经验。

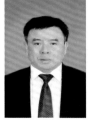

邹振明，男，主任医师，全国中医肛肠学科名专家，中华中医药学会肛肠分会常务理事、中国中西医结合学会肛肠分会委员、中华中医药学会外治分会委员、大庆市政协委员。从事肛肠疾病的临床治疗和研究工作三十余年，积累了大量的临床工作和教学经验，擅长于对高位复杂肛瘘、重度混合痔、小儿肛瘘、脱肛、等疾病的临床治疗。医疗技术受到了国内专家和患者的一致好评。

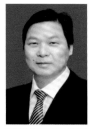

陈鹏，男，主任医师，教授，硕士生导师，中国中西医结合学会大肠肛门病专业委员会委员、中国抗癌协会重庆市大肠癌专业委员会常委、重庆市中西医结合学会肛肠专业委员会委员、重庆市中医学会肛肠专业委员会委员、重庆市中西医结合学会普外专业委员会委员。长期从事普通外科中西医结合临床及教学工作。擅长乳腺、甲状腺、肝胆胰、胃肠、肛肠、疝、周围血管等外科疾病的临床中西医诊疗和微创外科技术。

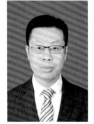

陈富军，医学硕士，副主任医师，四川大学华西医院龙泉医院（成都市龙泉驿区第一人民医院）中医肛肠科主任，学科带头人。兼中医药高等教育学会临床教育研究会肛肠分会常务理事、中华便秘医学会常务理事、中国西南西北肛肠协会常务理事、四川省中医药学会肛肠专委会常务委员。

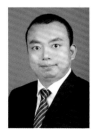

李宇栋，男，硕士，北京中医医院肛肠科工作，中国医师协会中西医结合医师分会肛肠专家委员会青年委员，中国民族医药学会肛肠分会理事，中国医师协会外科医师分会会员，中医药高等教育学会临床教育研究会肛肠分会理事，中国民间中医医药研究开发协会肛肠分会理事，北京中医药学会肛肠专业委员会青年委员，中国便秘联谊会理事，世界中医药联合会固脱疗法分会理事。

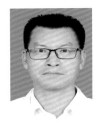

刘春贵，男，主任医师，云南省楚雄州中医医院肛肠科主任、彝乡名医、医院名医、学科学术带头人，云南省第四届优秀青年中医，云南省肛肠盆底疾病专科联盟专家委员会副主任委员，第七届中华中医药学会肛肠分会委员。擅长微创手术治疗环状混合痔、高位复杂性肛瘘、高位多间隙脓肿等肛肠科疑难病。

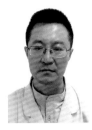

郑锦忠，男，主任医师，锦州市第二医院肛肠科主任，大连医科大学毕业，锦州医学会肛肠协会主任委员，中华医药学会肛肠分会第六届理事会理事，锦州市医学会第三届医疗事故技术鉴定专家库成员，擅长对肛肠科常见疾病手术的微创治疗，复杂肛瘘的一次性根治，慢性便秘的系统化、规范化治疗。

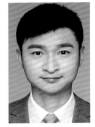

王恒，副主任医师，中医外科学硕士，上海市杨浦区中医医院肛肠科主任，上海市中西医结合学会大肠肛门病专业委员会青年委员，上海市社会医疗机构协会消化分会中医专业委员会委员，以中西医结合治疗肛肠病为专业方向，擅长微创手术治疗痔、肛瘘、肛裂、肛周脓肿等肛肠科常见疾病。

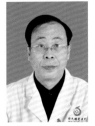

潘凯，男，副主任医师，河南省尉氏县尉氏曙光医院院长。河南省肛肠学科知名专家，河南省中医、中西医结合学会肛肠专业委员会委员。擅长微创治疗痔疮、肛瘘、肛裂、直肠息肉、肛门瘙痒、潮湿、急慢性结肠炎、顽固性便秘等。荣获省、市科技成果奖各一项。积极推广 EPH 肛肠微创技术。

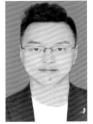

王刚，男，主治医师，川北医学院学士，曾多次在北京、上海、成都等医院肛肠科进修学习，中华中医药学会肛肠分会理事，全国（上海）外治微创技术研究应用专家协作组副组长（副主任委员），STM 万家肛肠中医适宜技术项目特聘专家。擅长痔瘘病等肛肠疾病诊治。学习推广 EPH 微创技术，万家肛肠技术指导。

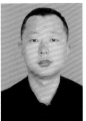

王辉辉，男，主治医师，安徽中医药大学毕业，江苏省中医肛肠联盟委员，全国（上海）外治微创技术研究应用专家协作组委员，《现代肛管肠瘘治疗学》编委，成都 STM 万家肛肠学术研究会主讲，万家肛肠技术指导。擅长痔瘘病和各种肛肠疾病、便秘、肿瘤中西结合诊治。学习推广 EPH 微创技术。

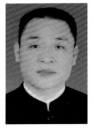

李国永，男，河南省通许和顺康医院院长，毕业河南中医药大学，通许县政协委员、河南省中医（中西医结合）肛肠专业委员会委员、中华中医药学会肛肠分会理事、河南省医院管理协会民营医院分会委员。首创《会员制模式》推广患者群体参与民营医院管理的新型模式，研发的坐浴熏洗器被广泛认可并全国推广。学习推广 EPH 微创技术。

参考文献

1.陈少明等.实用肛肠病治疗学，北京：科学技术文献出版社，2016

2.陈少明等.现代中医肛肠病诊治.北京：人民卫生出版社，2004

3.何永恒，凌光烈.中医肛肠科学.第2版.北京：清华大学出版社出版，2011

4.陆金根.中西医结合肛肠病学.北京：中国中医药出版社出版，2009

5.陈少明，田振国.东方PPH微创治疗学.天津：天津科学技术出版社，2012

6.陈少明等.现代肛肠外科学.北京：科学技术文献出版社，2015

7.韩宝.中国肛肠病治疗学.北京：人民军医出版社，2013

8.曹吉勋.中国痔瘘学.成都：四川科学技术出版社，1985

9.胡伯虎.大肠肛门病治疗学.北京：科学技术文献出版社，2001

10.陈少明.五十二病方中肛肠疾病释义和探讨.上海：中医药杂志，2009.6.

11.朱仁康.中医外科学.北京：人民卫生出版社，1987：6.

12.甄志亚.中国医学史.北京：人民卫生出版社，1991：42-43.

13.黄乃健.中国肛肠病学.济南：山东科学技术出版社出版1996：15-16.

14.陈少明等.现代中医肛肠病治疗学.北京：人民卫生出版社，2019：1-11.

15.陈少明等.现代肛管肠瘘治疗学.北京：科学技术文献出版社，2017

陈少明医路四十一年足迹

立志学医、学有所成

我1963年出生于河南新野乡村医家里，16岁即可在村卫生室跟着老师做针灸治疗和识别中药饮片及简单处方，因患慢性鼻炎，对照镜子用针灸给自己治疗，疗效显著，自此立志学医，为更多病人服务。1980年，我高考考入洛阳职业技术学院医疗专业，1983年以优异成绩毕业，19岁的我被分到新野医院外科工作，成为一名外科医师。学医、从医，至今四十一年，国家的富强、党的关爱、老师们的教诲，使我一步一个台阶走到今天，取得了优异的成绩，获得了不少的荣誉。

1987年，因为临床工作出色的我，第一次因人才引进至湖北省襄阳中医院，历任肛肠外科医师、主治医师、科主任、副主任医师等职务。2003年4月，我作为上海市卫生人才引进的肛肠学科专家到沪工作至今。现任上海理工大学附属市东医院学科带头人、中医科主任、主任医师，上海中医药大学研究生导师，先后被中华中医药学会评选为全国中医肛肠学科名专家和全国中医肛肠学科先进名医工作室（站）陈少明名医工作室。兼任中华中医药学会肛肠分会（第六届）青委会副主任委员、兼任中国中医药研究促进会肛肠分会副秘书长兼青委会副主任委员、中医药高等教育学会临床教育研究会肛肠分会常务理事兼副秘书长、中国民族医药学会肛肠分会常务理事、上海市社会医疗机构协会消化分会外科专业委员会副主任委员、上海中医药学会肛肠分会理事兼秘书长、上海市浦东新区中医药协会首届肛肠专业委员会会长、中国人民解放军卫生音像出版社专家、全国外治微创技术研究应用专家协作组主任委员、中国（上海）肛肠病EPH微创技术研发推广培训中心主任。

1989年因学术成果突出受到原国家卫生部部长崔月犁同志接见。获得上海市第二十届优秀发明二等奖一项、上海市第二十一届优秀发明三等奖二项、中华中医药科学技术奖二项、上海市中西医结合科技奖励二项、中国中医药研究促进会"医博杯"科技奖一项、中华便秘医学会全国第二批便秘研究英才、第49届世界传统医学大会世界传统医学杰出贡献奖。是上海市第一届、第二届医务职工科技成果创新能手、上海市第二届职工十大科技英才。科研成果和从医先进事迹录入《知名中青年中医药师名录》《现代名医大典》《中国当代名医名药大典》《中国专家人才库》《世纪之光·世纪基础卷》。主持的中医肛肠特色医疗由上海市精神文明建设委员会录入最新版的《上海市民手册》并向市民推荐。

我长期从事肛肠疾病临床一线诊治工作，大胆创新，首创痔疮负压数码无痛检查诊断技术，发明EPH（东方PPH）手术；对肛瘘的治疗发明弹力药线，其特点是药线可自行脱落，在世界尚属首创；发明痔根断注射治疗痔核自行脱落，并取得国家发明专利；研制排粪造影装置、胃肠传输实验标志物等多种检查技术并推广；在国内外首次提出"肛裂病因新概念——嵌塞学说"被国际《结直肠病学》杂志发表，丰富了肛裂的基础理论，对临床有一定指导意义；首次提出"贫血痔"新病名，收录于多部专著中，国内外广泛认可。我专注于大肠肛肠病和肿瘤的中西医结合诊疗工作，完成各类肛肠手术一万余例，取得科技成果16项；国家专利11项；国内唯一取得"红外线药丸（胶囊）照相机小肠（口腔、直肠、阴道、五官）检查仪"专利和痔疮负压数码检查仪专利（专利号：CN20112004546 8.4；CN 00230160·1；CN 02246526·X），共获得国内外学术机构和政府科技成果奖励20余项。撰写发表论文100余篇。

中西合参、博采众长

肛肠病是一种常见病、多发病，严重影响人类的健康和人们的生活质量，但由于处于特殊部位，一般临床医生不愿意涉足和进行深入的研究。我亲眼看到一些农民因痔出血导致贫血、死亡的情况发生而心感内疚。分到外科岗位后，我自发地选择了向肛肠专科发展。

刚走入临床，因自己外科领域所学的知识有限，开始大量购买参考书，用有限的工资几乎全部购买了新华书店里能找到的肛肠学科相关的专著，系统学习研究《黄家驷外科学》《外科正宗》《实用中医外科学》《中国大肠肛门病治疗学》等知识内容。在学习和工作中，我重视外科病人脾胃功能，注重局部疾病和整体关系，注重中医传统诊疗器械和现代科技结合，兼顾内外，外科疾病重外治，强调"开户逐贼"、"驱毒外出"，常用刀、针、线、药结合腐蚀、清除、引流坏死组织外出。在护理上主张加强营养，反对无原则禁忌。我注重学习《医宗金鉴》的外科心法医论和现代医学结合，中西医合参，古为今用、洋为中用。冯兰馨教授的《注射外科学》是一本微创手术学，对注射治疗肛肠疾病有精辟的论述，对我影响较大。注射治疗有神奇的疗效，代替手术治愈了几十例直肠脱垂的患者，据此我撰写论文发表在《中国肛肠病杂志》上。我还跟随河南中医学院王庚贤教授学习传统痔漏手术，偶遇疑难写信给上海喻德洪教授、广西李瑞吉教授等，均得到老师们指导与帮助。通过学习、吸收和临床探索总结，在外科疾病诊治中，以"辨证施治""因病制宜"为原则，总结出"外病重外治""开创引流""驱毒有路""培脾生肌""内外兼治"的深刻体会。

在最初三年临床中，除做好外科日常工作外，我使用速效坏死剂——痔全息注射液注射内外痔、直肠息肉等，把石炭酸甘油注射液里的甘油换成地方富产的芝麻油注射内痔、直肠脱垂进行革新，获得良好疗效。

1996年2月的一天，有一位逾七旬的老人，直肠脱垂有近30年的病史，因家庭困难延续到今未能治疗。因直肠乙状结肠脱出时间较长，达到20个小时，直肠乙状结肠糜烂、充血、水肿、脱出长达25厘米，患者坐卧不能，不治不行了。患者的亲属好不容易东拼西凑借了2000多元钱，到了一家医院，因必须要做一次大手术，需交20000元押金，由于经济困难无法承受。后经他人介绍找到我院治疗，当天我已做完了6例手术。当病人的老伴看到我后，立即扑通跪在地上，求救他老头一命。出于医生的职业道德，我赶紧扶起了她。经向医院院长汇报后，决定在全院开展救助老人的捐赠活动。我带头捐助，并且立即为老人做复位术和改进注射治疗直肠脱垂手术，使这位病人彻底摆脱了疾病的折磨。老人的老伴很感激，出院临走时，她一边流下了热泪，一边说："陈医生，是你救了我老头的命，你是共产党培养出来的好医生，我们一辈子也不会忘记您！"

我走遍了整个县城二分之一的乡镇随访，甚至到当地一家省级监狱给服刑的犯人做义务治疗。有了大量的患者临床实践，我逐步掌握了丰富的临床经验。

循证追踪、打破权威

我从1981年起订阅、学习的《肛肠杂志》（1981创刊），对我影响较大，是我的良师益友，也是我继续教育的老师。该杂志是中医肛肠专家、教授主办主编，注重老中医经验，汇集南北各派观点，回顾起来它对我的帮助之大是难以想象的。

我以鲁迅先生的"俯首甘为孺子牛"来鞭策自己。鲁迅是这样说的，也是这样做的。鲁迅说："我不是天才，也并不聪明，我之所以取得成绩，是把别人喝茶的时间都用在了写作上。"时常用鲁迅的这种精神激励自己对医学事业的追求。1986年，发现一个年龄12岁的儿童患家族性结肠腺瘤病已有6年的病史。该例患儿6周岁出现症状，这种病虽然发病率低，但癌变率极高，医学上称之为癌前症。当时我对这种病尚缺乏经验，查阅了大量的医学文献，所有报道包括美国权威著作《克氏外科学》和国内甘肃省人民医院闫村梯教授的5例报道均为青春期后显证（发病），为了把问题弄清楚，及时把12岁儿童病治好，我跋涉300多千米山路，脚上磨了多处血泡，对患儿有血缘关系的三代27人进行了详细的调查，随访得知姑姑、叔叔、爷爷均死于结肠癌。患者上代人中已经有四人死于结直癌疾病。结果证实了小患者这种家族性结肠腺瘤病青春期前发病的事实。因此，对患儿及时的实施了手术，避免了癌变在儿童身上发生的悲剧，保住了幼小的生命。我撰写的论文在全国学术会上交流，发表于《中国肛肠病杂志》1991年第2期，这一知识学术成果，给临床医生今后对此类病诊断提供了新的可靠依据。提示临床医师要提高对该病的早期诊断，早期治疗，挽救生命。

我虽然开展工作时间较短，但由于工作努力，全县乡镇病人都涌入我院就医，期间，特别是治好了当地名人——"剩饭丸"（剩饭丸又名开胸化积丸，是当地百姓常备药，曹家自清朝即出名）掌门人曹氏的复杂性肛瘘后，名声大振。面对远道而来的病友（来自临近的省、市、县），我利用中午短暂休息时间和晚下班时间为他们手术，有时加班一日做十余例手术。在临床中，我也经历了肛肠手术中可能出现的常见并发症和后遗症，取得了救治的宝贵经验，同时熟练掌握了肛肠中的针刺麻醉和腰腧穴麻醉等。

创新实践、多有收获

肛肠科目在医学里虽小，但要攻克的难题并不少，其中复杂性肛门直肠瘘和非特异性溃疡性结肠炎均在国际上所说的 34 种难治的外科病症之列。因此，我首先选择发病率较高的复杂性肛门直肠瘘（简称为肛瘘）作为课题研究。肛瘘在西方医学里多采用纯手术治疗，为避免患者排便造成伤口感染，首先要在肛瘘前端的结肠改道造口，阻断粪便流经肛门，肛瘘手术痊愈后再二期手术恢复，手术要求高、难度大，后遗症、并发症较多，甚至有生命危险。我国传统医学有"中医挂线疗法"，但是挂线后还需要紧线，紧线时疼痛，疗程长，给病人造成痛苦。中西医结合的切开挂线法，有优点也存在弊端，采用有弹力的橡皮筋线挂线，虽然能够自行切割和脱线，但是丢掉了中医药线中药物的去腐生肌的本质，并且需要对瘘管周围的部分组织切除，仅仅对括约肌部分挂线切开，仍然存在创伤大、痛苦大、疗程长的缺点。

围着这一系列的问题，我进行了大胆的创新，对几种传统的治疗方法进行了对比研究，从理论上找依据，从实践中得真知，经过大量的临床观察，我在前人的基础上研究发明了"改进弹力线挂线疗法"。即汲取中医药线去腐生肌优势又结合橡皮筋弹力自行收缩、物理切割的优点，药线和橡皮筋相互缠绕，相得益彰，开窗造口，虚实结合，解决多年未解决的矛盾，此法优化两种方法的优势，弥补了两种疗法的不足，具有痛苦小、痊愈率高、疗程短、康复快等特点。

撰写的论文《改进挂线治疗高位复杂性肛瘘 33例》很快入选在 1986 年召开的中华全国中医学会肛肠学会第三次学术会议上交流推广，在会议上该论文得到了中国中医研究院广安门医院著名专家周济民教授、陈之寒教授的表扬。随后，论文发表在《实用中医药杂志》1987 年第 4 期，1998 年获香港国际"紫荆花医学金奖"。我是出席此次会议的最年轻的临床医师，也有幸和上海的名医柏连松、闻茂康老前辈及和全国各地专家相识，学到了许多新知识。

正确的治疗必须有正确的诊断来支撑，经验告诉我们治疗肛瘘内口是关键，是主要矛盾，在对复杂性肛瘘的诊断研究中，我和放射科医师密切结合，通过创新造影，首次获得复杂性肛瘘和马蹄型肛瘘发生机理的影像，以及肛瘘内口和肛瘘深度的关系的机制影像。以此为基础使我对肛周脓肿到复杂性肛瘘的发生演变提出了新的见解，为复杂性肛瘘的精准治疗奠定了基础。

这期间，我撰写的另外一篇临床研究的论文《痔全息注射液临床应用之我见（痔全息注射液临床应用）》，总计 4500 字，被《中国肛肠病杂志》终审后出校样，通知 1986 年度在临床研究专栏发表，遗憾的是，因为当时这篇论文观点超前，杂志总编持不同学术观点暂缓发表，直至 2003 年，相隔 17 年的论文终于在《中国肛肠病杂志》上发表。文章发表之后的同年，天津一位外科专家先是致电于我，后专程到上海找我切磋、学习，他说这是一篇最早使用痔全息注射液并在《中国肛肠病杂志》客观评价的好文章，对他开展这项工作带来很大帮助。

痔手术的传统方法，西医多是采用痔环切术，但因为后遗症和并发症较多，中国的西医也很少给患者做手术。传统中医结扎术、枯痔散、枯痔钉疗法效果好，但是术后痛苦、药物（含砒霜）存在副作用大仍有不足。对此，我潜心研究，经过无数次的科学实验，牺牲了多少个不眠之夜，总结经验，终于研制出了"痔断根注射法"。我称之为"药物切割"疗法，通过痔核注射痔根断注射液后速效的坏死脱落，达到根治之目的。

"改进的弹力线挂线疗法"和"痔断根注射法"及 "5%石炭酸芝麻油硬化剂注射方法"自成体系，能够解决肛肠科大部的分良性疾病。后来，到上海临床应用受到广大患者好评，被宝钢医院领导称之为"两药一线"治疗法宝，统称为"微创无痛（微痛）疗法"。我还首次提出了"嵌塞学说"，指导肛裂的治疗，不切断内括约肌，可以术后消除肛裂典型的疼痛，达到立竿见影的效果。对脱肛（直肠脱垂）进行 5%石炭酸麻油改进注射治疗，一次性治愈率达 98%。这些微创手术曾在工作的地方汉江两岸传为佳话，深受患者好评。

脚踏实地、步步提升

1987 年 4 月，我和数位同资历及高资历资深主治医师同行竞聘，通过一周十余位病人手术的疗效的综合评价，被选中人才引进到湖北襄阳中医院工作，条件比以往好了，病人更多了，工作量也更大。

1987 年经河南医学会肛肠分会会长宋光瑞老师推荐，先后于 1987.11—1988.12 我参加江苏丁泽民、干祖望等名老中医外科学习班进修，学习了丁老"无砒枯痔液""矾黄消痔液"的新技术，同时也学习了老师们高尚的医德医风以及他们体谅病人的细微之处，手术尽量小切口、小创伤的微创理念。我不仅受到了启发，而且对中医肛肠有了更深刻的认识，增长了新知识。

2003 年 4 月作为上海市卫生人才引进的肛肠学科专家到沪工作，在任职期间也做出了突出成绩，在临床和医学教育、科研方面均有创新，为解决痔核排便时脱出，不排便不脱出，难于实现客观检查诊断的缺陷，我发明了痔疮负压数码检查仪并申请取得国家专利。利用负压原理模拟人体排便时态下脱出状态，为临床和科研解决了一个难题，2005 年获得上海市卫生局中医类资助的课题项目，由于之前有基础研究，所以一年即圆满完成课题任务。专家评价为临床检查肛肠疾病的病理方位、数目、大小增加了一种新的检查方法。

不仅圆满完成课题制定的任务，而且应用这项课题中摄取的大量的中医肛肠病例、病理图谱、医学影像数据，编撰的首部肛肠学科的医学视听教材被中华医学会录用，中华医学会电子音像出版社出版发行。对肛肠影像学进行了系列研究并获得了宝山科技进步二等奖，痔疮负压数码检查仪获上海市宝山区发明创造一等奖，2008 年度负压数码技术在肛肠疾病应用研究，第一完成人获得中华中医药学会科学技术奖三等奖；参与的"肛肠中医药数据库的研究"2008 年度作为第三完成人获得中华中医药学会科学技术奖二等奖；2011 年中医改进吸肛器（肛门镜）在肛肠疾病临床应用得到良好的推广，获得上海市中西医结合学会科学技术奖励。

刻苦钻研、发现发明

通过负压数码检查仪临床应用，发现痔出血导致重度贫血的病人，其痔疮黏膜和眼结膜同步呈"苍白黏膜征象"，故把此类痔命名为"贫血痔"。"贫血痔"即能反映此类痔疮病的局部征象又能反映患者整体全身的状况，可谓一举多得。一经提出受到专家、学者、临床医师的广泛认可和接受，相关"贫血痔"的介绍、论述也收录到人民卫生出版社出版的《现代中医肛肠病诊治》著作中和中华医学会电子音像出版社出版的视听教材《中国肛肠病诊断治

疗学图谱》中。

在对肛裂的长期临床诊治研究中，科学大胆提出肛裂的主要病因、根本原因，是直肠肛管内存在的各种嵌塞因素，因占位直肠肛管的空间，造成肛管直肠不完全梗阻，影响粪便排出，导致肛管超极限扩张，最终撕裂形成肛裂，即"肛裂病因新概念——嵌塞学说"，指导临床医师，在肛裂的治疗过程中，必须针对嵌塞因素的病因进行治疗，才能效如桴鼓，立竿见影；不是被动的切开内括约肌或肛裂切除。此学说在全国第二届肛裂专题会议交流和多次被全国肛肠学术会议选作交流，受到中华中医药学会学术部部长孙永章教授给予高度评价，他在全国大会上向参会理事、代表推荐是一篇值得读的好文章。此论文最后被国际《结直肠病学》杂志收录发表。

我对中医肛肠文献进行系列研究，首个对长沙马王堆汉墓帛书肛肠病和湖北荆州张家山汉墓竹简肠道、肛管疾病进行系列研究。论文发表在全国肛肠年会论文汇集和《上海中医药杂志》。正如张东铭教授在给我的著作序中所说："不仅对现代中医肛肠病技术深入研究，还对古代中医肛肠文献进行深入挖掘研究，取得'《五十二病方》中的肛肠病释疑与探讨'等多项成果，并获得政府奖励。"

在痔全息注射液临床应用中，由于痔全息注射液成分中存在硫化氢气味臭，内含乙醚易挥发、保持时间短、易变质降低疗效的缺点，我通过反复试验，研制出"痔根断注射液"，经临床应用，疗效确实，药效稳定，2003 年开始申请专利，2009 年授权为发明专利。

2000 年为解决肛肠、结肠病人肠道腔体内影像检查问题，利用红外线摄像头夜视和对温度敏感之特性，扩大应用范围，设计直肠、阴道、五官腔体和食道、胃、小肠、结肠腔体内检查的药丸内窥镜。先后发明的"红外线腔体影像检查仪"和"红外线智能药丸"两项发明均获得国家专利局授权，是当时国内唯一得到授权的药丸（胶囊）内窥镜专利，弥补我国在该领域内的空白（上海科技情报研究所、国家一级查新机构查新）。

收获硕果，著书立说

我在临床工作中善于发现问题和解决问题，因肛肠疾病处于隐蔽部位，为解决肛肠学科的教学问题，从 2000 年开始，我自学计算机制作多媒体课件

的知识，自行设计制作，编著了国内第一部 CD-ROM《中国肛肠病诊断治疗学图谱》，用自己从事肛肠学科 20 年的积累，不仅系统介绍肛肠病常见知识外，对新知识和自己的临床创新融入其中，2003 年一经上报中华医学会电子音像出版社即选题出版，时任全国中医肛肠学会会长丁义江作序："是首部肛肠学科电子读物面世，值得推崇"。在 2003 年北京召开的中华中医药学会肛肠分会第十一次学术大会上和上海长海国际肛肠外科周学术大会上受到学者和临床医师索取和争购，一些教授说把这部视听教材应用到大学的教学中，事半功倍。该项目是中华医学会 2005-2007 年度向全国重点推荐的继续教育项目，医师通过学习即直接获得国家继续教育一类学分。该视听教材经出版社两次出版发行 24000 套。

2004 年由人民卫生出版社选题的《现代中医肛肠病诊治》著作由我主编，要求图文并茂地反应现代中医肛肠学科的最新诊治知识，其中痔疮负压数码检查技术列专章予以介绍。截至目前经过二版三次印刷发行达 8000 册，受到基层医师广泛欢迎。此书在三级医院、上海中医药大学及全国大学图书馆均有上架。

2005 年解放军卫生音像出版社邀请我出版一套图谱、视频影像结合的多媒体的肛肠病诊断治疗学视听教材，我再次利用业余时间亲自编撰制作《中国肛肠病诊断治疗学》多媒体第一册、第二册视听教材，把典型病例和最新技术实现随意用视频、音频播放，回放、暂停、观看、视听，达到了远程教学的目的。

2005 年至今，我主编制作的多媒体视听教材、著作被选为上海、陕西、江西、浙江、江苏、湖南、成都、深圳、辽宁、河南、湖北、山东等地举办的全国肛肠学术年会和国家级肛肠病继续教育学习班授课。被聘请主持两年度的上海白玉兰卫星远程医学教育"中西医肛肠病诊治新技术"项目并授课，全国包括新疆等边远地区越五百家课堂同步视听学习。

2008 年又受邀辽宁科学技术出版社主编《肛肠病诊疗新技术图解》（附多媒体光盘半岛音像出版社），出版发行 6000 套。该书系统地收录常见病诊治经验、肛裂病因新概念——嵌塞学说，以及最新技术知识的介绍，图文并茂，重点内容使用多媒体演示，深受肛肠学科同行的喜爱。

到目前为止已经取得上海市科技成果 16 项，获得国家知识产权局授权的专利 11 项，主编专业学术著作 20 部，撰写、发表论文 100 余篇，总字数达 1000 余万字。

不断充电、不断创新

近年来，世界推广的 PPH 手术，即由意大利人 longo 发明，国际强生医疗器械公司全球推广的项目"痔上黏膜环切钉合术"以其保护肛垫功能不受损伤，降低肛肠手术并发症、后遗症、病人康复快等优点在国内外得以广泛推广应用，但是经过大量临床推广后发现，尽管有以上优点，也存在金属钉长期植入体内带来的一些并发症、后遗症的缺点，针对这些缺点我没有回避，而是进行科学分析，对器械进行改革并申请该项目专利 5 项获授权，经过伦理学讨论和预初试验获得成功，"痔上黏膜环形错位套扎术和 PPH 术对照研究"项目被选为上海浦东新区科学技术委员会的资助项目。项目圆满完成并在国内外数十次学术会议上交流得到同行广泛的认可。此成果 2013 年获上海市中西医结合科学技术奖励。

虽然我第一次大学里学习课程以西医课程为主，但是通过继续的系统的中医学习，于 1993 年取得湖北中医学院中医学历，1998-1 至 1999-1，美国世界传统医学科学院授予荣誉传统医学博士（Traditional Medical Doctorate，TMD）资格评鉴学位证书，获美国国家研究生继续教育委员会认可。2009 年，我取得北京中医药大学中医本科学历和学士学位，2011 年 6 月完成南京中医药大学研究生院中西医结合研究生班的学习计划，取得研究生结业证书。学无止境，医学是一门终身教育，有伯乐的识才和用才，有领导的培养使我取得一些成绩。

2013 年，上海市第七人民医院晋升为三级甲等浦东新区中西医结合医院，我负责中医外科和肛肠科新项目，三年完成浦东新区传统中医示范学科建设，肛肠科从零起步，现在成为医院重点专科，年门诊量突破万次，年手术超千人次。

2016 年 6 月，我就任于上海理工大学附属市东医院中医科主任，中医肛肠科从零起步，在医院领导的支持领导下，目前初具规模，朝向示范中医科建设目标迈进，中医肛肠专科病房向示范中医科综合病房建设的目标实施中。

目前，结直肠癌新发病例数在全部恶性肿瘤中居第 3 位。我国每年需要做内窥镜镜检查的人数在 1 亿人以上。传统胃、肠镜检查一直被认为是消化系统恶性肿瘤筛查的金标准，但不能用于小肠的检查存在盲区。插管和麻醉下无痛胃、肠镜检查存在风险，一些患者难于接受。胶囊内窥镜对于胃、肠道疾病检查已经得到行业认可，与传统内窥镜相比，其操作方便、无创、安全、患者容易接受，还弥补了对小肠疾病的检查。尽管胶囊内窥镜有这些的优点，但是胶囊窥内镜临床应用率很低。究其原因，是因为胶囊内窥镜存在不能进行病理活检和手术的缺陷。然而对肿瘤等疾病的诊断必需要有病理活检。我发明智能活体组织电磁刀能弥补胶囊内窥镜现有的缺陷；经过近20年研究，成果已经申请并取得国家专利；并初步模拟试验能够实现功能状态。2021年，依托上海理工大学并联合上海微创医疗集团、重庆金山集团。我领衔申请国家自然基金重大仪器研制项目：胶囊内窥镜实现智能活体组织电磁刀采集系统的样机研制，使之尽快完成研制，促使基础研究成果走向应用，惠及更多的患者。我带领科室的临床学科团队又申请面上项目：性腺激素、松弛素影响女性肛垫生理性、病理性变化的机制研究。

学医爱国、回馈社会

我党和我国领导人是非常重视农村医疗工作的。在2017年3月5日开幕的第十二届全国人民代表大会第五次会议上，国务院总理李克强作政府工作报告时强调："深化医疗改革、医保、医药联动改革，增强基层服务能力，方便群众就近就医"。毛泽东主席也曾指示"把医疗卫生的重点放到农村去"。我作为一名医务工作者就必须认真践行。我每次承办的国家继续教育项目主要面向基层、面向社区，为基层培养大批专业技术人员，同时接受万家肛肠计划项目，目前为止，为基层医生和万家肛肠项目医师培训2000余人次，其中培养骨干数十人，他们分布在全国广阔乡村中，为数以万计乡村肛肠病患者解除病痛。

2018年积极响应国家号召，到四川东藏阿坝州少数民族地区义诊会诊。

据不完全统计，主持、主讲全国、上海继续教育项目20余次；为全国学术会议和各省市学术会议主讲30余次；受好医生继续教育中心聘请，为基层医师主持主讲全国继续教育项目十余次，被好医生继续教育中心评选为优秀讲师。著作、视听教材出版发行越十万次数，主讲的继续教育学习班惠及全国10余万基层医师。

在临床工作中，我注重继承和发扬中医传统优势和特色，综合运用多种中医诊疗技术，发挥中医中药内服、外治相结合的诊疗特色，提高中医药临床疗效。专科目前开展无创无痛检查诊治技术，包括模拟排便时态的痔疮负压检查、排粪造影、肛瘘钡剂造影。在原有工作的基础上，我完成了微创治疗痔疮诊疗技术的科研——东方PPH手术，并取得成果，通过2012-2021年度上海市和国家级继续教育项目正进行全国推广应用。

通过几十年的临床研究，挖掘中国古代医学精华，借鉴国内外的新成果，进行了无数次科学实验和临床观察，形成了一套自成体系的微创手术疗法，亲自主刀治愈的患者达一万多人，全部痊愈。记得一位90多岁的年迈老翁，内痔脱出，经常流血，大便后痔核不能上去，疼痛难忍，吃药也无效，其儿子曾带老人到几家医院诊治，一听他90多岁高龄，都连连摇头，表示不予手术治疗。后慕名找到我，接诊后，详细进检查后进行手术治疗，仅用一周时间就痊愈了。老人再也不疼痛了，不出血了，其儿子儿媳、闺女高兴极了，说老人家"能活一百岁"，老人家高兴地咧嘴笑了。这里仅是病例代表，为九旬老人手术还有很多很多的例子。40多年来，为了肛肠学科的研究，做出了不懈的努力，科普宣传、义务办班，把全部的精力用在对事业的追求之中。没有故步自封，取名家之长，取中西医之长，大量阅读中外肛肠专著，做了100余万字的读书笔记，完成了100多篇有价值的学术论文，分别获国际国内各种奖项20余次。回顾走过的奋斗历程，即有荆棘丛生的崎岖山路，又有阳光普照的金光大道，像一个沙漠中的骆驼，在贫瘠的道路上负重而道远，为社会创造更美好的明天，这就是我为事业而奋斗的生命源泉。

社会认可、启迪后仁

"尊重师长、虚心学习、任劳任怨、踏实肯干、钻研技术、精益求精"是我在工作中的原则。我能较好解决本学科疑难重病，深受海内外患者的好评，并得到政府部门的认可。2005年，我主持的中医肛肠特色医疗被上海市精神文明建设委员会录入新版的《上海市民手册》向全市市民推荐，被中华中医药学会评选为"全国中医肛肠学科名专家"；2010年，我因创新成果奖励和院士推荐，经上海市高级职称专家评委会评审，破格晋升为主任医师；2013

年，我被中华中医药学会评选为全国中医肛肠学科先进名医工作室——陈少明名医工作室；1989年，我因学术成果突出受到原国家卫生部部长崔月犁同志接见；2004年"医苑之星-陈少明"被上海市《大众卫生报》报道，2005年"多年顽疾一朝除，幸亏上海好医生"被《新民晚报》报道，"专家谈肛肠病防治"被邀到上海市人民广播电台"专家访谈"节目播放，"名医介绍—陈少明"分别被区电视台"名医档案"栏目和上海东方电视台"名医大会诊"栏目报道。

我从医四十一年，总结医学道路上的学习、工作经历与收获，不敢有任何炫耀，本意在于对后学的同仁一点启迪和抛砖引玉。科学的工作没有捷径，一分耕耘一分收获。每一点滴的收获，都有艰辛付出和成功带来的喜悦。医路漫长，需要坚持不懈的努力，在攻克一个个难题的过程中，犹如逆水行舟，不进则退。

社会兼职

兼任中华中医药学会肛肠分会第六届理事会青委会副主任

中国中医药研究促进会肛肠分会副秘书长兼青委会副主任委员

中医药高等教育学会临床教育研究会肛肠分会副秘书长

中国民族医药学会肛肠分会常务理事

上海市社会医疗机构协会消化分会外科专业委员会副主任委员

上海中医药学会肛肠分会委员兼秘书

浦东新区中医药协会肛肠专业委员会主任委员

杨浦区中医药协会常务理事

《中国营养保健》杂志副主编

解放军卫生音像出版社专家

中华便秘医学会常务理事

《中国当代医药杂志》编委

学习足迹

2019-1 至 2019-1，上海市罕见病技能学习（合

格）

2017-5 至 2017-8，上海康复医学会康复诊疗规范培训岗位证书（合格）

2009-9 至 2011-6，南京中医药大学研究生院，中西医结合（研究生结业）

2006-9 至 2009-6，北京中医药大学，中医，学士

1998-1 至 1999-1，美国世界传统医学科学院授予荣誉传统医学博士（Traditional Medical Doctorate，TMD）

资格评鉴学位证书。获美国国家研究生继续教育委员会认可

1990-9 至 1993-7，毕业于湖北中医学院中医专业专科

1988-1 至 1989-1，南京中医院肛肠科丁泽民名老中医学习

1980-9 至 1983-7，毕业于洛阳职业技术学院医疗专业

科研与学术工作经历

2020-1 至现在，上海理工大学，附属市东医院，中医科，主任医师，中医科主任

2016-6 至 2019-12，上海市杨浦区市东医院，中医科，主任医师

2013-8 至 2016-5，上海中医药大学附属市第七人民医院，肛肠科主任，主任医师、研究生导师

2013 年 11 月中华中医药学会肛肠分会授予陈少明名医工作室、全国中医肛肠学科名专家

2007-1 至 2013-8，上海市浦南医院，肛肠外科主任，主任医师（2010）

2003-4 至 2006-12，人才引进到上海市宝山区一钢医院，肛肠科主任，副主任医师

1987-5 至 2003-5，人才引进到湖北襄阳中医院中医科、肛肠科工作任医师、主治医师、科主任、副主任医师

1983-7 至 1987-5，在河南新野医院外科、肛肠科工作，任医师

社会兼职

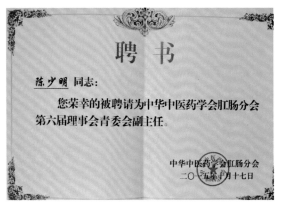

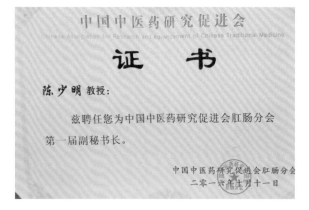

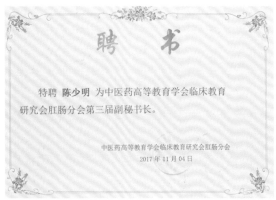

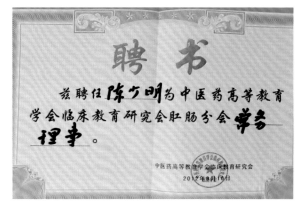

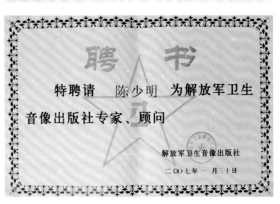

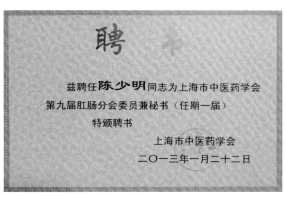

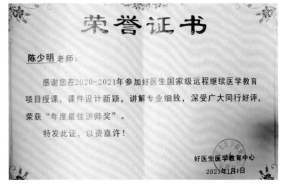

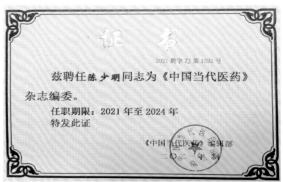

资格与职称

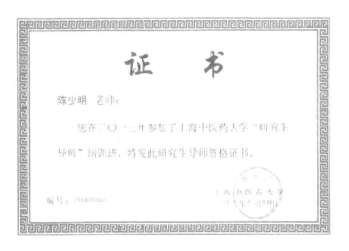

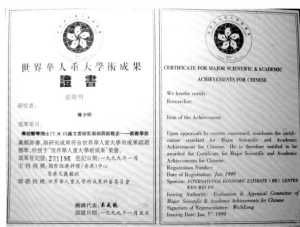

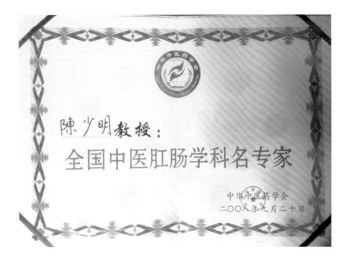

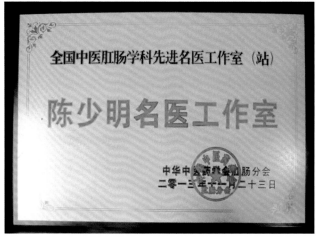

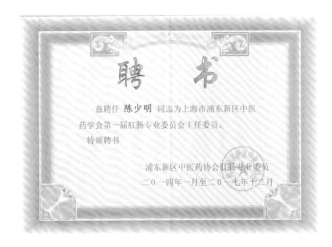

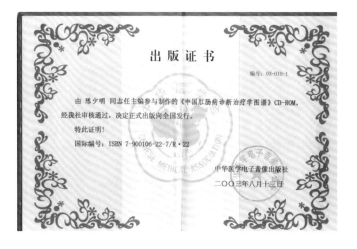

医疗学科（团队）建设与影响

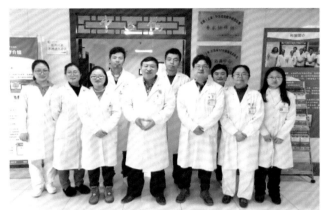 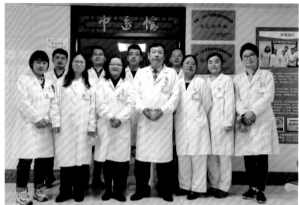

上海理工大学附属市东医院学科团队

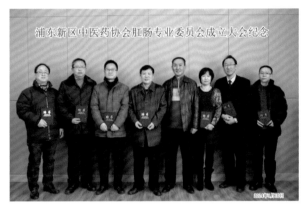 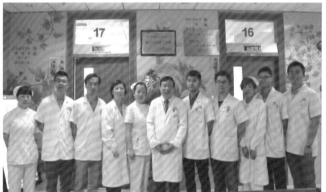

上海市第七人民医院学科团队（完成示范学科建设）

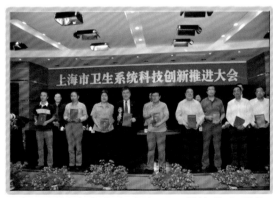 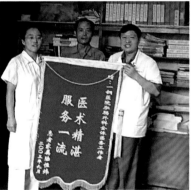 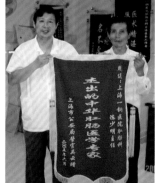

市局领导为上海市十大职工科技英才颁奖：
宁光院士（前排左 4），陈少明教授（前排左 5）　　　　　　社会的认可

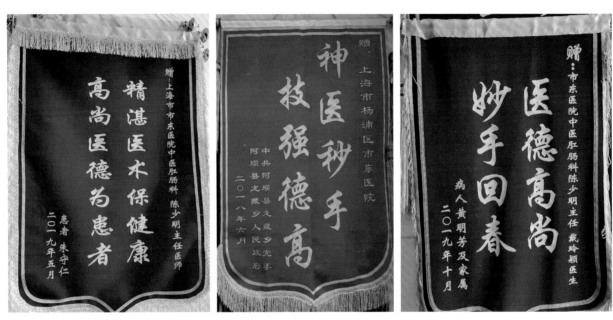

钻研医术、服务社会——四川阿坝州义诊

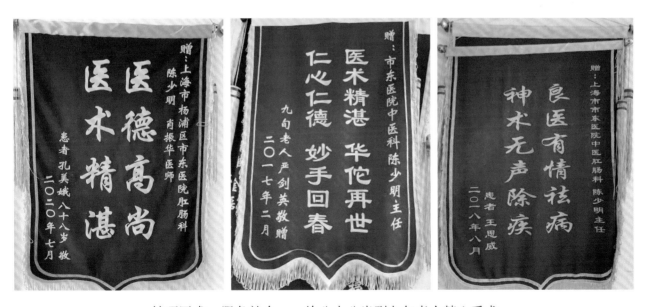

钻研医术、服务社会——给八十八岁到九旬老人精心手术

教　学

1.主持继续教育项目

（1）2021年好医生继续教育中心，出口梗阻型便秘的诊断及治疗实践体会，2021-04-01-420（国）全年。

（2）2021年上海理工大学附属医院，出口梗阻型便秘的诊治，2021-04-11-011（国），1年2期。

（3）2019年上海医学继续教育项目，肛垫学说在肛肠疾病临床中应用探讨，项目编号：2019-51-10-001（沪）。

（4）2018年EPH治痔微创技术在基层医院推广应用，2018021212026（沪），2018.04.27-2018.04.29，1年2期。

（5）2018年肛肠微创技术高级论坛暨EPH治痔微创技术在基层医院推广应用学习班，2018-04-01-666（国），1年2期。

（6）2017年肛肠微创技术高级论坛暨EPH治痔微创技术在基层医院推广应用学习班，2017-04-01-118（国），2017.04.26-2017.04.30，上海（杨浦区市东医院），1年2期。

（7）2015年中医新型套扎技术在肛肠病中应用学习班，2015120401068，上海（市第七人民医院），2015.05。

（8）2016年上海市继教委，中医肛肠传统诊疗技术的创新研究与应用，2016-04-13-001，（沪）上海（市第七人民医院）2016.04。

（9）2016年中西医结合在肛肠疾病诊疗中应用，2016021212002，上海（市第七人民医院），2016.05。

（10）2013年东方PPH微创技术在肛肠疾病中应用，2013-04-01-027（国），2013-04-01-309（国）。

（11）2012年.远程继续医学教育项目《负压数码技术在肛肠疾病诊疗中的应用》中《痔上粘膜环形错位套扎吻合术应用》，2012-04-01-272（国），全年。

（12）2004年主编的中华医学视听教材《中国肛肠病诊断治疗学图谱》，是中华医学会2004-2006年重点推广的继续教育项目，发行推广12000人次（学习者直接申领国家一类学分）。

（13）2005、2006年主持了上海市医学继续教育项目、全国卫生卫星远程教育《肛肠病中西医诊治新技术》项目（沪卫远教备字2005008；2006015），并可以通过上海卫生远程医学网向上海市各区县85家大、中、小医院的定点教学点以及新疆、云南等全国500家教学站点同步视听教学。

（14）2015-2016年受聘担任了上海市、陕西省、福建举办的国家继续教育项目肛肠病诊治新技术、新进展的授课教授。

（15）2009年11月应邀参加日中国际肛肠会议大会发言（日本·福冈·国际会议中心），受到大会主席的好评并获证书。

（16）2010年10月参加中华中医药肛肠学会成立30年学术交流大会发言（福建）。

（17）2011年4月应邀参加49届世界传统医学会议大会发言（捷克·布拉格国际会议中心），受到大会的好评并获传统医学奖励证书。

（18）2011年10月参加中华中医药肛肠学会换届大会和学术交流大会发言（北京），受到大会的好评并获全国中医肛肠学科名专家。

（19）2012-2014年度被好医生继续教育中心聘请成功申报国家继续教育项目二项——肛肠病负压数码诊疗新技术项目和东方PPH微创技术在肛肠疾病中的应用。

2.继续教育学习班

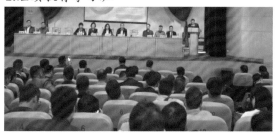 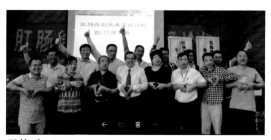

2017年EPH肛肠微创技术论坛研修班（2017.4.30）

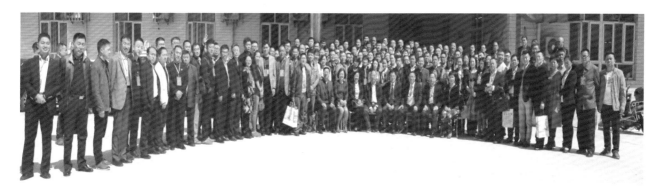

EPH 肛肠微创技术论坛研修班合影（2017.4.30）

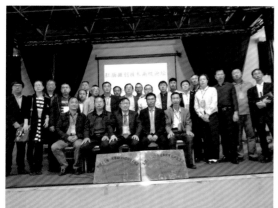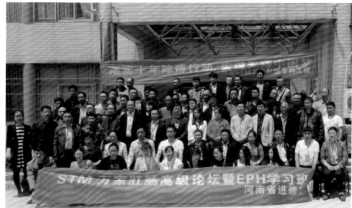

2017EPH 肛肠微创技术论坛研修班（2018.4.28）

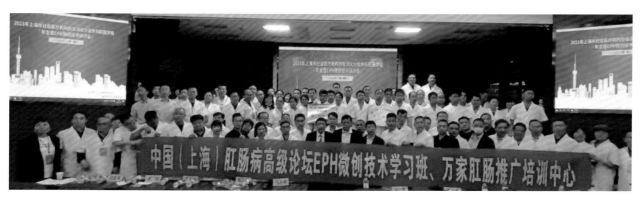

2021EPH 肛肠微创技术论坛研修班（2021.4.24）

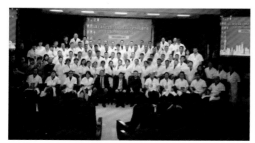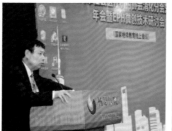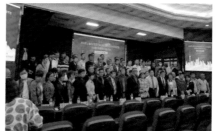

2021EPH 肛肠微创技术论坛研修班（2021.4.24）

科 研

1.取得政府资助项目

序号	项目名称	项目性质及来源	项目经费（万）	起始年度	终止年度	排序
1	中医改进型吸肛器在肛肠病诊治中的临床应用（课题负责人）	基金项目：上海市卫生局科技资助项目 2005LD31A	3	2005	2006	1
2	中西医结合治疗陈旧性肛裂的临床研究（高级研究人员、第三名）	基金项目：上海市卫生局科技资助项目 2005LD30A	3	2005	2008	3
3	痔上黏膜环形错位套扎术与环切钉合术临床疗效的对照研究（课题负责人）	基金项目：上海市浦东科委科技资助项目：J2010-Y22	24	2010		1
4	上海市浦东新区传统型中医临床示范学科建设项目（课题负责人）	上海市浦东新区科技发展基金创新基金项目（PDZYXK-T-2012003）	30	2012	2015	1
5	上海市浦东新区卫计委重点胃肠疾病学科群（课题负责人）	上海市浦东新区科技发展基金创新基金项目 PWZXQ 2014-13	30	2013	2015	2
6	一次性多环套扎器研制注册（课题负责人）	获浦东新区中医药事业发展"十二五"规划中医诊疗器械产业化推进专项立项	100	2014	2015	2
7	中医改进吸肛器研制注册（课题负责人）	获浦东新区中医药事业发展"十二五"规划中医诊疗器械产业化推进专项立项	100	2017	2018	2
8	痔病流病学研究（课题主要完成人）	上海市中医药发展三年行动项目	30	2014	2017	3
9	硫矾硝熏洗冲剂在肛肠病规范研究（课题负责人）（SDKYK2016）	市东医院课题 院级	6	2016-06	2018-05	1
10	复方乌榴香膏穴位贴敷治疗脱肛、阴挺的临床观察（课题负责人）（YP17ZM13）201704-201904	杨浦区卫生和计划生育委员会、杨浦区科学技术委员会 局级	3	2017-06	2019-05	1
11	胶囊内窥镜实现智能活体组织电磁刀采集系统的样机研制	2021 国家自然基金项目申报中	966	2021-	2025	1
12	性腺激素、松弛素影响女性肛垫生理性、病理性变化的机制研究	2021 国家自然基金项目申报中	72	2021-	2024	1

2.自选项目和申报专利

科技成果（**16**项）

2010——2014 年（成果 8 项）

9312014J0102 痔上黏膜环形错位套扎术与环

切钉合术临床疗效的对照研究（产业化）

9312013y1143 一次性自动套扎器

9312013y1142 红外线腔体智能药丸

9312010Y0060 一次性多套自动痔疮套扎器

9312010Y0059 痔根断注射液

9312010Y0061 一次性多套负压自动痔疮套扎器（产业化）

9312010Y0058 自动负压痔上黏膜错位吻合器

9312010J0062 《肛肠病诊疗新技术图解》（多媒体）的编纂制作

2007 年

9312007Y1904 吸肛痔疮检查器（产业化）

2006 年

9312006Y0609 弹力药线治愈肛瘘、肛管直肠肿瘤所致肛门闭锁、狭窄的临床研究

9312006Y0610 消痔油注射液治疗内痔、直肠脱垂等肛肠病临床研究

9312006Y0611 痔根断注射液对各类痔核治疗临床研究

2005 年

9312005Y0895 肛肠病影像学系列研究

9312005Y0896 痔疮负压数码检查仪的研究（产业化）

2004 年

9312004Y0453 《中国肛肠病诊断治疗学图谱》电脑课件、医学视听教材的研究

9312004Y0454 红外线腔体影像数码检查仪

主要的授权部分专利（授权专利 11 项）

陈少明 全自动排粪造影装置 2015.1 专利号：ZL 201520030891.5（产业化）

陈少明 红外线腔体智能药丸 2011.12 专利号：ZL 2011 2 0045468.4

陈少明 一次性多套自动痔疮套扎器 2011.12 专利号：ZL 2011 2 0045477.3（产业化）

陈少明 痔根断注射液 2009.06 专利号：ZL 200310109124.5

陈少明 一次性多套自动痔疮套扎器 2008.106 专利号：ZL 200620047425.9（产业化）

3.科研获奖情况

序号	获奖项目名称	奖励名称	奖励等级	授奖单位及国别	奖励年度	排序
1	负压数码检查技术在肛肠疾病中的应用研究	中华中医药学会科技进步奖	三	中华中医药学会	2008	1
2	肛肠疾病中医药数据库	中华中医药学会科技进步奖	二	中华中医药学会	2008	3
3	第二届上海市职工十大科技英才	市十大科技英才	一	上海市总工会	2008	1
4	上海市医务职工第二届科技创新标兵能手	科技创新标兵能手	标兵	市卫生局	2006-2007	1
5	浦东新区科技创新英才奖	科技创新英才奖	二	浦东科委	2007	1
6	上海市医务职工首届科技创新标兵能手	科技创新标兵能手	能手	市卫生局	2004-2005	1
7	痔疮负压数码检查仪的研究	上海市优秀发明奖第二十届优秀发明奖	二等	上海市优秀发明选拔赛组委会	2006	1
8	弹力药线；痔根断注射液	上海市第二十一届优秀发明奖	三等	上海市优秀发明选拔赛组委会	2007	1
9	痔疮负压数码检查仪的研究	发明创造专利	一等	宝山区科委	2005	1
10	肛肠病影像学系列研究	宝山科技进步奖	二等	宝山区科委宝山科技进步奖组委会	2004	1

11	马王堆汉墓帛书《<五十二病方>痔题译释与浅论》	学术成果奖	三等	襄樊市政府	2001	1
12	肛裂病因新概念—嵌塞学说	学术成果	三等	中医药学会肛肠分会	1998	1
13	《张家山汉墓竹简肠道肛门病译释与浅论病》	中华中医药学会学术成果奖	三等	中医药学会肛肠分会	1998	1
14	"改进挂线治疗肛瘘临床研究"	襄樊市科技学术成果奖	二等	襄樊科学技术协会	1987	1
15	中医改进型吸肛器在肛肠病诊治中的临床应用	上海中西医结合学会科技奖	三	上海中西医结合学会	2011.12	1
16	一次性多套自动痔疮套扎器	浦东新区医务科技奖励	三	浦东新区医务	2012.3	1
17	痔上黏膜环形错位套扎吻合术	上海市中西医结合科技奖	三	上海中西医结合学会	2013	1
18	痔上黏膜错位套扎吻合术中国中医药研究促进会	医博杯科技进步三等奖	三	中国中医药研究促进会	2017	1
19	中国第二批便秘研究英才奖	中华便秘医学会奖励		中华便秘医学会	2019	1
20	世界传统医学杰出贡献奖	49 届世界传统医学大会奖励		国际	2011	1
21	第 51 届尤里卡世界发明博览会金奖	尤里卡世界发明博览会评委会		国际	2002	1

成果奖励

（一）获得科技奖励

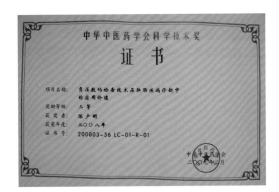
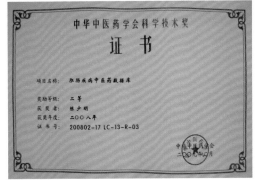

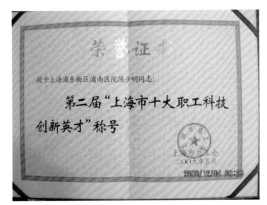
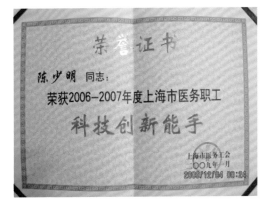

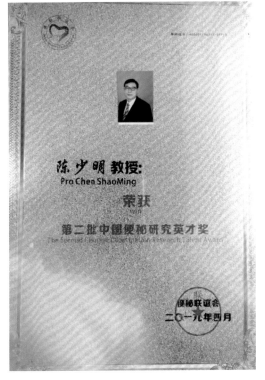
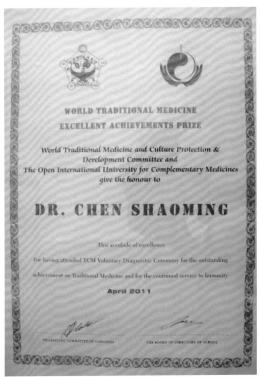

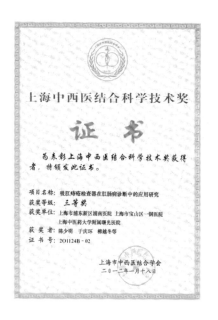

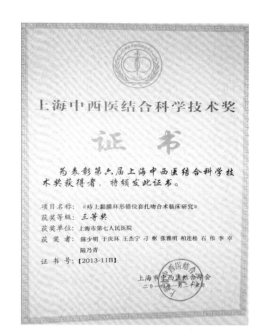

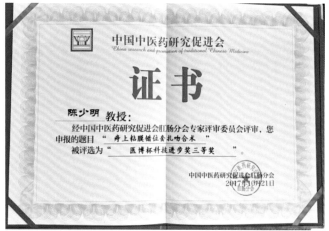

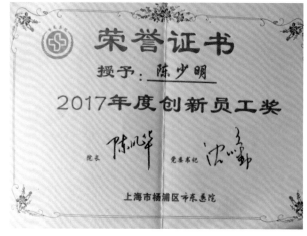

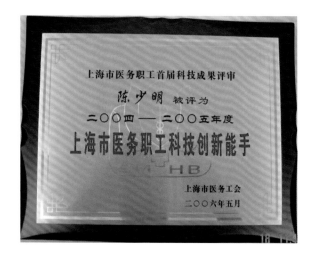

（二）取得的部分专利与成果

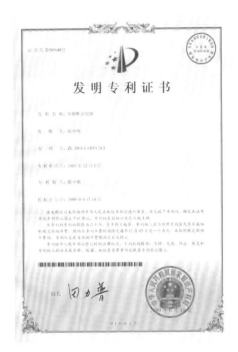

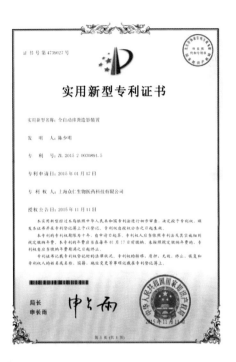

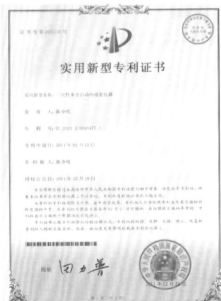

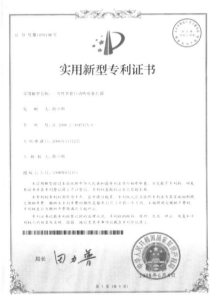

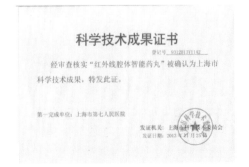

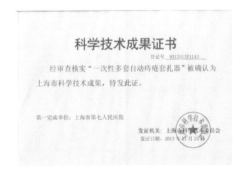

（三）部分创新成果技术推广

1.无痛负压数码检查技术（创新）

（1）数据化、数字化、量化——"冻结"和"存储"病理

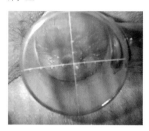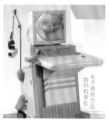

（2）动态化-模拟排便时态下——"冻结"时态下病理

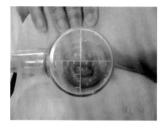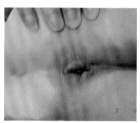

（3）不漏诊——检查前、检查中显示不同的病理状态

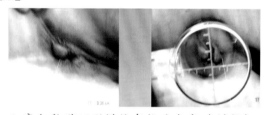

2.痔上黏膜环形错位套扎吻合术（创新）

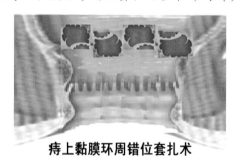

痔上黏膜环周错位套扎术

东方的 PPH

3.陈氏弹力药线（药物+弹力）

中国发明人——陈少明

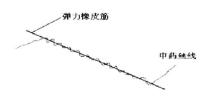

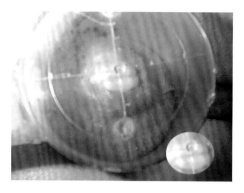

贫血痔（首次命名）

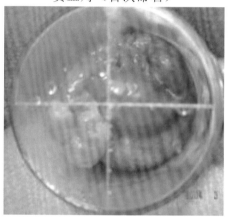

直肠腺瘤

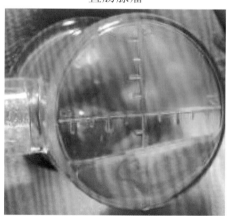

肛周脓肿

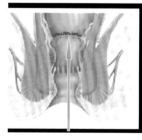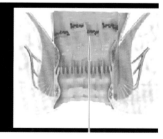

东方的 PPH 术式与西方 PPH 比较：
有金属钉的疤痕（PPH）；无钉错位疤痕（EPH）

4.代表性的著作与发明

（1）发明专利和著作

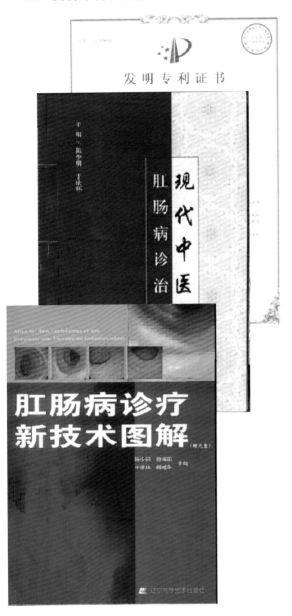

（2）红外线腔体检查仪（药丸内窥镜、专利）

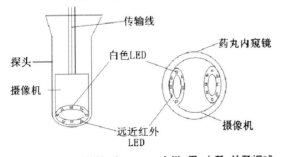

口腔 直肠 阴道探头　　食道 胃 小肠 结肠探球

（3）一次性多环套扎器（专利）

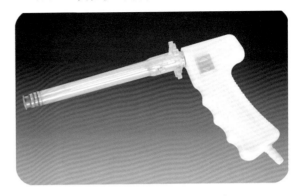

（4）痔疮负压数码检查仪（专利）

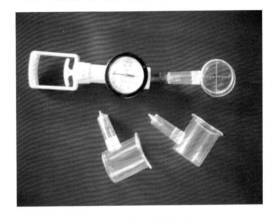

A.第一代自带负压

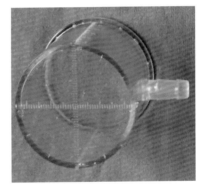

B.第二代外源负压

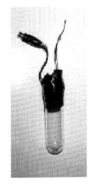 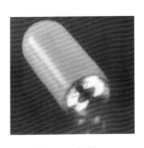

自制红外线探头　　药丸内窥镜

著　作

陈少明主编、编著著作

1	2021 年主编《现代中西医结合肛肠瘘治疗学》天津科学技术出版社 ISBN 978-7-5576-8947-6
2	2019 年主编《现代中医肛肠病治疗学》人民卫生出版社 ISBN 978-7-117-29107-1
3	2018 年主编《新编临床外科诊疗学》天津科学技术出版社 ISBN 978-7-5576-5585-3
4	2017 年主编《现代肛管肠瘘治疗学》科学技术文献出版社 ISBN 978-7-5189-2853-8
5	2016 年主编《实用肛肠病治疗学》科学技术文献出版社 ISBN 978-7-5189-1925-3
6	2015 年主编《现代肛肠外科学》科学技术文献出版社 ISBN 978-7-5189-0686-4
7	2015 年主编《临床外科学》中医古籍出版社 ISBN 978-7-5189-0686-4
8	2014 年主编《现代肛肠病治疗学》天津科学技术出版社 ISBN 978-7-5125-0773-5
9	2014 年主编《现代外科常见病治疗学》科学技术文献出版社 ISBN 978-7-5189-0686-4
10	2013 年主编《实用外科学》中医古籍出版社 ISBN 978-7-5152-0360-7
11	2012 年主编《东方 PPH 微创诊疗学》天津科学技术出版社出版 ISBN 978-7-5091-5210-2
12	2011 年编著《中国肛肠病诊疗学》人民军医出版社出版 ISBN 978-7-5091-5210-2
13	2011 年主编《肛肠外科学》中医古籍出版社出版 ISBN 978-7-80174-967-3
14	2010 年主编《外科学（肛肠）》中医古籍出版社出版 ISBN 978-7-5023-8701-3
15	2008 年主编《肛肠病诊治新技术图解》辽宁科学技术出版社 ISBN 978-7-5381-5401-0
16	2008 年主编《肛肠病诊治新技术图解》配套视听光盘半岛音像出版社 ISRC CN-D01-08-0059-0/V.R
17	2006 年 6 月主编《中国肛肠病诊断治疗学》医学视听教材多媒体（第二册）中国人民解放军卫生音像出版社出版（编号：05-011-8；ISBN 7-900171-26-6/R·026）
18	2005 年 6 月主编《中国肛肠病诊断治疗学》医学视听教材多媒体（第一册）中国人民解放军卫生音像出版社出版（编号：05-011-8；ISBN 7-900171-26-6/R·026）

19	2004 年 8 月主编《现代中医肛肠病诊治》由人民卫生出版社出版。 ISBN 7-117-06256-8/R.6257
20	2002 年主编《中国肛肠病诊断治疗学图谱》中国首部医学视听教材多媒体中华医学会中华医学电子音像出版社出版（编号：03-010-1；ISBN 7-900106-22-7/R·22）
21	2001 年编著《大肠肛门病治疗学》中国科学技术文献出版社出版 ISBN 7-5023-3827-6/R·871
22	2017 年主编 东方 PPH 微创技术使用教材 市东医院（国家继续教育学习班教材）
23	1989 年主编 襄樊市痔瘘治疗新技术培训教材 襄樊市科协学会工作部
24	现代便秘病治疗学（待出版）

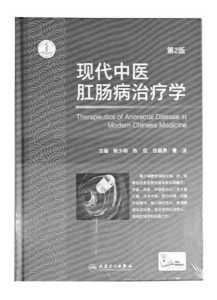

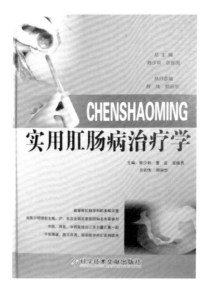

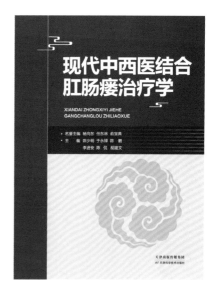

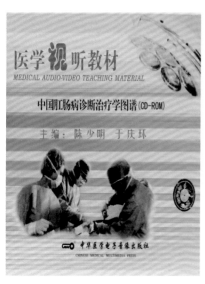

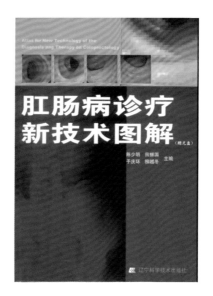

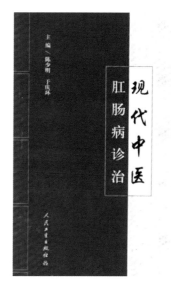

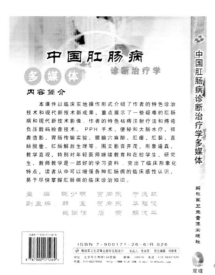

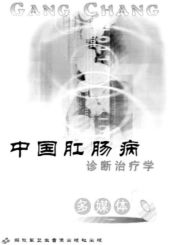

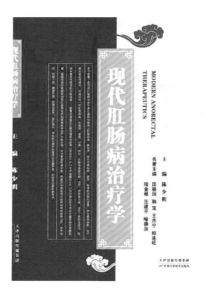

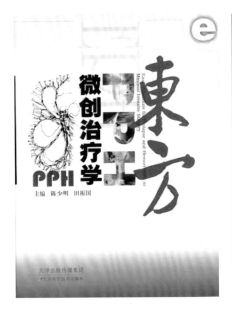

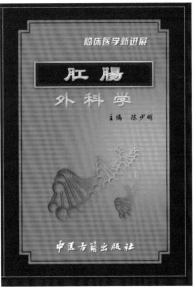

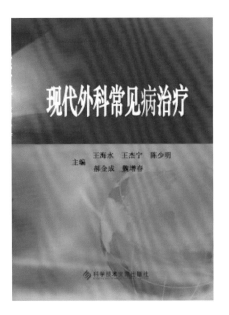

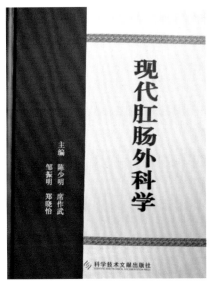

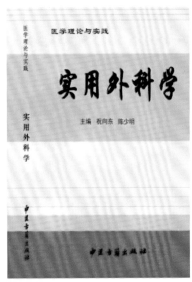

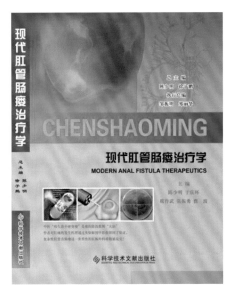

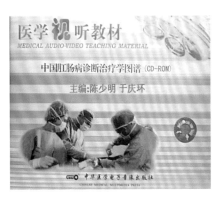

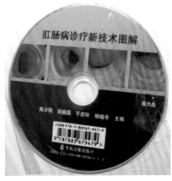

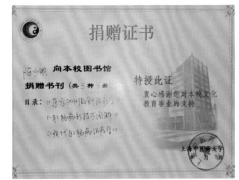

学术交流

应邀参加肛肠国际学术大会（日本）

于 2009 年 11 月 5-8 在日本福冈国际会议中心大会做了专题报告，并受到日中学会双方高度的好评。

报告负压数码技术在肛肠学科应用
和日本大肠肛门学会会长
辻仲康伸院长合影

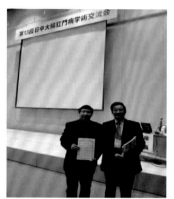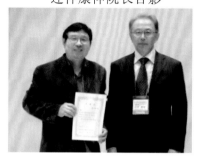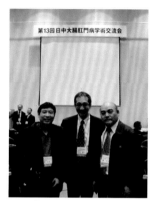

和著名教授汪建平会议合影

和荒木靖三、赵宝明

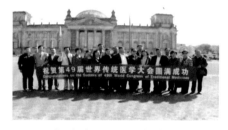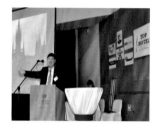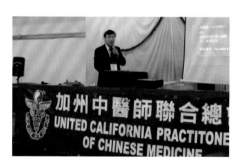

报告东方 PPH 技术

获世界传统医学杰出贡献奖

2014 年美国中医药国际学术交流会

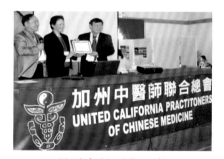

会议演讲

马雪会长颁发证书

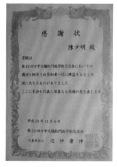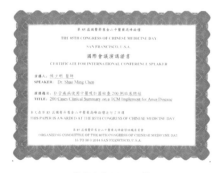

日本国际会议证书

美国会议证书

参加国际会议交流

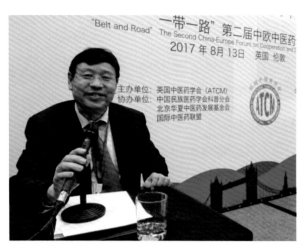

2017 年一带一路 英国中医药大会陈少明演讲

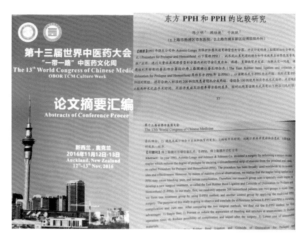

2016 年新西兰中医药大会陈少明演讲

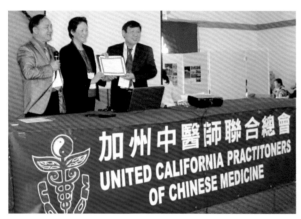

应邀美国世界中医药国际学术大会演美国加州中医
联合总会会长马雪颁发演讲论文证书.2014.8

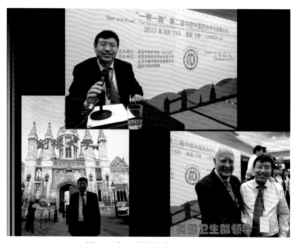

一带一路 英国中医药大会
陈少明演讲，2017 年

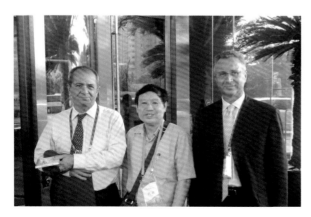

陈少明（中）教授和 PPH 发明人意大利 Dr. Longo
（左 1）一起研究讨论赠送
《东方 PPH 微创治疗学》光盘

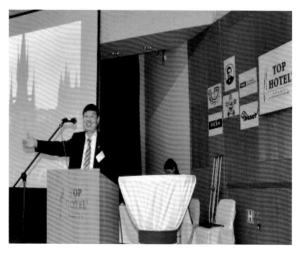

49 届传统医学大会，捷克 2011.4

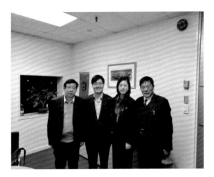

参观新西兰中医学院

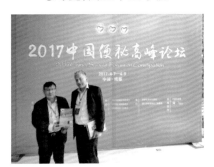

给德国专家赠书

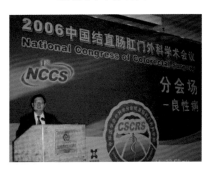

结直肠大会演讲

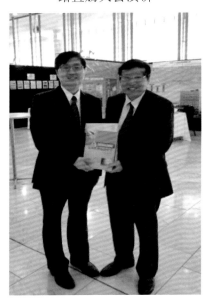

给新西兰中医学院校长赠书

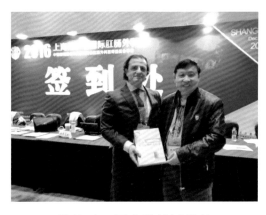

给埃及开罗大学教授赠书

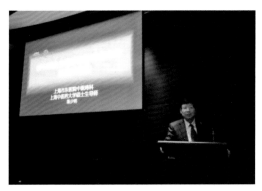

奥克兰中医药大会

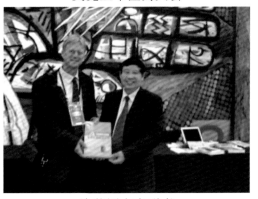

给英国专家赠书

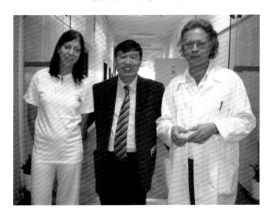

访问欧洲专科医院

学术与讨论

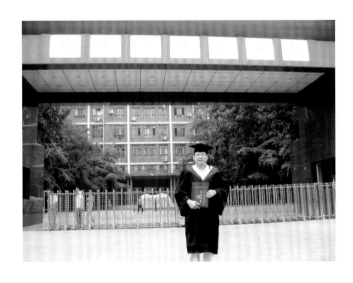

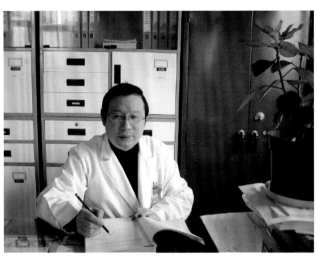

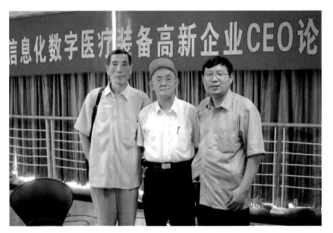

陈少明教授和吴祺耀（中）牛凤岐教授（左）
开会合影

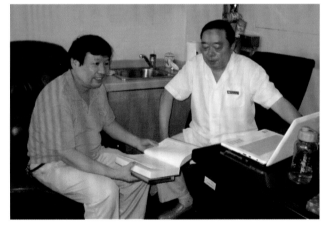

陈少明教授和上海名中医柏连松讨论书稿

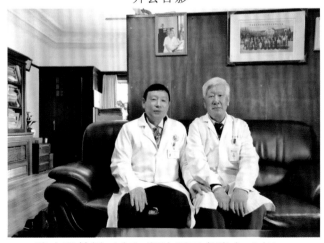

陈少明教授（左）拜访顾玉东院士（右）

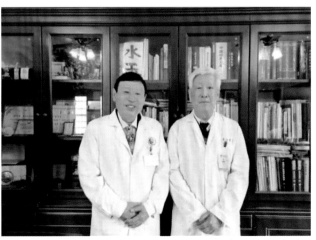

陈少明教授请顾玉东院士为国家继续教育学习班致辞

学术活动纪念

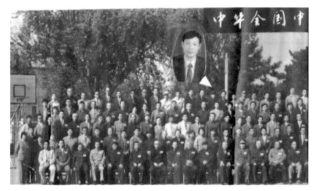

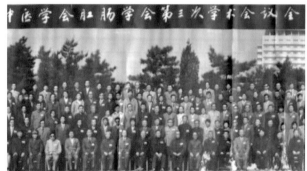

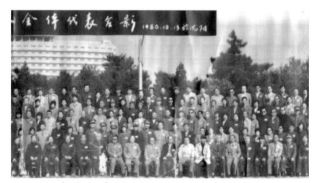

1986 年参加全国中医肛肠学术会议开会合影

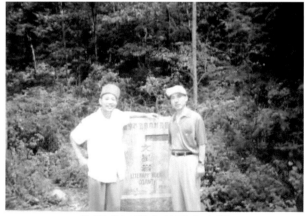

和丁义江原会长开会合影

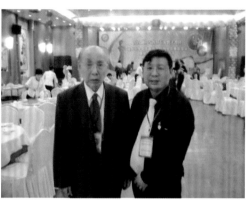

陈少明教授和丁泽民老会长开会合影

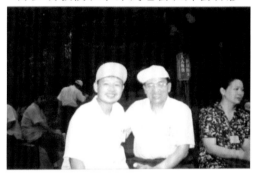

陈少明教授和史兆歧老会长开会合影

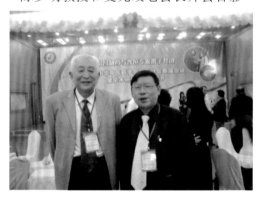

陈少明教授和宋光瑞老会长开会合影

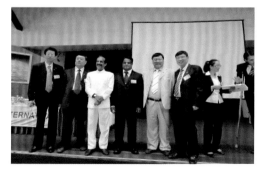

陈少明教授参加 49 届世界传统医学大会专家合影

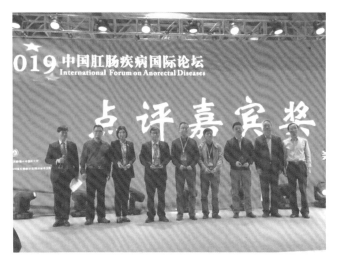

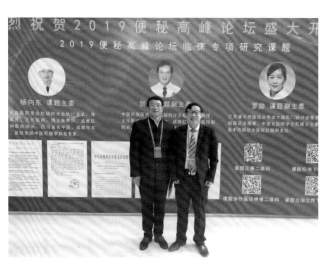

2019 国际肛肠论坛嘉宾（贵阳）　　　　　2019 和杨向东会长开会合影（成都）
陈少明（左4）

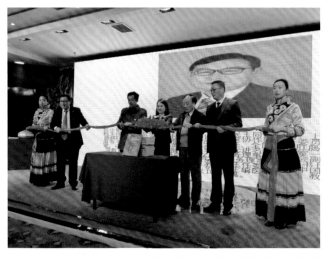

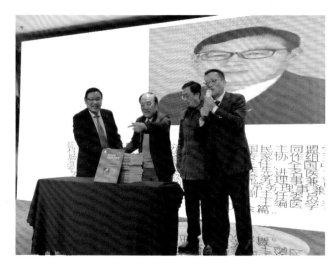

高春芳会长为《现代中医肛肠病治疗学》首发剪裁（云南）
高春芳（左2）

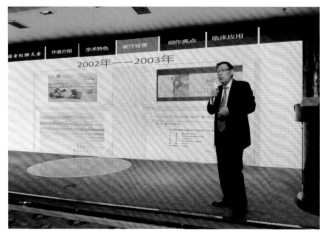

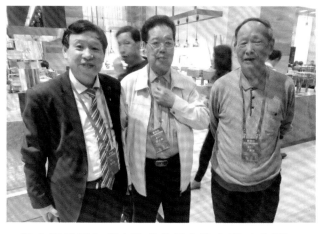

中西医结合大会报告《现代中医肛肠病治疗学》　　陈少明教授和曹吉勋老教授会议合影（成都）
曹吉勋（中）王维烈教授（右）

荣誉与院士评价

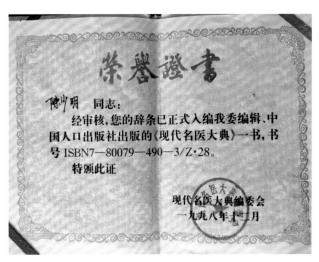

入录《现代名医大典》

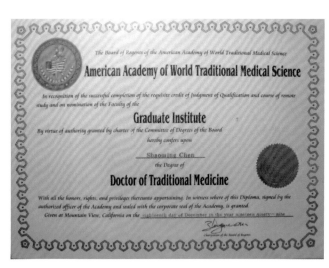

荣誉传统医学博士

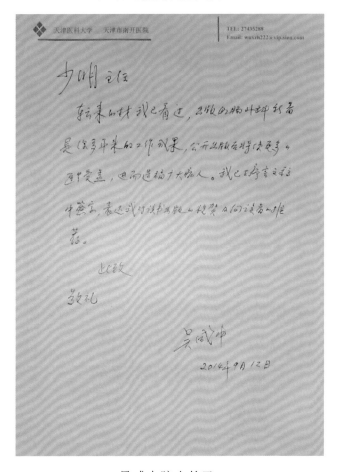

吴咸中院士的函

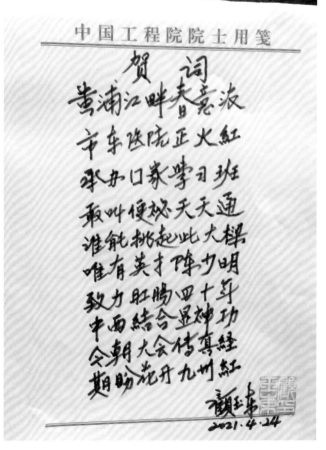

顾玉东院士的贺词

陈少明主要论文（知网、万方等数据检索）

[1]A new theory on the cause of anal fissure-impaction theory Shaoming，Chen*；Qinghuan，Yu Journal of Coloproctology，2020，4（40）:321-325.

[2]陈少明，戴玲颖，梁延平，胡慧菁.复方乌榴香膏穴位贴敷治疗痔病脱肛症状的临床疗效观察[A].中国中西医结合学会大肠肛门病专业委员会.第 22 次中国中西医结合学会大肠肛门病专业委员会学术会议年会论文汇编[C].019:2.

[3]陈少明.东方 PPH 和 PPH 的比较研究[A].中国中西医结合学会大肠肛门病专业委员会.第 22 次中国中西医结合学会大肠肛门病专业委员会学术会议年会论文汇编[C]2019:4.

[4]陈少明.痔疮负压数码检查仪应用肛肠疾病临床诊断研究[A].中国中西医结合学会大肠肛门病专业委员会.第 22 次中国中西医结合学会大肠肛门病专业委员会学术会议年会论文汇编[C].2019:5.

[5]董跃辉，陈少明，冯海萍，王恒.贞芪扶正汤联合 FOLFOX6 方案治疗老年晚期直肠癌疗效及对患者免疫功能影响的研究[J].四川中医，2018，36（12）:91-94.

[6]胡慧菁，梁延平，贺雪文，叶成林，陈少明，陈伯平.异病同治理论在阴挺和脱肛临床治疗中的运用[J].中医药临床杂志，2018,30（11）:1993-1995.

[7]陈少明，于庆环，顾培德，曹林锋，石伟，李卓.痔上黏膜环形错位套扎术与环切钉合术疗效比较[J].中国中西医结合外科杂志，2014，20（03）:304-305.

[8]陈少明.略论《五十二病方》肛肠病学的学术成就[A].中华中医药学会、中华中医药学会肛肠分会.2012 医学前沿——中华中医药学会肛肠分会第十四次全国肛肠学术交流大会论文精选[C]，2012:2.

[9]陈少明，于庆环.便秘的治疗[A].中华中医药学会、中华中医药学会肛肠分会.2012 医学前沿——中华中医药学会肛肠分会第十四次全国肛肠学术交流大会论文精选[C]，2012:6.

[10]陈少明，于庆环.中国•张家山汉简《脉书》中《病候》篇的肠道肛门"病候"译释与浅论[A].中华中医药学会、中华中医药学会肛肠分会.2012 医学前沿——中华中医药学会肛肠分会第十四次全国肛肠学术交流大会论文精选[C].2012:3.

[11]陈少明.高明的人体侦察兵——现代疾病诊疗技术[A].中华中医药学会、中华中医药学会肛肠分会.2012 医学前沿——中华中医药学会肛肠分会第十四次全国肛肠学术交流大会论文精选[C].2012:4.

[12]陈少明，于庆环.慢性便秘的诊治提纲[A].中华中医药学会、中华中医药学会肛肠分会.2012 医学前沿——中华中医药学会肛肠分会第十四次全国肛肠学术交流大会论文精选[C].中华中医药学会、中华中医药学会肛肠分会:中华中医药学会，2012:3.

[13]陈少明.微型药丸内窥镜和智能机器人技术对消化疾病诊断研究价值[A].中华中医药学会、中华中医药学会肛肠分会.2012 医学前沿——中华中医药学会肛肠分会第十四次全国肛肠学术交流大会论文精选[C].2012:4.

[14]陈少明，于庆环.便秘病与便秘症状的探讨[A].中华中医药学会、中华中医药学会肛肠分会.2012 医学前沿——中华中医药学会肛肠分会第十四次全国肛肠学术交流大会论文精选[C].2012:2.

[15]陈少明.痔的 PPH 手术综述与展望[A].中华中医药学会、中华中医药学会肛肠分会.2012 医学前沿——中华中医药学会肛肠分会第十四次全国肛肠学术交流大会论文精选[C].2012:5.

[16]陈少明.痔上黏膜环形错套吻合术（E-PPH 东方 PPH）的一期研究[A].中华中医药学会、中华中医药学会肛肠分会.2012 医学前沿——中华中医药学会肛肠分会第十四次全国肛肠学术交流大会论文精选[C].2012:4.

[17]顾培德，陈少明.东方 PPH（E-PPH）治疗中重度痔疮疗效观察[A].中华中医药学会、中华中医药学会肛肠分会.2012 医学前沿——中华中医药学会肛肠分会第十四次全国肛肠学术交流大会论文精选[C].2012:4.

[18]陈少明.痔上黏膜环形错位套扎吻合术[A].中华中医药学会、中华中医药学会肛肠分会.2012 医学前沿——中华中医药学会肛肠分会第十四次全

国肛肠学术交流大会论文精选[C].2012:3.

[19]于庆环,陈少明.消痔灵疗法和套扎吻合微创治疗技术推广应用[A].中华中医药学会、中华中医药学会肛肠分会.2012 医学前沿——中华中医药学会肛肠分会第十四次全国肛肠学术交流大会论文精选[C].2012:10.

[20]肛裂病因新概念——嵌塞学说《中华胃肠外科杂志》2006.9

[21]谢旭东,陈少明.东方 PPH 和 PPH 治疗中重度痔疮疗效观察[A].中华中医药学会、中华中医药学会肛肠分会.2012 医学前沿——中华中医药学会肛肠分会第十四次全国肛肠学术交流大会论文精选[C].2012:3.

[22]于庆环,陈少明.可控的动态的（排便时态下）痔疮精确数字化诊断[A].中华中医药学会、中华中医药学会肛肠分会.2012 医学前沿——中华中医药学会肛肠分会第十四次全国肛肠学术交流大会论文精选[C].2012:1.

[23]陈少明,于庆环.肛肠学科的发展战略[A].中华中医药学会、中华中医药学会肛肠分会.2012 医学前沿——中华中医药学会肛肠分会第十四次全国肛肠学术交流大会论文精选[C].2012:6.

[24]陈少明.痔全息注射液临床应用（附 112 例分析）[J].中国肛肠病杂志,2003,23（3）

[25]于庆环,陈少明.肛肠病诊疗新技术图解多媒体系列（CD、CD-ROM）创作体会[A].中华中医药学会.中国肛肠病研究心得集[C].2011:1.

[26]陈少明.肛肠病使用中医吸肛器检查 100 例临床总结《中华中医药学刊》2007.5.208

[27]陈少明.中国传统医学肛肠技术对世界医学的贡献[A].中华中医药学会.中国肛肠病研究心得集[C].2011:1.

[28]顾培德,陈少明.拔罐法模拟排便时态中医特色检查技术在肛肠病诊断中的应用[A].中华中医药学会.中国肛肠病研究心得集[C].2011:2.

[29]陈少明,顾培德,潘福林.一次性使用吻合器痔上黏膜环切术治疗肛肠疾病 1758 例报告[A].中华中医药学会.中国肛肠病研究心得集[C].2011:1.

[30]陈少明.痔的诊治与新进展[A].中华中医药学会.中国肛肠病研究心得集[C].中华中医药学会:中华中医药学会,2011:4.

[31]陈少明.痔上黏膜环形错位套扎术与环切钉合术的 200 例对照研究[A].中华中医药学会肛肠分会.中医肛肠理论与实践——中华中医药学会肛肠分会成立 30 周年纪念大会暨 2010 年中医肛肠学术交流大会论文汇编[C].2010:5.

[32]陈少明,于庆环.肛管疾病 200 例使用负压吸肛器检查临床分析[A].中华中医药学会肛肠分会.全国第十三次中医肛肠学术交流大会论文集[C].2009:3.

[33]陈少明.《五十二病方》中的肛肠疾病释疑与学术探讨[J].上海中医药杂志,2009,43（06）:57-59.

[34]陈少明.便秘病与便秘症状诊治新标准[A].中华中医药学会.中华中医药学会肛肠分会换届会议暨便秘专题研讨会论文专刊[C].2007:2.

[35]陈少明.便秘的分类命名探讨[A].中华中医药学会.中华中医药学会肛肠分会换届会议暨便秘专题研讨会论文专刊[C].2007:2.

[36]陈少明.痔的 PPH 手术综述[A].中华中医药学会.中华中医药学会肛肠分会换届会议暨便秘专题研讨会论文专刊[C].2007:4.

[37]陈少明.肛肠病使用中医吸肛器检查 100 例临床总结[A].中华中医药学会.中华中医药学会肛肠分会换届会议暨便秘专题研讨会论文专刊[C].007:2.

[38]陈少明.消痔灵四步注射疗法[J].中国乡村医药,2006（10）:74-77.

[39]陈少明,于庆环.编著《中国肛肠病诊断治疗学》多媒体视听教材的体会[A].中华中医药学会肛肠分会.中华中医药学会第十二次大肠肛门病学术会议论文汇编[C].006:2.

[40]于庆环,陈少明.中医改进型吸肛器在肛肠病诊断中的应用研究[A].中华中医药学会肛肠分会.中华中医药学会第十二次大肠肛门病学术会议论文汇编[C].2006:3.

[41]陈少明,于庆环,周玮,黄敏,杨文怡,徐昱.复方消痔栓应用于肛肠术后 136 例的疗效观察[A].中华中医药学会肛肠分会.中华中医药学会第十二次大肠肛门病学术会议论文汇编[C].2006:2.

[42]陈少明.中国·张家山汉简《脉书》中《病候》篇的肠道肛门"病候"译释与浅论[A].中华中医药学会肛肠分会.中华中医药学会第十二次大肠肛门病学术会议论文汇编[C].2006:3.

[43]陈少明,于庆环,陈少华等.多环痔核套扎

器弹力胶圈与术后并发症关系的研究[J].中国肛肠病杂志，2014，34（7）

[44]陈少明.肛肠学科的发展展望《中医杂志》2003.11

[45]陈少明.改进挂线治疗肛瘘633例[J].中医外治杂志，2002，11（6）

[46]陈少明.中国长沙马王堆汉墓帛书<五十二病方）痔题译释与浅论[A].中华中医药学会肛肠分会.中华中医药学会第十二次大肠肛门病学术会议论文汇编[C].2006:6.

[47]陈少明.伴有痔和子宫后倾的便秘综合征的治疗[J].中国肛肠病杂志，2001，21（1）

[48]陈少明，于庆环.便秘的检查与治疗（3）便秘的外科及中医治疗[J].中国乡村医药，2005（12）:4-5.

[49]陈少明.肛肠病并发肛门直肠神经官能症2例[J].中国肛肠病杂志，2003，23（11）

[50]陈少明，于庆环.医源性肛管直肠狭窄处理报道[A].中华中医药学会（China Association of Chinese Medicine）.中医药学术发展大会论文集[C].中华中医药学会（China Association of Chinese Medicine）:2005:1.

[51]陈少明，于庆环.张家山汉简《脉书》中《病候》篇的肠道肛门"病候"译释与浅论[A].中华中医药学会.中医药学术发展大会论文集[C].2005:1.

[52]于庆环，陈少明.便秘的检查与治疗（2）便秘的治疗原则与一般治疗[J].中国乡村医药，2005（11）:3-4.

[53]于庆环，陈少明.便秘检查简述[J].中国乡村医药，2005（10）:4.

[54]陈少明，于庆环.痔疮的病因与诊断[J].中国乡村医药，2005（04）:3-4.

[55]陈少明，于庆环.痔疮的治疗进展[J].中国乡村医药，2005（04）:4-6.

[56]胡勤顺，于庆环，杨文怡，黄敏，陈少明.中西医结合治疗溃疡性结肠炎120例[J].上海中医药杂志，2004（12）:16.

[57]陈少明，周玮，于庆环，姚瑜洁.编著中国首部电子版《中国肛肠病诊断治疗学图谱》的体会[A].中国肛肠外科论坛论文汇编[C].中华医学会外科学会分会肛肠外科学组、日中大肠肛门病学术交流委员会、中华医学会学术会务部、中华医学会对外联络部:中华医学会，2004:1.

[58]陈少明，于庆环.肛周皮肤海绵状血管瘤样息肉1例报告[A].中国中西医结合学会.中国中西医结合学会大肠肛门专业委员会第九次全国学术会议论文集[C].2003:1.

[59]陈少明，于庆环.《五十二病方》痔题译释与浅论[A].中国中西医结合学会.中国中西医结合学会大肠肛门专业委员会第九次全国学术会议论文集[C].2003:4.

[60]家族性结肠腺瘤病青春期前显证1例家系报告《中国肛肠病杂志》1991.2

[61]于庆环，陈少明.消痔灵和枯痔液联合应用治疗肛肠疾病672例[A].中国中西医结合学会.中国中西医结合学会大肠肛门专业委员会第九次全国学术会议论文集[C].2003:2.

[62]同期多侧挂线综合矫形术在损伤性肛管直肠狭窄中的应用[期刊论文]曹雷.姚瑜洁.陈少明-《中医杂志》北大核心.中信所核心.中科院核心.日本科学技术文献速报.2003年z1期.

[63]马应龙麝香痔疮膏配合痔疾洗液治疗痔发作期291例[期刊论文].陈少明.于庆环-《中国肛肠病杂志》2006年5期.

[64]陈少明.于庆环.黄敏.陈氏弹力药线治愈肛管直肠肿瘤所致肛门闭锁狭窄2例-《中医杂志》北大核心.中信所核心.中科院核心.日本科学技术文献速报.2003年z1期.

[64]陈少明.肛肠病诊断治疗学图谱多媒体科普创作体会[C].中国中医肛肠教育研讨会暨第十二届中日大肠肛门病学术交流会论文集.2008:685-687.

[65]陈少明.5％石碳酸麻油注射治疗直肠脱垂——附85病例分析[C].中国中西医结合学会大肠肛门病专业委员会第九次全国学术会议论文集.1899:268-269.

[66]陈少明.痔全息注射液临床应用之我见-附112例病例分析[C].中国中西医结合学会大肠肛门专业委员会第九次全国学术会议论文集.2003

[67]陈少明.EPH联合内痔体减肥、外痔综合处理治疗重度痔的临床研究[C].中华中医药学会肛肠分会2015年学术年会暨全国流调行业发布会论文集.2015:620-622.

[68]陈少明.负压模拟排便时态下痔疮精确数字化诊断[C].中华中医药学会肛肠分会2015年学术年会暨全国流调行业发布会论文集.2015:689-689.

[69]陈少明.肛肠学科的发展探讨[C].中华中医药学会肛肠分会 2015 年学术年会暨全国流调行业发布会论文集.2015:102-110.

[70]陈少明.肛裂病因最新研究——嵌塞学说[C].中华中医药学会肛肠分会 2015 年学术年会暨全国流调行业发布会论文集.2015:864-867.

[71]陈少明,顾培德,邵彦辉,等.多环痔核吻合套扎器的弹力胶圈基础研究[C].//2013 年中医肛肠学术年会.2013:241-243.

[72]陈少明.陈氏弹力药线挂线治疗肛瘘 833 例[C].//中华中医药学会肛肠分会 2015 年学术年会暨全国流调行业发布会.2015:930-932.

[73]陈少明,于庆怀.伴有痔和子宫后倾的便秘综合征的治疗[J].中国肛肠病杂志，2001，21（1）:30.DOI:10.3969/j.issn.1000-1174.2001.01.019.

[74]于庆环,陈少明,宁永球,顾培德,等.EPH手术方式的临床研究[C].//2017 年中医肛肠国际交流大会.2017:124-130.

[75]梁延平,陈少明,戴玲颖,胡慧菁.复方乌榴香膏穴位贴敷治疗子宫脱垂的临床疗效观察[A].中国中西医结合学会大肠肛门病专业委员会.第 22 次中国中西医结合学会大肠肛门病专业委员会年会论文汇编[C].2019:2.

[75]陈少明.防风秦艽汤加减治疗肛肠术后肿痛[J].中国肛肠病杂志，1987（1）.

[76]陈少明.一例高位肛门直肠闭锁的处理报告[J].实用中西医结合杂志，1989（05）.

[77]陈少明.挑痔疗法治疗肛肠病[J].中国肛肠病杂志，1995（5）.

[78]陈少明.一例肛周皮肤海绵状血管瘤样型息肉报告[J].肛肠病的诊断与治疗，1986.04.

[79]陈少明.痔瘘消胶囊治疗肛肠疾病 820 例临床观察[J].肛肠病的诊断与治疗，1988，06.

[80]陈少明.应用痔全息注射液并发大出血三例报告[J].江苏中医，1988，10.

[81]于庆环,陈少明.陈氏药线治疗肛瘘 583 例[J].新中医，2003，04.

[82]陈少明,于庆环.伴有痔和子宫后顷的便秘综合症的治疗[J].中国肛肠病杂志，2001（1）

[83]陈少明，于庆环.5%的石炭酸麻油改进注射治疗直肠脱垂[J].中国肛肠病杂志，2002（11）

[84]陈少明，宁永球，顾培德，等.肛管疾病新型肛门镜负压模拟排便式检查临床研究[C].//2017 年中医肛肠国际交流大会.2017:148-151.

[85]陈少明.便秘与便秘症诊断标准《中华中医药学刊》2007.5.50-52

[86]陈少明.便秘分类命名探讨《中华中医药学刊》2007.5.56-57

[87]陈少明.痔的 PPH 手术综述《中华中医药学刊》2007.5.168-170

[88]陈少明.EPH 和 PPH 比较研究《医药前沿》2013.4.150-151